経過別成人看護学❹

終末期看護：
エンド・オブ・ライフ・ケア

メヂカルフレンド社

「終末期にある人への援助」が看護基礎教育のカリキュラムのなかに位置づけられて約20年が経過しようとしている。私が終末期看護に強い関心を抱くようになったのは，それよりも前の消化器がんを病む患者たちとの出会いからである。

当時，がんの痛みに苦しむ患者の前で，「がん」ということも伝えられないままに，何もできず，どうすれば痛みを和らげることができるのか，どんな言葉をかければよいのかなど悶々とした日々を続けていた。その後，あるがん患者との出会いをとおしてホスピスと出合い，実際にホスピスでの看護に従事するようになった。これが私の終末期看護の第一歩であった。それはターミナルケア，ホスピスケアとして社会に広がっていった。

ホスピスケアは，がん患者を全人的存在としてとらえてその苦痛を和らげるという観点から「緩和ケア」という言葉が用いられるようになった。現代では生命を脅かす疾患を抱える患者と家族の Quality of Life（QOL）をよりよくすることを目的とする全人的アプローチとして世界中で定着している。

わが国においては，がん対策基本法が2006（平成18）年に成立し「がんと診断されたときからの緩和ケアの推進」が重点的課題として位置づけられた。このため緩和ケアは，がんの診断時から終末期における全経過において，積極的に苦痛を緩和しQOLを向上することを目的とした医療として理解されている。

一方，この間，わが国は世界に類をみない速度で高齢化が進行し，2007（平成19）年には65歳以上の高齢者人口が21％を超えて，世界に先駆けて超高齢社会となった。その後も高齢化率は上昇を続け，2035（令和17）年には33％を超えると推計されている。こうした超高齢社会を反映して慢性疾患が増加し，後期高齢者では身体機能の低下や認知症の発現など大幅なケアの増加が予想されている。

また，超高齢社会は多死社会の到来を意味し，緩和ケアや尊厳ある看取りなど終末期看護がこれまで以上に重要とされている。こうした人口構造の変化に伴い，これまでの疾病中心の医療から，より広い視野に立った「生活を支える」医療が重要となる。いたずらな延命のための医療ではなく，住みなれた地域で自分らしい暮らしを人生の最期まで続けることができるよう，医療に加えて介護・予防・住まい・生活支援が一体的に提供される地域包括ケアシステムの実現に向けた取り組みがなされている。

本書は，上述したわが国の状況にかんがみ，複雑で多岐にわたる病や老いにある人々が人生の最終章に向かって日々の暮らしを営んでいくために必要とされる医療

やケアについて，看護師はどう応えることができるのか，具体的には何をどう行えばよいのか，という視点から構成されている。第2版では，終末期医療における新たなトピックスを追加しさらなる内容の充実を図っている。第1編は総論，第2編は各論となっている。第1編は4つの章で構成されており，第1章では人の死に焦点をあて，生物学的，法律的な視点からの死の理解を促すとともに，死にまつわる文化や終末期という言葉がもつ意味についてもわかりやすく紹介している。第2章では終末期にある患者と家族の状況を，当事者たちの経験という視点からとらえて解説しており，終末期にある患者や家族の特徴を関係する統計資料なども用いて理解を促している。さらに，近年注目されている「AYA世代の特徴」についても事例を用いて解説している。第3章では，終末期医療やその看護の歴史および現在の終末期医療の様相を解説したうえで，看護の機能や役割，多職種との連携について紹介している。第4章では，終末期医療の抱える課題を倫理的視点から述べるとともに，倫理的ジレンマから生じる終末期医療に従事する医療者のストレスやグリーフについても解説している。

第2編は7つの章で構成されている。第1章では患者とのコミュニケーションの特徴ならびに重要性，終末期ケアにおいて必須であるアドバンス・ケア・プランニングの考え方と実際について紹介している。第2章は終末期にある患者の日常生活を支えるための基本的な考えかたやケアの方法について具体的に解説している。第3章は全人的苦痛を緩和するという観点から緩和ケアの考えかたや看護の役割を整理し，具体的な症状緩和に関する知識や技術について紹介している。社会的苦痛やスピリチュアルな苦痛についても説明するとともに，そのケア方法を解説している。第4章，第5章では地域包括ケアシステムの構築に伴い重視されている退院支援・地域連携の意味や目的ならびに実際について，さらには在宅での看取りの状況や看護の役割，その実際についてわかりやすく解説している。第6章では終末期のなかでも，死が週単位で近づいてきた時期の患者の苦痛や苦悩，それらを緩和するための看護の役割やケアの方法について解説している。最後の第7章では，一般病棟・緩和ケア病棟・在宅などの場の違い，がんとがん以外の慢性疾患という疾患の違い，患者の年齢の違いによる終末期看護の特徴と看護の技について，事例を用いて具体的に提示している。

執筆はエンド・オブ・ライフ・ケアを提供する看護師に必要な知識を教育するための系統的・包括的なプログラムであるEnd-of-Life Nursing Education Consortium-Japan（ELNEC-J）コアカリキュラム看護師教育プログラムの開発・普及に長年共に

取り組んできた方たちを中心に，その領域の第一人者と認知されている方，終末期看護の臨床で活躍されている専門看護師，認定看護師など多数の方にいただいた。すべてにおいて終末期看護の心と知と技が惜しみなく紹介されている。

　人が抗うことのできない病や老いによって，それまでの当たり前の暮らしが脅かされ，暮らしかたや生きかたを変えざる得ない状況にある患者や家族への看護について学び，理解を深め，実践につなげていく際に，本書が傍らにあることを願っている。また，活用するなかで気づいたことがあれば，ぜひお知らせいただきたい。本書をとおして共に終末期看護の学びを深め，共に成長していくことができたなら，本書の執筆に携わった者として望外の喜びである。

2021 年 11 月

田村恵子

執筆者一覧

編集

田村　恵子　　大阪歯科大学教授／がん看護専門看護師

執筆（執筆順）

新見　明子　　川崎医療短期大学看護学科教授

稲葉　一人　　いなば法律事務所弁護士

小谷みどり　　シニア生活文化研究所代表理事

田村　恵子　　大阪歯科大学教授／がん看護専門看護師

坂井さゆり　　新潟大学大学院保健学研究科教授

酒井　禎子　　新潟県立看護大学准教授

小林　京子　　聖路加国際大学大学院看護学研究科教授

長戸　和子　　高知県立大学看護学部教授

笹原　朋代　　ファミリー・ホスピス株式会社人材戦略部担当部長

梅田　　恵　　ファミリー・ホスピス株式会社執行役員／がん看護専門看護師

小山富美子　　神戸市看護大学看護学部准教授／がん看護専門看護師

竹之内沙弥香　京都大学大学院医学研究科准教授

吉田　智美　　大阪信愛学院大学看護学部教授／がん看護専門看護師

栗原　幸江　　認定 NPO 法人マギーズ東京，上智大学グリーフケア研究所，東京都立駒込病院緩和ケア科，心理士

白井　由紀　　京都大学大学院医学研究科准教授

柏谷　優子　　辻仲病院柏の葉看護部看護部長／緩和ケア認定看護師

山田由起子　　市立岸和田市民病院副看護局長／がん性疼痛看護認定看護師

高見　陽子　　市立岸和田市民病院看護局／がん看護専門看護師

岡山　幸子　　宝塚市立病院看護部看護師長／緩和ケア認定看護師

新幡　智子　　慶應義塾大学看護医療学部専任講師

井沢　知子　　京都大学大学院医学研究科助教／がん看護専門看護師

細矢　美紀　　国立がん研究センター中央病院看護部看護師長／がん看護専門看護師

角　　裕子　　京都大学医学部附属病院看護部副看護師長／がん看護専門看護師

久山　幸恵　　静岡県立静岡がんセンター緩和ケアセンター GM 看護師長／がん看護専門看護師

髙橋美賀子　　聖路加国際病院看護部／がん看護専門看護師

村上真由美　　富山赤十字病院看護部／がん看護専門看護師

松村　優子　　京都市立病院看護部看護師長／がん看護専門看護師

福田　紀子　　慶應義塾大学看護医療学部准教授

前滝　栄子　　京都大学医学部附属病院看護部／がん看護専門看護師

西山みどり　　有馬温泉病院看護部部長／老人看護専門看護師

山内　典子　　東京女子医科大学附属八千代医療センター看護部／精神看護専門看護師

福地　智巴　　静岡県立静岡がんセンター／認定社会福祉士

市原　香織　　淀川キリスト教病院ホスピス・緩和ケア看護課／がん看護専門看護師

桑田美代子　　医療法人社団慶成会看護介護開発室長, 青梅慶友病院看護部長／老人看護
　　　　　　　専門看護師

川村三希子　　札幌市立大学看護学部教授

宇都宮宏子　　在宅ケア移行支援研究所宇都宮宏子オフィス代表

小島　悦子　　札幌保健医療大学保健医療学部教授

平山さおり　　KKR 札幌医療センター看護部看護師長／がん看護専門看護師

廣岡　佳代　　東京医科歯科大学大学院保健衛生学研究科准教授

扶薀　由起　　在宅看護専門看護師

田中　結美　　京都第一赤十字病院看護部看護師長／がん看護専門看護師

中山祐紀子　　杏順会越川病院看護部／がん看護専門看護師

柴山亜侑美　　国立長寿医療研究センター看護部／慢性呼吸器疾患看護認定看護師

吉岡佐知子　　松江市立病院看護局看護局長／老人看護専門看護師

吉岡とも子　　京都府立医科大学附属病院看護部／がん看護専門看護師

草島　悦子　　一般社団法人いいケア研究所 訪問看護ステーション Benny's 管理者

小林　弘美　　前あすか山訪問看護ステーション

占部久仁子　　緩和ケア認定看護師

目次

本書における事例提示にあたっては，倫理的配慮として，対象者が特定されることがないよう，事例の再構成，加筆修正を行っております。

第 1 章

終末期の理解

この章では

- 生物学的な死，法律上の死，文化的な死，社会的な死を理解する。
- 終末期の定義と関連する様々な考えかたを理解する。
- 終末期と終末期医療の分類を理解する。
- 今後の終末期医療と看護の方向性を理解する。

I　死の理解

この世に生を受けた以上，死は宿命であるが，そもそも死とは何なのか。一般的には死を，①生物学的な死，②法律上の死，③文化的な死，④社会的な死，の4つの観点からとらえる。

A　生物学的な死

1.　個体の死とは

ヒトを構成する細胞の死は，その人の死亡が確定されたときに，すべて同時に停止するものではなく，死亡が確定する前から徐々に起こっており，死亡後もしばらくの間，活動する細胞がある。

人の死にゆく過程のなかで，個体の死と生の分かれ目はどこの時点だろうか。池田は「人体は多数の細胞から成り立っており，個々の細胞はそれぞれ生命活動をしている。人体はそれらの細胞の生命活動の集合体として個体として生命活動をしている。死とは，その個体としての生命活動が永久に停止した状態」と述べている[1]。

2.　生体を維持するしくみと死

1 ｜ 細胞死と生命活動

ヒトの生体は37兆2000億個の細胞[2]から成り立っていると推定されている。その細胞は絶えず分裂・修復・消滅を繰り返し，代謝や細胞間の情報交換を行いながら生命活動を支えている。

▶ **ネクローシス**　細胞は，酸素不足や栄養不足，熱，病原体などから損傷を受けると，機能や形態を変化させて適応するが，損傷が高度になると細胞死を起こす。この受動的な要因（外的要因）で，細胞が損傷を受けた場合の細胞死をネクローシス（壊死）という。

▶ **アポトーシス**　細胞死には，もう一つ，細胞が自らを積極的に消滅させるアポトーシスがある。遺伝的に組み込まれたプログラムにより，発生過程で不必要になった細胞の排除や異常な細胞，障害を受けた細胞の除去が，恒常性の維持などのため，生体防御反応として起こる。

▶ **細胞の老化**　生命活動は，この細胞の死によって，新しい細胞に入れ替わる（細胞が分裂する）ことにより維持されている。細胞の分裂能力は種々あるが，分裂回数にはテロメアという染色体の末端部分にある構造が関与しており，細胞分裂により起こるテロメア短縮や寿命に関連する遺伝子の存在が細胞の老化の要因とされている。さらに，生きている間に増える活性酸素や過酸化脂質なども細胞や組織に障害を起こし，細胞の老化を

進めていく。

2 | 生体恒常性機能

　個体の生を維持している機構の一つとして，外界からの刺激や体内環境の変化を受けても体内の生理機能をよい状態に保とうとする生体恒常性（homeostasis；ホメオスタシス）の機能がある。この生体恒常性によって，細胞間，組織間，臓器間の正常機能が保たれている。

　この調整機能は，主に神経系，内分泌系，免疫系の働きによるものである。呼吸を例にあげると，血液中の酸素濃度の低下や二酸化炭素濃度の上昇を，末梢性あるいは中枢性化学受容器が情報としてキャッチし，呼吸中枢が刺激され，呼吸による換気を促進することで，組織への酸素供給の低下を起こさせないしくみである。そのような生体機能を調整する生体恒常性機能の減退や破綻は，病気の発症のきっかけとなり，細胞の老化や病的変化も加味されて，臓器機能を悪化させる。

　糖代謝にかかわる例では，インスリンが血液中のブドウ糖濃度を一定に保つ働きをしているが，過剰な栄養摂取がその機能を損ない，糖尿病などの肥満関連疾患の発症や悪化を引き起こす。

▌ 3. 生命活動が困難に陥った状態

　個体の死が爆死や轢死（れきし）など一瞬にして訪れることはまれであり，多くは細胞の老化や病的変化により徐々に臓器が機能不全に陥り，ひいては生命活動が困難な状態となる。主要な臓器・器官のその状態について例をあげてみる。

▶ **呼吸機能**　窒息（ちっそく），肺梗塞（こうそく），肺うっ血，拘束性・閉塞性肺疾患，肺炎，呼吸停止などにより，換気障害が引き起こされ，体内への酸素が十分に取り入れられない状態となる。

▶ **循環機能**　致死性不整脈による心拍動停止や心筋梗塞，肥大型・拡張型心筋症，心臓弁膜症，心不全などによるポンプ機能の低下がある。さらに出血などによる循環血液量の減少も，血圧の低下を起こし全身への血液循環の停滞と停止となり，細胞への栄養や酸素の供給ができない状態となる。

▶ **脳神経機能**　脳挫傷（のうざしょう）による脳実質の障害や外傷，脳出血・脳梗塞・クモ膜下出血などの脳血管障害のほか，髄膜炎やウイルス脳炎，腫瘍などは血管透過性の亢進（こうしん）による脳浮腫を引き起こし，頭蓋内圧が高まり，脳ヘルニアを発生させる。これによって脳幹部が圧迫されると意識障害，呼吸停止，血圧の変動など重篤な症状を引き起こす。

▶ **腎臓機能**　尿毒症に陥ると水分過剰による肺水腫や心不全，高カリウム血症やアシドーシスなどの代謝異常，貧血や血小板機能異常による出血など多岐にわたる症状が全身に出現する。

　このような生命活動の維持が難しい状態になった臓器・器官は互いに影響しながら機能が停止していく。

4. 個体としての生命活動停止の判断（死の判定）

　最終的に様々な機能停止を起こしている生体が「死亡している」と判断するために，医師は個体の生命活動が永久に停止した状態であることを判定していくことになる。

　臨床では従来から，その機能の永久停止を確認するために，心拍動停止，呼吸停止，瞳孔散大・対光反射消失（脳機能停止）の徴候がそろっており，3つの機能停止が一定時間持続すると認めたとき，死と判定（死の三徴候説）をしてきた。

　生命活動は，肺，心臓，脳の3つの機能が連携することによって成り立っており，1つの機能が不可逆的停止に陥ると，ほかの機能も次第に機能を停止して死に至る。しかし，人工呼吸器や人工心臓などの生命維持装置が開発され，呼吸循環機能を代用して生命活動を一定の期間伸ばすことが可能となってきた現代では，個体の死を判定するためには，機能の代用が不可能である脳の不可逆的停止が重要な意味合いをもつともいえる。

▶ 臓器移植法　近年，臓器移植との関連から，法的脳死判定の手続きを踏むことで脳死の人からの臓器摘出を可能とした「臓器の移植に関する法律」（臓器移植法，1997［平成9］年成立）が制定された。これによって臓器移植を目的とするとき，脳死は人の死と判断してよいと法律で認められた。脳死下臓器提供を前提にした脳死判定は，法律，施行規則，ガイドラインにのっとった厳密な手順が求められている。

　臨床では，脳死とされ得る状態と判断した場合に，臓器提供の機会があることなどを家族に提示し，承諾手続きなどが行われる。家族に臓器の提供および脳死判定を拒否する意思のないことなどの確認後，法的脳死判定の実施へと進む。

▶ 脳死判定　2人以上の判定医で実施し，①深昏睡，②自発呼吸の消失，③瞳孔固定（両側4mm以上），④脳幹反射（対光反射，角膜反射，毛様体反射，眼球頭反射，前庭反射，咽頭反射および咳反射）の消失，⑤平坦脳波（30分以上平坦）が確認される。

　1回目および2回目の脳死判定で，すべての項目が満たされた場合に，法的脳死と判定される。死亡時刻は2回目の判定終了時となる。

　2回目の判定は，1回目の判定が終了してから，6歳以上は6時間以上，6歳未満では24時間以上経過した後に開始される[3]。

▶ 改正臓器移植法　「臓器の移植に関する法律」の一部が改正され（改正臓器移植法，2009［平成21］年7月），脳死を一律に個体の死と決定づけてはいないが，脳死は人の死という認識が社会のなかで受容されつつあることを踏まえて，本人の意思が不明な場合でも，家族の承諾で生後12週以上から臓器提供や親族優先提供が可能となる（施行2010［平成22］年7月）。

　このように，ある条件下では脳死を人の死とする現状があるが，通常の医療現場や在宅療養では，脳幹を含むすべての脳機能が不可逆的に停止した状態を正確に判断して死の判定を行うことは難しい。したがって，一般的には個体の死の判定は，心拍動停止，呼吸停止，瞳孔散大・対光反射消失（脳機能停止）をもって判断されている。

B 法律上の死

1. 法律上の死が問題となる理由

1 死の判断と法律

なぜ，法律上の死が問題になるのか。それは，死を判断する場面によって，法律が適用されたり，適用されなかったりするからである。

死の判断というと，臓器移植法での「脳死は人の死か」という問いを思い出す（脳死判定されると臓器移植の対象となる）が，このような特殊な場面ばかりで問題となるわけではない。たとえば自治体による埋葬許可は，医師の死亡判断（死亡診断書，死体検案書）が前提となる（墓地，埋葬等に関する法律第8条，第14条）。また，医師の死亡診断書，死体検案書と自治体への死亡届を前提に，人の死亡に相続という法律効果が付加されたり（民法第882条），生命保険会社には死亡保険金の支払義務が発生するなど，死は私たちの法的な関係を決める重要なイベント（出来事）である。

2 相続と人の死

では，もう少し具体的に考えてみよう。資産家である男性Aさんには，妻のBさんがおり，子どもはいない。また，Aさんの両親は亡くなっているが，Aさんの姉のCさんは生存しており，CさんにはDさんという子がいる（図1-1）。

ここでAさんと，姉のCさんが亡くなったとする。Aさんが亡くなってからCさんが亡くなった場合，Aさんの法定相続人は配偶者であるBさん（民法第887条）と兄弟姉妹であるCさん（民法第889条）となり，資産は「Bさん：Cさん＝3：1」の相続分で分配される。しかし，CさんがAさんより先に亡くなった場合は，Aさんの財産をCさんが相続することはなく，資産は全部Bさんが取得する（DさんがCさんの代わりに相続する代襲相続は起こらない。民法第887条第2項）。このように，Dさん（Cさん）と，Bさんとは資産

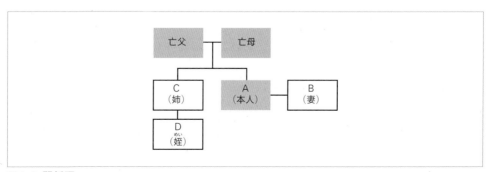

図1-1 関係図

の相続をめぐって利害が相反・対立する余地がある。

　看護師のあなたは，このような事情を知らないまま，病院でAさんの看取りにかかわる。たとえば次のような場合，あなたはどうするだろうか。

❶Cさんの子のDさんが病院に来て，すでにAさんのバイタルサインが下がっているため，Dさんに「これ以上の治療はしないでほしい」と言われた場合（Aさんがすぐに亡くなれば，まだ亡くなっていないCさんは相続人になり，Dさんが財産を引き継ぐことができる）。

❷Bさんが病院にきて，すでにAさんのバイタルサインは下がっているものの，可能な限りの延命行為を求めてきた場合（延命がなされAさんがCさんよりも長く生きれば，CさんはAさんの相続人とならず，Bさんだけが相続人となる）。

　このように相続をめぐって利害が対立するが，次のような事例も考えられる。

❶夜間，Aさんの様態が悪化して，Bさんに電話したところ，自分が着くまで生かしておいてくれと言われた場合。

❷Bさんが病院へ到着する前にAさんは亡くなっていたが，医師がBさんが到着してからの時間を死亡診断書に書いた場合。

　さらに，次のような事例はどうか。

❶Aさんが亡くなると公的年金の支給がなくなるため，BさんがAさんの延命治療を求めてきた場合（BさんがAさんの年金で生計を立てていた場合など）。

❷Aさんが亡くなるとAさんのキャッシュカードなどが使えなくなるため，Bさんから「もう1週間延命治療をしてほしい」と求められた場合。

　これらは，実際にあった，あるいはあり得る事例なのである。

2. 法律上の死について学ぶ

　法律上の死について，いくつかのことを学ぶ必要がある。

1 ｜ 死亡判断・死亡診断書作成のルール

　医師が死亡を確認した後，その証明書として発行するのが**死亡診断書**である（医師法第20条）。

　死亡の判断は通常，死の三徴候（①心拍動停止，②呼吸停止，③対光反射の消失）をもとに，医師が行う専門判断である（訪問看護など在宅で看護師が看取る場合など，一定の要件のもとで看護師が判定できるという制度が検討されている）。

　死亡判断，死亡時間判断は，あくまでもこれらに基づく判断で，恣意的になされてはならない。一般的には呼吸の停止，脈がとれない心拍の停止の時間を，死亡時刻とする（心停止状態）。

　死亡診断書には，死亡者の氏名・性別・生年月日や，死亡時刻（年・月・日・時・分），死亡場所，死因，手術の有無など（その項目が医師法施行規則第20条で定められている）が書かれ，通常は生命保険の請求などにも添付書類として必要となる。

2 | 終末期の医療の実施・不実施・中止

　古くは死の三徴候があれば延命はできず，死の判定をすればよかったが，蘇生技術や延命技術が発達した現在，生物学的な死は医療の力で左右できるようになった。そのため終末期（人生の最終段階）において，その人の命にどのようにかかわっていくかが問われるようになった。

　私たち医療にかかわる者は，これを倫理の問題としてとらえる。その際の方法論は，一般的には，多職種でカンファレンスを開いて考えることになる。そのような手続きを示したのが，厚生労働省の「人生の最終段階における医療・ケアの決定プロセスに関するガイドライン」（2018 年［平成 30］3 月改訂）である（図 1-2）。

　家族などからの要望は，そのつどチームで考え，厚生労働省のガイドラインなどに沿って考えていく。人の死については多くの利害がかかわり，すべてに医療者が対処することはできないが，本書で述べられる内容を踏まえ「法律上の死」について学ぶことが必要である。

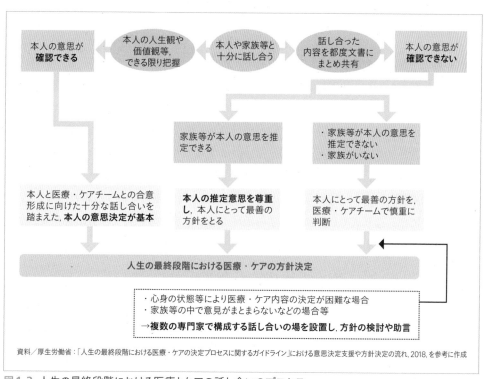

資料／厚生労働省：「人生の最終段階における医療・ケアの決定プロセスに関するガイドライン」における意思決定支援や方針決定の流れ，2018，を参考に作成

図 1-2　人生の最終段階における医療とケアの話し合いのプロセス

C 文化的な死

1. 死にまつわる文化

1 古代人の死

　日本には，生物学的，法律的に死亡しても，死者に水やご飯を供えたり，寝ずの番をしたり，話しかけたりするなど，火葬をして遺骨になるまでは，生きているかのように扱う習慣がある。

　日本最古の歴史書である「古事記」には，アメノワカヒコ（天若日子）が矢に当たって亡くなったときの様子を描いた記述がある。喪中を過ごす小屋である喪屋を作って，川雁は食事を運ぶ係，鷺は掃除係，翠鳥（カワセミ）は神に供える食物を用意する係，雀は米をつく係，雉は泣き女といった具合に，葬式の担当を決め，八日八夜の間，踊り，食べ，飲み，遊んで弔ったという内容である。

　古代では，遺体が腐敗して白骨化するまで，遺体を喪屋に安置し，遺された人は死者と時間を共にし，食事を供えたり，踊りを見せたりといった殯が行われていた。今でも遺体を安置するときに枕飯や枕団子を供えたり，ろうそくや線香の灯を絶やさなかったりすることがあるが，これは現代の殯の形だといえる。

2 現代日本人の死

　日本では，遺骨になった後も，仏壇や遺影，墓に故人の好物を供えたり，話しかけたりする人はたくさんいる。死者がこの世に戻ってきて，死者と生者がつかの間の時間を共に過ごす盆（お盆）の風習もある。盆は関東や東北・北陸の一部では7月だが，全国でみれば8月の地域が多い。沖縄の盆行事は旧暦で行われるため，毎年，日にちが変わる。

　盆は，死者と生者が共に過ごす時間だ。地域によって方法は多少異なるが，自宅に死者を迎える盆棚を作り，死者が乗ってくるとされる牛や馬に見立てた茄子や胡瓜を供える。盆踊りは本来は町内会の親睦の祭ではなく，地域の人全員で死者を弔うための行事である。盆の最終日には，送り火や灯籠流しをする地域もあり，京都の「大文字五山送り火」や長崎の「精霊流し」は有名だろう。

2. 立場によって異なる死のイメージ

1 自分の死と大切な人の死

　「死ぬのは恐いですか」と質問されたら，「恐い」と答える人もいれば，「恐くない」と言う人もいるだろうが，自分が死ぬのと，大切な人に死なれるのとでは，どちらが恐いだ

ろうか。

筆者が約1000人を対象に行った2006（平成18）年の調査では，「私の死」と「大切な人の死」とでは，老若男女問わず「大切な人の死」のほうが恐いという結果が出ている。若い人に「自分が死ぬのが恐い」という感覚が強い傾向はあるが，若い人であっても自分が死ぬことより，大切な人に死なれることのほうが，もっと恐いと感じていることがわかった。

2 ｜「死は無」と言いきれない

同様に，自分は死んだら「無」になると考えている人でも，大切な人が亡くなって「無」になったとはあまり思わない。山岳信仰が根強い地域では，人は亡くなると山へ帰っていくと信じられているし，沖縄では命は海からやってきて，海へ帰っていくというニライカナイ信仰がある。「自分の心の中で生きている」「私を見守ってくれている」「草葉の陰から見守ってくれている」「星になった」など，人それぞれではあるが，大切な故人は「無」にはならないという感覚を，多くの人がもっている。

死が近い患者が「亡くなった母が枕元に立った」などという「お迎え現象」を口にすることもあるが，これもその一つだと考えられる。

こうした，一見矛盾した意識は「自分のお葬式は不要だけれど，大切な人が亡くなったときにはお葬式をする」「私はお墓はいらないけれど，大切な人のお墓参りはする」といった行動にも現れている。

つまり「死んだら無」という前提で自分の葬式や墓について考えると，当然「お葬式はしなくていい」「家族だけで，こぢんまりとしてほしい」，あるいは「お墓はいらない」「海に流してくれればいい」などと発想するだろう。しかし，残される立場になった場合，亡くなった人を大切だと思っていれば，「死んだら無だ」とは思えない。大切な人だからこそ，残された人たちは本人の意思を尊重したいと願う。しかし，葬式をしない，墓もないことから，死の悲しみを共有する仲間や場もないまま，死を受容できないでいる人もいる。

3 ｜残される人にとっての死

私たちの多くは，自分が死んだら「無」だと思う半面，亡くなった大切な人は自分をいつでも見守ってくれているという二重の矛盾した感覚をもっている。

こうしてみると，死について考えるとき，私たちは「自分が死ぬ」ということを前提にして発想しがちだが，残される人の問題として考えることも，とても大切なことがわかる。

3. 葬送儀礼の意味

1 | 社会的な葬式から個人的な葬式へ

かつて葬式は，社会的な意味合いが強い儀礼だった。葬式には，故人の死を地域に広く知らしめると同時に，世代交代のお披露目という役割があった。そのため立派な葬式を出すことは故人のためというよりは，イエ（家）が繁栄していることのあかしでもあった。

ところが，バブル経済崩壊後，仕事関係などの義理で葬式に参加する人が少なくなり，人々の地域との結びつきも薄れたため，葬式が家族や親族を中心としたプライベートな儀礼となってきた。葬式が終わるまで，亡くなったことを近所の人や世間に知らせないことも，めずらしくない。死は極めて個人的な出来事になり，家族や親族など，ごく身近な限られた人たちで悲しみを共有するようになった。

2 | 葬式の意義

葬式が終われば，遺族は何ごともなかったかのように日常生活に復帰することを社会から期待されるが，その半面，心身に変調をきたしたり，家の中に引きこもったり，生きる気力を失う遺族も少なくない。

また，故人の生前の意思などで葬式をせず，火葬のみですませた遺族が，いつまでも死を受け入れられないこともある。儀式・儀礼は，それ自体に意味があるというよりも，儀式をすることによって心の区切りや整理がつくという効用がある。成人式や入学式などがよい例だろう。葬式は，人生の通過儀礼としての社会的な儀式でもあり，人はそれに参列することで故人の死を全身全霊で理解し，受け入れる準備ができるのではないだろうか。

3 | 葬式の簡略化

大切な人を喪失した悲しみや故人の思い出を語ることは，残された人にとって，とても大切なグリーフワークになる。仏式の葬式では，亡くなって一周忌までに，初七日，四十九日などの法要があるが，最近では初七日や四十九日は簡略化され，火葬が終わった後，同日に初七日をすませることも多くなった。かつてのように親戚一同が同じ地域に住んでいることが少なくなったうえ，現代人は忙しい。葬式の1週間後に親戚が再び一堂に会するのは，時間的にも経済的にも負担が大きいことが簡略化の背景にある。死者より生者の都合が優先されるのである。

さらには，一周忌，三回忌，七回忌，十三回忌，十七回忌，二十三回忌，二十七回忌，三十三回忌，五十回忌と年忌法要は続く。これまでは一般には三十三回忌か五十回忌で「弔い上げ」とすることが多かった。しかし昨今では，七回忌か十三回忌で弔い上げとするなど，年忌法要の回数が減少する傾向にある。死亡年齢の高齢化や核家族化，親戚付き合いの減少などの影響で，死後二十年が経過すると，故人と親しく付き合いのあった人た

ちが，ほとんどいないという事情もある。そういう事情であれば，信仰がなければ儀礼的な法要に意味を見いださないのは当然かもしれない。

4 | グリーフワークとしての法事

　大切な人が亡くなって，親戚や親しい人たちが集うこうした法事は，故人のためというよりも，残された人たちに大きなプラスの効用があるはずだ。祥月命日（年に１度の亡くなった月日）や月命日（毎月の亡くなった日にち）に墓参りをしたり，経をあげたりして故人を偲ぶという習慣は，まさしく死者との関係性を見直す機会に違いない。

　しかしライフスタイルの変容で，仏壇を置かない家や仏間のない家が増えた。かつては仏間の鴨居に先祖の写真を飾っていたが，こうした光景も過去のものとなりつつある。宗教や信仰とは関係なく，仏壇の前に朝夕座り，手を合わせる行為は，死者と対峙する大切な時間であるし，死者の写真に囲まれて生活することで，残された人たちは，亡くなった人が見守ってくれているという実感を得られたのだろう。

　日本人は，死者と同居することによって，死者を日常的に感じ，文化的には死なせなかったともいえる。

D 社会的な死

1. 社会的不死身

　「社会的な死」とは何だろうか。生前の故人のことを思い出してくれる友人や家族がいる限り，生物学的には亡くなっていても，その人は社会的には死んでいない，と考えることができる。歴史上の人物や文豪などは，偉業が後世にまで語り継がれるため，社会的には不死身だと解釈できるかもしれない。

　文化的・社会的な死と，法律上の死の間に何年ものタイムラグがある国もある。たとえばヒンズー教徒が多く，独自の文化が根づいているインドネシアのバリ島では，葬式のハイライトは，火葬場に向かう野辺の送りの行列と火葬にある。これには多額の資金が必要だが，すぐに捻出できる家庭は少ないため，庶民はいったん遺体を土葬にし，数年後に資金がたまったら掘り起こして火葬にするのが一般的だ。法的には死亡したが，遺族や地域の人たちにとっては，少なくとも遺体を火葬にするまでの数年間は文化的のみならず，社会的にも，その人は亡くなっていないことになる。

　日本でも同様だ。どんな人も必ず肉体的な寿命はついえるが，「生者を見守っている存在」に転化することで，死者の存在は残された人の生きる原動力にもなってきたのではないだろうか。社会的に死なせないという気持ちは，死を悼み，故人を弔いたいという気持ちである。葬式で「どうか，死者のことを忘れないでください」と，遺族が参列者にあいさつすることがあるが，私たちが死者を忘れない限り，その人は社会的には死んでいないこと

になる。

2. 社会的孤立と社会的死

一方で，生物的には生きているのに社会的には死んでいるという状態の人たちが増えているのが，これからの日本の大きな問題である。

2017（平成29）年に国立社会保障・人口問題研究所が実施した「生活と支え合いに関する調査」では，65歳以上の一人暮し男性で，家族を含む人と毎日会話をする人は半数しかおらず，14.8％（6人に1人）は，2週間に1回以下しか会話をしていないことが明らかになっている。

この調査で定義する会話とは，直接対面での会話だけでなく，電話での会話も含んでいる。つまり一人暮らし男性高齢者の6人に1人は，2週間に1度も，誰からも電話がかかってこず，自宅を訪れる人や外で会う友人もなく，近所の人とあいさつを交わすこともないのである。男性だけではない。一人暮らしの高齢女性で，毎日会話をしている人は61.1％で，男性よりは多いものの，それでも2/3程度に留まっている。

内閣府が2020（令和2）年度に実施した「高齢者の生活と意識に関する国際比較調査」によると，「家族以外に相談あるいは世話をしあう親しい友人がいるか」という質問に対し，友人がいると回答した人は，日本では57.4％で，調査対象国のスウェーデン（79.8％），アメリカ（84.2％），ドイツ（85.6％）などと比べ，最も少ない数字であった。日本の高齢者の4割強は頼れる友人がいないことになる。

先出の「生活と支え合いに関する調査」（2017［平成29］年）でも，一人暮らしをしている男性高齢者は，「日ごろのちょっとした手助け」で頼れる人が「いない」と答えた人は30.1％，「（子ども以外の）介護や看病で頼れる人」が「いない」と答えた人は58.2％もいた。

2週間に1度も誰とも会話をしないほど社会的に孤立している人は，突然亡くなると，遺体の発見が遅れる可能性が高くなる。それどころか，遺体が発見された後も弔う人がおらず，遺骨を引き取る人もいないという事態が全国で増えている。

実際，大阪市では，1990（平成2）年には引き取り手のいない遺骨が336体あったが，2018（平成30）年には2366体と約7倍に増加している。

さいたま市では2002（平成14）年には398体であったが，2013（平成25）年には1216体と大幅に増加している。そのほとんどは身元不明者ではなく，遺族が遺骨の引き取りを拒否したケースだ。

家族や親族とも生前のつながりがなければ，亡くなっても死を悼む人はいない。社会的な死は，人と人とのつながりの関係性と密接に関連している。

Ⅱ 終末期と終末期医療の理解

Ⓐ 終末期と終末期医療

　人は生まれながらに死すべき運命を背負った存在であり，人である限り，わけ隔てなく死が訪れる。しかし，人はその運命が訪れる正確な時を誰も知らない。死は絶えず未来のなかで揺れ動いており，それは日常の生の隣に横たわり続けている存在でもある。

　このような死の存在が，病や老いにより，絶えず日々の生の営みのなかで見え続けるような時点を，その人の生が終わろうとする終末期としてとらえることができる。ここでは，まず医療やケアの内容に着目した終末期の分類について述べる。

1. 疾病や患者の状態からみた終末期の分類

　終末期医療において，終末期は疾病や患者の状態によって，次の3つのタイプに分けられている (表1-1)。

- **救急医療等における急性型終末期**：日本救急医学会は終末期を「妥当な医療の継続にもかかわらず死が間近に迫っている状況」と定義し，さらに4つの場合に分けて提示している。
- **がん等の亜急性型終末期**：終末期を「がんを治すことを放棄した時点から，死亡するま

表1-1 終末期の3つのタイプ

終末期のタイプ	定義	特徴
救急医療等における急性型終末期	「妥当な医療の継続にもかかわらず死が間近に迫っている状況」であり，以下のいずれかの場合を指している (日本救急医学会)。 ①脳死と判断された場合 ②生命維持が人工的な装置に依存し，必須臓器の機能不全が不可逆的な場合 ③ほかの治療法がなく，数時間ないし数日以内に死亡することが予測される場合 ④積極的な治療の開始後に回復不能な病気の末期であることが判明した場合	定義は医師の職能団体や学会が表明しており，治療者の視点で構成されている。
がん等の亜急性型終末期	「がんを治すことを放棄した時点から，死亡するまでの期間」や「病状が進行して，生命予後が半年あるいは半年以内と考えられる時期」などがある。	各種の定義があるが，判断の基準に「生命予後」が必ず入れられており，おおむね半年あるいは半年以内である。
高齢者等の慢性型終末期	「症状が不可逆的かつ進行性で，その時代に可能な最善の治療により症状の好転や進行の阻止が期待できなくなり，近い将来の死が不可避となった状態」である (日本老年医学会)。	高齢者は終末期にあると判断されても，余命を予測するための医学的情報の集積が現状では不十分であり，余命の予測が困難であることから，定義に具体的な期間を設定していない。

出典／日本学術会議臨床医学委員会終末期医療分科会編：対外報告　終末期医療のあり方について；亜急性型の終末期について，2008, p.4-5. www.scj.go.jp/ja/info/kohyo/pdf/kohyo-20-t51-2.pdf (最終アクセス日：2021/4/9)，を参考に作成.

での期間」「病状が進行して，生命予後が半年あるいは半年以内と考えられる時期」などと定義している。

- **高齢者等の慢性型終末期**：日本老年医学会は終末期を「症状が不可逆的かつ進行性で，その時代に可能な最善の治療により病状の好転や進行の阻止が期待できなくなり，近い将来の死が不可避となった状態」と定義している。

このように終末期を3つのタイプに分けて考える必要があるほど，疾病により終末期の経過は多様であり，医療の内容も差異が大きい。

次に，3つのタイプのうち本書で取り扱う「がん等の亜急性型終末期」と「高齢者等の慢性型終末期」のケアについて述べる。

1 | がん等の亜急性型終末期とケア

亜急性型終末期は，従来，ターミナルステージとよばれており，おおむね生命予後は半年あるいは半年以内と提示されている。このため，亜急性型終末期であることを判断するための基準には，必ず「生命予後」を提示していることが特徴である。本タイプの主な疾患であるがんは，日本人の死亡原因の第1位であり，人口の高齢化を主な要因として増加し続けていることから，今後もがん患者の終末期医療は重要である。がんの疾病経過に注目すると，おおよそ死亡1〜2か月前までは患者の身体機能は保持されており，日常生活動作が比較的維持されている。新たな治療方法の開発により，なかには死亡数日前まで仕事や趣味を続けることができる患者もいる。

このように，患者の希望に沿った生活を送るには，疼痛・呼吸困難・全身倦怠感などの身体症状，不眠やせん妄などの精神症状をできる限り緩和する必要がある。また，迫りくる死の存在を単に忌み嫌うだけでは，人は何らほかの動物と変わらない。死を忌み嫌いつつも，自己の死について考え，他者の死を弔い，死を意識しながらも生きることができるような心理社会的・スピリチュアルなケアを積極的に行うことも重要である。

2 | 高齢者等の慢性型終末期とケア

2021（令和3）年の日本の総人口は前年に比べ約64万人減少している一方，65歳以上の高齢者人口は3621万人と過去最多となり，総人口に占める割合は28.9%と過去最高となっている（2021年10月1日現在推計値）[4]。

高齢者の死亡順位は，第1位悪性新生物，第2位心疾患，第3位老衰，第4位脳血管疾患，第5位肺炎であり，老衰が増加している（図1-3）。これらの疾患や老化の経過は不可逆的，進行性であり，かつ非常に個人差が大きい。このため，がんなどの終末期を除き，ある高齢者がどのような過程を経て死に至るかを予測することは困難である。また，疾病の種類によっては運動機能の低下に伴い，いわゆる「寝たきり状態」が数年から数十年続くこともある。このような高齢者の終末期の医療・ケアについて，日本老年医学会は2012（平成24）年に，高齢者の終末期には緩和医療およびケアの技術が広く用いられるこ

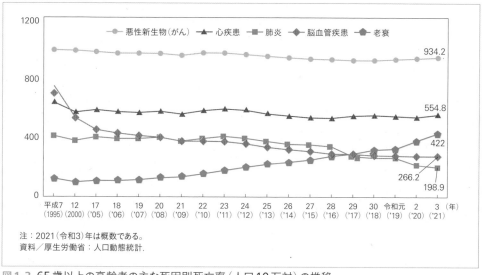

注：2021（令和3）年は概数である。
資料／厚生労働省：人口動態統計.

図1-3 65歳以上の高齢者の主な死因別死亡率（人口10万対）の推移

と，苦痛の緩和とQOLの維持・向上に最大限の配慮をした患者本人の満足を物差しに行うことなどを提示している[5]。

　65歳以上の高齢者における認知症の人数をみると，2012（平成24）年は462万人と，65歳以上高齢者の約7人に1人（有病率15.0%）と推計されているが，2025（令和7）年にはそれが約700万人，5人に1人になると見込まれている[6]。また，高齢者人口の増加に伴って，65歳以上の一人暮らしは男女とも増加傾向にあり，認知症を有する一人暮らしの高齢者も増加している。こうした状況にある高齢者への終末期医療においては，本人の意思が確認できず，本人の意思を補足すべき家族もおらず，どう対応すべきであるかの判断が困難となる。

　高齢者が複数の慢性疾患を有し，しかも認知機能低下を認める場合には，本人の治療についての意向が明確でなく，何が適切な治療であるかを明らかにすることは容易でない。最期まで高齢者の命と尊厳が保たれた暮らしを提供するには，医療・介護・生活支援などが一体的に提供されることが重要であり，これらをつないで支える看護の役割が期待されている。

2. ヨーロッパ緩和ケア学会における終末期の考えかた

　近年，終末期や終末期医療について語るうえで**エンド・オブ・ライフ**（end-of-life：EOL）や**エンド・オブ・ライフ・ケア**（end-of-life care：EOLケア）という言葉がよく用いられる。EOLケアとは，1990年代からアメリカやカナダなどの北アメリカで，ホスピス・緩和ケアと高齢者医療とを融合する考えかたとして提唱されてきた。その背景には，ホスピス・緩和ケアは，がん患者のためのものという意識が人々の間に根づいているが，世界的な高齢化に伴って増加している慢性疾患や認知症などにも緩和ケアが必要であるとの考えがあ

る。

2009年にヨーロッパ緩和ケア学会（European Association for Palliative Care；EAPC）から発表された白書において，EOLケアには大きく分けて次の2つの考えかたがあることが示されている[7]。

1 広義のエンド・オブ・ライフ・ケア

主に北アメリカでの考えかたであり，EOLを患者・家族と医療者が死を意識するようになった頃から始まる「1年～数年単位」に及ぶ幅のある期間であり，がんだけに限定される考えではないとしている。

図1-4に示したように，縦軸にがんと非がんが記されており，緩和ケアや支持療法*が主にがんの患者を対象としているのに対して，広義のEOLケアではがんに限らず様々な疾患を有する患者を対象としている。

2 狭義のエンド・オブ・ライフ・ケア

主にヨーロッパでの考えかたであり，EOLを「時間～日単位」に死が差し迫った時期であり，EOLケアは，がんだけに限定されるのではなく，死に直面する人たちへの包括的ケアであるとしている。

図1-5に示したように，縦軸に患者の苦痛／複雑な症状や問題，横軸に時間が記されて

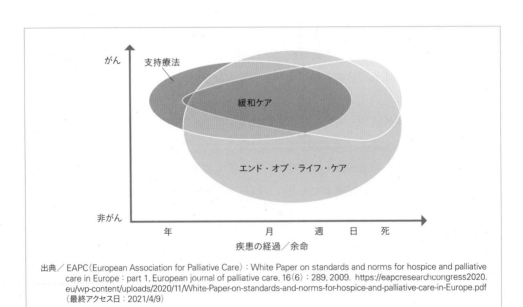

出典／EAPC（European Association for Palliative Care）：White Paper on standards and norms for hospice and palliative care in Europe：part 1, European journal of palliative care, 16（6）：289, 2009. https://eapcresearchcongress2020.eu/wp-content/uploads/2020/11/White-Paper-on-standards-and-norms-for-hospice-and-palliative-care-in-Europe.pdf（最終アクセス日：2021/4/9）

図1-4 エンド・オブ・ライフ・ケアの概念（広義）

＊ **支持療法**：サポーティブケア。がんの有害反応のマネジメントと治療をいう。この療法には，リハビリテーションやサバイバーシップ（がんの診断を受けた人の生活の課題を，家族，医療従事者を含めた社会全体で支え，共に乗りこえていくこと）への対応を含めた身体的および精神心理的な症状や有害反応のマネジメントが含まれる。

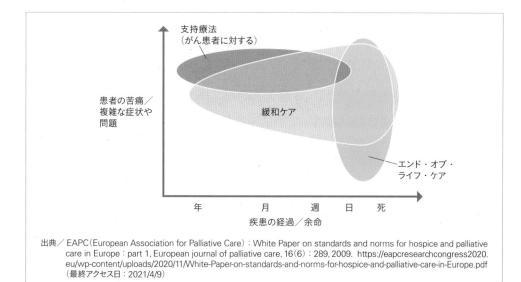

出典／EAPC（European Association for Palliative Care）：White Paper on standards and norms for hospice and palliative care in Europe：part 1, European journal of palliative care, 16（6）：289, 2009. https://eapcresearchcongress2020. eu/wp-content/uploads/2020/11/White-Paper-on-standards-and-norms-for-hospice-and-palliative-care-in-Europe.pdf （最終アクセス日：2021/4/9）

図1-5 エンド・オブ・ライフ・ケアの概念（狭義）

おり，緩和ケアが必要な苦痛や症状などが出現している患者に行われるのに対して，EOL ケアは苦痛や症状などの程度にかかわらず，すべての患者の最期の数日を対象としている。

＊

　上述のように EOL や EOL ケアは，現状では共通した定義はなく，これらの言葉を使用する人により，その意味が異なる。

3. 看護師教育プログラムにおける終末期の考えかた

　様々な言葉があるなかで，エンド・オブ・ライフ・ケアを提供する看護師に必要な知識を教育するための系統的・包括的なプログラムである「End-of-Life Nursing Education Consortium-Japan（ELNEC-J）コアカリキュラム看護師教育プログラム」（日本緩和医療学会）では，北アメリカの考えを踏襲しつつ，EOL ケアを「病や老いなどにより，人が人生を終える時期に必要とされるケア」と定義し，その特徴を示している（表1-2）。

　ELNEC-J における EOL ケアの考えかたは，ホスピスケアや緩和ケアの延長上にある。がんに限らず，すべての患者・家族に対して，多職種から構成される医療チームが全人的

表1-2 エンド・オブ・ライフ・ケアの特徴

- その人のライフ（生活・人生）に焦点を当てる。
- 患者・家族，医療スタッフが死を意識した頃から始まる。
- 疾患を限定しない。
- 高齢者も対象とする。
- QOL を最期まで最大限に保ち，その人にとってのよい死を迎えられるようにすることを目標にする。

出典／日本緩和医療学会教育研修委員会 ELNEC-J WPG（Working Practitioner Group）：モジュール1：エンド・オブ・ライフ・ケアのおける看護，ELNEC-J コアカリキュラム看護師教育プログラム，日本緩和医療学会，2016，一部改変.

なアプローチを行い，最期の時まで，その人の生活者としての暮らしや人生をより充実していくことを中心にすえている。このため近い将来の死が不可避となった最期の数日間を含めた「月～年単位」の期間に行われるケアを意味している。

B 今後の日本における終末期医療と看護

1. 人生の最終段階における医療への取り組み

　急速な高齢化とその後に続く「多死時代」の到来を見すえると，日本においては「がん等の亜急性型終末期」と「高齢者等の慢性型終末期」のどちらの終末期も重要であり，両者を統合したEOLケアの充実が急務である。さらに，患者自身の意向や希望に沿うことが，これまで以上に重要であるとの考えが人々の間で浸透しつつある。このような医療や社会の流れから考えると，現状ではこうしたケアの概念を表している言葉は，EOLやEOLケアであるといえるだろう。したがって，本書における終末期医療とは，がんだけに限らず，すべての疾患や老いの終末期を生きる患者・家族の暮らしを支える全人的・包括的なケアを意味している。

　一方，厚生労働省は，最期まで人としての尊厳を尊重した人間の生きかたに注目した医療を目指すことが重要であるとの考えに基づいて，2007（平成19）年に初めて「終末期医療の決定プロセスにおけるガイドラン」[8]を策定した。さらに2015（平成27）年3月に「終末期医療」を「**人生の最終段階における医療**」に名称変更を行った。2018（平成30）年3月には諸外国で普及しつつあるアドバンス・ケア・プランニング（ACP）の概念を盛り込み，医療・介護の現場における普及を図ることを目的に，文言の変更や解釈を追加し「人生の最終段階における医療・ケアの決定プロセスに関するガイドライン」[9]として改訂した。その後，ガイドランに則って，その人が望むこれからの医療やケアについて，前もって考え医療・ケアチームと繰り返し話し合う「人生会議」[10]が提唱されるなど，国民に向けての普及・啓発事業が行われている。

2. 終末期医療と看護師の役割

　「終末期医療」から「人生の最終段階における医療」への切り替えにより，これまで以上に医療現場では人間の尊厳を尊重した支援が注目されている。看護師には「その人らしい」とも言い換えることができる患者が望む生きかたを支援する役割が期待されている。

　その人らしさを追求する看護とは，ある意味，手垢のついた言葉ではあるが，その実践となると容易ではない。社会の高齢化と急速に進歩する治療を念頭において，どこでどのように最期の時を過ごすかについての適切な情報提供と選択肢の提示，患者と家族の希望や意向の確認と合意形成の支援，在宅療養と介護の調整など，医療施設内には留まらない支援や調整が必要である。そして，何よりも終末期という誰にとっても避けることのでき

ない「私の死」に向き合う患者の苦しみは，看護師の誠実で適切なケアによって和らぐことはあったとしても，なくなることはないだろう。

哲学者の西田幾多郎（きたろう）は，特段不足のない平凡な日常の繰り返しのなかであっても「生はいずこよりきたり，死はいずこへ去るのであるか，人は何のために生き，何のために死するのであるのか，これが最新最大なる人心の疑惑である」と，人の心には死生についての哲学的問いが湧き上がってくると述べている[11]。

終末期というそれぞれの人生の終焉（しゅうえん）に，死に向き合う人の苦しみを共に苦しむことは，そのとき，その場にいることを許された看護師としての最も中心となる役割である。このようなケアへの挑戦が日々求められている。

文献

1) 池田典昭：死体現象〈石津日出雄，高津光洋監：標準法医学〉，第7版，医学書院，2013，p.22.
2) Bianconi E., et al.: An estimation of the number of cells in the human body, Ann Hum Biol, 40（6）：463-471, 2013.
3) 脳死判定基準のマニュアル化に関する研究班：法的脳死判定マニュアル，平成22年度厚生労働科学研究費補助金厚生労働科学特別研究事業「臓器提供施設における院内体制整備に関する研究」，2011，p.1-17. http://www.mhlw.go.jp/file/06-Seisakujouhou-10900000-Kenkoukyoku/noushi-hantei.pdf（最終アクセス日：2022/9/1）
4) 総務省統計局：人口推計；2021年（令和3年）10月1日現在. https://www.stat.go.jp/data/jinsui/2021np/pdf/2021np.pdf（最終アクセス日：2022/10/12）
5) 日本老年医学会：「高齢者の終末期の医療およびケア」に関する日本老年医学会の「立場表明」，2012. https://www.jpn-geriat-soc.or.jp/tachiba/jgs-tachiba2012.pdf（最終アクセス日：2021/4/7）
6) 内閣府：平成28年版高齢社会白書，2016，p.21.
7) EAPC（European Association for Palliative Care）：White Paper on standards and norms for hospice and palliative care in Europe：part 1, European journal of palliative care, 16（6）：278-289, 2009. https://eapcresearchcongress2020.eu/wp-content/uploads/2020/11/White-Paper-on-standards-and-norms-for-hospice-and-palliative-care-in-Europe.pdf（最終アクセス日：2021/4/9）
8) 厚生労働省：終末期医療の決定プロセスに関するガイドライン，2007. https://www.mhlw.go.jp/shingi/2007/05/dl/s0521-11a.pdf（最終アクセス日：2021/4/7）
9) 厚生労働省：人生の最終段階における医療・ケアの決定プロセスに関するガイドライン，改訂版，2018. https://www.mhlw.go.jp/file/04-Houdouhappyou-10802000-Iseikyoku-Shidouka/0000197701.pdf（最終アクセス日：2021/4/7）
10) 厚生労働省：もしものときのための「人生会議」，普及・啓発リーフレット. https://www.mhlw.go.jp/content/10802000/000536088.pdf（最終アクセス日：2021/4/7）
11) 西田幾多郎：人心の疑惑〈西田幾多郎全集 第11巻〉，岩波書店，2005，p.70-74.

参考文献

・宇井睦人編：まるっと！アドバンス・ケア・プランニング；いろんな視点で読み解くACPの極上エッセンス，南山堂，2020.
・小谷みどり：自分の死と大切な人の死の恐れの比較検討，Life Design Report，第一生命経済研究所，2014，p.45-54.
・小谷みどり：〈ひとり死〉時代のお葬式とお墓，岩波新書，2017.
・佐藤陽，畑川剛毅：看取りのプロに学ぶ幸せな逝き方，朝日新聞出版，2020.
・シリーズ生命倫理学編集委員会編：終末期医療〈シリーズ生命倫理学〉，第4巻，丸善出版，2012.
・高橋玲編著：Dr.レイの病理学講義，第2版，金芳堂，2012.
・富田忠雄，他：ヒトの一生の生理学；生から死まで，九州大学出版会，2011.

第 2 章

終末期にある
患者・家族の理解

この章では

- 終末期（エンド・オブ・ライフ）にある患者・家族を生活者として理解する。
- 多様な背景をもつ患者・家族の特徴を理解する。
- 終末期にある患者の苦痛を表す全人的苦痛の概念を理解する。
- 終末期にある患者の特徴を身体的，心理社会的ならびにスピリチュアルな側面から理解する。
- 看護の対象である終末期にある患者の家族を理解する。
- 家族を理解するための基本的な視点を理解する。
- 終末期にある患者の家族の体験から遺族へのケアのありかたを理解する。

I 終末期にある患者の理解

A 対象を生活者としてとらえる視点の必要性

　対象の生活の質（quality of life：QOL）を重視する終末期看護では，病院などの医療機関のほか，ホスピス，介護施設といった自宅ではない場で療養するとしても，対象の「ライフ（人生・生活）」に焦点をおいた「地域で暮らす生活者」としてとらえることが重要になる。

　看護理論家のヴァージニア・ヘンダーソン（Henderson, V.A.）は，看護師独自の機能を「病人であれ，健康人であれ，各人が健康あるいは健康の回復（あるいは平和な死；peaceful death）に資するような行動をするのを援助することである」とし，「この援助は，その人ができるだけ早く自立（independence）できるようにしむけるやりかたで行う」と述べている[1]。

　つまり，終末期看護の機能は，病であれ，老いであれ，人生を終える時期（エンド・オブ・ライフ）にある人が，死に至る過程（dying process）を穏やかに過ごせるように援助することであり，その援助は，限りある時間において，できるだけ早く，その人やその家族が主体的に生活していけるようにすることである，ととらえることができる。

　また，近代ホスピスケアの創始者といわれるシシリー・ソンダース（Saunders, D.C.M.S.）は，患者が安らかに死を迎えられるだけでなく，最期まで精一杯に生きられるように最善を尽くすとし，よりよく「生きる」ための全人的（身体的，精神的，社会的，スピリチュアルな側面からとらえた）痛みに対するアプローチを提唱し[2]，その理念は今日のエンド・オブ・ライフ・ケアや緩和ケアの目指すところとなっている。

▶ 医療モデルから生活モデルへ　世界保健機関（World Health Organization；WHO）は，2002年に国際生活機能分類（International Classification of Functioning, Disability and Health；ICF）を示し，人間，環境（家族，職場や学校，コミュニティ），健康をつながりのあるものとしてとらえ，それぞれの相互作用による生活機能を重視したモデルを示した。ここでいう生活機能（functioning）とは，心身機能・構造，活動，参加のすべてを含む包括用語であり，医療モデルから生活モデルへの転換，リハビリテーションや QOL に関連する概念である（図2-1，表2-1）。

▶ 病者から生活者へ　2007（平成19）年には，厚生労働省が「看護基礎教育の充実に関する検討会報告書」における看護師教育の基本的な考えかたとして，看護の対象は「健康を損ねている者としてのみとらえるだけでなく，疾患や障害を有している生活者として幅広くとらえて考えていくこと」を示した。

▶ 終末期からエンド・オブ・ライフへ　このように終末期看護の役割は，終末期にある人と家族の残された時間の QOL を高め，その人らしい生活を全うできるように，①対象

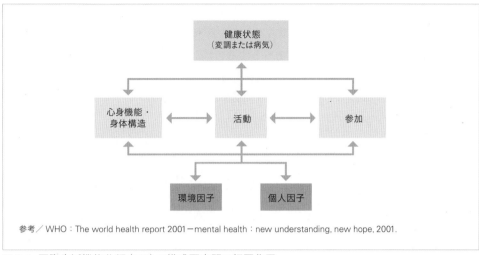

参考／WHO：The world health report 2001－mental health：new understanding, new hope, 2001.

図2-1 国際生活機能分類（ICF）の構成要素間の相互作用

表2-1 医療モデルと生活モデル

	医療モデル	生活モデル
目的	疾病の治癒・延命	QOL向上
目標	健康	自立
主たるターゲット	疾患（生理的正常状態の維持）	障害（ADLの維持）
主たる場所	病院（施設）	社会（生活）
チーム	医療従事者（命令）	医療・福祉などの異職種（協力）
対象のとらえかた	医学モデル（病因-病理-発現）	国際生活機能分類モデル（心身機能・身体構造-活動-参加-環境因子）

出典／長谷川敏彦, 武藤正樹編：日本の健康転換のこれからの展望；健康転換の国際比較分析とQOLに関する研究, ファイザーヘルスリサーチ, 1993, を参考に作成.

への全人的ケアや教育的サポート, ②喪失・死別のサポート, ③多職種チームの調整などにより, よりよく生きることを援助すること, である。そのためには, 終末期にある人と家族をケアの一単位とし,「終末期の患者とその家族」ではなく,「エンド・オブ・"ライフ"を, よりよく生きようとしている人とその家族」という「地域に暮らす生活者」の視点でとらえることが重要となる。この視点の転換により, 看護職は, 対象の人生の連続性に意識を向けることができる。つまり, その人は, ①どこからきて, ②今どこにあり, ③どこへ向かおうとしているのか, をとらえようとする視点は, 終末期看護の実践において重要な意味をもつのである。

B 「終末期にある（死を迎える）」とはどのような経験か

1. 死を受容するプロセスからとらえる対象の経験

▶ **シシリー・ソンダース** ソンダースは, 自ら死を告げた患者との体験から, 患者の苦悩

について「自分とはいったい何であるのかを見きわめようとする苦悩。満たされない人生と思われる，ばらばらになった断片を，その終末にあたって，何とか一つの全体像にまとめることができる術を見いだそうとする苦悩。この世に存在してきたことの意味。さらに，おそらく存在し続ける希望を見いだすための苦悩。David（患者の名前）が必要としたものは，これらの苦悩から解放された心の平安だった」[3]と述べている。

　また，イギリスのホスピスの，ある看護管理者は「医師や看護師から何年にもわたって，次はこの治療をします，次はこの治療予約をとってくださいなどと言われ続けていると……自分の治療方針が手に負えなくなっている……患者さんに，自分で自分の状況をコントロールする力を取り戻してあげることが広い意味での緩和ケアです。そういうプロセスを踏んでいない患者さんは，ホスピスに入ることに恐怖を感じるのです」[4]という。

▶ **キューブラー・ロス**　エリザベス・キューブラー・ロス（Kübler-Ross, E.）は，200人以上の末期患者へのインタビューで得た語りを，5つの段階に分類し公表した（表2-2）。ロスは「各段階は，継続する期間も様々であり，順序を変えて現れることもあれば，同時に現れる場合もある。しかし，たいていの場合，各段階をとおしてずっと存在しつづけるものが1つある。それは希望である」と述べている[5]。

▶ **ロバート・バックマン**　ロバート・バックマン（Buckman, R.）は，死のプロセスを，①初期段階（脅威の直面：この病気で死ぬかもしれない），②中期段階（病気の状態：この病気で死ぬだろうが，今は大丈夫），③最終段階（受容：私はもうすぐ死ぬ），の3段階モデルで説明した[6]。

　このように，終末期にある患者の経験の記述から，死にゆく過程を理解することができ

表2-2　キューブラー・ロスの5段階のプロセス

段階	内容
第1段階：否認と孤立	患者が診断を告げられたとき「いやわたしのことじゃない」「そんなことがあるはずない」と，不安になってそれを否認するというものである。
第2段階：怒り	第1段階の否認を維持できなくなり「どうして私なのか」「どうしてあの人じゃなかったのか」と，怒り，激情，妬み，憤慨といった感情がそれにとって代わるというものである。
第3段階：取り引き	「せめて子どもの結婚式まで」「お願いだから」と，避けられない結果を何とか先延ばしにするべく交渉（神頼みのような）しようとする段階である。
第4段階：抑うつ	症状がいろいろ出てくる，体力がなくなりからだもやせてくるなど，もはや自分の病気を否定できなくなったとき，苦悩や怒りが大きな喪失感に取って代わり，抑うつ状態になるという段階である。
第5段階：受容	まどろむように横たわっていたり，頻繁に短い眠りをとりたくなったりする状態で，抑うつのときの眠りとは異なる。“受容”は幸福の段階ということではなく，「長い旅路の前の最後の休息」のような段階で，一人にしてほしいという思いや，非言語的なコミュニケーションを求めたり，誰かに黙ってそばにいてほしいと望んだり，無言のひとときが意義あるコミュニケーションになるという段階である。

出典／エリザベス・キューブラー・ロス著，鈴木晶訳：死ぬ瞬間；死とその過程について，中央公論新社，2001，p.68-260，を参考に作成.

る。しかし，皆が同じプロセスをたどることはなく，文化や背景などにより，人それぞれに多様な経験があると考えられる。

2. 疾患の軌跡からとらえる対象の経験

終末期のありようは様々である。療養や看取りの場の違いによる経験，療養期間の違いによる経験，疾患の違いによる経験など，その経験は多様である。では，「人生の終わりかた」には，どのような特徴があるだろう。これは患者がたどる「疾患の軌跡」から説明できる。Lynn[7]とLunney[8]らは，人間の機能面に焦点を置き，死までの軌跡を，代表的な4つのパターンを用いて説明した（図2-2）。これら4つのパターンを参考にしながら，対象の経験を考えてみよう[9], [10]。

1 健康な状態から突然死亡する

第1のパターンは，心筋梗塞などに代表される循環器系疾患や交通事故，自然災害など救命救急の現場における死に特徴的なパターンである。

死の直前まで健康状態にまったく問題がないにもかかわらず，全身機能の低下が突然に生じ，死に至る。家族は心の準備ができていないため，強い衝撃を受ける。

移植医療や病理解剖・司法解剖などの説明が医師より行われるケースもあり，看護師は，家族に対する適切なコミュニケーションによる意思決定支援と心のケアが必要になる。

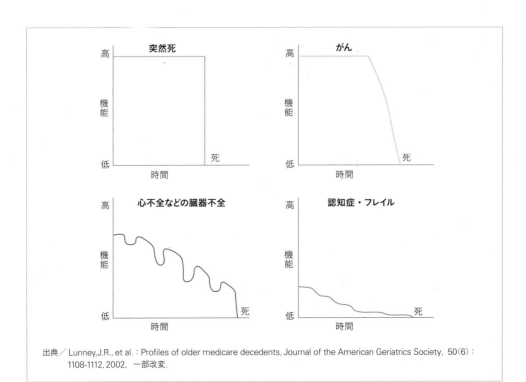

出典／Lunney, J.R., et al. : Profiles of older medicare decedents, Journal of the American Geriatrics Society, 50(6) : 1108-1112, 2002, 一部改変.

図2-2 疾患の軌跡

2 | 比較的長く機能が保たれ死亡前に急速に機能低下する

　第2のパターンは，がん患者に特徴的なパターンである。がん医療の進歩や患者・家族の適切な管理により，進行がんの患者であっても，がん患者の機能は比較的長く保たれる（ただし，がんそのものや治療に伴う合併症による突然死もある）。

　死亡前の1～2か月頃より機能が急に低下しはじめ，死亡前の2週間くらい前になると，あらゆる機能が急激に低下し死に至る。がんの場合は，症状や臨床経過に共通したパターンがあり，死の接近がわかりやすい。そのため，患者や家族は迫りくる死に対する苦悩や悲嘆を生じやすい。しかし，患者・家族とケアチームが最期の過ごしかたについて話し合い，環境調整や必要な準備をしやすいという面もある。

　看護師は，この軌跡をとらえ，看取りの場の選択や，その人にとってのよりよい生きかたにつながるサポートを行う。患者・家族，ケアチームの話し合いによるケア目標の設定，計画立案，実践が必要になる。

3 | 緩慢な悪化，危機を繰り返し徐々に機能低下していく

　第3のパターンは，臓器不全を伴う慢性疾患患者に特徴的なパターンである。このパターンは，時に重症化しながら少しずつ機能が低下する。慢性疾患は，心不全，腎不全，肝不全，呼吸器疾患，脳血管疾患，神経難病など多様であり，治療法や様々な環境因子，個人因子などから個別性が高い疾患である。

　また，慢性疾患は，重症化したときの回復の見込みが常に不確実で，急に死に至ることもあるため，死が迫っているかどうかの予後予測が難しい。そのため，どの時点で積極的な治療を断念するかの判断が難しい。長い療養生活は，心身への負担や経済的負担，就労への影響，介護者の問題が生じやすくなる。

　看護師は，患者の体験を理解する努力とともに，多職種チームによる適切なケアマネジメントを行う必要がある。

4 | 長い期間をかけて徐々に機能低下していく

　第4のパターンは，認知症，**老衰**（frailty：**フレイル**）といった高齢者に特徴的なパターンである。このパターンの場合，介護予防やリハビリテーション，適切なケアにより，高齢者の機能は，低めで脆弱ではあるが比較的長く保たれる。しかし，高齢者は老年症候群や感染症などによる体調不良，心身活動の低下をきっかけに機能が低下し，介護を必要とする割合が増えていく。

　また，アルツハイマー病では認知機能低下に伴い，日常生活動作（ADL）の低下も始まり，寝たきりとなる。**寝たきり**は褥瘡や感染症などを引き起こし，数年から10年という単位で死に至る。**老衰**は口から食べられなくなり，徐々に体重が減り，死に至る。

　高齢者にとって，死の接近は予測しがたく，それは今日であるかもしれないし，10年

先であるかもしれない。機能低下により，常時他者の介護を必要とすることに対する高齢者の苦悩は深いだろう。

老年期は，人生の統合を行う大切な段階にある。高齢者の子ども扱いを受けない，自分らしくありたい，家族に迷惑をかけたくないという願いに対し，看護師は人間が自然に死に至る経緯を理解し，死に至るまでの年単位に及ぶ日々の基本的な看護ケアが，エンド・オブ・ライフ・ケアであると意識し実践していく必要がある。

3. ライフストーリーからとらえる対象の経験

1 ライフストーリー

エンド・オブ・ライフ・ケアにおいては，対象の**ライフストーリー**（人生史・物語）を理解しようとすることが必要である。それは，対象を「生活者」としてとらえるためである。「生活者」としてとらえるためには，「その人らしさ」や「生活世界」[11]を理解することが必要である。その生活世界は，一人ひとりの「いま」の苦しみや希望の意味が，過去にあったものを伴いながら立ち現われているととらえられ，**スピリチュアルケア**（第2編第3章-VI「スピリチュアルケア」参照）の手がかりを，私たち医療者に教えてくれる。

また，ライフストーリーは，ナラティヴであるともいえる。**ナラティヴ**とは「臨床や研究におけるインタビューの中で語られる「長い語り」であり，しばしばライフヒストリー（人生史）についての語り」である。ナラティヴは，「その人のライフヒストリー全体であり，アイデンティティの本質」である[12]。つまり，ライフストーリーは，語られるライフヒストリーによって立ち現れる語り手の経験の意味世界ともいえる。看護師をはじめとする医療者は，患者のライフストーリーを理解し，患者がどのように問題をとらえているのか，その意味を理解しようとする姿勢が必要である。

前項では，疾患の軌跡について述べた。では，疾患が慢性に経過し長期にわたる継続的なケアが必要となるとき，人々は疾患と共にどのような生活を送っているのだろうか。人々の慢性的な疾患と共にある生活体験を「病み（病）」ととらえた「病みの軌跡（trajectory of illness）」について次に述べる[13]。

2 病みの軌跡モデル

コービン（Corbin, J.M.）とストラウス（Strauss, A.L.）の「病みの軌跡モデル」については，次のような解説がされている[14]。

慢性の病いは「長い時間をかけて多様に変化していく1つの行路」であり，その病みの行路は「方向づけたり，形づくることができ，病気に随伴する症状を適切にコントロールすることによって安定を保つことが可能である」という。そして，**病みの軌跡**は「行路と同様の意味をもつが，過去を振り返ったときに，初めてわかるものである。初期には不確かではっきりとわからない場合もあるが，連続的曲線をなし，次第にその姿をとらえるこ

とができる」という。

　病みの軌跡は，①前軌跡期，②軌跡発現期，③急性期，④クライシス期，⑤安定期，⑥不安定期，⑦下降期，⑧臨死期，⑨立ち直り期，の9つで説明されている。医療者は，患者がここまでどのような思いで生活してきたのか，患者が語る経験を聴くことで，患者の病みの軌跡をとらえることができるだろう。患者もまた，他者に病の経験を語ることで，自己のたどった軌跡に気づくきっかけになるだろう。両者の関係性の深まりにおいて，患者は病みの行路を自身でコントロールしていくことが可能となる。看護師は患者の病みの軌跡に基づくライフヒストリーに耳を傾け，患者のおかれている局面をより深く理解することで，適切な看護が可能になる。

＊

　以上のように，終末期にある患者の経験は多様である。対象を生活者としてとらえ，疾患の軌跡や病いの経験を人生の連続性のなかで理解しようとすること，患者の経験から苦しみや希望の意味を理解したいと願ってその語りを聴くことは，重要な看護となる。

Ｃ　終末期にある患者の特徴

　終末期にある患者への看護を行ううえでは，その人のQOLを最期まで最大限に保つことが重要となる。患者のライフ（生活，人生）の質を高めるためには，その人が大切にしている価値観を反映した個別性を尊重するとともに，身体だけではなく，心理面・社会面も含めた全人的な視点で対象をとらえることが重要である。

　近代ホスピス運動の創始者であるイギリスの医師ソンダースは，終末期にある患者とかかわった経験から，患者が体験している複雑な苦痛を表す**全人的苦痛**（total pain：トータルペイン）という概念を提唱している[15]。これは，患者の苦痛は単に身体的な側面だけでなく，精神的苦痛や社会的苦痛，スピリチュアルな苦痛（霊的苦痛）が互いに影響しあって患者の苦痛を形成しているという考えかたである（第2編 図3-3 参照）。終末期にある患者を理解するためには，身体面・心理面・社会面ならびにスピリチュアルな面の4側面から患者の状態をとらえ「病をもった人間」としてのその人を総合的に理解していくことが重要である。

┃ 1. 身体的特徴

1 ┃ 終末期にあるがん患者

　終末期にあるがん患者は，痛みや様々な身体症状を含む**身体的苦痛**を体験する。終末期がん患者の死亡時までの主要な身体症状の頻度をみると，全身倦怠感，食欲不振，痛み，便秘，不眠，呼吸困難が上位を占めている（表2-3）。また，これらの主要な身体症状の出現からの生存期間（身体症状の出現から死亡までの期間）をみると，生存期間が1か月以上の

第
1
編

終末期の理解

2
患者・家族の
理解

終末期医療と
看護の理解

終末期医療の
抱える課題

表2-3 末期がん患者の主要な身体症状の頻度（206例）

全身倦怠感	201例（97.6%）	悪心・嘔吐	95例（46.1%）	腸閉塞	33例（16.0%）
食欲不振	195例（94.7%）	混乱	65例（31.6%）	黄疸	33例（16.0%）
痛み	158例（76.7%）	死前喘鳴	52例（25.2%）	吐血・下血	14例（6.8%）
便秘	155例（75.2%）	腹水	50例（24.3%）	嚥下困難	12例（5.8%）
不眠	130例（63.1%）	胸水	49例（23.8%）		
呼吸困難	107例（51.9%）	不穏	36例（17.5%）		

出典／恒藤暁：最新緩和医療学，最新医学社，1999，p.18.

場合は痛みの出現頻度が最も高く，生存期間1か月頃から全身倦怠感，食欲不振，便秘，不眠などの症状の出現頻度が増加する傾向がある[16]。このようながん患者が体験する痛みや身体症状は，がん病変そのものが原因となるばかりではなく，がん治療に伴う副作用，衰弱，あるいはがん以外の疾患に伴って生じる場合もある。

　また，苦痛を伴う身体症状や身体機能の衰えとともに，終末期にある患者は様々な日常生活動作（ADL）が障害されていく。終末期がん患者は，亡くなる数週間前までは生活が比較的自立しているが，死亡の2週間くらい前から，あらゆる機能が低下していく特徴がある。各ADLの障害の出現からの生存期間（ADLの障害の出現から死亡までの期間）においては，生存期間2週頃から自力移動障害の頻度が高くなり始め，次第にADL全体への援助が必要となってくる[17]。

2 ｜ 慢性疾患や老いにより終末期にある患者

　心臓，肺，腎臓に慢性的な疾患・機能障害をもつ患者は，増悪や回復を繰り返しながら徐々に病状が進行していく。

　心不全は心機能の低下により，肺などの臓器にうっ血をきたし日常生活に支障を生じる病態であり，慢性心不全患者の終末期にみられる身体症状としては，呼吸困難，倦怠感，疼痛などがあげられる。

　終末期にある慢性呼吸器疾患患者は，呼吸機能の悪化に伴う強い呼吸困難や咳・痰などの苦痛症状を体験し，体動時の呼吸困難や体力の低下により日常生活行動が障害されていく。

　慢性腎臓病の患者は，末期腎不全の時期になると尿毒症による悪心や息苦しさなどの症状が出現し，死を回避するために透析療法や腎移植が必要となる。透析をしていても，心疾患などを併発し，予後不良の状態となることがある。

　認知症の代表的疾患であるアルツハイマー病の終末期には，嚥下障害が進み，誤嚥性肺炎を繰り返すとともに経口摂取量が減少していく。亡くなる前6か月〜2年は寝たきりで過ごすことが多い。

　このように，非がん疾患の終末期には，呼吸困難，嚥下障害，感染症，廃用症候群に伴う症状など，疾患や老いに関連した多様な身体症状への対応が求められる。

生命の維持が脅かされ，死亡数日前から数時間前の時期にある患者は，身体各部の機能低下に伴う身体の変化がみられるようになる。

呼吸は浅く不規則となり，下顎呼吸やチェーン-ストークス呼吸がみられるようになる。意識レベルの低下に伴う嚥下（えんげ）反射の抑制により唾液分泌物が咽頭部に蓄積したり，衰弱のために気道分泌物の喀出（かくしゅつ）が困難となったりすることで，蓄積した分泌物（ぶんぴつ）が呼吸に応じて振動し，下咽頭から喉頭にかけて「ゴロゴロ」と音がする**死前喘鳴**（ぜんめい）*が生じる。

脈拍は微弱となり，血圧は低下する。口唇や爪などにチアノーゼが出現し，皮膚には冷感が生じる。尿量は減少し，尿失禁・便失禁がみられる。傾眠状態から昏睡（こんすい）状態へと意識状態も低下するが，最期まで意識が明確な場合もある。

┃ 2. 心理的特徴

1 ┃ 終末期にある患者の心理的変化

終末期にある患者は，治癒が困難で予後が不良であるなどの医療者からの「**悪い知らせ**」*を伝えられたり，疼痛や呼吸困難などの苦痛を伴う身体症状と，衰弱していく自分のからだを目の当たりにする体験をとおして，病状への不安や死に向かう恐怖を感じるようになる。

キューブラー・ロスは，末期患者200人以上へのインタビューをもとに「死の過程の諸段階」を示しており，そのなかで患者は悪い知らせに対し「衝撃」を受け，その後「否認」「怒り」「取り引き」「抑うつ」「受容」というプロセスをたどると説明している[18]。

このような心理プロセスは，終末期患者が体験する心理を理解するうえで参考になるが，患者の精神状態は病状，それまで生きてきた背景，価値観などにより個人差がある。終末期にある患者の心の変化を支えていくためには，全人的な側面を考慮して患者にかかわっていくことが必要である。

2 ┃ 終末期の患者にみられる精神症状

終末期にある患者が体験する精神症状として，不安，抑うつ，せん妄などがあげられる。痛みなどの身体症状の不十分なコントロールや化学療法・放射線療法などの治療に伴うストレスは，うつ病や適応障害の危険因子となる[19]。また，せん妄は，脳転移，臓器不全，電解質異常などの身体的・器質的な異常や薬剤が原因となって生じることがある[20]。このように終末期患者にみられる精神症状は，身体的な要因とともに行われている治療も関連している。

---

* **死前喘鳴**：「死期が迫った患者において聞かれる，呼吸に伴う不快な音」と定義される（日本緩和医療学会）。
* **悪い知らせ**：bad news。患者の将来への見通しを根底から否定的に変えてしまうもの[21]。

3. 社会的特徴

1 | 社会的役割や人間関係における変化

　社会的存在である患者は，家庭，職場，地域など患者を取り巻く社会生活のなかで，様々な役割をもち，他者との関係性を築きながら日々の生活を送っている。終末期にある患者は病状の進行や衰弱とともに，これまで担ってきた社会的役割が果たせなくなったり，他者との関係性が変化したりすることによる次のような**社会的苦痛**を体験する。

▶ 社会的役割の喪失　病状の進行に伴う身体機能の低下や入院治療で生活の場を離れることにより，家庭内での夫・妻あるいは親としての役割が，今までのようには果たせなくなるとともに，職場においても仕事を続けることが困難となり退職を余儀なくされることがある。

▶ コミュニケーションの減少　終末期に生じる様々な身体症状や，衰弱がもたらした外見の変化を周りの人に知られたくないという患者の思い，あるいは怒り・抑うつといった終末期の心理的変化が，患者と周囲の人々とのコミュニケーションを困難にすることもある。

▶ 自尊感情の低下　これまでの社会的役割が果たせなくなった自分，そして他者の援助がなければ生活できなくなった自分に直面することは，患者の自尊感情を低下させ，「自分はもう何もしてあげられない」「家族に迷惑をかけたくない」といった他者への申しわけなさが患者を苦しめることもある。

▶ 孤独感　周囲の人々も重篤な病をもった患者との接しかたに戸惑いを感じ，これまでの人間関係が疎遠なものになるなど，患者に孤独感をもたらすこともある。しかし，その一方で患者の病をきっかけに，家族や周囲の人々が助け合って闘病を支えることができれば，これまで以上に絆が深まることもある。

　このように，終末期にある患者の社会的苦痛は，家族背景や周囲の人々との人間関係，患者のこれまでの生きかたなどによって影響される。

2 | 家族への影響と経済的問題

　終末期患者の家族は，患者が果たせなくなった役割を代行しながら「患者の家族」という新たな役割を担うことになる。患者の介護が日常生活に加わり，自身の仕事や家事・育児などの遂行が困難となったり，患者の療養や治療に関する意思決定を求められたりすることなどにより，家族は身体面での負担だけでなく，心理的な重圧・葛藤を感じやすい。また，患者の就労が困難となることによる収入の減少とともに，医療費などの出費が増大することで家庭内に経済的な問題が生じることもある。

　さらに，死が近づいた患者と家族にとっては，死後の生活を念頭においた様々な準備を行っていくことも必要となる。遺言や遺産相続，葬儀に関する準備などについて患者・家

族が考える時期でもある。

4. スピリチュアルな特徴

日本では「霊的」などと訳される**スピリチュアル**（spiritual）は，WHOにより「人間として生きることに関連した経験的一側面であり，身体感覚的な現象を超越して得た体験を表す言葉である。多くの人々にとって「生きていること」がもつスピリチュアルな側面には宗教的な因子が含まれているが，「スピリチュアル」は「宗教的」と同じ意味ではない。スピリチュアルな因子は身体的，心理的，社会的因子を包含した人間の「生」の全体像を構成する一因子とみることができ，生きている意味や目的についての関心や懸念とかかわっていることが多い。とくに人生の終末に近づいた人にとっては，自らを許すこと，ほかの人々との和解，価値の確認などと関連していることが多い」[22]と定義されている。

終末期にある患者は，死の接近によって自分の存在が脅かされることでスピリチュアルな痛みを体験する。「死によって将来を失う自分にとって，今を生きる意味があるのだろうか」「人に迷惑をかけ，何も役に立てない自分は生きている価値がない」など，自分の存在や生きている意味を自分自身に問いかけ，苦悩する。

また，「なぜ，自分がこんなに苦しまなければいけないのか」という苦痛の意味を問うたり，これまでの人生を振り返り，罪責感*に苦しんだりすることもある。愛する人々と別れて死に向かうことの寂（さび）しさや孤独感にさいなまれ，これから訪れる死への恐怖を感じてもいる。そのような苦痛・苦悩のなかで，「神様に助けてほしい」というように神仏など「超越的なもの」に心の安定を求めることもある。

村田はスピリチュアルな痛み（スピリチュアルペイン）を「自己の存在と意味の消滅から生じる苦痛」[23]と定義し，その構造を終末期患者の意識の志向性に応じて，「時間性」「関係性」「自律性」の3つの次元から説明している（図2-3）。**時間存在**である終末期患者は，死の接近によって将来を失い，現在の自己の生が無意味，無目的なものとしてスピリチュアルな痛みを感じる。また，**関係存在**である終末期患者にとって，死は他者との関係の断絶を意味し，孤独や不安を感じるとともに，自己の存在と生きる意味を失う。**自律存在**である終末期患者のスピリチュアルな痛みは，死の接近によって様々なことが「できなくなる」という自立と生産性を失うことから生じる。

スピリチュアルな痛みは，研究者の学問的背景などによって多様なとらえかたがなされているが，自己の存在や生きることの意味・目的などが脅かされたときに経験する，深い苦悩であるといえる。

＊ **罪責感**：道徳的・倫理的・宗教的規範に背いたと自己を非難し責める感情[24]。終末期には人生を振り返るなかで過去の行いや人間関係での自分の不誠実さ・未熟さなどを回想し，反省や後悔をすることがある。

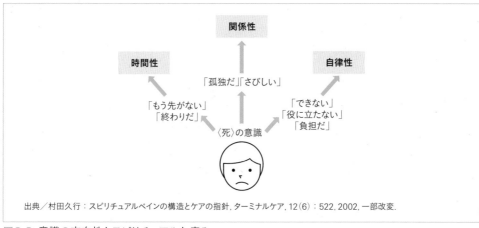

出典／村田久行：スピリチュアルペインの構造とケアの指針, ターミナルケア, 12（6）：522, 2002, 一部改変.

図2-3 意識の志向性とスピリチュアルな痛み

5. AYA世代の特徴

1 AYA世代の終末期患者

　AYA（Adolescent & Young Adult）世代とは15〜39歳を指す。この世代の死因は，15〜29歳の1位，2位が自殺または不慮の事故，3位が悪性新生物，30〜39歳は1位が自殺，2位が悪性新生物，3位が不慮の事故となっている[25]。疾患別による死亡では悪性腫瘍が最も多いため，本項ではAYA世代がん患者の終末期について述べるが，がんだけでなく，心疾患，脳血管疾患などが死因の上位となり，小児期からの神経疾患によって死を迎える患者もいる。

　しかし，総じてAYA世代の死亡はまれであり，死因も自殺や事故といった疾患以外の事象によるものが多い。そのことが後述するAYA世代への終末期支援の難しさにつながることもある。AYA世代の特徴を理解して支援にあたることが，それらの難しさを乗り越えること，ひいては患者・家族のQOLを高めることにつながるため，しっかりと学びたい。

❶がんの発症時期によるがん種の違い

　AYA世代に対するがんの終末期支援においては，その病気によるこれまでの療養生活を理解して，患者と家族の体験を尊重することが大切になる。AYA世代で終末期となるがんは，小児期に発症したがんによる終末期，AYA世代に発症したがんによる終末期がある。小児期に発症するがんと，AYA世代で発症するがんでは，がん種が異なる。

　0〜19歳では白血病が最も多く，続いて中枢系の腫瘍（脳腫瘍など）となるが，20〜29歳では性腺腫瘍，甲状腺がんなど，30〜39歳では乳がん，子宮頸がんの発症が多くなる[26]。そのため，終末期に生じる症状や経過も異なり，それぞれの疾患から生じやすい終末期の症状を理解した症状マネジメントを行う必要がある。

❷発達段階の幅広さ

一括りにAYA世代といっても発達段階は幅広い。また，AYA世代の期間は，病気にならなくても大きな変化を経験するときである。そのため，まずは患者個々の発達と発達段階に特徴的な発達課題，家族との関係，社会的役割をアセスメントする。なお，AYA世代のがんは，その対象を15歳以上で，40歳未満とする場合，30歳未満などとする場合があるが，本稿では15歳以上40歳未満として青年期に含め述べていく。

発達課題では，思春期は自己のアイデンティティ確立の時期で，病，死，あるいは他者と異なる自分の有り様などによるアイデンティティの揺らぎを感じやすく，苦悩が生じる場合がある。かつ自分の思いを他者に伝えることに積極的ではない場合が多く，患者の病への理解・思い，苦悩，希望をつかみにくいことがある。本人のペースに合わせてパーソナルスペース（それ以上近づくと不快に感じる範囲）を侵害しないようにしながら信頼関係を築き，少しずつ思いを引き出す努力をする。

一方，青年期は，家族以外の重要他者との親密な関係を築いていく時期である。20～39歳と幅広く，定位家族（生まれ育った家族）のなかで生活する学生などの自立への移行段階にある場合や，恋人や配偶者・パートナーなどと生活し生殖家族（結婚などをして自分でつくった家族）を築き，パートナーが重要他者になっている場合もある。誰と過ごすのか，重要な意思決定に巻き込むべき重要他者は誰かといったことの個別性が高い時期であるため，看護師は様々な可能性を想像しながら，患者にていねいに尋ねたり，観察する。また，それぞれの患者の発達段階に合致したライフイベント（卒業，結婚，子どもの誕生など），社会とのかかわりの特徴を理解して，それらにも寄り添った終末期の過ごし方を患者・家族と共に支援する。

2 ｜ 終末期の過ごし方の意思決定への支援

終末期の意思決定は，積極的治療から緩和中心の医療への転換といった治療方針に関するだけでなく，療養の場所，職場や学校の選択，毎日の過ごし方など，様々な意思決定をする必要がある。これらの意思決定は，思春期の患者であれば親が子どもに代わって行う場合がほとんどである。また，小児期発症の患者の場合，本人が青年期になっていても自分の病気を十分に知らされていない，治療の意思決定に関してはずっと親が担ってきたなどの，これまでの子ども・家族・医療者の関係の有り様があり，年齢にかかわらず親が意思決定の重要な役割をもつことがあるため，ていねいに家族と相談しながら進める。

思春期や青年期前期の患者では，家族も医療者も患者に終末期であることを伝えることに躊躇し，病状について，終末期の過ごし方についてのコミュニケーションをとることが難しくなる場合が多くあり，率直に終末期の過ごし方を話し合うことができず，模索することも少なくない。そのため，親と子どもの「どのように伝えるのか」「伝える場合の支援」「伝えない場合の支援」などを周囲の大人がよく話し合う必要がある。伝えるか否かは，個々の子どもの発達，病気の理解，子どもの性格などを十分に考え，一律に伝える・伝えない

などの安易な決まりはつくらない。

思春期の場合でも青年期の場合でも，この世代のがんや死は非常にまれであるため，同世代との関係に孤独を感じやすい。患者にとっての重要他者とのつながりを支え，共に過ごす時間がもてるように配慮することも重要である。

3 AYA世代の終末期患者の家族への支援

家族も様々な苦悩を体験する。小児期発症のがん患者の終末期では，親は幼少期から患者の療養生活に付き添い，がんと共に生きる患者を支えてきており，親も子どものがんと共に生活してきている。子どもと死別することは大きな機能の変化を生じさせ，死別後の家族の再生も念頭に入れたケアが必要になる。思春期・青年期では終末期であることを子どもに伝えることで，子どもが苦しむのではないかと恐れる一方，子どもの意思を尊重する最期を実現するため，あるいは子どもに知る権利があるのではないかなどの様々な思いのなかで，葛藤を生じることも多い。子どもと家族のこれまでの療養の歴史，子どもと家族の絆，家族の思いを尊重した寄り添いが重要である。青年期で新たな家族を築いている場合も，家族を形成したばかりで死を迎えることについて，患者も家族もつらい時を過ごす。患者の死後には，家族の喪失に対する悲嘆に寄り添うとともに，残された家族の生活，経済状況，子育てなどに関する支援に結びつけていくことも大切である。

＊

AYA世代は同じ年齢・発達段階のなかにあっても生活や人とのかかわり，社会での役割に個別性が顕著になる時である。患者個別の状況をよく把握して，それぞれの生き方を尊重して大切な終末期の日々を過ごせるように患者・家族を支援したい。

II 終末期にある患者の家族の理解

A 大切な人が終末期にある（死を迎える）家族の体験

家族の一員が，死が避けられない状況におかれたとき，家族はどのような体験をしているのだろうか。家族の一員を失うことは，その人の存在を失うということだけでなく，その人と共に築いてきた家族，家族としての現在の生活，そして，その人が存在することを前提とした将来の家族の生活をも失うことであり，家族の存続を脅かす体験となる。患者が終末期にあり，死別が不可避であると知った家族員は，**予期悲嘆**を体験する。

予期悲嘆は，死別後の悲嘆のプロセスと同様に，第1期：感情，思考の麻痺，第2期：悲しみ，怒り，罪悪感，不眠や食欲不振，頭痛などの身体症状，第3期：死期が近いという現実への認知的対処という3つの位相をたどる[27]といわれている。

個々の家族員の予期悲嘆は，家族の相互作用にも影響し，家族内コミュニケーションや役割，家族機能など，家族内の関係性の変化をもたらす。

B 遺された家族の体験

1. グリーフとビリーブメント

近年，大切な人を亡くした体験については，**グリーフ**（悲嘆）や**ビリーブメント**（死別）という言葉が用いられている。「グリーフ（grief）とは，喪失に対する感情的，認知的，行動的，身体的反応の総称であり，最も深刻な喪失体験の一つがビリーブメント（bereavement），すなわち死によって重要な他者を亡くすという，いわゆる死別体験である。（中略）ビリーブメントの体験は個別的かつ多様であり，死の状況や故人との関係性，遺された人の内的・外的資源，社会的・文化的要因など，種々の要因が複雑に関係し，ときに死別体験はその人の身体的・心理社会的機能を大きく低下させ，重篤な健康障害や QOL の低下につながる危険性もある」[28]。

2. 遺族の悲嘆反応

遺族が示す通常の**悲嘆反応**は，一般的に，①**身体的反応**（食欲不振，故人が経験していた身体症状と似た身体症状の訴え，エネルギー不足，睡眠障害など），②**認知的反応**（無感覚，不信，故人のことばかり考えている状態，幻覚など），③**情緒的反応**（悲しみ，怒り，思慕，罪責感，不安，孤独感，抑うつ，無力感など），④**行動的反応**（泣く，動揺，睡眠障害，話し言葉と思考の遅延，ため息，探索，故人を思い出す場所の訪問や品物の携帯など）の４つに分類されている[29]。

これらは，いずれも正常な反応であり，時間の経過とともに減少していく。多くの遺族は，自身のグリーフが正常なプロセスであることを理解し，自身がもつサポートを活用し新しい生活に適応していこうとするが，その一方で故人がいない生活への適応が難しく，身体的・精神的な健康問題のリスクが高まる家族もいる[30]。

また，家族システムという視点で考えると，１つの家族のなかであっても，反応の表れかたや持続時間は一人ひとり異なるため，個々の家族員の反応は，ほかの家族員と相互に影響し合い，さらに様々な反応を引き起こす。たとえば家族員どうしで回復のスピードが違うことで，「いつまで悲しんでいるのか」という否定的な感情や，「気持ちをわかってもらえない」という孤立感，「自身の感情を表出することで，ほかの家族員を苦しめてしまう」という気づかいなどが生じる可能性がある。

このような状況では，家族内で率直に感情を表出し共有することが困難になり，心理的な軋轢（あつれき）が生じる。そして，そのなかで個々の家族員は十分に悲しむことができず，悲嘆が長引き，心身の健康問題につながる場合もあるだろう。

家族の一員との死別を経験した後も，遺された家族は，家族としての生活を営んでいか

なければならない。故人が生前果たしていた家族内の役割を，それぞれが引き受け，家族内の情緒的なつながりを維持，あるいは強化し，1つのシステムとしての家族であり続けられることが死別後の家族にとっての目標といえる。そのためには，遺族の反応に注意を払い，心身の健康問題のリスクを抑制し，元の正常な心身の機能を回復させること，また，死別後の生活や人生への適応，遺族の人間としての成長を促進することを援助目標とする「ビリーブメントケア」[31), 32)]の視点をもつことは重要である。

文献

1) ヴァージニア・ヘンダーソン著，湯槇ます，小玉香津子訳：看護の基本となるもの，改訳版，日本看護協会出版会，1995, p.11.
2) Saunders,C.：The philosophy of terminal care, The management of terminal malignant disease, 2nd ed., Saunders,C.ed., Hodder Arnold, 1984, p.232-241.
3) シシリー・ソンダース編，岡村昭彦監訳：ホスピス；その理念と運動，雲母書房，2006, p.22-24.
4) 坂井さゆり，他：ホスピス/緩和ケアの概念と実践についての国際比較研究；英国・アイルランドのホスピス訪問を通して，新潟大学医学部保健学科紀要，9（1）：271-282, 2008.
5) エリザベス・キューブラー・ロス著，鈴木晶訳：死ぬ瞬間；死とその過程について，中央公論新社，2001, p.68-260.
6) ロバート・バックマン著，恒藤暁監訳：真実を伝える；コミュニケーション技術と精神的援助の指針，診断と治療社，2000, p.33.
7) Lynn,J.：Serving patients who may die soon and their families；the role of hospice and other service, Journal of the American Medical Association, 285（7）：925-932, 2001.
8) Lunney,J.R., et al.：Profiles of older medicare decedents, Journal of the American Geriatrics Society, 50（6）：1108-1112, 2002.
9) ELNEC-J コアカリキュラム指導者用アウトラインモジュール1 2020, 日本緩和医療学会，2020, p.7-8.
10) 日本緩和医療学会編：専門家をめざす人のための緩和医療学，南江堂，2014, p.40-41.
11) Dahlberg,K. 著，浜渦辰二監訳：患者に焦点を当てることは生活世界に焦点を当てることである；ケア学というパースペクティヴ，看護研究，45（5）：439-449, 2012.
12) 宮坂道夫：医療倫理学の方法；原則・ナラティヴ・手順，第3版，医学書院，2016, p.53-54.
13) ピエール・ウグ編，黒江ゆり子，他訳：慢性疾患の病みの軌跡；コービンとストラウスによる看護モデル，医学書院，1995.
14) 野川道子編著：看護実践に活かす中範囲理論，メヂカルフレンド社，2010, p.104-124.
15) 前掲書2），p.232-241.
16) 恒藤暁：最新緩和医療学，最新医学社，1999, p.18-19.
17) 前掲書16），p.20-21.
18) エリザベス・キューブラー・ロス著，鈴木晶訳：死ぬ瞬間；死とその過程について，完全新訳改訂版，読売新聞社，1998.
19) 内富庸介，小川朝生編：精神腫瘍学，医学書院，2011, p.97.
20) 前掲書19），p.124-125.
21) ロバート・バックマン著，恒藤暁監訳：真実を伝える；コミュニケーション技術と精神的援助の指針，診断と治療社，2000, p.13.
22) 世界保健機関編，武田文和訳：がんの痛みからの解放とパリアティブ・ケア；がん患者の生命へのよき支援のために，金原出版，1993, p.48.
23) 村田久行：終末期患者のスピリチュアルペインとそのケア；現象学的アプローチによる解明，緩和ケア，15(5)：385-390, 2005.
24) 永井良三，田村やよひ監：看護学大辞典，第6版，メヂカルフレンド社，2013, p.819.
25) 厚生労働省：平成21年（2009）人口動態統計（確定数）の概況，死因順位（第5位まで）別にみた年齢階級・性別死亡数・死亡率（人口10万対）・構成割合，2009. https://www.mhlw.go.jp/toukei/saikin/hw/jinkou/suii09/deth8.html（最終アクセス日2021/8/28）
26) Katanoda, K.,et al.：Childhood, adolescent and young adult cancer incidence in Japan in 2009〜2011, Japan Journal of Clinical Oncology, 47（8）：762-771, 2017.
27) 鈴木和子，渡辺裕子：家族看護学；理論と実践，第4版，日本看護協会出版会，2012, p.274-275.
28) 日本グリーフ＆ビリーブメント学会：設立主旨．https://js-gb.com/academy/（最終アクセス日：2022/5/19）
29) 鈴木志津枝：遺族に対する家族看護ケアのあり方，家族看護，4（2）：6-13, 2006.
30) 廣岡佳代：ビリーブメントリスクのアセスメント，緩和ケア，27（2）：85, 2017.
31) 前掲書27）.
32) 坂口幸弘：緩和ケアにおけるビリーブメントの理解，緩和ケア，27（2）：78, 2017.

参考文献

・岩崎紀久子，他編：一般病棟でもできる！終末期がん患者の緩和ケア，第3版，日本看護協会出版会，2014, p.192-194.
・齋藤凡：疾患別緩和ケアの実際；④慢性腎臓病，看護技術，61（7）：48-52, 2015.
・佐藤禮子監：絵でみるターミナルケア；人生の最期を豊かに生き抜く人へのかぎりない援助，改訂版，学研メディカル秀潤社，2015, p.110-112, 346-357.
・田中奈緒子：疾患別緩和ケアの実際；②慢性心不全，看護技術，61（7）：33-38, 2015.

・窪寺俊之：スピリチュアルペインの本質とケアの方法，緩和ケア，15（5）：391-395，2005.
・窪寺俊之：スピリチュアルケア学序説，三輪書店，2004，p.43-47.
・長江弘子編：看護実践にいかすエンド・オブ・ライフケア，第2版，日本看護協会出版会，2018，p.127-167.
・平原佐斗司編著：チャレンジ！非がん疾患の緩和ケア，南山堂，2011，p.7-9，59-61.
・山本真由，他：疾患別緩和ケアの実際；①慢性呼吸器疾患，看護技術，61（7）：28-32，2015.
・エリック・H・エリクソン，ジョーン・M.・エリクソン著，村瀬孝雄，近藤邦夫訳：ライフサイクル，その完結，増補版，みすず書房，2001，p.71-78.

第 3 章

終末期医療と
看護の理解

この章では

● 日本の終末期医療の歴史や制度を理解する。

● 終末期における医療と提供する場の特徴を理解する。

● 終末期にある人のニーズの特徴を理解する。

● 終末期医療における看護の成果を理解する。

● 終末期医療における看護の役割・機能を理解する。

● 終末期医療における多職種連携に基づくチーム医療を理解する。

● 終末期のチーム医療における看護師の役割を理解する。

I 終末期医療の歴史

　現代社会では国民の約9割が，病院や老人ホームなどの自宅以外の施設で，医療者による何かしらの関与のもと亡くなっている。もっとも，自宅で亡くなる場合においても医療者の関与なしに亡くなることは，ほとんどないといってよいだろう。

　つまり，死と医療は切り離すことのできない関係にあるわけだが，私たちにとって当たり前と思えるこの関係は，いつから始まったのだろうか。

1. "宗教的""家族的"な営みであった死（平安時代〜江戸時代）

1 ｜ 平安時代の死

　話はかなりさかのぼるが，平安時代についてみてみよう。大西[1]によれば，当時の看取りは次のようである。

> ……終末期においては尊厳のある死のための作法に基づいて，僧や信仰を同じくする仲間が集い，安らかな死を迎えさせるようにつとめてきた。そこでの人々は臨終時をいかに心乱れず，正念にて念仏を唱え，仏の慈悲を得るかという死の一点のために心を砕き，終末期にある病人の身と心の両面にわたる看護を注意深く行っていった。

　医療が発達していなかったため，自然治癒力で回復せず，もう手の施しようがないとなれば，後はこの世から安らかに旅立てるように，神仏に祈るしかなかった。そのため，肉親や今まで暮らしてきた家など愛着のあるものは，邪魔なものと見なされていた。

　死にゆく者は，これまでの日常生活から隔離され，看護人である僧侶らが念仏を唱え，いかに生を忘れて安らかな死を迎えるかに看取りの焦点が当てられていた。つまり，終末期や死そのものは，医療が扱う問題ではなく，仏教の教えに支えられた宗教的な問題ととらえられていたのである。

2 ｜ 江戸時代の死

　泰平の世となり，人々の暮らしが安定してきた江戸時代はどうだろう。この時代には，疱瘡（天然痘）などで幼い時期に命を落とすことがなければ，60歳過ぎまで生きることができるようになった。

　隠居後は子どもと同居するのが一般的であり，病気や老衰で看病が必要になった場合には，家が看病や看取りの場であった。そして看病や看取りの担い手は，基本的に家族であった。特に家長には，妻や子どもなどの身内の者を教え導いて，適切な看病や看取りをするための責任があった。そのため，家長となる立場の男子には，武士教育や儒教教育の一環として，老人を養い看病するための具体的な方法が教育されていたという。すなわち介護

や看取りは，主に家族の問題として社会的に扱われていたのである。

2. "死"にかかわり始めた医療（明治時代〜戦前）

臨終に医療（医師）がかかわるようになってきたのは明治以降のことである。1874（明治7）年に，医療制度や衛生行政に関する各種規定を定めた日本の法令である「**医制**」が，文部省によって発布された。この法令により死亡診断は医師が行うことが定められ，死の看取りの状況が変わっていったと考えられる。

1877（明治10）年の日本全国の病院は159施設と，まだ少なかった。そのため，医師が往診に出向き，在宅で看取りや死亡診断が行われるのが一般的であった。その意味では，医療が死にかかわり始めたといっても，看取りの場はまだ"家"であり，人々の日常生活と死は密接な関係にあったのだろう。

3. 病院死の増加と延命重視の終末期医療（戦後〜1990年代）

1 | 病院死が増加した理由

1951（昭和26）年の病院で死亡する人の割合は約9％であったにもかかわらず，1990（平成2）年には70％以上に増加した。この背景には何があったのだろうか。

大きな背景には，次の3つが考えられる。

▶ 医療技術の進歩と病院の増加　診断技術の発達，有効な薬剤の開発，治療技術の進歩などに伴い，設備の整った病院が建てられ，高水準の医療を効率的に提供できるようになったため，多くの人が受診するようになった。

▶ 国民皆保険の導入　戦後，経済復興は進んでいったものの国民生活の水準は低いままであった。多くの人は当時任意であった健康保険に加入することができず，病気やけがをした場合の生活不安にさらされていた。そのため国民皆保険に対する社会的要望が高まり，1961（昭和36）年に国民健康保険法が改正された。こうして裕福な人だけではなく，国民誰もが金銭的な心配をあまりせずに受診できるようになった[2]。

▶ 核家族化　1953（昭和28）年の平均世帯人員数は5人であるのに対し，1990（平成2）年には3人まで減少している。祖父母との同居が少なくなり自宅で看取る機会が少なくなった，少子化により家族内での介護力が低下し入院せざるを得ないことになったなどの背景がある。

このように病院への入院・治療の末に亡くなることが増え，自宅で看取るための知識や技術が失われていった。

2 | 病院における延命治療

では病院死が急増するなかで，人々はどのような死を迎えていたのだろうか。ホスピス医の山崎[3]は次のようにいう。

> ……いよいよ呼吸が停止し，心臓が停止しそうになったとき，ずっとそのときを待っていた医師たちは"さあ出番だぞ"といった緊張した面持ちで，手早く一人は人工呼吸を開始し，一人は看護婦に口早に強心剤の注射を用意するように指示し，胸壁から直接心臓内に強心剤を注入するや，即座にベッドに飛び上がり，患者にまたがると，その全身の力をこめて心臓マッサージを開始した。……途中交代しながら約1時間近く行われた蘇生術は，しかし当然のことながら，力を発揮することはできなかった。

　これは救急の場面ではなく，間もなく亡くなることが予測されていた末期の膵臓がんの患者に行われた処置である。たくさんの医療機器と医療者に囲まれ，無益と思える延命処置が施されていた。これは決して，まれな例ではなく，当時は日本全国で広く行われていた。病名告知も十分に行われていなかったため，患者本人や家族は病状を理解できず，最期をどう迎えるかは医療者によってコントロールされ，死は「心臓が止まったかどうか」という主に身体的な問題としてとらえられていた。

　医療技術の進歩に伴い，死は「医療の敗北」とみなされ，医療の対象となった死はタブー視されるようになったのである。

4. 延命からQOL向上とその人らしい死へ

　人工的で，無理やりの延命の末の死が，本当に正しいありかたなのかといった疑問が出されるようになった。これは日本だけでなく，先進国とよばれる国々に共通してみられた問題であった。そして1960年代のアメリカの公民権運動を代表とする人種差別撤廃運動や，パターナリズム（父権主義）のような，これまでの社会関係を見直そうとする動きの延長として，ホスピス運動が世界的に広がった。

　ホスピスの起源は中世にさかのぼるが，近代ホスピスの創始者はセント・クリストファー・ホスピスを設立したイギリスの医師**シシリー・ソンダース**（Dame Cicely Mary Strode Saunders）である。

　ホスピス運動では，これまでの終末期医療では患者の安寧や尊厳は保たれないことが問題視され，痛みをはじめとする苦痛のコントロール，不安などの心理的問題への対応，家族を含めたケアなど，全人的なケアに焦点が当てられた。

　また，患者自身が治療や療養のしかたを決める患者の「権利」や「自己決定」が重視されるようになった。さらに1990年には世界保健機関（WHO）が緩和ケアの定義を発表し，治癒を目的とした治療に反応しなくなった疾患をもつ患者に対する積極的で全人的なケアであること，身体・精神・社会・スピリチュアルな側面から苦痛の緩和を通して生活の質（QOL）の向上がなされるべきことを提唱した。このように，人間的で「その人らしさ」を重視した終末期医療・ケアの必要性が強調されるようになった。

Ⅱ 終末期医療に関連する制度

Ⓐ 海外の終末期医療に関連する制度

1. 終末期医療関連の法制度

　終末期医療に関連する法制度は，**安楽死***に関するものと**事前指示***に関するものに大きく分けられる。なお，ここでいう安楽死とは，積極的安楽死と医療者による自殺幇助の2つを指す。

▶ **積極的安楽死**　患者の依頼により致死的薬物や行為で死なせることであり，合法化されている国は少なく，オランダ，ベルギー，ルクセンブルグ，カナダおよびオーストラリアの一部の州のみである（表3-1）。患者の意思の確認や予後予測を複数の医師で行うなど，厳格な要件のもと行われており，かつ緩和ケアを推進し，安楽死を希望する人ができるだけ少なくなるような努力も同時に行われている。

▶ **医師等による自殺幇助**　致死的薬物を患者に渡し，患者自身が服用するなどの介助自殺であり，オランダ，ベルギー，ルクセンブルグ，カナダおよびオーストラリアの一部の州に加え，アメリカの9州，スイスでも合法化されている。

　さらに，ニュージーランドやスペインも，安楽死の合法化および施行に向けて動いており，安楽死は欧米諸国を中心に，徐々に広まりつつある。

表3-1　各国の終末期医療に関連する法制度や取り決めの整備状況

積極的安楽死，医師等による自殺幇助，事前指示に関する法的取り決めがある国	オランダ，ベルギー，ルクセンブルグ，カナダおよびオーストラリアの一部の州
医師等による自殺幇助，事前指示に関する法的取り決めがある国	アメリカの一部の州，スイス
事前指示に関する法的取り決めがある国	オーストリア，イギリス，ドイツ，オランダ，イスラエル，エストニア，リトアニア，グルジア，フランス，ベルギー，スペイン，キプロス，ハンガリー，ブルガリア，フィンランド，オーストラリア，ニュージーランド，シンガポール，タイ，台湾

資料／京都大学大学院文学研究科応用哲学・倫理学教育研究センター CAPE 生命倫理プロジェクト：CAPE 生命倫理レポート1：世界の安楽死・治療中止概観 ver.2, 2020. European Patients Forum：Patients' Rights in the European Union. National Health Commission Office of Thailand：National Health Act. Ministry of Health Singapore：Advance Medical Directive Act. New Zealand Medical Association：Advance Directive. End of Life Law in Australia：Advance Directives.

* **安楽死**：医療者が患者の利益のために死に至らしめる，または患者の死を許容すること。患者の死につながる行為を行う積極的安楽死と，治療を行わないことで患者の死ぬにまかせる消極的安楽死に分けられる。一般的に安楽死という場合は，積極的安楽死を指すことが多い。積極的安楽死に近い行為として，医師による自殺幇助がある。消極的安楽死は，生命維持治療の不開始や中止により患者を死ぬにまかせることである。日本では「尊厳死イコール消極的安楽死」という意味で使われることが多いが，他国では医師による自殺幇助も尊厳死とみなされるため，尊厳死の定義はあいまいである。

* **事前指示**：意識不明になるなど，自分が判断できなくなった場合に備えて，治療の希望（治療しないを含む）や代理決定者などについて，事前に文書で示しておくこと。

一方，生命維持治療の不開始および中止を含む事前指示に関する法制度を有する国や地域は，北アメリカとヨーロッパを中心に多くみられる。アメリカでは「患者の自己決定権法」や「ヘルスケア意思決定統一法」により，医療における患者の意思決定の権利や事前指示書（advance directive：AD）の有効性が保障されている。イギリスでは「意思決定能力法」が策定されており，終末期に限らず意思決定を行うことが難しくなった場合の意思決定のしかたや代理決定人を決める際の手続きなどについて定めている。アジアでは，シンガポール，タイ，台湾にも関連した法律がある。

2. 終末期医療についての戦略およびガイドライン

　イギリスでは，2008年に国家的エンド・オブ・ライフ・ケア戦略（end of life care strategy）が発表された。質の高い**エンド・オブ・ライフ・ケア**（第1編第1章-II「終末期と終末期医療の理解」参照）を提供していくために，その認知度の向上，エンド・オブ・ライフにある人の同定，ケアプランニング方法など12の柱を提示している。

　オランダでは，オランダ医師会が緩和ケアのガイドラインを作成し，緩和ケア開始の指示，鎮静薬使用の条件，患者や近親者とのコミュニケーションを含む意思決定プロセスなどを示している。

　アメリカでは，近年，生命維持治療に関する医師指示書である**POLST**＊が急速に普及している。事前指示書（AD）は成人なら誰でも記載することができ，自分が意思決定できなくなったときの代理決定人を定める意味合いが強いが，POLSTは人生の最期の時期が近づいてきた患者や高齢者に焦点を当て，医療処置をどこまで行うかを具体的に取り決めることを目的とする。

　主な国の終末期医療に関する制度を，法律・戦略・ガイドラインの有無の点から表3-2に整理した。

B 日本の終末期医療に関連する制度

1. 終末期医療にかかわる法律

　現在，わが国には海外にみられる終末期医療に直接関連した法制度（安楽死法，尊厳死法，生命維持治療に関する医師の事前指示書について定めた法律など）はない。

　2012（平成24）年には，患者の意思に基づく延命処置の不開始や中止などに関する「尊厳死法（仮称）」が超党派の国会議員連盟により提案されたが，「終末期」の定義や意思決定における家族の役割が不明確などの課題が指摘され，いまだ立法化には至っていない。

＊ **POLST**：physician orders for life sustaining treatment；生命維持治療に関する医師指示書。心肺蘇生をはじめとする医療処置に関する患者の意思を医師が記録し保管し，いざというときに役立てる。1990年半ばにアメリカで考案された。2021年現在，全米50州のうち，46州で採用または採用準備が進められている。

表3-2 各国の終末期医療に関する制度

法律／条例など		戦略	ガイドライン／指針
事前指示関連（生命維持治療の不開始・中止を含む）	安楽死関連（積極的安楽死・医師等による自殺幇助）		
日本			人生の最終段階における医療の決定プロセスに関するガイドライン（2007） 終末期医療に関するガイドライン（2007） 高齢者ケアの意思決定プロセスに関するガイドライン（2012）
アメリカ 患者の自己決定権法（1990） ヘルスケア意思決定統一法（1993）	オレゴン州尊厳死法（1993） ワシントン州尊厳死法（2008） バーモント州尊厳死法（2013） カリフォルニア州尊厳死法（2015） コロラド州尊厳死法（2016）		生命維持治療に関する医師指示書 米国臨床腫瘍学会による緩和ケアに関するガイドライン（2017） NCCN臨床実践ガイドライン緩和ケア版（2016）　など
イギリス 意思決定能力法（2005）		エンド・オブ・ライフ・ケア国家戦略（2008）	臨死期にある成人のケアのガイドライン（2015） 生命を脅かされている子どものエンド・オブ・ライフ・ケアのガイドライン（2016）　など
オランダ 医療契約法（1995）	安楽死法（2001）	緩和ケアプログラム（2008）	
台湾 ホスピス緩和医療法（2000） 患者自主権法（2015）			

2. 終末期医療にかかわる診療報酬

　終末期医療にかかわる診療報酬は，1986（昭和61）年の訪問診療が導入された頃から始まった。病院をはじめとする施設死が増加し，住み慣れた地域社会のなかで家族と共に暮らすことを望む国民の希望との乖離，医療費の高騰などを背景とした在宅医療推進の施策がもととなっている。

　これを皮切りに，診療報酬の改定ごとに，病院・在宅にかかわらず終末期医療に関する項目が新設されるようになった。その数は年々増加し，1990（平成2）年には患者・家族が心地よく療養生活を送ることを目的としたホスピス・緩和ケア病棟に対する「緩和ケア病棟入院料」，2002（平成14）年には一般病床において緩和ケアを提供する専門の多職種チームに対する「緩和ケア診療加算」が設けられた。

　2006（平成18）年には，看取りまでを含めたトータルなケアを提供するために「在宅療養支援診療所」の制度が新設された。

　2021（令和3）年現在の終末期関連の主な診療報酬を表3-3に示す。

表3-3 終末期医療に関連した診療報酬上の評価

	項目	点数	内容
入院	緩和ケア病棟入院料	(1日) 3398〜5207点 入院日数により点数は異なる。	悪性腫瘍および後天性免疫不全症候群，あるいはそれ以外の患者を入院させ，緩和ケアを提供する。
	緩和ケア診療加算	(1日) 390点	一般病床に入院する悪性腫瘍，後天性免疫不全症候群または末期心不全患者のうち，疼痛，倦怠感，呼吸困難などの身体的症状または不安，抑うつなどの精神症状をもつ者に対して緩和ケアチームによる診療を行う。
在宅	在宅療養支援診療所・病院		定められた基準を満たした場合に認定される。24時間往診可能な体制の整備や緊急時の入院先の確保などが求められる。一定の実績要件を満たした機能強化型もある。
	在宅時医学総合管理料	(月1回) 560〜5400点 病床の有無，訪問回数により異なる。	在宅療養支援診療所・病院に定められた施設の医師が，在宅患者に訪問診療を行う。
	在宅緩和ケア充実診療所・病院加算	100〜400点 患者の療養場所や人数により異なる。	機能強化型の在宅療養支援診療所・病院で，過去1年間の緊急往診15件以上，かつ在宅看取り20件以上などの実績がある場合に在宅時医学総合管理料に加えて算定。
	在宅療養実績加算1	75〜300点 患者の療養場所や人数により異なる。	機能強化型以外の在宅療養支援診療所・病院で，過去1年間の緊急往診10件以上，かつ在宅看取り4件以上などの実績がある場合に在宅時医学総合管理料に加えて算定。
	在宅療養実績加算2	50〜200点 患者の療養場所や人数により異なる。	機能強化型以外の在宅療養支援診療所・病院で，過去1年間の緊急往診4件以上，かつ在宅看取り2件以上などの実績がある場合に在宅時医学総合管理料に加えて算定。
	在宅患者訪問診療料1	(1日) 888点 同一建物居住者以外の場合。	在宅で療養を行っている通院が困難な患者に対して，計画的な医学管理の下に定期的に訪問して診療を行う。
	在宅ターミナルケア加算	3500〜6500点 施設条件により異なる。	在宅で死亡した患者（往診または訪問診療を行った後，24時間以内に在宅以外で死亡した患者を含む）に対して，その死亡日および死亡日前14日以内に，2回以上の往診または訪問診療を実施した場合に在宅患者訪問診療料に加えて算定。
	在宅看取り加算	3000点	往診または訪問診療を行い，在宅で患者を看取った場合に在宅患者訪問診療料に加えて算定。
	在宅がん医療総合診療料	(1日) 1495〜2000点 施設条件等により異なる。	在宅での療養を行っている末期の悪性腫瘍の患者であって通院が困難なものに対して，計画的な医学管理の下に総合的な医療を提供する。
	在宅悪性腫瘍患者指導管理料	1500点	末期の悪性腫瘍または筋萎縮性側索硬化症もしくは筋ジストロフィーの患者で，注射による鎮痛薬注入が必要なもの，または注射による抗悪性腫瘍薬の注入が必要なものに，在宅において自ら実施管理するための指導を行う。
	在宅悪性腫瘍患者共同指導管理料	1500点	ほかの保険医療機関と連携して，末期の悪性腫瘍または筋萎縮性側索硬化症もしくは筋ジストロフィーの患者で，注射による鎮痛薬注入が必要なもの，または注射による抗悪性腫瘍薬の注入が必要なものに，在宅において自ら実施管理するための指導を行う。
	在宅患者訪問看護・指導料	(1日) 週3日目まで580点 週4日目以降680点	通院が困難なものに対して，保健師，助産師または看護師もしくは准看護師を訪問させて看護または療養上必要な指導を行う。
	難病等複数回加算	450あるいは800点 1日の訪問回数により異なる	週7日を限度として所定点数を算定する患者に対して，当該患者に対する診療を担う保険医療機関の保険医が必要と認めて，1日に2回または3回以上訪問看護・指導を実施した場合に在宅患者訪問看護・指導料に加えて算定。
	在宅ターミナルケア加算	在宅で死亡した場合：2500点 特別養護老人ホーム等で死亡した場合：1000点	在宅で死亡した患者（ターミナルケアを行った後，24時間以内に在宅以外で死亡した患者を含む）に対して，保険医療機関の保険医の指示により，その死亡日および死亡日前14日以内に，2回以上訪問看護・指導を実施し，かつ，訪問看護におけるターミナルケアにかかる支援体制について患者および家族などに対して説明したうえでターミナルケアを行った場合に在宅患者訪問看護・指導料に加えて算定。

第
1
編

終末期の理解

患者・家族の
理解

3
終末期医療と
看護の理解

終末期医療の
抱える課題

3. 終末期医療にかかわるガイドライン／指針

　自然な死を求める動き，末期状態の患者の治療を中止した医師の行為が，法的，社会的に問題とされた事案が相次いだことなどを背景として，いくつかのガイドラインが策定されている。

　2007（平成19）年に，厚生労働省は「**終末期医療の決定プロセスに関するガイドライン**」*を発表し，同年に日本医師会は「**終末期医療に関するガイドライン**」を策定した。

　これらのガイドラインの目的や内容は若干異なるが，①本人意思の尊重，②主治医単独ではなく多職種医療チームによる決定，③安楽死は許されない，という点は共通している。

　2012（平成24）年には，日本老年医学会が「**高齢者ケアの意思決定プロセスに関するガイドライン：人工的水分・栄養補給の導入を中心として**」を発表した。人工的な水分・栄養補給の導入を考えるような状況になった場合に，高齢者ケアを担う医療・介護・福祉従事者たちが，本人・家族とのコミュニケーションをとおして，適切な意思決定プロセスをたどることができるよう支援するものである。「医療・介護における意思決定プロセス」「いのちについてどう考えるか」「AHN（人工的水分・栄養補給法）導入に関する意思決定プロセスでの留意点」などが示されている。

　2021（令和3）年現在，日本臨床倫理学会では，生命維持治療に関する医師指示書である日本版POLSTの作成に取り組んでいる。日本の病院では**蘇生不要指示**（Do Not Attempt Resuscitation；**DNAR**）が広く使われているが，DNARのとらえかたが個人によって異なっていることや，DNARによって心肺蘇生以外の治療に対しても消極的になり，実質的な延命治療の差し控え・中止になっている場合がある。これらを受けて，心肺蘇生以外の医療処置についての取り決めをしておくPOLSTの日本版の検討が始まった。臨床現場での利用状況をみながら，評価・改訂が行われている。

Ⅲ　終末期における医療の目的と場の特性

Ⓐ　患者の意思に沿った終末期医療

1. 患者の意向と医療・ケアの提供

　医学的な介入により救命が図られ，将来的に社会生活を営むことができる状態に戻ることが高い確率で予測されるのであれば，多くの患者および医療者は，迷わずその治療を選

＊ **終末期医療の決定プロセスに関するガイドライン**：2015（平成27）年に「終末期医療」は「人生の最終段階における医療」に変更された。

択するだろう。しかし，医学的介入が死の回避につながらず，健康の回復をもたらさない状況では，患者本人の人生計画や価値観・希望が非常に重要となり，それらに応じて医療・ケアを提供することになる。

　たとえば「身体的苦痛がない」ことを最優先させたいのであれば，専門的緩和ケアが受けられる施設に入院するという選択が最善かもしれない。入院せずに「自宅で過ごす」ことを強く望むのであれば，自宅で可能な医療レベルの範囲内で治療を受けることになる。また，できるだけの「延命治療を受ける」ことが希望であれば，高度な治療を提供する施設に入院することが必要となる。

　このように終末期では画一的な医療が行われるのではなく，医療者が患者・家族と十分なコミュニケーションをとり，患者の意向に沿った医療・ケアの提供が求められる。

2. 終末期の患者が望む医療

　2004（平成16）年に，一般市民と緩和ケア病棟で家族を亡くした遺族を対象に，もし自分ががんになった場合に「何を大切にしたいか」についてたずねた全国的なインタビュー調査がある（表3-4）。その結果，日本人にとって共通して大切なこととして「苦痛がない」「望んだ場所で過ごす」「希望や楽しみがある」などの10項目が明らかとなった。

　また，人によって大切さは異なるが重要なこととしては，「できるだけの治療を受ける」「自然な形で過ごす」「伝えたいことを伝えておける」など8項目が明らかとなった。

　「がんになった場合」という条件がついていること，終末期の患者自身の意見ではないことに注意が必要だが，多くの日本人がこのような共通したニーズをもっていることを医療者は理解しておく必要がある。

　さらに一口に終末期といっても，病状によって患者の望む医療や療養場所は異なる。厚生労働省が2018（平成30）年に行った終末期医療に関する調査では，末期状態でもADL（日常生活動作）や認知状態が比較的保たれている場合には療養場所として自宅を，症状が重かったり衰弱が進んでいたりする場合には医療機関や介護施設を望むことが明らかとなっ

表3-4　日本人にとっての望ましい死（good death & dying）

共通して大切なこと	人によって大切さは異なるが重要なこと
苦痛がない	できるだけの治療を受ける
望んだ場所で過ごす	自然な形で過ごす
希望や楽しみがある	伝えたいことを伝えておける
医師や看護師を信頼できる	先々のことを自分で決められる
負担にならない	病気や死を意識しない
家族や友人とよい関係でいる	他人に弱った姿を見せない
自立している	生きている価値を感じられる
落ち着いた環境で過ごす	信仰に支えられている
人として大切にされる	
人生を全うしたと感じる	

注：一般市民 2548 人，緩和ケア病棟で家族を亡くした遺族 513 人が対象。
出典／ Miyashita, M., et al.：Good death in cancer care；a nationwide quantitative study, Annals of oncology, 18（6）：1090-1097, 2007.

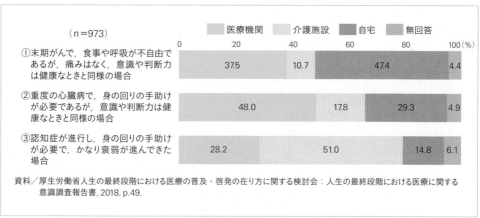

図3-1　一般国民における「人生の最終段階を過ごしたい場所」

資料／厚生労働省人生の最終段階における医療の普及・啓発の在り方に関する検討会：人生の最終段階における医療に関する意識調査報告書，2018, p.49.

ている（図3-1）。このことから，患者の意向を一度確認して終わりではなく，症状や状況によって患者の意向は変わり得ることを念頭に置き，患者が求める終末期医療・ケアを提供することが大切である。

Ｂ　終末期医療の場の特徴

終末期医療の場と特徴を表3-5にまとめた。それぞれの場の特徴についてみていく。

1.　一般病棟

病院での死亡は全死亡の約8割を占める。これには集中治療室などでの死亡も含まれるが，わが国では依然として一般病棟が終末期医療の主な場となっている。

一般病棟は医療者が常にいるため，何かしらの医療処置が必要となった場合に，すぐ対応できることが大きな特徴である。患者の希望や病状によっては，苦痛を取り除く治療と並行して，延命を目指した治療も受けることができる。患者がこれまで治療してきた病棟である場合には，医師や看護師との信頼関係が確立され，互いにコミュニケーションが取りやすく，それが治療やケアに反映されることもある。

一方で，一般病棟は様々な健康レベルの患者がいるため，医療者は重症や急性期にある患者を優先せざるを得ず，処置がない，病状に大きな変化がない，訴えが少ない患者などには，訪室が少なくなりがちになる。また，病院のルールに則り過ごすことが求められるため，起床や就寝時間，食事の時間など，自由がきかないことも多い。

終末期の患者は心身の苦痛を体験することが多いが，一般病棟における緩和ケアの質はばらつきが大きく，十分な苦痛の緩和が困難な場合もある。

2.　ホスピス・緩和ケア病棟

ホスピス・緩和ケア病棟（図3-2）は，一般病棟や在宅では対応困難な心身の苦痛があ

表3-5 終末期医療の場と特徴

	一般病棟	緩和ケア病棟	在宅	高齢者施設
時間	制限	比較的自由	自由	ある程度自由（施設による）
衣食住	制限	比較的自由	自由	ある程度自由（施設による）
対象者	疾患を問わない	主にがん，後天性免疫不全症候群（AIDS）の患者	疾患を問わない（その地域で利用可能な医療サービス）	高齢者
かかわる医療スタッフ	医師，看護師，薬剤師が主体（必要に応じて医療ソーシャルワーカー，理学療法士，作業療法士，管理栄養士などがかかわる）	医師，看護師のほか，医療ソーシャルワーカー，理学療法士，作業療法士，管理栄養士，宗教家，ボランティアなど多職種でかかわることが多い	医師，看護師，介護職が主体（患者の状況やその地域で利用可能な医療サービスにより異なる）	介護職が主体。医師，看護師が常駐・往診するところもある
医療	治療中心。積極的な治療と苦痛緩和のための治療を並行して受けることも可能	苦痛緩和のための治療・ケアが中心	ケア中心	ケア中心
家族の介護負担	少ない	少ない	多い	少ない

注：ここでの高齢者施設とは，有料老人ホームや高齢者向け住宅，介護保険施設を指す。

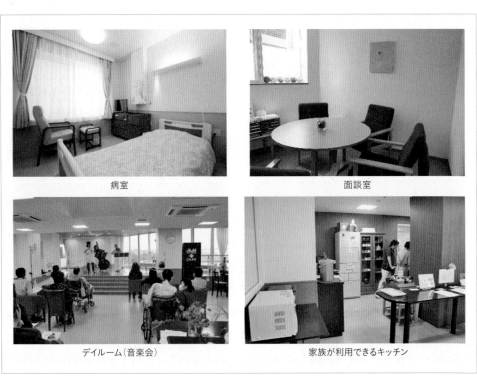

病室　　　　　　　　　　　　　　　　　面談室

デイルーム（音楽会）　　　　　　　　　家族が利用できるキッチン

図3-2 緩和ケア病棟の様子（筑波メディカルセンター病院）

る患者への対応や，人生の最期の時を穏やかに過ごすことを目的とした入院施設である。

主な入院対象者は，がん患者と後天性免疫不全症候群（AIDS）の患者である。

治療は苦痛の緩和が中心であり，化学療法などの積極的治療や救命処置は通常行わない。

緩和ケアの専門的な知識・技術をもった医師が配置され，看護師数は一般病棟よりも多い傾向がある。施設によって異なるが，薬剤師，理学療法士，作業療法士，管理栄養士，音楽療法士，宗教家など，多くの職種が協働し，患者・家族の多様なニーズに対応するためのチームケアが行われる。

居室は個室が多く，家族が宿泊できる部屋やキッチン，談話室なども用意され，患者・家族がゆったりと過ごすことができるような構造になっている。

ボランティアが多いことも特徴であり，協力のもとにクリスマス会など季節の行事や音楽会などのレクリエーションが行われることも多い。

3. 在宅

在宅で終末期を過ごすことの一番の特徴は，大事な家族と共に，慣れ親しんだ環境のなか，誰にも気がねせずに自由に過ごすことができることにある。食事を例にとると，病院では決まった時間に自分の好みにかかわらず食事が配膳され，ベッドの上で一人で食べることを余儀なくされる。しかし自宅であれば，自分の体調や気分に合わせて，家族がつくる愛情のこもった食事を，好きな時間に温かい雰囲気のなかでとることができる。つまり「患者」としてではなく，「自分」らしく，「家族」らしく過ごすことができる。

日本では，自宅に医療職や介護職など家族以外の人が入ることを好まない人も多く，どの医療職がかかわるかは，患者・家族の状態や希望により左右される。多くは在宅医と訪問看護師が中心となる（図3-3）。場合によっては薬剤師や理学療法士などの職種が利用できる地域もある。

在宅の特徴は，家族の負担が多いといえる。家族は24時間ずっと患者のそばにいるため，食事や排泄の世話など介護やケアに関することで，心身に負担がかかりやすい。施設のよ

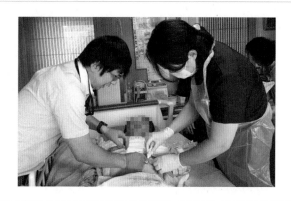

図3-3 在宅医による往診の様子

うに医療者がいるわけではないため，不測の事態が起きた場合，まず家族が対応を迫られることもある。

　また，終末期患者に対応できる在宅医や訪問看護ステーションの数は増加しているものの，地域によって異なり苦痛症状などへの対応には大きなばらつきがある。

▌ 4. 高齢者施設

　高齢者施設での死亡は現在全体の約3％にすぎないが，今後ますます高齢者が増加することや，不要な延命処置をしない自然な死が社会的に受け入れられるようになってきたことから，高齢者施設で最期のときを過ごし，そのまま亡くなることは，今後増えていくと予測される。

　終の住処としての高齢者施設は施設によってサービス内容が大きく異なるが，自宅と同等の自由さや雰囲気はないものの自宅に近い生活を送ることができる。介護職や看護師などによる24時間の見守りがある施設もある。

Ⅳ 終末期医療における看護の機能・役割

▶ **終末期**　人生の最終段階である終末期は様々なタイミングで訪れる。最終段階が近づいていることが予測できることもあれば，急な事故や災害，病により突然遭遇することもある。死が予測できていたとしても，それは年単位の長い先に迎える終末期もあれば，月単位や週単位，日単位の短い期間で迎える終末期もある。人生の最終段階は，老衰によりもたらされる死が最も自然のありようかもしれないが，医療が発達した昨今では，老いによる死の場面も，認知症，がん，心疾患，脳血管障害などの病の影響を強く受けた終末期をイメージすることが一般的かもしれない。

▶ **看護の機能・役割**　身体的・精神的・社会的・スピリチュアルな全人的存在である人を対象とし，自律した存在として生活できるように，環境を整えたり，不快な症状を緩和したりすることをとおして発揮される。つまり，人々の尊厳を守り，人生の最終段階までその人らしく生きることを支えることは，看護の重要な役割である。人々の尊厳を守ることやその人らしさを支えることは，終末期の看護だけに限られた機能ではなく，予防や治療段階でも重要である。様々な場面で機能する看護の延長線上に，終末期の看護の役割がある。

▶ **終末期における看護**　様々な苦痛が重なりあう全人的苦痛の緩和を目指す。病の進行や老いにより生活を阻害する身体的・精神的な症状による苦痛，社会活動や家族関係の支障による社会的苦痛，たとえ長い先であっても死が予測され，現実に訪れる死に直面した衝撃や戸惑い，自身の存在が問われる価値観の揺らぎによるスピリチュアルな苦痛がある。それらが相乗し混在した全人的苦痛への全人的ケアを模索することから看護は始

まる。

＊

　ここでは，終末期における看護のかかわりや成果，専門性について述べ，終末期における看護の機能・役割の意義や重要性について考えていく。

Ⓐ 終末期医療における看護のかかわり

　生活の援助者である看護師のかかわりには，様々な場面がある。何らかの看護ケアや医療的ケアを行う場面や，意図をもちコミュニケーションを図る場面は当然であるが，さらに患者や家族のその日の身なりや表情，スタッフとの距離のとりかたなど，日頃の様子の変化をキャッチすることも，看護師ならではのかかわりだろう。看護の視点をもち，対象に役立つことを意図し向き合っている場面すべてが看護のかかわりである。

　看護のかかわりは幅広く多岐にわたるが，終末期の看護を考えるうえで重要となる，①日常を整える，②一歩踏み込んだコミュニケーション，③症状マネジメント，について述べていく。

1. 日常を整える

1 | 患者が望む生活に沿う

　死までの軌跡（第1編 図 2-2，第2編 図 3-21 参照）では，老化や疾患の進行，疾患に伴う症状により日常生活能力が低下していく[4)~6)]。したがって，整容する・食べる・移動するなどの生活動作自体が難しくなってくる。しかし，誰にとっても当たり前に行っている自身の生活動作を，家族やケア提供者に委ねることは容易なことではなく，最後まで自分でトイレに行くことや，時間がかかっても身づくろいを自分で行うことを希望する人は少なくない。

　看護師は，自立した生活を続けたいその人の思いに寄り添いながら，苦痛の緩和につながる生活動作への援助方法を検討し提案していく。その人のこだわりや好みを把握し，家族やケア提供者とも話し合い，手を貸すばかりではなく，その人の思い，自律性を尊重した方法を模索することが重要である（第2編第2章「終末期における日常生活の支援」参照）。

2 | 医療的ケアとアセスメント

　身体症状が伴う場合は，苦痛緩和のための薬の使用やドレーン類の挿入などの医療的ケアが継続されている。医療的ケアの継続については，その必要性や効果を繰り返しアセスメントする。医療的ケアそのものが苦痛の原因になっていることもあり，終末期の体調は常に変化することを念頭に置き，どうしてその医療的ケアが必要か，病態に戻りアセスメントすることは基本である。

また，医療的ケアが継続される場合には，るいそうやせん妄などが進行していくことも想定して，使用方法や固定方法について，不快の少ない安全な方法を常に工夫し続けなければならない。

3 先を見越した看護

看護のかかわりは，看護師が対象と共に過ごしている時間だけではない。特に在宅や外来看護では，次に看護師がかかわるときまでに起こり得ること，もしくはもう少し先に起こる可能性があることを見越したアセスメントを行う。疾患による影響や，苦痛による不安の増強を最小にするために，先手を打った対策を講じることができるのも，予測・推測に基づき日常を整える看護だからである。

たとえば転倒のリスク回避のためにベッド周りを整理し，支えが必要となる位置に手すりを設置することや，痛みの増強を予測して先手を打った頓服薬の使用を促すことなどである。家族どうしで大切な話が進んでいなかったり，日々そばにいる家族が浮かない表情であると察知したときには，その要因の探索や対応について検討し，家族を含めた日常生活をコーディネートすることも重要な看護の役割である。

また，日常を整えるためにかかわるなかで，患者や家族の表現されていない症状やつらい思いがキャッチされ，看護のかかわりが広がっていく。

2. 一歩踏み込んだコミュニケーション

1 看護師の意図を伝える

尊厳やその人らしさを支える看護では，対象となる人を全人的存在として理解することが基盤となる。全人的存在，つまり身体的なことだけでなく，気持ちの変化や仕事，家庭など，その人の価値観にも関心を払い，その人らしさを理解することから看護は始まる。しかし，このような全人的存在に関心をもつ看護師の意図について，患者や家族は認識していない。そこで，まず看護師として患者や家族の生活の質が高められる支援をしていきたいという目的を伝え，療養に影響する患者や家族の気持ちの変化，仕事，家庭に関すること，生活のうえで大切にしていることなどを聞かせてほしいと伝えることからコミュニケーションは始まる。

たとえば「治療が長くなり，かなりストレスがたまっているのではないでしょうか。看護師がお手伝いできることが何かあるのではないか，一緒に考えたいと思っています。ゆっくりお話を聞かせていただけないでしょうか」などと，コミュニケーションを行う理由を伝えることで，気持ちを近づけ，問題の共有に一歩踏み込むことができる。

2 信頼に基づくコミュニケーション

コミュニケーションは，話す側と聞く側の相互作用である。つまり，互いの信頼がなけ

れば表面的な情報交換で終わってしまい，ケアリングにつながるコミュニケーションに発展させることが難しくなる。日々の看護師の態度や看護技術の提供をとおして，患者や家族は看護師を観察し，信頼できる存在であるかどうかを見きわめている。また，看護師も患者や家族について，看護師の関心の寄せかたに抵抗を感じているのではないか，看護師として信頼されているだろうかなど，一歩踏み込んだコミュニケーションが許される関係性ができているかを客観的に振り返り，自身が及ぼす影響についても認識しておくことが重要である。

　一方で，看護師自身がもつ価値観とは異なる意向を示す患者や家族があることもまれではない。親の面倒をみたがらない家族や，苦痛が増すと思われる治療を求める患者などである。このような状況にあるとき，看護師自身がコミュニケーションを深めることに抵抗を感じ，一歩踏み込めない思いを抱くこともあるかもしれない。

3 ｜ コミュニケーションにおける看護の役割

　一歩踏み込んだコミュニケーションは，建前だけでは深めることができない。看護師は，自身が抱く患者への違和感や感情を客観的に認識し，その役割を実践していくことが求められる。看護職の倫理綱領（日本看護協会，2021年）の条文2に「看護職は，対象となる人々に平等に看護を提供する」（第1編 表4-1 参照）とあるように，対象に平等に向き合うことは，看護の役割である。

　バイタルサインや検査データなど看護ケアを行うにあたり必要となる多くの情報は，基本的な看護技術をとおして受けとることができる。しかし，終末期では，家族のことや気がかりなこと，大切にしていることなど，その人らしさにかかわる情報が重要となる。このような情報について，患者や家族は考えていなかったり，考えることを避けていたりするかもしれない。

　一歩踏み込んだコミュニケーションを深めていくためには，そのような患者や家族の思いをくみ取り，表現することが難しい思いや感情を抱く全人的存在に対して，看護師が関心を寄せていることを患者や家族に伝えていく。また，看護師が触れた情報には責任をもって向き合う覚悟も必要である。

3. 症状マネジメント

1 ｜ 苦痛の緩和

　終末期では，身体的・精神的な症状が多様となり，活動力も低下していく。また，体験する症状は複数となり，その原因となるからだの変化は複雑で，原因への対応には限界がある。

　医学的には，苦痛症状に対して鎮痛薬や向精神薬，副腎皮質ステロイド薬などを用いて対応するが，エビデンスが十分に確立できていないのが現状である。したがって，有効な

薬物を使用しながらも，終末期の症状の緩和には生活や行動の工夫を含んだ看護ケアがとても重要となる。

2 | 苦痛に対する看護ケアの工夫

　苦痛症状の緩和のためには，薬物と並行して実施する心地よさを感じる方法なども積極的に取り入れていく必要がある。

　日常の何気ない会話や，窓の景色に目をやることなどは，気分転換のきっかけとなり，心地よさをもたらすケアととらえることができる。

　痛みのある部位に触れたり，温めたり冷やしたりすること，呼吸困難があるときには，上体を起こした姿勢や扇風機などで空気の流れをつくることなどを積極的に行っていく。このような方法は，在宅であるのか，病院にいるのか，家族が付き添っているのか，1人で過ごしているのか，何が好みなのかなど，状況に応じた工夫が求められる。

　病院のような決まった設備での看護ケアに縛られず，様々な方法が発案できる柔軟な思考も重要である。新たな方法で症状緩和や気分転換を提案していく場合には，看護チームでの話し合いは当然行われるが，チーム医療における栄養管理，理学療法，作業療法など多分野の専門スタッフとの話し合いが，看護の視点だけにとらわれない多くのヒントを与えてくれる。

3 | 看取り時期の看護

　看取りが近づくと倦怠感や傾眠傾向が著明になってくる。そのため，患者が触れられたくない，かまわれたくないといった反応を示すことがある。そのような状況下では，看護師は整容や体位変換などのケアの提供を躊躇してしまうかもしれない。しかし，そのような状況であればなおさら，原因となっている倦怠感や不快な症状を緩和できる心地よさをもたらすケアを積極的に取り入れることが得策となる。

　特に口腔ケアや部分清拭・全身清拭のような清潔ケアは，さっぱり感とともに，人が触れることでの心地よさや安心感を提供することができる。部分ごとに時間を分けて清潔ケアを実施することで，終末期にある患者の負担を軽減することができるだろう。複数人により短時間でケアを終わらせるなど，手際よく提供するための工夫も必要である。

　具体的な症状マネジメントの方法（第2編第3章「全人的（包括的）苦痛の緩和」参照）も参考にしながら，終末期の症状マネジメントの方策について意義ある看護ケアの発案ができるようになることが期待される。

Ⓑ 終末期医療における看護の成果

1 見えない看護の成果

多くの看護の場面において，治療が予定どおりに終わり，合併症が予防でき，もとの生活に戻ることやセルフケアができるようになることが，看護がかかわることの意義や効果，つまり看護の成果である。しかし，このような成果は，終末期の看護では達成することは難しく，看護は役に立てているのか，何もできなかったのではないかと看護師自身も意義や効果を見失いがちである。

繰り返し述べてきたように，終末期の看護は，人々の尊厳を守り，人生の最終段階までその人らしく生きることを支えることを目指し，全人的存在である患者や家族と向き合うことである。このようなかかわりは，もちろん治療期の看護においても重要である。しかし，終末期における尊厳や個々の対象の価値にかかわる看護の成果は認識されにくく，看護チームにおいても曖昧になっているかもしれない。

2 終末期の評価のありかた

終末期における看護の成果として，どのようなポイントがあげられるだろうか。どのように患者や家族，そして医療チームで共有することができるだろうか。

終末期医療の評価は，主にQOLや満足度で行われているが，痛みがどれくらい緩和しているのかを示す除痛率，その人の意向が尊重されていると考えられる在宅移行率，緩和ケア病棟の利用率，遺族調査などがあり，一つの指標だけでなく，様々な視点から包括的に行われる必要がある。

看護師の考えるよい看取りについての調査結果がある（表3-6）。看護師は，このよい看取りのために，症状の緩和や穏やかさ，患者や家族の意向の実現，家族がそばにいられること，そして残される家族が納得できることに向かって，日々実践をしている。しかし，このような看護師が求める成果について，看護師の一方的な思いだけでは死に逝く人が主体となった看取りには到達できない。対象となる患者や家族の日常を整え，一歩踏み込んだコミュニケーションを重ね，積極的な症状マネジメントを実践する努力が成果を導く。

表3-6 看護師が考えるよい看取り

- 身体的症状がコントロールされた死までの過程・穏やかな死に際
- 死までの過程を有意義に過ごした死
- 臨終時に家族に見守られた死
- 家族が納得する死

出典／吉田みつ子：ホスピスにおける看護婦の「死」観に関する研究 " 良い看取り " をめぐって，日本看護科学学会誌，19（1）：49-59，1999.

どのような目標（Goal）に向かい看護を行っているのか，また，看護の成果について，患者や家族，そして医療チームで話し合い共有することが大切である。

C 終末期医療における看護の専門性

　生活に視点を置いた実践こそが看護の専門性である。さらに，より高い専門性が求められる分野を特定し，教育や認定を行うしくみが，日本看護協会が実施している専門看護師制度，認定看護師制度である。この制度においては終末期看護に特定した分野はないが，がん看護や緩和ケアに限らず，急性・重症患者看護，老人看護，小児看護などにおいても，終末期の看護は，重要なテーマである。多死社会を背景に，様々な場面において尊厳のある看取りが求められ，終末期の看護の重要性が高まってきている。

　人の尊厳や価値観にかかわる終末期における看護の専門性が，多くの人に認知され活用されるためには，看護師の自律した判断力や思考力が何よりも求められる。これまで看護の専門性は，手技を必要とする看護技術や，がん患者や急性期などの特定された対象・分野において深められてきた。しかし，終末期における看護の専門性を深めていくには，看護や医療にとらわれない学際的な広がりが必要である。対象とする人々について深く理解しようとすればするほど，多様な価値観や文化を理解する力も求められるだろう。

　終末期の看護では，人の価値観や尊厳をくみ取る能力がより求められる。また，一人ひとりの看護師がもつ死生観や看護観が，看護実践に大きく影響する。そのため，死生観や看護観を深めるための看護教育のありかたや看護実践の重ねかたが問われている。

V 終末期医療における多職種連携と看護の役割

　医療者は，終末期医療において，患者がその人らしく最期まで生きることを支え，患者の生命の質を重要視したかかわりを行う。多様なニーズをもつ患者・家族への終末期の医療・ケアにおいて，チーム医療は欠かせないものであり，終末期ケアにおける大きな特徴といわれてきた[7]。

　また，人生の最終段階にある患者と家族に対しての医療やケアは，担当医だけでなく看護師やソーシャルワーカーなどのチームで検討し，決定することが必要であることが2015年，厚生労働省の「人生の最終段階における医療の決定プロセスに関するガイドライン」で示され，終末期医療における多職種協働の体制整備が求められている。

1. 終末期医療・ケアにおけるチーム医療

　終末期において，患者と家族は様々な苦悩（全人的苦痛）を抱える。また，医療やケアに

対する希望や，残された時間の過ごしかたの希望は，個々の患者の価値観や生きかた，文化的背景などによって異なり，多様である。

これらの多様なニーズに対応し，患者や家族が満足できる医療やケアを提供するためには，医師だけあるいは医師と看護師だけでは困難である。薬剤師，管理栄養士，医療ソーシャルワーカー（MSW），歯科医師，歯科衛生士，理学療法士，作業療法士，臨床心理士，言語聴覚士，宗教家，ボランティアなど，様々な専門的技術や経験をもった人たちが協力することが求められる。

たとえば自宅で過ごしたいと希望する患者に対し，医師，薬剤師は在宅医療で可能な薬剤の投与方法や種類を検討し，看護師は MSW や退院調整看護師と連携して在宅療養の環境を整える手配を進める。そして，看護師は，管理栄養士による栄養指導，歯科衛生士による口腔ケア指導，理学療法士による移動方法の指導などの必要性をアセスメントし，多職種がかかわるタイミングを計り調整を行う。また，患者の希望が継続して支援されるように退院に向けて，かかわる各職種へ情報を提供する。

このように終末期の患者の意向に沿った医療とケアは，多くの職種がかかわることによって実現することが可能となる。

2. 医療チームの種類と要件

1 多職種チームと合同チームの違い

多職種チームとは，単にそれぞれの職種が役割分担することを指す。一方，**合同チーム**は専門性をもつ職種や同じ職種のメンバーが協働し，話し合いによって医療やケアの方針を決定するチームアプローチを行うことを示す。

終末期医療では後者の合同チームが推奨される。

2 多職種協働の要件（合同チームのありかた）

多職種が有機的に活動するためには，次のことが重要である。

- 目標を共有する。
- 互いの専門性や役割を理解し，尊重する。
- 対等な立場で意見交換を行う。
- 自己の専門性を発揮し，専門職としての行動に責任をもつ。

3 終末期におけるチーム医療の利点

終末期におけるチーム医療の利点は，次の5点があげられる[8]。

❶ **総合的に判断できる。**
患者は医師や看護師に言えないことを，薬剤師や理学療法士など，ほかの職種に苦しい胸の内を打ち明けることもある。多職種が情報を共有することによって患者の本当のニーズに気づける。

❷多くの必要を満たすことができる。

　本節 -1「終末期医療・ケアにおけるチーム医療」参照。

❸方針の統一した医療およびケアが行える。

　患者や家族は死に向かう苦しみは初めての体験であり，不安になったり戸惑うことが多い。医療者が統一したケア方針を示すことは患者と家族の安心につながり，苦悩を増大させないための重要なアプローチである。

❹パターナリズムからの脱却ができる。

　医療の現場では，患者のためと思って行った医療者の判断が，患者の尊厳や自律性が十分に尊重されない事態を招く危険性がある。様々な職種が異なる視点から意見を交換することによって，そのような事態を回避することが可能となる。

❺互いに支え合うことができる。

　終末期医療・ケアでは，スタッフも悩みを抱えたり，つらい体験をすることがある。多職種からの肯定的なフィードバックやアドバイスが疲弊（ひ へい）を緩和し，自信につながる。

4 ｜ 多職種によるチーム医療における看護師の役割

　看護師はチーム医療における調整役や，患者家族の代弁者としての役割を果たすことが重要である。具体的な内容を表 3-7 に示す。

表3-7　チーム医療における看護師の役割

役割	内容
❶患者・家族の尊厳が守られる医療やケアとなっているかをアセスメントする	患者の状態や気持ちは刻々と変化する。ニーズの変化をタイムリーにとらえ，多職種で情報を共有し，最期までその人らしさや尊厳が守られるように支える。
❷苦痛の緩和が十分に図られているかをアセスメントする	症状マネジメント，心理的苦痛緩和の知識と技術をもち，日常生活のケアを通して的確なアセスメントを行い，多職種と共有する。
❸患者・家族の代弁者となる	患者・家族にとって医療者に心配事や要求を伝えることは難しい。看護師は死を前にした患者・家族の全人的苦痛を日々のケアのなかで捉えることができる。看護師は患者・家族の心配ごとやケアの希望を引き出し，医療やケアの方針が患者・家族の意向に沿うものとなるように代弁する。
❹情報の整理と多職種の介入を調整する	多くの職種がかかわることで，情報が混乱しないように整理し，記録やカンファレンスを開催して適切に多職種に伝わる工夫や整理をする。また，各職種のかかわるタイミングを調整し，患者や家族の負担に配慮する。
❺信頼関係の構築を促進する	多職種間の信頼関係，患者・家族と医療者との信頼関係が良好に保てるように，よりよいコミュニケーションを心がけ，橋渡し役となる。チーム医療を効果的にするアサーティブネス*を活用する。
❻多職種への配慮をする	死に直面する患者と家族の対応について，多職種や医療者以外のチームメンバーが不安や困難感を抱えることがあるため，十分配慮する。患者・家族の理解，対応方法を伝え支援する。また必要時には役割分担を再調整する。
❼チームの強みを見いだす	医療者が自施設で達成できないことに注目すると不全感をもち，ケアすることに苦痛を感じてしまうことがある。各施設や各所属チームの強み（例：意見が言いやすい雰囲気がある）を見いだし，解決の糸口が得られるように，そのチームの強みを共有し，ケアに生かす方法の話し合いを促す。

＊アサーティブネス：自分の言いたいことを他人のことも大事にしながら自己主張すること[9]。

文献

1) 大西奈保子：緩和ケアの歴史；死の看取りと医療のかかわりを中心として，感性福祉研究所年報，8：81-89，2007.
2) 土田武史：国民皆保険50年の軌跡，季刊・社会保障研究，47（3）：244-256，2011.
3) 山崎彰郎：病院で死ぬということ，主婦の友社，1990.
4) Field, M.J., Cassel, C.K.：Approaching death；improving care at the end of life, National Academy Press, 1997.
5) Lunney, J.R., et al.：Patterns of functional decline at the end of life, Journal of American Medical Association, 289（18）：2387-2392, 2003.
6) 桑田美代子：豊かないのちの看取り；生活の中のケア，緩和ケア，17（2）：97-101，2007.
7) 柏木哲夫：死にゆく人々のケア；末期患者へのチームアプローチ，医学書院，1978.
8) 恒藤暁：最新緩和医療学，最新医学社，1999，p.6-10.
9) 藤崎和彦：医療コミュニケーション研究の現状とチーム医療〈石崎雅人，野呂幾久子監：これからの医療コミュニケーションへ向けて〉，篠原出版新社，2013，p.23-30.

参考文献

・大井玄：終末期医療；自分の死をとりもどすために，弘文堂，1989.
・大西奈保子：日本における死の看取りの歴史と現代のターミナルケア，東北福祉大学研究紀要，32：391-400，2008.
・シリーズ生命倫理学編集委員会編：終末期医療，シリーズ生命倫理学第4巻，丸善出版，2012.
・柳谷慶子：江戸時代の老いと看取り，山川出版社，2011.

第4章

終末期医療の
抱える課題

この章では

● 生命倫理とは何か，倫理原則とは何かを理解する。
● インフォームドコンセントにおける看護師の役割を理解する。
● 終末期医療における様々な倫理的課題を理解する。
● 倫理的課題の解決に向けた方法を理解する。
● 医療従事者へのグリーフケアを理解する。

I 終末期医療における倫理的課題

A 生命倫理の理解

　生命倫理は，臨床現場における倫理的課題を特定・分析・解決するために欠かせないものであり，臨床倫理の実践的アプローチの基盤となる。ここでは，終末期医療に携わる看護師が押さえておきたい生命倫理の基本的な考えかたと，倫理原則，インフォームドコンセントについて解説する。

1. 生命倫理の基本的な考えかた

1 | 生命倫理とは

　生命倫理の語源をさかのぼると，アメリカのがん研究者ポッター（Potter, V. R.）が，1970年に生命科学の分野に新しい規律統制の必要性を提起するために，bios（生物学的知識）と ethikos（人間の価値観の体系）という2つのギリシャ語の単語を合わせて，bioethics（生命倫理：バイオエシックス）という言葉を初めて使用したことに行きつく。

▶ **生命倫理**　生命科学の分野で先端的な研究開発がもたらす技術が，生命現象すべてに及ぼし得る影響を学際的に検討し，その応用の是非について倫理的方法論を用いて考察するものである。

　生命科学の発展は，疾病の予防や診断，医療を著しく向上させ，人々の生活や社会に大きく貢献してきた。しかし，ポッターが「医学が生命の尊厳を保つことを軽視し，臓器の維持のように部分的な成功を収めたため倫理的な問題が生じている」と警告した[1]ように，現代は臓器移植，ヒト胚性幹細胞の応用，ゲノム編集など，あらゆる生物の「いのちの尊厳」に深くかかわる科学技術が開発され，これらの科学技術の発展がもたらす倫理的課題を生命倫理の観点から慎重に議論する必要性が問われている。

2 | 生命倫理と臨床倫理

　「生命倫理」の対象とされる分野のなかに，「臨床倫理」「医療倫理」「看護倫理」がある。
　生命倫理は一番大きな概念として広く生命現象すべてを取り扱い，そのなかに**臨床倫理**が看護や医療などの臨床の現場に従事するすべての職種が考えるものとしてある（図4-1）。
　その臨床倫理と大きく隣接するものとして，医師の職業倫理としての**医療倫理**や，倫理的な看護実践の基盤となる**看護倫理**がそれぞれ交わり，位置づけられる。
　2021（令和3）年に改訂された日本看護協会の「**看護職の倫理綱領**」*の前文において，看

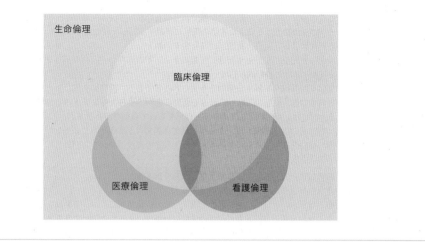

図4-1 生命倫理の位置づけ

護は対象の「苦痛の緩和を行い，生涯を通して最期まで，その人らしく人生を全うできる
ようその人のもつ力に働きかけながら支援することを目的としている」と明記されてい
る[2]ことは，終末期の看護実践において特に重要である（表4-1）。

　終末期医療において，患者や家族の価値観を尊重し，患者にとって最善の医療やケアを
提供することを目指した意思決定支援は，臨床現場において欠かせない。

　そのような意思決定支援のためには，医療倫理や看護倫理の枠組みを超えて臨床倫理の
視点で，患者，患者の関係者，医療者との間の立場や価値観の違いから生じる様々な問題
に気づき，分析して，それぞれの思いを尊重しながら，皆が納得できる最善の解決策を模
索していくことが求められる。

▌ 2. 生命倫理の原則

　倫理原則は，終末期看護における倫理的意思決定や看護実践の拠り所となるばかりでな
く，医療の場における倫理的問題を検討（臨床倫理の事例検討）する際の共通の判断基準と
なる。その代表的なものに，生命倫理の4原則がある（表4-2）。

　自律の尊重，善行，無危害，正義（公平）の原則であり，これらはアメリカの倫理学者
であるトム・ビーチャム（Beauchamp, T.L.）とジェームス・チルドレス（Childress, J.F.）によっ
て1979年に提唱された。

　個々の原則について終末期看護の場面と照らし合わせながら解説する。

＊ **看護職の倫理綱領**：日本看護協会が1988（昭和63）年に「看護師の倫理規定」を示して以来，医療の高度化や国
　民の医療に対する権利意識の高まりなどに伴い，看護専門職は多くの複雑かつ困難な倫理的課題に直面するよう
　になった。そのため2003（平成15）年に改訂され「看護者の倫理綱領」として公表された。また，看護を取り
　巻く環境や社会情勢の変化を受けて2021（令和3）年に「看護職の倫理綱領」として公表された。本綱領は看護
　者が適切な倫理的判断を行う拠り所とし，日常のケアに反映するべきものである。国際看護師協会（ICN）による
　「ICN看護師の倫理綱領」（2012年改訂）も併せて参照されたい。

表4-1 日本看護協会の「看護職の倫理綱領」（2021年）

<table>
<tr><td rowspan="1">前文</td><td>
人々は，人間としての尊厳を保持し，健康で幸福であることを願っている。看護は，このような人間の普遍的なニーズに応え，人々の生涯にわたり健康な生活の実現に貢献することを使命としている。

看護は，あらゆる年代の個人，家族，集団，地域社会を対象としている。さらに，健康の保持増進，疾病の予防，健康の回復，苦痛の緩和を行い，生涯を通して最期まで，その人らしく人生を全うできるようその人のもつ力に働きかけながら支援することを目的としている。

看護職は，免許によって看護を実践する権限を与えられた者である。看護の実践にあたっては，人々の生きる権利，尊厳を保持される権利，敬意のこもった看護を受ける権利，平等な看護を受ける権利などの人権を尊重することが求められる。同時に，専門職としての誇りと自覚をもって看護を実践する。

日本看護協会の「看護職の倫理綱領」は，あらゆる場で実践を行う看護職を対象とした行動指針であり，自己の実践を振り返る際の基盤を提供するものである。また，看護の実践について専門職として引き受ける責任の範囲を，社会に対して明示するものである。
</td></tr>
<tr><td>本文（一部抜粋）</td><td>
1. 看護職は，人間の生命，人間としての尊厳及び権利を尊重する。
2. 看護職は，対象となる人々に平等に看護を提供する。
3. 看護職は，対象となる人々との間に信頼関係を築き，その信頼関係に基づいて看護を提供する。
4. 看護職は，人々の権利を尊重し，人々が自らの意向や価値観にそった選択ができるよう支援する。
5. 看護職は，対象となる人々の秘密を保持し，取得した個人情報は適正に取り扱う。
6. 看護職は，対象となる人々に不利益や危害が生じているときは，人々を保護し安全を確保する。
7. 看護職は，自己の責任と能力を的確に把握し，実施した看護について個人としての責任をもつ。
8. 看護職は，常に，個人の責任として継続学習による能力の開発・維持・向上に努める。
9. 看護職は，多職種で協働し，よりよい保健・医療・福祉を実現する。
10. 看護職は，より質の高い看護を行うために，自らの職務に関する行動基準を設定し，それに基づき行動する。
11. 看護職は，研究や実践を通して，専門的知識・技術の創造と開発に努め，看護学の発展に寄与する。
12. 看護職は，より質の高い看護を行うため，看護職自身のウェルビーイングの向上に努める。
13. 看護職は，常に品位を保持し，看護職に対する社会の人々の信頼を高めるよう努める。
14. 看護職は，人々の生命と健康をまもるため，さまざまな問題について，社会正義の考え方をもって社会と責任を共有する。
15. 看護職は，専門職組織に所属し，看護の質を高めるための活動に参画し，よりよい社会づくりに貢献する。
16. 看護職は，様々な災害支援の担い手と協働し，災害によって影響を受けたすべての人々の生命，健康，生活をまもることに最善を尽くす。
</td></tr>
</table>

表4-2 生命倫理の4原則

自律の尊重 Respect for autonomy	人がその人の計画や行動を自己決定することを認めること。
善行 Beneficence	よいことを行う義務。他者にとって利益が得られるように支援すること（すなわち福利や尊厳を積極的に推進すること）。
無危害 Non-maleficence	害を回避する義務。患者に害が加わること（患者に身体的あるいは心理的な外傷をもたらすことや道徳的権利を意図的に妨げること）のリスクを防いだり，減らしたりすること。
正義（公平） Justice	人は公平に扱われなければならない。医療資源をニーズに従っていかに公平な（倫理的な）方法で配分するかということ。

出典／サラ・T・フライ，メガン・ジェーン・ジョンストン著，片田範子，山本あい子訳：看護実践の倫理：倫理的意思決定のためのガイド，第3版，日本看護協会出版会，2010，を参考に作成．

1 | 自律の尊重

　自律の尊重の原則は，患者が他人から強制されることなく，自分の人生や受ける医療についての決定を下す権利が尊重されることである。終末期において患者の自律を尊重することとは，患者が人生の最終段階に望む医療やケアを自分で決定できるように，重要な情報の提供，疑問へのていねいな説明などの援助を行い，患者の決定を尊重し従うことを，

医療専門職や患者の家族などに対して求めることである。

インフォームドコンセントの基本となる考えかたでもある。

2 ｜ 善行

善行の原則は，医療専門職が患者の最善の利益を探索して，その実践に反映させることを要求している。この原則に基づいた終末期看護において私たちが留意しなければならないのは，医療者や患者の関係者など，患者以外の者が考える「患者の善」を優先する行為である。現代では，それは強い**パターナリズム***として批判される。患者自身の見解を軽視することは，患者の自律を侵害することとなるため，「患者の善」に反する[3]。

終末期にある患者に，看護師がこの原則に基づいたケアを実践する際には，その患者にとっての最善の利益とは何か，患者や家族との対話のなかから，その判断基準となる価値観を見いだし，ケアに反映することが大切である。

3 ｜ 無危害

無危害の原則とは害を回避する義務である。**ヒポクラテスの誓い***でも，「患者のためになることをすべし，患者を害するなかれ」と述べられているように，善行の原則と同様に，看護や医療において倫理的実践の基礎となっている。

この原則に基づいた終末期看護の場面としては，嚥下（えんげ）機能や身体機能が低下した患者に危害が及ぶことを避けるために，誤嚥（ごえん）や転倒を予防することなどが例としてあげられる。

無危害の原則は，前述の善行の原理と関連し，補完するものとも考えられるが，看護倫理学者のフライ（Fry, S.T.）は，これらの2つの原則は異なったものであり，道徳的行為を導き出すときに識別できることが重要であると主張している[4]。

なお，ここでいう「危害」とは，身体的損傷や精神的負担のみならず，患者の人権や自律，自由，安寧を損なうこと全般を指す。

4 ｜ 正義（公平）

正義の原則は「利益と負担を公平に配分する」ということである。つまり，どのような状況のもとで，誰が，どのような医療資源を受け取るべきか？ ということについて考えることである。

日本語では，むしろ「公平」や「公正」という表現が「正義」という概念の本質をよく表しているだろう。公平な分配を行うために，公正な規則に則った看護実践が求められる

---

* **パターナリズム**：医療者が専門家の立場から，患者の意思とかかわりなく，患者の利益や幸福のために最善と思われる医療行為・ケアを行うことである。これは自律の尊重という観点からは避けるべきことであり，患者への看護においてパターナリズムを容認しなければならない場合は，慎重な検討を要する。

* **ヒポクラテスの誓い**：医師の職業倫理について紀元前4世紀頃に書き残された最も古い倫理綱領である。医師のあるべき姿として現代の医療倫理の根幹となる思想が含まれ，20世紀後半まで医師や看護師の倫理綱領は，このヒポクラテスの誓いを継承した。

が，エンド・オブ・ライフ・ケアが提供される場によっては，そのときに最大限で最善の医療資源（高価で希少な薬剤や治療，医療職の時間や労力）を，すべての人に提供できるわけではない。様々な状況のなかで，医療資源の配分にかかわる看護師を含む多種職医療チームは，患者の思いを傾聴しつつも，個々の患者に費やすことができる資源の範囲，提供できる治療の限界と有効性について総合的に判断し，患者や家族の合意を得るプロセスを重ねながらケアを進めることが求められる。

B インフォームドコンセント

1 ｜ インフォームドコンセントとは

　生命倫理の「自律の尊重」の原則を基本とした概念に，**インフォームドコンセント**がある。インフォームドコンセントは，1990（平成2）年に日本医師会の「「説明と同意」についての報告」によって，わが国に導入された。

　当時は，インフォームドコンセントが「説明と同意」と直訳されたことから，本来の意味を誤って解釈した医療者は，病状や治療に関する情報を一方的に伝え，患者は医療者との十分な話し合いなしに同意していた経緯がある。

　周知のとおり，インフォームドコンセントが本来目指すものは，医療者と患者の対話を通して，互いの尊重と理解に基づき，患者に最適な治療を検討するプロセスである。

2 ｜ インフォームドコンセントにおける看護師の役割

　今日の医療現場では，広く一般的にインフォームドコンセントの手続きがとられるようになってきたが，そこに看護師の存在が欠けていることが多い。看護師は，より積極的に参画し，インフォームドコンセントが成立するために必要な要件が整っているかアセスメントし，必要に応じて調整することが望まれる（表4-3）。

　特に終末期にある患者や高齢者を対象とする場合，看護師は日々の看護実践における患者や家族とのかかわりから，患者の価値観を少なからず把握しているだろう。患者の生命を守りつつも，毎日の生活を支えるという看護の立場からの，患者の意思が尊重され，満足のいく終末期を過ごせる意思決定支援のかかわりは非常に重要である。

表4-3 インフォームドコンセントの成立要件

❶患者の意思決定能力の存在：情報を理解し，判断する能力を備えていること
❷決定の自発性：脅迫または不当な誘導なしに患者の自由意思により決定されること
❸医療者による情報開示：適切な内容と量の情報が提供され，治療・ケアプランについて推奨すること
❹患者の理解：提供された情報を正しく理解していること
❺患者による決定事項の表明：意思決定が表明されること

出典／伏木信次，他編：生命倫理と医療倫理，第4版，金芳堂，2020，p.25-29. をもとに作成.

C 患者の自律

　患者の自律にかかわる課題は，患者本人の意向が家族や医療者など周囲にいる人に理解され尊重されるという本来のありかたが行われない事象に関連している。

　医療者が患者の自律を尊重することは，倫理原則の一つである「自律の尊重」*を実践することになる。患者の意向が尊重されない例としては，次のような場面が考えられる。

> 患者は治癒のための治療を中止し，自宅で最期を過ごすことを望んでいるが，家族は病院での治療の継続を望んでいる。

　ここでは患者の意向と家族の意向が相反している（互いに反対の立場にある）。患者・家族には，どのように治療の選択を行ってもらうのがよいのだろうか。このような場合は，インフォームドコンセントのプロセスが適切に展開されることが大切になる。

　医療チーム（医師，看護師，医療ソーシャルワーカーなど）は，疾患の現状や医療行為のエビデンスなどに基づく最善と考えられる判断に基づいて，患者・家族に生物学的な説明を行う。一方，患者・家族は，今後の人生計画（仕事や趣味などを含めた個人的な予定）やこれまで培ってきた価値観（物事を選択する際に大切にしてきた考えやその理由），提案された治療に対する患者・家族の思いや選択の理由などの物語的な説明を医療チームに行う。

　医療者は，患者・家族からの個別的な説明（人生計画・価値観・選好の理由）を理解したうえで，患者・家族と医療・ケアチームそれぞれの最善と考えられる説明（治療・ケアの最善についての一般的判断）を基に，より個別化した判断を提示し，互いに意見を交わしながら，適切な理解に伴う意向をつくり出し，合意に至るプロセスがインフォームドコンセントである（図4-2）。

　この例であれば，患者の説明を医療チームと家族が共に聞き，患者の思いや意向の背景にあるものを，それぞれが共通理解したうえで，患者にとって何が最善の選択となるかを，共に考えることが必要である。

　また，患者の意思が確認できない（病気に伴い意識レベルや認知力の低下が生じ，十分な意思決定能力がない）場合も，次の手順で，患者の自律が尊重されるように医療者は対応する。

> ❶ 患者による事前（意思決定能力のある時期）の意思表示の有無を，家族に確認する。
> ❷ 事前の意思が確認できない場合は，家族と医療チームで話し合い，患者本人にとって最善となる意思決定を支援する。
> ❸ 家族がいない場合あるいは家族が判断を医療チームにゆだねる場合は，患者本人にとって最善となる意思決定を医療チームがとることを基本とする。

　患者の意思が確認できない場合に留意すべき点は，決定の際に「患者にとっての最善」

＊ **自律の尊重**：「他人からの強制なしに自分の人生や身体についての決定を下す権利を尊重する」[5]ことで，インフォームドコンセントの基本となる原則である。

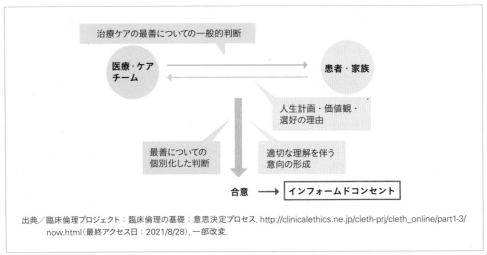

図4-2 意思決定のプロセス（情報共有−合意モデル）

を大切にすることであり，「このような状況において，もし患者さんだったら，どのように考え，何を選択されると思うか？」という問いかけである。

そのうえで医療者と家族とが共に考えていくことであり，決して医療者の独善（ひとりよがり）で決定してはならない。

D 延命治療にかかわる課題

延命治療とは回復の見込みがなく治療を施さなければ死が近い患者に対し，人工呼吸器や人工心肺の装着，水分や栄養の補給を行い，生命維持のためだけに行う治療のことをいう。現在の医療は救命処置に重点が置かれ，患者の生命の延長が目標になりがちである。また，救命処置の技術も進歩し，容易に処置が実施でき，結果として延命が可能となっている。

たとえば医学的に治療効果が期待できないにもかかわらず，家族の希望で積極的治療が続けられている場合は，患者にとっての最善である「尊厳が保たれる適切な治療の選択」が行われていないと考えられる。

こうした場合の倫理的な課題として「無益な医療」「治療の差し控え・中止」がある。

1 無益な医療

無益な医療とは，予期した結果が得られない治療のことである。選択した治療の結果で生じる予後や利益・不利益について，家族や医療者間で意見の衝突があったり，話し合いが不十分で誤解が生じている場合が多い。

患者にとっての利益・不利益について，患者の病状や患者の意思（決定能力）の有無などを踏まえて，関係者で十分に話し合う必要がある。たとえば悪性腫瘍の治療において，

利益としては腫瘍の縮小，症状の緩和，余命の延長があり，不利益としては治療薬の有害反応（それに伴う患者の苦痛），経済的な負担，治療（通院など）に伴う本人や周囲の人の負担など，それぞれの側面があることを関係者間で共有し，患者の価値観を踏まえて，利益・不利益の割合がどの程度であるか，そのバランスを見定めることが大切になる。

2 治療の差し控え・中止

治療の差し控え（withholding）は，治療を「開始しないこと」である。**治療の中止**（withdrawing）は「やめること」であり，多くの場合は「次の治療を差し控える」ことである。個別の状況におけるいくつかの選択肢のうち，どれが患者にとって好ましいかについて検討することが大切になる。

積極的治療を行っている際の対応としては，次の4つが考えられる。①現在の治療を維持する（新たな治療は差し控える），②現在の治療を減量する（すべて減量する，または一部を減量あるいは終了する），③現在の治療を終了する（すべてを終了する），④上記のいずれかを条件付きで選択する，などである[6]。

この場合も，患者・家族への十分な説明と合意を得て行うことが基本であり，医療チームとして，患者・家族とのコミュニケーションをとおして信頼関係を維持しながら，わかりやすい情報提供を行っていく。また，時には患者・家族の心理的苦痛（動揺）に応じた治療・ケア（心のケア）も併せて行うことが大切になる。

E 尊厳死・安楽死にかかわる課題

1 尊厳死

「尊厳ある死」（death with dignity：本来の意味での「尊厳死」）とは，人間としての尊厳を保って死に至ること。つまり，単に「生きた物」としてではなく，「人間として」遇されて，「人間として」死に至ること，ないしそのようにして達成された死を指す。

尊厳死は，いずれの人においても望ましいことであり，人間らしく人生を終えるという最も基本的な状況であるともいえる。死ぬまでその人らしく尊厳をもって生きることを支援することは，看護師の役割でもある。

2 安楽死

苦しい生ないし人として尊厳が守れない生から患者を解放するという目的のもとに，意図的に達成された死，ないしその目的を達成するために意図的に行われる「死なせる」行為である[7]。海外では合法化された**安楽死**＊もあるが，日本をはじめ多くの国において安楽死は合法ではない。

看護師は，患者から死を早める要求があったと判断した場合，患者のニーズを把握する

とともに患者を支持する態度で対応し，倫理的かつ法的に適切なケアを提供する必要がある。そのためには，積極的な症状コントロールをはじめとする実践的かつ新しい知識を常にもち，関係する多職種（医療チームメンバー）と協働（多職種カンファレンスを開催するなど）しながら，患者にとっての最善の方法を共に考えていくことが必要となる。

3 | 脳死

脳死とは，呼吸・循環機能の調節や意識の伝達など，生きていくために必要な働きを司る脳幹を含む脳全体の機能が失われた状態を指す。事故や脳卒中などの疾患が原因で脳幹が機能しなくなると，脳の機能が回復する可能性がなくなり元に戻らない。この場合，薬剤や人工呼吸器などによって，しばらくは心臓を動かし続けることはできるが，やがて心臓も停止してしまう（多くは数日以内，まれに長期間にわたる報告例もある）。

欧米をはじめとする世界のほとんどの国では「脳死は人の死」とされ，大脳，小脳，脳幹のすべての機能が失われた状態を「脳死」としている。イギリスのように脳幹のみの機能の喪失を「脳死」としている国もある[9]。

一方，**植物状態**は，大脳の機能が一部あるいは全部失われた状態を指す。脳死と異なり脳幹の機能は残っているため，自ら呼吸できる場合が多く，回復する可能性もある[10]。

また，脳死は臓器移植との兼ね合いで議論される側面もある。脳死後に臓器提供をする場合は，法に定められた厳格な脳死判定（第1編第1章-I-A「生物学的な死」参照）を行う。

脳死に関する定義や理解は多様であり，医療においては「脳死は人の死か」という課題に直面する。看護師は，生物学的な死，法律上の死，文化的な死，社会的な死を見定めて対象者とその家族へのケアにあたることが望まれる。

F 鎮静にかかわる課題

苦痛緩和のための鎮静*とは「治療抵抗性の苦痛を緩和することを目的として，鎮静薬を投与すること」である[11]。がん患者の一部では，緩和ケアを積極的に行っても，なお緩和できない苦痛を体験することがある。このような苦痛を「治療抵抗性の苦痛」とよぶ。治療抵抗性の苦痛の頻度として多い症状は，せん妄，呼吸困難であるが，痛みや精神的苦痛も含まれることがある[12]。

また，鎮静は鎮痛薬の投与方法によって**表4-4**にあるように間欠的鎮静と持続的鎮静とに大別され，さらに後者を調節型鎮静と持続的深い鎮静に区別する。鎮静時の意識レベル（鎮静レベル）を表現する際にはRichmond Agitation-Sedation Scale（RASS）の定義（表4-5）

＊ **合法化された安楽死**：オランダでは2001年に刑法が改正され合法化され，年間死亡者の3％（約3700人）が安楽死を選択している。ベルギーでも2002年5月，安楽死合法化法案が可決した。アメリカ・オレゴン州でも安楽死が認められている[8]。
＊ **鎮静**：世界の主要なガイドライン（ESMO，NCCN，EAPC，NHPCOなど）で共通して，「おおむね，苦痛緩和を得るために，薬剤（鎮静薬）を使用して患者の意識を低下させるか完全に意識をなくすこと」を鎮静と定義している[15]。

第1編

終末期の理解

1 終末期の理解

2 患者・家族の理解

3 終末期医療と看護の理解

4 終末期医療の抱える課題

表4-4 鎮静の分類の定義

間欠的鎮静		鎮静薬によって、一定期間（通常は数時間）意識の低下をもたらしたあとに、鎮静薬を中止して、意識の低下しない時間を確保しようとする鎮静
持続的鎮静	苦痛に応じて少量から調節する鎮静（調節型鎮静）	苦痛の強さに応じて苦痛が緩和されるように鎮静薬を少量から調節して投与すること
	深い鎮静に導入して維持する鎮静（持続的深い鎮静）	中止する時期をあらかじめ定めずに、深い鎮静状態とするように鎮静薬を調節して投与すること。

出典／日本緩和医療学会ガイドライン統括委員会編：がん患者の治療抵抗性の苦痛と鎮静に関する基本的な考え方の手引き，2018年版，金原出版，2018，p.10.

表4-5 緩和ケア用 Richmond Agitation-Sedation Scale（RASS）日本語版

スコア	用語	説明	
＋4	好戦的	明らかに好戦的，暴力的で，スタッフに危険が迫っている	
＋3	非常に興奮している	チューブやカテーテルを引っ張ったり抜く；攻撃的	
＋2	興奮している	頻繁に目的のない動きがある	
＋1	落ち着きがない	不安そうだが，動きは攻撃的でも活発でもない	
0	意識清明で落ち着いている	完全に意識清明ではない患者で，頻繁に動き，攻撃的でない	
−1	傾眠	完全に意識清明ではないが，呼びかけに覚醒状態（開眼・アイコンタクト）が続く（≧ 10 秒）	呼びかけ刺激
−2	浅い鎮静	呼びかけに短時間覚醒し，アイコンタクトがある（< 10 秒）	
−3	中等度鎮静	呼びかけに動きか開眼で反応するが，アイコンタクトはない	
−4	深い鎮静	呼びかけに反応はないが，身体刺激に動きか開眼がある	身体刺激
−5	覚醒不可能	呼びかけにも身体刺激にも反応がない	

RASS 評価手順

1．患者を観察する
　・意識清明，落ち着きがない，または興奮がある　　　　　　　　　　　Score 0 ～＋4

2．意識清明でない場合，患者の名前を呼び，目をあけてこちらを見るように言う
　・覚醒し，開眼・アイコンタクトが持続する　　　　　　　　　　　　　Score −1
　・開眼・アイコンタクトがあるが，持続しない　　　　　　　　　　　　Score −2
　・呼びかけになんらかの動きがあるが，アイコンタクトはない　　　　　Score −3

3．呼びかけ刺激に反応がないとき，肩をゆすることで身体的に刺激する
　・身体刺激に何らかの動きがある　　　　　　　　　　　　　　　　　　Score −4
　・どの刺激にも反応しない　　　　　　　　　　　　　　　　　　　　　Score −5

出典／今井堅吾，他：緩和ケア用 Richmond Agitation-Sedation Scale（RASS）日本語版の作成と言語的妥当性の検討，Palliative care research，11（4）：333，2016.

を用いる[13), 14)]。

　倫理的視点から，鎮静の益（好ましい効果：benefits）と害（好ましくない効果：harms）について考える必要がある。鎮静がもたらす益は，苦痛緩和であり，害は意識の低下によりコミュニケーションをはじめとする通常の人間的な生活ができなくなることなどである。

　鎮静を行う場合，この益と害が同時に生じるため，患者ごとに，①相応性，②医療者の意図，③患者・家族の意思，④チームによる判断，の4条件（表4-6）について検討し，倫

表4-6 持続的な鎮静薬の投与を行う要件

A. 相応性	苦痛緩和を目指すいろいろな選択肢の中で，鎮静が相対的に最善と判断される。すなわち，苦痛の強さ，治療抵抗性の確実さ，予測される患者の生命予後，効果と安全性の見込みから考えて，持続的な鎮静薬の投与は妥当な方法である。
B. 医療者の意図	1）医療チームが鎮静を行う意図が苦痛緩和であることを理解している。 2）鎮静を行う意図（苦痛緩和）からみて適切な薬剤，投与量，投与方法が選択されている。
C. 患者・家族の意思	1）患者 ①意思決定能力がある場合：必要な情報を提供されたうえでの苦痛緩和に必要な鎮静を希望する意思決定表示がある。 ②意思決定能力がないとみなされた場合：患者の価値観や以前の意思表示に照らして，患者が苦痛緩和に必要な鎮静を希望することが推測できる。 2）家族がいる場合には家族の同意があることが望ましい。
D. チームによる判断	1）医療チームの合意がある。多職種が同席するカンファレンスを行うことが望ましい。 2）意思決定能力，苦痛の治療抵抗性，および予測される患者の生命予後について判断が困難な場合には，適切な専門家（緩和医療医，精神科医，心療内科医，麻酔科医［ペインクリニック医］，腫瘍医，専門看護師など）にコンサルテーションすることが望ましい。

出典／日本緩和医療学会ガイドライン統括委員会編：がん患者の治療抵抗性の苦痛と鎮静に関する基本的な考え方の手引き2018年版，金原出版，2018，p.64.

理的に妥当な選択であることを確認する必要がある。そして，鎮静を実施する場合には，診療録に記載すべき内容（①目的，②治療のプロセス，③説明と同意）を記載しておく。

臨床場面で起こり得るのは，次のような場面である。

> 例）患者がつらくてもう耐えられないと訴えたので，医療チームは持続的な鎮静を勧めたが，家族が患者と会話したいと希望している。

このような場面で，患者の状態から鎮静が必要と考えられる場合，医療者は表4-6にある4条件を満たしていることを確認する。そして，鎮静が行われている際には，常に定期的な再評価を行い，倫理的妥当性が確保できているか，確認することが大切となる。

看護職は苦痛緩和のための鎮静における評価・意思確認・治療・ケアのフローチャート（図4-3）を活用し，多職種チームカンファレンスの場で，患者の意向や患者のQOLについて患者の代弁者となるよう発言していくことが求められる。

G 代理意思決定支援

本人に意思決定能力がないと判断された場合，判断能力のない人に代わって決定を行う権限をもつ人を代諾者（surrogate）または代理人（proxy）とよぶ[16]。また，**代理意思決定**とは「健康管理に関する判断を自分自身で行うことができない人のために意思決定を行うこと」[17]を意味する。

治療方針，治療内容などの決定は，本人の意向に基づき，本人の希望する医療・ケアを前提に選択することが原則である。しかし，病状が進行した終末期など，本人の判断能力

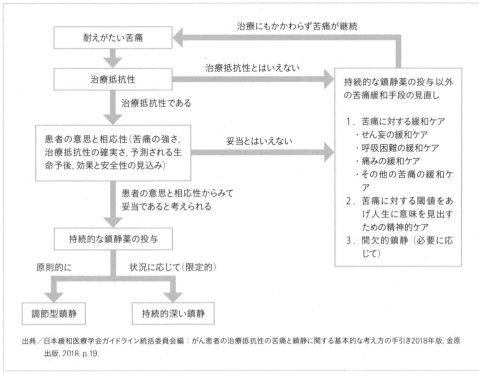

出典／日本緩和医療学会ガイドライン統括委員会編：がん患者の治療抵抗性の苦痛と鎮静に関する基本的な考え方の手引き2018年版，金原出版，2018，p.19．

図4-3　治療抵抗性の耐え難い苦痛が疑われた場合の対応についての，基本的な考え方のフローチャート

の低下に伴い治療の選択ができない場合もある。このような場合，本人に代わって，代諾者または代理人などが，推定される本人の意向を尊重して，本人にとっての最善の方針を決める意思決定過程を踏むことになる。

　この代諾者または代理人は，本人が事前に指定を行っていれば，その人が代諾者または代理人となるが，本人が事前に指定を行うことなく，判断能力の低下が生じた場合，現状では患者の家族が代諾者として対応することになる。その理由は，①家族が代諾者となることを多数の人が望んでいる，②家族は患者の望みや価値を知っていると考えられる，③家族は患者に深い関心をもっており，患者の最善の利益になるように行為することが期待される，④治療上の決定の結果は，家族に大きな影響を及ぼすなど[18]があげられている。

　一方で，①患者の家族がいない，あるいは患者の家族に同意能力がない場合，②家族の間に考えかたの対立があって治療方針が決まらない場合，③患者の最善の利益にならないと思われる治療方針が選ばれる場合[19]の課題もある。

　このような代理意思決定においては，本人の価値観や以前に本人が表明していた意向に合わせて医療チームが，現在の状態で本人なら何を希望するかについて，本人の価値観を知り得る人と共に検討することが必要となる。この，家族らと共に検討することを含めた対応が，代理意思決定支援である。

　この代理意思決定支援においては，次の2点を明確にすることが大切である。すなわち，①代諾者または代理人となる家族らに期待される役割は，患者の意思を推測することであ

り，家族らがすべての意思決定の責任を負うわけではないこと，②治療の意思決定については，医療チームも責任を共有すること，である。

そのためには，家族らへの十分な情報提供が行えるよう配慮しつつ，本人のつらい状況を聴きたくない（考えたくない）といった家族らの心理的な抵抗感にも留意しながら，情報の伝えかたにも配慮した支援が大切となる。

II 医療従事者のグリーフケア

終末期看護の現場にいる医療従事者（スタッフ）は，日々の業務のなかで日常的に数多くの患者の看取りの過程に向かい合い，死別を含む**喪失悲嘆**（グリーフ），そして**予期悲嘆**[*]を経験している。度重なる「死」や「喪失」体験がきちんと整理されないまま積み重なってゆくと，その悲嘆のつらさや疲弊感が，「感じないようにする」「考えないようにする」あるいは「（感じたり考えたりせずにすむように）距離をおく」といった防御手段をとらなければならないほどに，スタッフを追い込むことがある。そして，自分の心が影響を受けないように「患者や家族と距離をおく」という行為自体が，スタッフにとって「思うような臨床実践ができない自分を責める」という悪循環に陥らせることもあり，またそのようなモチベーションの低下がケアの質の低下を招くかもしれない。

スタッフを守るうえでも，患者・家族のケアの質を守るうえでも，スタッフのグリーフケアは非常に大切である。ここでは，こうしたスタッフ側の喪失悲嘆とセルフケアの重要性について取り上げたい。

1. 医療従事者の経験する喪失悲嘆（グリーフ）

終末期看護の現場は「いのち」が相手であるからこそ，明確な答えがない，また一生懸命のがんばりが，必ずしも結果を伴わないという難しさがある。自分とは異なる様々な価値観に触れ，その個別性に改めて気づかされるなど，死にゆく患者とその家族のケアを通じて，スタッフは多くを学び，専門職として，そして人として成長していく。

貴重な経験を積んでいく臨床現場は，同時に喪失悲嘆をはじめ様々なストレスにさらされる場でもある。死にゆく患者とその家族をケアするスタッフが経験するストレスを表4-7にまとめた。

ケアを通じて患者・家族と関係性を育むため，その患者が終末期を迎え，そして死を迎えるときに，スタッフの心の内に様々な気持ちが生じるのは，ごく自然なことである。時には家族と同様に「大切な人を失う」ことへの喪失感を抱くこともあるだろう。

「苦悩と喪失にどっぷり浸かっているのに，何の影響も受けないはずと思うことは，水

---

* **予期悲嘆**：実際の喪失以前に，その喪失を予期して生じる反応。

表4-7　死にゆく患者とその家族をケアする医療従事者が経験するストレス

ストレス	内容
患者の看取りのプロセスに伴う喪失悲嘆	• 濃い関係が育まれた患者・家族との別れの悲しみ • 心残りや不全感の振り返りに痛みを伴う経験 • 看取りの数そのもの（日々何らかの「予期悲嘆」「喪失悲嘆」「死別」にさらされる）
自己肯定感や自信の喪失	• 症状緩和の難しさや患者の精神的苦悩に対する対応の困難感に自分の力（経験，スキル，知識，人としての器）の不足を痛感し，無力感や不全感にさらされる • 患者や家族からの批判，非難，暴言などによる傷つき
代位的なトラウマ（vicarious trauma）[20]	• 代位的な悲嘆（vicarious grief）：死にゆく過程に患者・家族が表出する様々な苦悩に触れることにより「代位的に」経験する苦しみや悲嘆
自分自身や自分の家族の「死」「いのち」に向かい合う	• 死に対する不安や恐怖の惹起（心身の苦痛，孤独，「未来が絶たれる」恐怖など） • 大切な人と別れなければならないつらさ • 何のために生きるのか，死後の世界，たましいの存在

流を渡りきっても濡れないはずと期待するくらい非現実なこと」[21] というように，スタッフが自らの経験する喪失悲嘆に目を向け，その影響を認識し，セルフケアをすることは，悲嘆の理解を深め，喪の作業（**グリーフワーク**）のプロセスと，それがもたらす変化を理解するうえでも大切である。その作業は患者・家族のケアに確かに生かされていくであろう。

2. 喪失悲嘆に対するケア（グリーフケア）

　医療従事者の喪失悲嘆（グリーフ）は多層にわたり，静かに積み重なっていくようなところがある。そのため，意識的な喪失悲嘆へのケア（**グリーフケア**）が重要である。忙しい臨床現場だからこそ，患者の死が自分の内にどのような影響を及ぼしているか，自分の内に何が起きているのか，などを改めて考えたり振り返ったりする機会を意識的に用意していきたい。

　喪失悲嘆の反応は，あらゆる側面に表れる（表4-8）。その人の性格傾向や人生経験，過去の喪失体験の歴史，故人との死別の状況，その故人との関係性など，一人ひとりの抱える背景は様々であり，またその悲嘆の表現のありかたにも，喪の作業（グリーフワーク）のペースや経過にも，一人ひとり「その人らしさ」が現れる。

　医療従事者自身の「未消化の喪失悲嘆体験」が，気づかぬうちに患者・家族への対応や距離のとりかたに影響を及ぼしているということがある。適切なケアの提供のために，スタッフ自身が自らの喪失悲嘆の歴史を自覚し，時機に応じた喪の作業（グリーフワーク）を行うことが大切である。表4-9に医療従事者が取り組むことができる具体的なセルフケア

表4-8　悲嘆反応

身体面	食欲不振，睡眠障害，節々の痛みなど
精神／心理面	悲しみ，思慕，気持ちの落ち込み，不安，いらいら，怒り，自責の念など
認知面	誤認，錯覚，集中力の低下，物忘れなど
行動面	引きこもり，孤立，（失ったものを）探し求めるなど

出典／Worden, J. W.：Grief counseling and grief therapy；a handbook for the mental health practitioner, 2nd ed., Springer, 1991, p.22-30.

表4-9 医療従事者の喪失悲嘆に対するセルフケア

セルフケア	内容
自身の喪失体験の自覚	死別に限らず，もの・ひと・ことの「自分の喪失の歴史」を振り返る（どのような体験だったか，助けになったことや人，助けにならなかったことや人，現在への影響など）。
自身の悲嘆反応の自覚	●身体面，精神心理面，認知面，行動面を振り返る。 ●どのような悲嘆反応のサインがあるかに気づく。 ●自分の喪失悲嘆の表現スタイルを知る。
自分なりのグリーフケアの探索	●気持ちを誰かに話す，気持ちや思いを書く，自分の状態を論理的に理解する，心身が休まることを見つけるなど「自分なりの対処法」を探索する。 ●身体への働きかけ（呼吸法など）や行動への働きかけ（趣味など）など，心地よさや安らぎを羅針盤にする。
チーム内での相互サポート・デスカンファレンス	●看取りの翌日などに簡単な振り返りをする。 ●互いに声をかけ合い，気がかりなどを話しやすい雰囲気を育む。

の方法をまとめた。

▌ 3. デスカンファレンスを通じた相互サポートと学び

　患者が亡くなった後，改めて全体を振り返り，何がよかったか，より良くするために何ができたかを検討するのが**デスカンファレンス**である。ある程度，時間が経ってから開くこのカンファレンスで，スタッフそれぞれが描く「患者・家族像」「ケアの展開」を分かち合うことで，改めて見えてくることや気づくことがある。

　しこりとなっている気がかりを話し合うなかで，互いに気持ちや思いを表現できる「安全な場」が，学びにも相互の信頼感にも寄与するということを経験でき，それがスタッフのグリーフケアにもつながる。難しかった事例ほど，後にきちんと振り返り，そこに生まれるスタッフ間の相互の学びやサポートが育まれる時間を大切にしたい。複数の視点をとおして理解を深め，互いに支えられるという経験が，チームの絆を育んでいく。

　こうした定期的なカンファレンスの開催以外にも，日々スタッフ一人ひとりが自分や仲間の心身の状態に心を配れたり，オープンに話ができる信頼関係をチーム内につくれるなどの体制づくりを意識したい。

文献
1) Turina,I.S., et al.：Current perspectives of Potter's global bioethics as a bridge between clinical（personalized）and public health ethics, Acta clinica Croatica, 54（4）：509-515, 2015.
2) 日本看護協会：看護職の倫理綱領，2014.
3) 伏木信次，他編：生命倫理と医療倫理，第4版，金芳堂，2020.
4) サラ・T・フライ，他著，片田範子，山本あい子訳：看護実践の倫理；倫理的意思決定のためのガイド，第3版，日本看護協会出版会，2010.
5) Pence, G.E.：Classic cases in medical ethics；accounts of cases that have shaped medical ethics, with philosophical, legal, and historical backgrounds, McGraw-Hill, 2000.
6) 日本集中治療医学会，日本救急医学会，日本循環器学会：救急・集中治療における終末期医療に関するガイドライン；3学会からの提言，2014.
7) 清水哲朗：尊厳ある死・安楽死の概念と区分. http://www.l.u-tokyo.ac.jp/~shimizu/cleth-dls/euthanasia/euth-def.html（最終アクセス日：2021/11/14）
8) 赤林朗，大林雅之編：ケースブック医療倫理，医学書院，2002，p.13.
9) 日本臓器移植ネットワーク：脳死と臓器移植. http://www.jotnw.or.jp/studying/4-2.html（最終アクセス日：2017/10/8）
10) 児玉聡：脳死と臓器移植，入門・医療倫理Ⅰ，赤林朗編，勁草書房，2005，p.273.

11) 日本緩和医療学会ガイドライン統括委員会編：がん患者の治療抵抗性の苦痛と鎮静に関する基本的な考え方の手引き 2018 年版，金原出版，2018，p.9.

12) 前掲書 11），p.2.

13) 前掲書 11），p.10.

14) 前掲書 11），p.84.

15) 前掲書 11），p.92.

16) Jonsen, A.R., 他著，赤林朗，蔵田伸雄，児玉聡監訳：臨床倫理学；臨床医学における倫理的決定のための実践的なアプローチ，第 5 版，新興医学出版社，2006，p.103.

17) 倉岡有美子：ご本人に代わって意思決定を行う方のための小冊子；高齢者が栄養チューブをつけて長期的に使うこと，第 2 版，2013，p.2.　http://irouishikettei.jp/dl/gideline01.pdf（最終アクセス日：2021/4/14）

18) 水野俊誠：インフォームド・コンセント 2〈赤林朗編：入門・医療倫理 I〉，頸草書房，2017，p.174.

19) 前掲書 18），p.164.

20) レイチェル・ナオミ・リーメン著，藤本和子訳：失われた物語を求めて；キッチン・テーブルの知恵，中央公論新社，2000.

21) Walsh, K.：Grief and Loss；theories and skills for helping professionals, Pearson, 2006, p.23.

参考文献

・サラ・T.・フライ，他著，片田範子，山本あい子訳：看護実践の倫理；倫理的意思決定のためのガイド，第 3 版，日本看護協会出版会，2010.

第 1 章

終末期における患者・家族とのコミュニケーション

この章では

● 終末期患者とのコミュニケーションのありかたを理解する。
● 終末期患者の希望を支える基本的な考えかたを理解する。

I 患者・家族とのコミュニケーション

A 悪い知らせを伝える際のコミュニケーション

1. 悪い知らせとは

1 情報としての「悪い知らせ」

悪い知らせとは「患者の将来への見通しを根底から否定的に変えてしまう知らせ」と定義されている[1]。がん医療においては，難治がんの診断や再発，抗がん治療の中止といった知らせが含まれる[2]。

先行研究において，悪い予後を伝えられたときや予後に関する情報が多く提供されたときに，その後の患者の情報の想起（診断，予後，治療などについて医師から説明された内容の思い出し）が有意に悪くなること[3]，悪い知らせについて話し合うとき，医師は楽観的情報を強調しがちであり，患者も楽観的に話をとらえようとすることが報告されている[4]。

これらから，悪い知らせを伝える面談では，情報が正しく伝わらず，患者と医師の認識の乖離（かいり）が生まれやすいと考えられる。そのため，患者の負担を可能な限り減らしつつも，正確に情報を伝えるコミュニケーションが必須となる。

2 「悪い知らせ」を伝えるコミュニケーション

「患者－医師」間のコミュニケーションに関する先行研究では，悪い知らせを伝える際の効果的なコミュニケーション（共感など基本的カウンセリング技術を使用していること，情報提供や患者からの質問への回答のために十分な時間をとること）は患者の面接に対する高い満足感や心理的ストレスの軽減に関係することが報告されている[5,6]。

その一方で，コミュニケーションのトレーニングをきちんと受けていないと感じている医療者は仕事への満足感が低く，燃えつき感や抑うつ・不安が高いことが示唆されている[7,8]。そのため，コミュニケーションは患者にとっても医療者にとっても非常に重要である。

2. 看護師が伝える悪い知らせ

終末期において，患者・家族に悪い知らせを伝えるのは医師だけではない。「最後まで自分の足で歩いてトイレに行きたい」と強く望む患者に，看護師はポータブルトイレや床上排泄，時に膀胱留置カテーテル挿入の必要性を伝えなくてはならない。食を一番の楽しみにしてきた患者に，誤嚥（ごえん）や窒息のおそれがあるため食事の制限を伝えなくてはならないこともある。

第2編

1
コミュニケーション

終末期における
日常生活の支援

全人的（包括的）
苦痛の緩和

退院支援・
地域連携

臨死期の看護

看取り

在宅における
終末期看護

事例で学ぶ
終末期看護

終末期において，それらの制約は治療のための一時的なものではなく，多くの場合，不可逆であり，患者の自立心や自尊心を傷つけ，死を強く意識させることになる。

看護師は悪い知らせを，①患者の負担を最小限に，②自立心や自尊心を奪うことのないように，③不安や恐怖を増大させることのないように，患者に伝えなくてはならない。そのためには，患者の価値観や信条，病状理解，これまでの治療への向き合いかた，家族関係など多側面から患者をアセスメントしたうえで，個々の患者に適した方法（タイミング，場所や時間，伝える人，伝える内容，伝えかたなど）を選択することが重要である。

次に紹介する SHARE のほかに，SPIKES（setting, perception, invitation, knowledge, emotion, strategy/summary），NURSE（naming, understanding, respecting, supporting, exploring）などのコミュニケーションスキルのプロトコールが参考になる。

3. 悪い知らせを伝える際のコミュニケーションの実際：SHARE

悪い知らせを伝えられる際のコミュニケーションに関する，わが国のがん患者の意向調査が実施されている。この調査からは，がん患者が望む／望まないコミュニケーションの70要素が明らかになっている（表1-1）。これらは内容の類似性から，4つのカテゴリ「Supportive environment（サポーティブな環境設定）」「How to deliver the bad news（悪い知らせの伝えかた）」「Additional information（付加的な情報）」「Reassurance and Emotional support（安心感と情緒的サポート）」にまとめられ[9), 10)]，その頭文字から **SHARE** と名づけられている。

SHARE は，がん医療において，医師が患者に悪い知らせを伝える際の効果的なコミュニケーションを実践するための態度や行動を示しているが，医師のみならず，看護師をはじめとする様々な医療者にも適用できるスキルが多いことも特徴である。また，非がん患者とのコミュニケーションでも共通する点は多いと考えられる。

SHARE の各要素について，面談の時系列に沿って解説する。

1 準備：重要な面談であることを伝える

面談時にはプライバシーが保たれた部屋や十分な時間を確保し，面談が中断しないような配慮（電話やナースコールが鳴らないように，ほかのスタッフとスケジュールの調整をしておくなど）をすることが望ましい。

あいさつ，身だしなみ，時間厳守といった基本的コミュニケーション，特に非言語的コミュニケーションに，日頃から注意を払うことが重要である。

2 STEP1：面談を開始する

重要な面談に際し，患者は緊張しているため，面談の初めからいきなり悪い知らせを伝えるのではなく，季節の話題から始めたり，聴くスキル（オープン・エンド・クエスチョン，患者の話を遮らない，患者の言葉を繰り返すなど）を使用したりして，患者の緊張を和らげ，話しやすい雰囲気づくりを心がける。そうすることで，患者から自身の気がかりを話せるよ

表1-1 悪い知らせを伝えられる際のコミュニケーションに対するわが国のがん患者の意向（80%以上が「望む」と回答したものを抜粋）

		望む	望まない
サポーティブな環境設定 Supportive environment	● 十分な時間をとる	87.0	2.3
	● 信頼する医師が伝える	84.0	2.9
	● プライバシーの保たれた場所で伝える	81.1	2.4
悪い知らせの伝えかた How to deliver the bad news	● あなたの質問にも答える	99.2	0.0
	● わかりやすく伝える	98.0	0.0
	● 正直に話す	96.6	0.8
	● 要点を明らかに伝える	95.7	1.9
	● 納得できるまで説明する	93.6	1.1
	● 実際の写真やデータを用いて伝える	92.0	2.8
	● 理解度を確認しながら伝える	91.9	3.2
	● 具体的に話す	91.1	4.2
	● 詳しく伝える	88.1	4.9
	● 説明に用いた紙を渡す	84.7	4.8
	● ていねいに伝える	83.0	3.4
付加的情報の提供 Additional information	● 今後の治療方針を伝える	97.3	0.6
	● 病気の状態を説明する	97.3	0.6
	● 最新の治療についても伝える	95.8	1.2
	● 症状について説明する	95.5	1.3
	● 病気の進行度を説明する	95.4	1.7
	● 医師の勧める治療法を伝える	95.1	1.1
	● 利用できる治療法すべてを伝える	93.2	2.1
	● 治療の危険性や副作用について説明する	93.2	4.4
	● あなたが希望をもてることも伝える	92.4	0.6
	● がんが治る見込みを伝える	92.1	1.1
	● これからの日常生活や仕事についても話し合う	84.9	2.5
安心感と情緒的サポート Reassurance and Emotional support	● 最後まで責任をもって診療にあたることを伝える	96.6	0.8
	● あなたが希望を持てるように伝える	87.5	2.2
	● 優しさをもって伝える	85.8	2.9
	● 思いやりをもって伝える	83.9	3.4
	● あなたと同じように家族にも配慮する	94.1	2.7
	● 気持ちに配慮しながら伝える	81.9	7.0

出典／Fujimori,M., et al.：Preferences of cancer patients regarding the disclosure of bad news, Psycho-oncology, 16（6）：573-581, 2007, より抜粋して作成.

うにする。患者の希望に合わせて家族の同席を促し，家族に対しても患者同様の配慮をする。

　患者の理解や期待と医学的現実とのギャップが大きいほど，患者の精神的負担は増大する。そのため，この段階で患者自身の病気に関する認識（病状，生活への影響，今後のこと）を把握することが，非常に重要となる。患者の表情，しぐさ，言葉から，悪い知らせを聞く準備ができているのかを把握し，現実とのギャップの埋めかた，何をどの程度伝えるかを考える。

3 ┃ STEP2：悪い知らせを伝える

　悪い知らせを伝える段階では，「今日は大事なお話があります」など，患者が心の準備

ができるような言葉をかける。そして，悪い知らせは明確に伝える。たとえば「胃に悪い
ものができています」だけではなく，「胃がん」という言葉を一度は伝える。ただし，1
回の面談のなかで，患者にとってつらい言葉を何度も繰り返すことは避ける。

　悪い知らせを伝えられると，患者は衝撃や落ち込み，つらさから，その後の話が耳に入
らないことがある。医療者は一方的な説明にならないように，「ここまではご理解いただ
けましたか」「わかりにくいことがあれば，いつでもおっしゃってくださいね」など，患
者の理解度を確認しながら，患者のペースに合わせた説明を心がける。

　また，患者・家族から自発的に医療者に質問をすることは，医療者が考えている以上に
困難なことである。話の合間に「ご質問はありますか」「話の途中でも構わないので，い
つでも質問してくださいね」と，医療者から積極的に質問を促すことで，患者・家族の不
安や緊張の軽減につながる。

　悪い知らせが伝えられた患者は，悲しみや怒り，落ち込みなど様々な感情を経験する。
患者が自身の感情を表出できるように，「大丈夫ですか」「驚かれたことと思います」など，
患者の気持ちを思いやることも重要である。

　患者の感情表出に対して，医療者はひるんだり，無理になぐさめの言葉をかけようとし
たりすることがあるが，患者の気持ちを想像しながら，かたわらにいること，沈黙の時間
をとり患者の言葉を待つことでも，患者に共感的な姿勢は伝わる。

4 STEP3：治療を含め今後のことについて話し合う

　悪い知らせを伝えた後には，そのことが患者の生活に与える影響や今後の方針について
話し合う。話し合いの際は，今後の生活の変化（今までどおりできること，難しくなること，医
療者が手伝えることなど）を具体的に説明し，患者の価値観や信念・信条，家族の思いなど
を共有しながら，患者の意向が最大限に反映されるように調整する。

　今後のことについて話し合う際は，「できないこと」だけでなく，「今までどおりできる
こと」「工夫をすればできること」「誰かのサポートがあればできること」など，「できる
こと」の選択肢を提示し，患者自身に選択してもらうことが，患者の自律心を支えること
につながる。

5 STEP4：面談をまとめる

　最後に，話の要点をまとめ，伝えた内容への患者の理解を確認する。書いて説明した場
合には，その用紙を患者に手渡す。

　「私たちにお手伝いできることは全力でさせていただきますので，一緒にやっていきま
しょうね」など，患者の気持ちを支える言葉をかけ，医療者がこれからも患者のケアに責
任をもってあたることを約束する。

第2編

1 コミュニケーション
2 終末期における日常生活の支援
3 全人的（包括的）苦痛の緩和
4 退院支援・地域連携
5 臨死期の看護
6 在宅における看取り
7 事例で学ぶ終末期看護

B 終末期の意思決定場面におけるコミュニケーション

1. インフォームドコンセントとSDM（共有意思決定）

重要な意思決定場面において，**インフォームドコンセント**（informed consent）や**共有意思決定**（shared decision making：**SDM**）の概念が重要となる。

▶ **インフォームドコンセント**　①医療従事者側からの十分な説明と，②患者側の理解，納得，同意，選択，という2つのフェーズがあり，医療従事者が形式的な説明をすることでもなければ，患者のサインを求めるものでもない[11]。しかし，実際には「同意（書）を取る手続き」という意味で使用されることもあり，「患者が説明を理解し，納得・同意し，選択するというプロセス」という本来の理念が浸透しているとはいいがたい面もある。

▶ **SDM**　2000年頃から注目されてきた概念である。藤本は「SDMの最も重要な点は，患者と医療者の間で選択され得る治療の決定過程を共有することであり，患者と医療者それぞれの意思決定と，両者の合意形成が並行して行われるものである」と述べている[12]。

SDMが特に重要な状況として，治療結果の不確実性が高い場合，すなわち最善の治療法が確立しておらず，治療の選択肢が複数存在する場合があげられている[13]。つまり，終末期の意思決定においては「患者と医療者が治療の決定過程を共有する」というSDMの概念がより重要となる。

2. エンド・オブ・ライフ・ディスカッションを支えるコミュニケーション

エンド・オブ・ライフ・ディスカッション（end-of-life discussion）とは，終末期の治療の目標や過ごしかたに関する話し合いのことを指す。エンド・オブ・ライフ・ディスカッションを行うことで，患者の希望に沿ったケアの提供や終末期ケアの質向上，患者のQOL（生活の質）向上につながる[14]~[17]。

専門的緩和ケアサービスを受けた患者の遺族を対象としたわが国における調査では，エンド・オブ・ライフ・ディスカッションを経験した遺族は，抑うつと複雑性悲嘆*の合併が有意に少なかったことが報告されている[18]。そのためエンド・オブ・ライフ・ディスカッションは，家族のニーズを満たし，感情表出を促す機会になることも考えられる。患者と医療者が治療の決定過程を共有するSDMに基づいたエンド・オブ・ライフ・ディスカッションは，患者のみならず，残される家族にとっても重要であるといえる。

3. エンド・オブ・ライフ・ディスカッションにおける看護師の役割

看護師は，患者の病状認識，これまで歩んできた人生や人生観，価値信条，病気との向

＊ **複雑性悲嘆**：親しい人との死別による強い悲しみ（悲嘆反応）や苦痛が長期間続き，日常活動や社会生活に影響を及ぼす状態。

き合いかた，暮らしぶりや生活環境，社会資源（支えてくれる家族や友人の存在）について可能な範囲で事前に把握する。そのうえで，①終末期の治療の目標や過ごしかたについて，患者の意向と家族の意向に乖離（かいり）がないか，②患者と家族，または家族内でのパワーバランスに不均衡が生じていないか，③それらのために患者の希望が抑えられていないか，などを注意深く観察する。必要時はキーパーソンに働きかけるなど，家族内での情報共有の円滑化や意見調整のファシリテーター（支援者，促進者）としての役割も担う。

　終末期には，病状進行に伴う意識低下やせん妄による認知機能低下により，患者の判断能力低下が認められる場合もある。その際は，それまでの患者・家族との話し合いの内容から医療者が患者の推定意思を話し合い，家族と相談しながら治療や過ごしかたについて検討する。そのためにも，患者の意識が清明なときに，患者の希望（してほしい／してほしくない両側面の情報が必須）を把握しておくことが重要である。

　終末期には，家族が患者の代わりに意思決定を迫られる場面が多いが，代理意思決定者としての負担を家族だけに負わせることのないように，患者にとって最善の（患者の意識が清明であれば患者が希望するであろう）選択を考えていくプロセスを，家族と医療者が共に歩むことが重要である。

Ⅱ 患者の希望を支えるコミュニケーション

Ａ 治療中止時期のコミュニケーション

　医療者が「抗がん治療中止」を伝える際の，進行がん患者のコミュニケーションに対する意向が明らかにされている[19]。

　「抗がん治療中止」の時期において患者は「つらい症状や困っていること，気がかりなことに関する話を十分聞いてほしい（96%）」「痛みをはじめ，緩和ケアで身体症状をコントロールできることを伝えてほしい（97.1%）」「現在の病気の状態および今後出現する身体の症状について説明してほしい（95.1%）」という意向を強くもっている。

　医療者にとって，治療の中止という悪い知らせを伝えることは非常に困難であり，患者の命を救えない無力感から，患者と正面から向き合えないことがある。しかし，その姿勢は患者を傷つけ，「医療者から見放された」という印象を与える。患者は医療者に対して，①十分に話を聴くこと，②これから起こり得ることを説明すること，③つらい症状に対応すること，を望んでいる。

　また，「今までの治療経過を踏まえ，今，抗がん治療が勧められない理由を説明する（93.3%）」「「今後も引き続きあなたの相談にのっていきます」と言葉をかける（90.2%）」

など，明確な説明や継続的なかかわりを望んでいる。

　がん，非がんを問わず治癒が望めない段階でも，医療者が逃げずに患者と向き合い，①患者を支える姿勢を示すこと，②今後起こり得ることとその対応を明確に伝えることが患者の希望につながる。

Ⓑ 終末期のコミュニケーション

▌1. 終末期患者の希望：日本人にとっての「望ましい死」

　日本人が考える「**望ましい死**（"quality of death and dying" または "good death"）」とはどのようなものだろうか。調査により明らかにされたものを表 1-2 に示す。

　「望ましい死」は 18 の項目が示されており，多くの人（80％以上の人）が共通して希望することと，個人によって希望する／希望しない（重要ではない）の意向が分かれる（希望者が 80％未満）ことがある。この調査が示すように，「望ましい死」は個別性の高いものである。ある人は「できる限りの治療を受けて，苦しくてもあきらめない姿を家族に見せたい」と希望し，ある人は「苦しむ姿を家族に見せたくない。つらい抗がん治療はやめて，自然で穏やかな時間を過ごしたい」と希望する。「病気や病状のことを理解して，先々のことを自分で決めておきたい」人もいれば，「治らない病気ということはわかっているけれど，なるべく死を意識しないで過ごしたい」と希望する人もいる。

　医療者は，自身の価値観で患者にとっての「望ましい死」を判断してはならない。患者がこれまでの人生で何を大切にしてきたのか，価値観や信念・信条を把握し，患者の死が避けられない状況になったときに患者が何を希望するのかを理解することが必要となる。

　「○○さんにとって，これがとても大事，これだけはゆずれない，ということを教えていただけますか？」とたずねる一方で，「これだけは絶対に嫌だ，やってほしくないということは何ですか？」と，患者の「してほしくない」ことに関する希望をたずねることも

表1-2 日本人にとっての「望ましい死」

多くの人が共通して希望する （希望者が 80％以上）	希望する／希望しないの意向が分かれる （希望者が 80％未満）
• 身体的・精神的な苦痛が和らげられる	• できる限りの治療を受けられる
• 望んだ場所で過ごす	• 大切な人に伝えたいことが伝えられる
• 希望や楽しみがある	• 先々のことを自分で決められる
• 医師や看護師を信頼できる	• 病気や死を意識しないで過ごす
• 家族や他人の負担にならない	• 他人に弱った姿を見せない
• 家族や友人とよい関係でいる	• 生きていることに価値を感じられる
• 自立している	• 信仰に支えられる
• 落ち着いた環境で過ごす	
• 人として大切にされる	
• 人生をまっとうしたと感じる	

出典／ Miyashita,M., et al.：Good death in cancer care；a nationwide quantitative sudy, Annals of oncology, 18（6）：1090-1097, 2007, を参考に作成.

重要である。

2. 終末期患者の希望を支えるコミュニケーションの実際

医療者の視点からは実現困難と思われることを終末期の患者が希望することがある。その場合に考えられることとしては，次のものがある。

> ❶ 実現が難しいことを理解しながらも心の支えとしての「希望」を口にしている。
> ❷ 病状認識が不足しているために現実と大きく乖離（かいり）した希望をもっている。
> ❸ 病状悪化に対する否認が働いている。

看護師は，患者の希望の訴えが❶〜❸のどれに基づくものなのかを注意深くアセスメントし，状況に応じた対応をする。終末期患者が実現困難な希望を表現した場合のアセスメントと対応例を示す（図1-1）。

1 | 実現が難しいことを理解しながらも心の支えとしての「希望」を口にしている

患者は自身の病状を理解しながらも，「がんが治ればよいな」「新しい治療薬が出るかもしれない」「もう一度歩けるようになって，○○に行きたい」といった発言をすることがある。

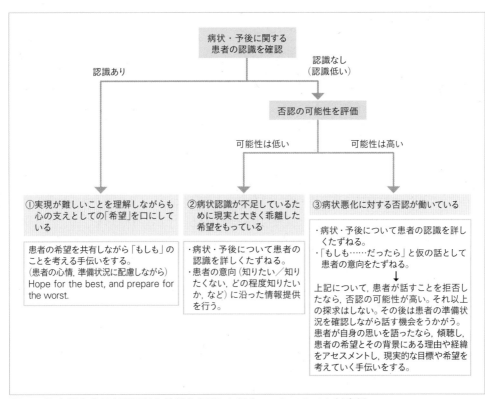

図1-1 終末期患者が実現困難な希望を表現した場合のアセスメントと対応例

その場合，「希望がかなう／かなわない」ではなく，「希望をもつ」こと自体が患者の生きる支えとなることがある。看護師は患者の希望を否定せず，支持的な姿勢で患者の話に耳を傾けたい。

終末期の患者は病状が一進一退するなかで，期待とあきらめの感情を経験する。看護師はその心の揺れに寄り添い，患者の希望を共有する。この時期には"Hope for the best, prepare for the worst"（最善を期待しながら，悪い事態に備える）という考えが適用される。患者の希望を「そうなったらよいですね」と共に願いながら，「でも，もしもこの先に病気が抑えきれなくなったとしたら……」と，病状が進行した場合の意向についても患者と共有することが重要である。

2 | 病状認識が不足しているために現実と大きく乖離した希望をもっている

悪い知らせを伝える面談では，情報が正しく伝わらず，患者と医師の認識の乖離が生まれやすい。患者が病状を現実よりも楽観的にとらえていると考えられる場合，「病気についてどのようにお考えですか」など，病状・予後についての患者の認識を詳しく把握することから始める。

治らない病気であること，予後が限られていることを理解していないと考えられる場合，患者の意向（知りたい／知りたくない，どの程度知りたいか，など）を慎重に確認し，意向に沿った情報提供を行う。

3 | 病状悪化に対する否認が働いている

悪い知らせの衝撃から心を守るための防衛機制として「否認」が働くことがある。目の前のつらい出来事から目をそらすことで，心の安寧を保とうとする。否認の患者に無理に現実と直面させることは避けるべきである。この場合，病状・予後について患者の認識をたずねたり，「もしも……だったら」と仮の話として患者の意向をたずねたりする。そして，患者が話すことを拒否したなら，否認の可能性が高いため，それ以上の探求はしない。患者が現実と向き合う準備が整うまで患者の否認を尊重し，患者の状況を確認しながら話す機会をうかがう。患者が自身の思いを語ったなら，傾聴し，患者の希望とその背景にある理由や経緯をアセスメントし，現実的な目標や希望を考えていく手伝いをする。

▎3. 終末期患者の家族の希望を支える医療者の行動（態度・説明）

日本のホスピス・緩和ケア病棟を利用したがん患者の遺族を対象とした調査で，家族が「希望をもちながら心の準備をする」ことを支える医療者の行動が明らかになっている[20]。具体的には，「状態のよいうちから「しておいたほうがよいこと」について相談にのる」「代替療法（民間療法）の相談にのる」「家族の心の準備状況に合わせて説明をする」「患者の体力をつけることに役立ちそうな方法を考える」「可能な目標を具体的に考える」であった。

調査によれば，代替療法（民間療法）の是非について医療者が意見をするのではなく，

治癒を目指して努力をしている姿や，生きたいという患者・家族の願いを医療者が受けとめることが望まれている。また，喪失体験を重ねてきた終末期がん患者とその家族にとって，体力をつけることに役立ちそうな方法を考えたり，可能な目標を具体的に考えたりすることは，少し先の未来を創造することを助け，生への希望を支える。同時に，「状態のよいうちから「しておいたほうがよいこと」について相談にのる」「家族の心の準備状況に合わせて説明をする」ことは，希望を描きながらも現実的に起こり得る事象に対する準備や心構えを意識するために有用であると考えられる。

Ⅲ アドバンス・ケア・プランニング

A アドバンス・ケア・プランニング（ACP）とは

　アドバンス・ケア・プランニング（advance care planning；ACP）の定義について現在，国内外で主に用いられているものを表1-3に示す。

　ACPは，健康な人も広く対象に含み，生涯を通じ，長期にわたって連続して行われる話し合いから，病をもつ人や人生の最終段階にある人を対象とする期間が限られた話し合いまで，様々なバリエーションがある。ここでは慢性疾患や重い病をもつ患者を対象とするACPに主眼を置くこととする。

　多くのACPの定義で重要視されるのは，患者の「意思決定能力が損なわれる場合」に備え，「患者・家族らと医療者」が「本人の価値観や目標に沿った治療やケアの方向性」を，本人の意向や希望を大切にしながら，あらかじめ「繰り返し話し合う」ことである。

表1-3 ACPの定義

ヨーロッパ緩和ケア学会（European Association for Palliative Care；EAPC）の定義（2017）[1]	ACPとは，意思決定能力を有する患者が，自分の価値観を明らかにし，重い病をもつことの意味や将来について考え，今後の治療・ケアの目標や希望を明確にし，これらを家族や医療従事者と話し合えるようにすることである。 ●ACPは，身体・心理・社会・スピリチュアル面について，患者の心配事や気がかりを話し合うことも含まれる。 ●患者が意思決定できなくなった場合も，患者の意向が尊重されるように，代理意思決定者を選定したうえで，治療・ケアの選好を記録し，定期的に見直すことが推奨される。
厚生労働省の定義（2018）[2]	人生の最終段階の医療・ケアについて，本人が家族等や医療・ケアチームと事前に繰り返し話し合うプロセス。 ●心身の状態の変化などに応じて，本人の意思は変化し得るものであり，医療・ケアの方針や，どのような生きかたを望むかなどを，日頃から繰り返し話し合うことの重要性を強調している。

「●」で示した定義の解説は筆者による。
出典／1）Rietjens, J.A.C., et al.：Definition and recommendations for advance care planning；an international consensus supported by the European Association for Palliative Care, Lancet oncology, 18（9）：e543-e551, 2017. を著者訳.
資料／2）厚生労働省人生の最終段階における医療の普及・啓発の在り方に関する検討会：人生の最終段階における医療・ケアの決定プロセスに関するガイドライン 解説編，改訂版，2018, p.1.

第2編

1 コミュニケーション

終末期における日常生活の支援

全人的（包括的）苦痛の緩和

退院支援・地域連携

臨死期の看護

在宅における看取り

事例で学ぶ終末期看護

B ACPの実際

　看護師はACPにおいて，どのような支援をすればよいのだろうか。またACPによって，患者には，どのような利益や負担がもたらされるのだろうか。ここで，ACPの各過程における看護支援の実際や留意点，メリット（利益）と課題，看護師の役割をみてみよう。

1. ACPのプロセスと支援のポイント

　看護師がACPにおいて患者と話し合うときに推奨されるプロセスと，ACP支援のポイントを，アメリカで開発された「重い病いをもつ患者との話し合いの手引き」（serious illness conversation guide）[21] に基づき，表1-4 に説明する。

　看護師はここに示したプロセスに沿って，患者の病状や予後の患者自身の理解を確認し，患者の価値観や目標，不安，患者の支えになるものや，患者の延命治療に関する選好などについて話し合う。

表1-4　ACPのプロセスと支援のポイント

ACPのプロセス	支援のポイント
①ACPの導入	・医療者は，患者にACPの目的や意義を説明し，**話し合いの了承を得る**。 ・患者の了承が得られた場合のみ，患者の準備状況に合わせて，話し合いを始める。
②現状と今後の見通しについて認識や意向を確認	・現在の病状と今後の見通し，治療やケアの選択肢について患者の**理解を確認**する。 ・患者の認識に修正や補足が必要な場合，主治医と相談しつつ必要な情報を説明する。 ・今後，病状に関する情報を**どの程度知りたいか**，患者の意向を確認する。
③大切なことについて聴く	・患者にとって**大切なこと**（価値観）や，**やっておきたいこと**（目標）を尋ねる。 ・患者が今一番**心配していること**など気がかりを聴く。 ・患者の支えになっているものを尋ねる。 ・患者にとって**欠かせない能力**（身体機能・認知能力）について尋ねる。 ・人生の最終段階に余命を延ばすために，**どの程度の生命維持治療を受けたいか**尋ねる。 ・上記の大切なことについて，**家族にどの程度伝えているか**確認する。
④代理意思決定者の確認	・患者の価値観を一番よく理解しており，患者の意思決定能力が損なわれた場合に，代わって医療・ケアの意思決定をしてくれる人（**代理意思決定者**）は誰かを尋ねる。 ・代理意思決定者より，その役割を担うことについて了承が得られているかを患者に確認する。
⑤話し合いを締めくくる	・話し合いでの患者の語りを要約し，医療チームによる推奨事項や今後の方針を伝える。 ・推奨事項の理解や，今後の方針への意向を患者に確認する。 ・今後も継続して患者の療養生活を支援することを伝える。
⑥話し合いの内容を記録する	・患者と話し合った内容を診療録に記載する。
⑦主治医や他の専門職と共有する	・ACPの話し合いの内容を主治医や他の医療専門職に伝え，連携の方針を相談する。

参考／Bernacki, R.E., et al.：Communication about serious illness care goals；a review and synthesis of best practices, JAMA internal medicine, 174（12）：1994-2003, 2014.

2. ACPを支援する際の留意点

看護師がACPを支援する際は，以下の留意点を念頭に置く必要がある。

- 予後が1年以内と想定される患者を優先的にACPの対象とする。
- 主治医や患者のケアに携わる他の専門職と密に連携し，必ずチームで協働する。
- 患者の同意を得て，患者が望む場合のみ話し合いを進める。
- 患者から強い感情が表出された場合，ACPの話し合いを中断し，患者の心のケアに焦点を置く。

3. ACPによる利益と課題

医療者が適切にACPを支援できると，患者の大切にしていること，将来の医療やケアに関する選好が明らかになり，患者中心の医療やケアの提供を可能とし，患者の不安や抑うつが改善する[22]。同時に医療者は，患者の価値観に基づく治療や療養の方針について，家族と話し合えるよう患者に促すことで，将来患者が意思決定能力を失った際，患者の具体的な意向が家族に明らかになるとともに，家族が代理意思決定する心的負担も軽減される。そのため遺族の抑うつ傾向の減少など，好ましい結果にもつながる[22], [23]。

また，ACPの支援によって，患者と医療者のコミュニケーションの質が向上するのみならず，患者が大切にしていることを家族に伝えられることで，患者と家族の関係性もより親密になり，合意形成がスムーズになるともいわれている。身近な人との調和を重んじる日本人の患者にとっては，ACPの話し合いのプロセスを家族と共に経ることで，家族の理解や協力が得られ，大きな支えとなり得る[24]。

このように，多くの利益が明らかになりつつある一方で，ACPには課題も残る。たとえば，コミュニケーションスキルの教育を十分に受ける機会に恵まれなかった医療者は，患者の心理的負担を懸念して，ACPを躊躇する可能性がある。さらに時間や場所，人員確保などの医療システム側の制約に加えて，日本固有の文化的背景により患者の本音の把握が困難であるなど，患者・家族側にある障壁も確認されている。

4. 看護師に期待される役割

看護とは対人関係のプロセスであり，信頼関係の確立を基盤にその目的の達成を目指す。看護師であるからこそ，看護の基本的スキルである傾聴や共感の技術を生かし，ACPの各過程を患者の個性に応じて調整し支援することができる。

病やそれに伴う苦難に直面する患者が，ACPを通して，その意味を見いだし，自身の力や強みを再認識するきっかけを得て，自分にとっての最善を考え「自分の力で人生の舵取りに最善を尽くした」と誇りをもって，残る人生を自分らしく生きることを可能とする。そのための援助が，ACPにおいて看護師に期待される役割であろう。看護師は，きめ細やかなかかわりで苦難や絶望を体験している患者のもつ力を引き出し，希望を見いだす。ウェルビーイング（well-being）を促進するACPの支援を担当する者として看護師は，欠

第2編

1 コミュニケーション

終末期における日常生活の支援

全人的（包括的）苦痛の緩和

退院支援・地域連携

臨死期の看護

在宅における看取り

事例で学ぶ終末期看護

くことのできない存在であるといえる。

　そのため看護師は ACP を特別視せず，主治医との連携体制を基盤に，ベッドサイドで
の日々のケアをとおして，患者にとって大切なことの言語化を支援し，患者にとって最善
の医療やケアの提供につなげていくなど，日常の看護業務に ACP の支援を織り込んでい
く姿勢が求められる。

文献

1) Buckman,R.：Breaking bad news；why is it still so difficult?, British medical journal, 288（6430）：1597-1599, 1984.

2) Fallowfield,L., Jenkins,V.：Communicating sad, bad, and difficult news in medicine, Lancet, 363（9405）：312-319, 2004.

3) Jansen,J., et al.：Does age really matter? Recall of information presented to newly referred patients with cancer, Journal of clinical oncology, 26（33）：5450-5457, 2008.

4) Leydon,G.M.：'Yours is potentially serious but most of these are cured'；optimistic communication in UK outpatient oncology consultations, Psycho-oncology, 17（11）：1081-1088, 2008.

5) Roberts,C.S., et al.：Influence of physician communication on newly diagnosed breast patients' psychologic adjustment and decision-making, Cancer, 74（1 Suppl）：336-341, 1994.

6) Takayama,T., et al.：Relationship between outpatients' perceptions of physicians' communication styles and patients' anxiety levels in a Japanese oncology setting, Social science & medicine, 53（10）：1335-1350, 2001.

7) Ramirez,AJ, et al.：Burnout and psychiatric disorder among cancer clinicians, British journal of cancer, 71（6）：1263-1269, 1995.

8) Ramirez,A.J., et al.：Mental health of hospital consultants；the effects of stress and satisfaction at work, Lancet, 347（9003）：724-728, 1996.

9) Fujimori,M., et al.：Good communication with patients receiving bad news about cancer in Japan, Psycho-oncology, 14（12）：1043-1051, 2005.

10) Fujimori,M., et al.：Preferences of cancer patients regarding the disclosure of bad news, Psycho-oncology, 16（6）：573-581, 2007.

11) インフォームド・コンセントの在り方に関する検討会：インフォームド・コンセントの在り方に関する検討会報告書；元気の出るインフォームド・コンセントを目指して，1995. http://www.umin.ac.jp/inf-consent.htm（最終アクセス日；2021/5/21）

12) 藤本修平, 他：共有意思決定〈Shared decision making〉とは何か？；インフォームドコンセントとの相違, 日本医事新報, (4825)：20-22, 2016.

13) Whitney,S.N., et al.：A typology of shared decision making, informed consent, and simple consent, Annals of internal medicine, 140（1）：54-59, 2004.

14) Mack,J.W., et al.：End-of-life discussions, goal attainment, and distress at the end of life；predictors and outcomes of receipt of care consistent with preferences, Journal of clinical oncology, 28（7）：1203-1208, 2010.

15) Mori,M, et al.：In-advance end-of-life discussions and the quality of inpatient end-of-life care；a pilot study in bereaved primary caregivers of advanced cancer patients, Supportive care in cancer, 21（2）：629-636, 2013.

16) Wright,A.A., et al.：Place of death；correlations with quality of life of patients with cancer and predictors of bereaved caregivers' mental health, Journal of clinical oncology, 28（29）：4457-4464, 2010.

17) Wright,A.A., et al.：Associations between end-of-life discussions, patient mental health, medical care near death, and caregiver bereavement adjustment, JAMA, 300（14）：1665-1673, 2008.

18) Yamaguchi,T., et al.：Effects of end-of-Life discussions on the mental health of bereaved family members and quality of patient death and care, Journal of pain and symptom management, 54（1）：17-26, 2017.

19) Umezawa,S., et al.：Preferences of advanced cancer patients for communication on anticancer treatment cessation and the transition to palliative care, Cancer, 121（23）：4240-4249, 2015.

20) Shirado,A., et al.：Both maintaining hope and preparing for death: effects of physicians' and nurses' behaviors from bereaved family members' perspectives, Journal of pain and symptom management, 45（5）：848-858, 2013.

21) Bernacki, R.E., et al.：Communication about serious illness care goals；a review and synthesis of best practices, JAMA internal medicine, 174（12）：1994-2003, 2014.

22) Bernacki, R.E., et al.：Effect of the serious illness care program in outpatient oncology；a cluster randomized clinical trial, JAMA internal medicine, 179（6）：751-759, 2019.

23) Detering, K.M., et al.：The impact of advance care planning on end of life care in elderly patients；randomised controlled trial, British medical journal, 340：c1345, 2010.

24) Mori, M., Morita,T.：End-of-life decision-making in Asia；a need for in-depth cultural consideration, Palliative medicine, doi：10.1177/269216319896932, 2020.

第 ② 章

終末期における
日常生活の支援

I 整容・清潔の援助

A 整容・清潔の援助の意義と目的

1 尊厳を保つ

❶ 人として遇すること（社会性の維持）

　人生の終焉に向かって歩む終末期は，様々な喪失の連続である。老いや病によって健康であることを失い，様々な身体機能や社会的役割を失うこともあるが，それでも死を迎えるまで，尊厳ある生を全うしなければならない。時に日常生活行動の自立が困難になっても，意思表示が困難な状況になっても，人は誰もが，その人として大切な存在なのである。

　「日本人にとって望ましい死とは何か」を明らかにした研究でのなかで開発された **GDI**（good death inventory）* では，多くの人が共通して終末期に重要だと考える 10 の概念が抽出されているが，このなかに「人として大切にされること」が含まれている[1]。患者に対して"あなたはあなたとして大切な存在である"ことを，看護ケアのなかで示し続けることは重要なことで，忘れてはならない終末期看護の基本的な態度であるといえる。

　整容・清潔の援助は，健康で自律した個人であれば当たり前にできることを補完することであり，それによって，その人の社会性を維持することにつながる。また，ていねいな看護ケアは，その人に今を生きる大切な個人であることを伝え，家族にとっても自分の大切な人が，大切に扱われていることを知るという家族へのケアになる。

❷ 日常性の維持

　終末期を生きる人は，身体や生活の場が変化することで，様々なものを手放し，生活行動を変えることを強いられる。そのため，それまでの日常が崩壊する不安のなかに生きている。そうした終末期において，誰かの支援によってであっても日常性が保たれることは，不安を軽減するという意味において大切である。

　整容・清潔行動を，これまでどおりに継続できる支援をすることは，対象の個性を尊重することであり，その人らしさを保つことにつながる。

❸ 委ねる苦痛への配慮

　自立できていたことをだれかに委ねることは，自立できないことを自らが知ることであり，援助を受けることに苦痛を感じる人もいる。

　特に整容・清潔は自分らしさを整える行動であり，それをだれかの手を借りて行うことの痛みを汲み取った看護ケアが行えるようでありたい。自立できない苦悩への配慮は，個

＊ **GDI**（**good death inventory**）：「望ましい死の達成」を遺族の視点から評価する尺度。

第
2
編

コミュニケーション

終末期における
日常生活の支援

全人的（包括的）
苦痛の緩和

退院支援・
地域連携

臨死期の看護

在宅における
看取り

事例で学ぶ
終末期看護

人の尊厳に配慮したケアであるといえる。

2 | 予期悲嘆をケアする

❶ ボディイメージの変化と予期悲嘆への支援

老いや病によって人が終末期を迎えるとき，身体的変化は避けられない。終末期を特に意識しなくても，今を生きる生活のなかで折に触れ，あるいは鏡の前に立つなどで直接的に変化を自覚し，そのボディイメージの変化から患者は近い将来の死を予期するのである。

整容・清潔の援助の際は，鏡を前にしたり素肌をさらす機会にもなることから，患者がこのような近い将来を予期した悲しみや苦悩（**予期悲嘆**[*]）を表出することも少なくない。したがって，整容・清潔の援助が予期悲嘆をケアする機会にもなるととらえ，表出される悲嘆反応を受け止め，積極的に聴けるように心がけたい。

❷ 適応への支援

予期悲嘆のなかには，自立できなくなった整容・清潔保持をどうするかといった具体的な心配も含まれる。また，変化を受け入れられないという苦悩もあるかもしれない。

変化や体調に応じたセルフケア方法の指導，セルフケアの不足を補うことは，変化への適応・受け入れを支援するという意味もある。

❸ 気分転換（快刺激）

自分らしく身仕度を整えること，清潔でいることは心理面にプラスの影響をもたらす。療養中は外出することも少ないため，髪も整えず寝衣のままでいることに違和感はないかもしれないが，そうすることで身も心も病人になっていくこともあるように思われる。

髪を整える，あるいは服を着替えてみる，また，からだを拭いたり入浴するなどによって心地よさを体感することが，単調な生活のなかでの気分転換につながることがある。

❹ 個性に触れる

整容・清潔の援助では，患者が長年習慣的に行ってきた方法を聞いて，その個別性に十分な配慮をすることが大切である。

清潔であることや疲労を避けることを何よりも優先するなど，いわゆる看護師の価値観で一方的に援助することを避け，患者が好む方法を尊重する。身体機能の低下や体力の消耗があっても，変えられない，変えたくない生活上の習慣があることを理解したい。

好む援助方法を知ろうと努めることで，思わぬ患者の個性に触れることもある。それがまた，終末期の変化のなかを生きる患者の，次の看護ケアにつながっていく。

❺ 皮膚トラブルへの早期介入

清潔の援助の際には，皮膚の状態観察ができる。

終末期は栄養状態の悪化や活動性の低下などから，褥瘡形成のハイリスク期でもある。日々の清潔援助から，褥瘡や皮膚トラブル予防のための早期介入ができる。

---

[*] **予期悲嘆**：患者およびその家族などが近い将来に訪れる死を予期することによって生じる，気分，行動，反応のことをいう。誰もが経験し得る正常な反応である。

B 整容・清潔の援助のアセスメント

　整容・清潔の援助では，以下のような視点でアセスメントを行う。また，それぞれの視点における具体的なアセスメント項目を表2-1に示す。

1 病状とその認識

　疾患や老いがどのような状態にあって終末期を迎えているのか，そのことを患者や家族がどのように受けとめているのか（病状認識）を確認する。

　疾患や老いの影響を観察するためにも，病気の程度・進行度などを知るのは大切である。また，患者や家族の病状認識は整容・清潔に対する考えに影響するため，把握する必要がある。

2 全身状態

　疾患や老いが全身にどのような影響をもたらしているのかを把握する。様々な要因から栄養状態が悪化する終末期では，体重減少が進行し，全身衰弱の状態を呈する。

　筋力低下から活動性も低下し，皮膚は乾燥し低栄養から浮腫を生じるなど脆弱になり，病的な骨突出から褥瘡形成のリスクが高くなる。これらの変化をアセスメントし，整容・清潔の援助方法に，どのような工夫が必要かを判断する。

3 セルフケアの状態

　整容・清潔のセルフケアの変化は，患者の全身を観察することで知ることができる。

　髪やからだは清潔が保たれているか，身支度の様子はどうかなど，患者とかかわる看護ケアをとおして観察する。セルフケアが不足していることを気づかれたくない患者の思い

表2-1 整容・清潔の援助のアセスメント

アセスメントの視点	アセスメント項目
病状とその認識	病名，病状，病気の程度・進行度，推測される予後，患者の病状認識，家族の病状認識
全身状態	栄養状態，バイタルサイン異常の有無，苦痛症状の有無，倦怠感の有無，日常生活動作（ADL）の程度，排泄方法，麻痺の有無，関節拘縮や関節可動域変化の有無
セルフケアの状態	セルフケアの方法（いつ，どんなふうに），セルフケアのレベル（自立，部分実施），髪や全身の清潔状況，皮膚の状態（乾燥や創傷，浮腫の有無），寝衣や着衣は整っているか，髪・髭・爪の手入れの状況，化粧の有無
習慣，整容・清潔に対する考えかたや意欲	整容・清潔にかかわる習慣，整容・清潔保持への意識と意欲，患者は自分をどう見せたいか，道具
認知機能，精神状態	認知機能の把握（認知症の有無と程度），心理社会的問題の有無（うつ，せん妄など）
家族の意向と援助の状況	家族の介護参加の状況，家族の患者に対する思い（家族の関係性），整容・清潔に対する家族の意向

などにも配慮し，患者本人に聞くだけではなく，家族からの情報収集や，直接の観察は欠かせない。

4 整容・清潔に対する考えかたや習慣, 意欲

身支度や清潔にかかわる考えかたや習慣を知って，それを尊重する援助ができるようにしたい。整容・清潔の援助を通じて把握し，理解に努めるのが自然であろうから，アセスメントのために質問するというよりも，援助の流れで，普段はどうしているのか，どう援助するのがよいのかを患者に確認しながら，一緒に整容・清潔に取り組むのがよい。

5 認知機能, 精神状態

認知機能に障害があっても手続き記憶は保たれやすいため，整容・清潔動作は支障なくできることもあるが，身なりを整えることなど清潔への意識は影響を受けることがある。

また，うつ病など精神症状によってセルフケアが障害されることがあるため，アセスメントは必要である。

6 家族の意向と援助の状況

患者のセルフケアが不足すると，まず身近な家族が不足を補うための援助を始めていることが多い。家族の整容・清潔への援助の状況を知ることで，家族の関係性もみえてくることがある。また，家族の患者への思いを知ることから，終末期の看護ケア全般に対する意向が汲み取れることもある。

C 整容・清潔の援助の実際

整容と清潔（清拭，洗髪，入浴）の援助の実際について，個別に解説する。

1. 整容

1 着衣・更衣

どこで療養していても病人だからといって，終日寝衣を着ている必要はない。身体状況に応じることはもちろん，患者の好むものを身につけることができるように配慮したい。

また，活動性が低下して臥床時間が長くなると，寝具との接触面積も多くなることから発汗も多くなる。そのため，適切な頻度で更衣ができるように援助する。

2 整髪

活動性が低下した状態で療養が長くなると，定期的なヘアカットができなくなることがある。出張サービスなどがあれば利用する。また，日々の整髪は朝のケアに取り入れる。

第2編

1 コミュニケーション

2 日常生活の支援 終末期における

3 苦痛の緩和 全人的（包括的）

4 退院支援・地域連携

5 臨死期の看護

6 看取り 在宅における

7 事例で学ぶ終末期看護

1日1回は櫛を入れ，状況によっては手櫛でも行う。

患者が女性であれば，長い髪を療養の邪魔にならないようにまとめるなど，希望を取り入れたヘアスタイルに整える。整えるための髪飾りを選ぶなどの援助も考えたい。

3 髭剃り

成人男性で毎朝の習慣となっている患者であれば，終末期であろうと1日1回は髭剃りをしたい。髭剃りに用いる道具は，できるだけ患者がそれまでの習慣で使用していたものにする。道具は家族に用意してもらい，家族が患者に何もできないつらさを感じているようであれば，家族に髭剃りをしてもらうことが家族へのケアとなる。

4 爪切り

長く療養していれば爪も伸びる。清潔の援助を行う際に観察し，長くなっているようであれば爪を切る。

通常の爪切りを使用できればよいが，爪が厚くもろいようならばニッパー型爪切りを使用する。また，患者の身体状況に応じた配慮も必要になる。たとえば，末梢神経障害のある糖尿病患者や抗がん剤治療後の患者では，知覚過敏・知覚鈍麻が生じることもある。この場合には，不快にならないよう注意して触れる，傷つけないように深爪を避ける，などの配慮をする。

5 化粧

療養の妨げにならず，患者が希望するなら療養中でも化粧をする。見舞う人への配慮として，イベントに合わせた装いとして，あるいは気分転換のためであってもよい。

化粧はその人らしさを創る行為そのものであるから，患者の指示に従って患者の化粧道具を用いて援助するのが基本である。

2. 清拭

1 部分清拭

終末期は患者の体調がすぐれないことも多い。患者の状態に応じ清拭するのは当然だが，全身を一度に拭かれるだけの体力が患者にないときは，部分清拭を重ね，分割して清潔を保つ。

部分清拭のタイミングは患者の状況に合わせて行う。たとえば，何かの折に座位をとった際に背部清拭をする，排泄の援助に合わせて陰部清拭をする，などの工夫ができれば，患者の消耗を最小限に抑えることができる。1日で一部分しか清拭できない状態にある患者については，清拭の実施部位を記録に残し看護チームで共有し，数日かけてでも全身の清拭ができるように計画する。

第2編
・コミュニケーション
2 終末期における日常生活の支援
全人的（包括的）苦痛の緩和
退院支援・地域連携
臨死期の看護
在宅における看取り
事例で学ぶ終末期看護

2 ┃ 全身清拭

　終末期にある患者の体力の消耗を最小限にするため，清拭に用いる物品類を確認し，清拭途中で不足することがないように準備する。清拭時には適宜体位の変換も必要になるため，自力で体位が変えられない患者であれば看護師2人での援助が望ましい。

　痛みや関節拘縮などにより動きに制限がある患者は，援助者が2人以上必要になることもあるため，事前のアセスメントにより必要な援助者を確保したい。

　患者の状態に合わせて，蒸しタオルによる清拭，湯やせっけんを使ったタオルによる清拭などを選択するとよい。皮膚の観察を行いながら血行を促すように清拭し，汗や汚れを拭き取っていくが，何よりも清拭が苦痛にならない配慮が必要である。

　痛みが強い患者であれば，頓服として処方されている鎮痛薬を清拭前に予防投与する。

▌ 3. 洗髪

　仰臥位で洗える洗髪台（図2-1）や洗髪車があれば，患者への苦痛も少ないが，頸部など部分的に負荷がかかることもあるため，患者の状態を確認しながら洗髪方法を検討する。

　前かがみでの洗髪は腰背部への負担が大きいため，患者の体力消耗を考えると避けたほうがよい。ベッド上で紙おむつを使用して洗髪する方法もあるが，紙おむつのコストもかかるため患者や家族との相談が必要である。湯で洗い流さなくてもよい洗髪剤もある。

　姿勢の制約，洗髪にかかる時間，髪の汚染の程度などを考慮して洗髪方法を選択したい。

▌ 4. 入浴

1 ┃ 部分浴

　手浴，足浴，陰部浴（陰部洗浄）など，汚れやすく新陳代謝が活発な部位の部分浴は，清拭だけで取れない汚れを除去するのに効果的である。手浴，足浴は洗面器やバケツを用

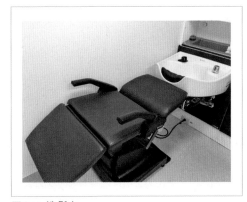

図2-1　洗髪台

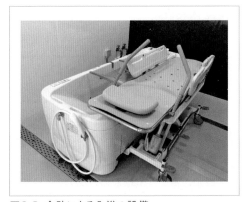

図2-2　介助による入浴の設備

いるが，臥位では手足が十分に浸せないこと，洗面器などの容器の縁で手足が圧迫され痛みを伴うこともあるため，ベッドの挙上や，車椅子移乗など，体位は患者の状態に応じた工夫が必要である。

また，手浴や足浴は汚れを除去するだけでなく，血行を良くして心地よさをもたらす目的で行うこともあり，そうした際には湯に患者の好きな香りのエッセンシャルオイル（精油）を数滴入れるなど，リラクセーション効果をねらってもよい。

陰部浴（陰部洗浄）は排泄の援助の際に行うことが多いが，膀胱留置カテーテルが挿入されていたり，便秘などでタイミングがつかめないこともある。そのような場合は，汚染しやすい部位でもあることから，日々の清拭時に併せて行う。

2 ｜ 入浴

シャワー浴や浴槽につかる入浴があるが，患者の希望と状態に応じて，なるべく体力の消耗が少なくなるように援助したい。介助による入浴の設備としては，座位のまま，あるいは臥床のまま入ることができる浴槽（図2-2）がある。

介助歩行が可能な患者なら，通常の浴室に介助用の椅子を使っての入浴も可能である。

浴槽に漬かる入浴は浮力で身体が軽くなるため，苦痛緩和になると話し，笑顔を見せる患者もある。状況が許せば，家族を入浴介助に誘えば家族へのケアにもなる。

終末期の患者で入浴時に必要な留意点としては，羞恥心への配慮と，栄養状態が悪く脆弱な皮膚が浸軟することへの配慮である。体重減少に伴う骨突出もあるため，入浴用のベッドや椅子に素肌で乗る際には，皮膚が損傷しないような配慮が必要である。

また，入浴後には保湿剤の使用など皮膚トラブルの予防のためのスキンケアに努めたい。

II 口腔ケア

A 口腔ケアの意義と目的

1 ｜ 尊厳を保つ

終末期は食欲低下や経口摂取量減少，治療や各種薬剤の有害事象，酸素投与・努力呼吸に伴う口呼吸により，唾液分泌量が減少し，口腔内は不潔になりやすい。加えて終末期患者は多くの身体的問題から全身への対応が優先され，口腔ケアは忘れられがちである。

口腔内環境が悪化して呂律が回りにくくなったり口臭が強くなると，対人関係にも影響し，口元の審美性も損なわれるため，患者の自尊感情にも悪影響が出る。口腔内の清潔を保ち，患者の社会性が維持されるようケアすることは，患者の尊厳保持につながる。

第
2
編

コミュニケーション

2
終末期における日常生活の支援

全人的（包括的）苦痛の緩和

退院支援・地域連携

臨死期の看護

在宅における看取り

事例で学ぶ終末期看護

2 QOLの維持・向上

❶ 感染症, 余病併発や苦痛増強の予防

口腔内環境が悪化すると, 口内炎などによる痛み, 真菌症をはじめとする感染症などの余病を招くことから, 患者のQOL（生活の質）は悪化する。終末期は体力の消耗を助長する多くの問題を抱えており, それらの様々な問題が複雑に絡み合って患者の苦痛を構成している。

苦痛が最小限になるよう予防的視点をもって口腔ケアに取り組むことが必要である。

❷ 経口摂取支援

終末期は摂食嚥下機能の低下から様々な栄養摂取方法が選択されるが, 経口からの栄養摂取が最も生理的なものである。口腔ケアにより口腔内環境を維持・改善して, 食べたい気持ちを支え, 可能な限り経口摂取できるように配慮する。

口から食べ, 食べる楽しみを援助することは, 患者のQOL維持・向上につながる。

❸ コミュニケーション機能の維持・改善

経口摂取量が減少すると, 脱水傾向に伴って唾液の分泌も抑制される。また, がん患者の終末期は化学療法や放射線療法による有害事象, 症状緩和で用いる医療用麻薬による分泌抑制もあり, 口腔内は乾燥し汚染しやすくなる。そのため, 呂律障害が生じやすく, コミュニケーションに支障をきたすこともある。口腔ケアによって, 保湿し, 清潔が保たれて口臭がなくなることで, 患者のコミュニケーション機能を保つことができる。

終末期にある患者が, 日常生活行動の自立が障害されている部分を補完するためには, コミュニケーションを介して他者に生活の援助を委ねることが不可欠である。それらによって自律した個人として終末期を生きることが, 患者のQOLを維持することになる。

3 家族のケア

口腔ケアはセルフケアを基本とするものであるから, これが障害されれば身近な家族が援助を考えるのは自然なことである。しかし, 排泄や食の援助とは異なり, 清潔の援助, 特に口腔内を清潔にする援助は, そのタイミングが計りにくい, 適切な援助方法がわからないなどから, 家族が手を出せないでいることもある。

終末期患者の家族のニーズに, 患者の役に立ちたい[2]というものがある。口腔ケアを家族と共に行うこと, ケア方法を家族に指導することは家族の抱える無力感に対するケアになる。また, 口腔ケアで患者のQOLが改善すれば, その成果は家族の喜びにもなる。

Ⓑ 口腔ケアのアセスメント

口腔ケアにおいては, 以下のような視点でアセスメントを行う。また, それぞれの視点における具体的なアセスメント項目を表2-2に示す。

表2-2 口腔ケアのアセスメント

アセスメントの視点	アセスメント項目
経口摂取の状況と栄養状態	食事の頻度，経口摂取量，食事形態（固形物，きざみ，ペースト），水分摂取量，血液検査データ（脱水の有無，総たんぱく値，アルブミン値，微量元素の値など），補液の実施状況
身体機能の変化	咀嚼する力，嚥下の状況，手術・治療による口腔内機能の変化，味覚障害の有無，コミュニケーションへの影響，全身の運動機能
セルフケアと意欲	口腔ケアの習慣（方法・頻度），口腔ケアに使用する道具，セルフケアへの意欲，せん妄やうつ病など精神症状の有無，家族による援助の有無と程度，家族の援助にかかわる思い
口腔内粘膜，舌の状態	唾液分泌の程度，口内乾燥・汚染の程度，口臭の程度，口内炎やカンジダ症の有無，出血の有無，腫瘍など病変の部位と機能障害の有無
歯，義歯	う歯・欠損歯・動揺歯牙の有無，義歯の有無と種類（部分義歯，総義歯），義歯の整合状態

1 経口摂取の状況と栄養状態

　経口摂取の状況は口腔内環境に直接的に影響することから，その状況とその結果である栄養状態をアセスメントすることは，口腔ケアにおいて重要である。

　老いや病によって終末期になると，全身状態の悪化から経口摂取量は減少する。食事回数が減少すると，食物を咀嚼しなくなるため唾液分泌量も減少する。また，水分や食物の通過がなくなるため口腔内は乾燥する。どんな頻度で，どのような食物を，どんな形態で摂取しているかを知ることで，口腔機能の変化も知ることができる。

　経口摂取の状況は，血液検査のデータからも知ることができる。栄養状態や体液バランスを示すデータと共に，それらに影響する補液などの実施状況も把握する。

2 身体機能の変化

　全身状態の悪化は，口腔機能にも影響する。終末期特有の病態である悪液質，これに伴う筋力低下は咀嚼や嚥下に必要な筋力にも及ぶ。そのため，終末期の患者では食事することや水分を摂取することが，疲労感や苦痛につながることがある。また，立位や座位を保持できない，上肢や手指の巧緻性（細かい動きができる能力）の低下などの運動機能の変化や開口障害があれば，口腔のセルフケアも障害するため，それらを把握しておきたい。

　口内乾燥や筋力低下はコミュニケーションにも影響するため，患者が話しにくそうにしていないか，会話中に水分摂取するなど口内を湿らす行動がないかを観察する。治療歴に注目すれば，がん患者のなかには手術で口腔機能が変化せざるを得なかった人もいるし，抗がん治療（化学療法，放射線療法）で味覚障害が生じていたり，唾液分泌機能が著しく低下している人もいる。こうした疾患ごとの治療経過や治療内容の把握に努める必要がある。

3 セルフケアと意欲

　患者が，どんな方法と頻度，道具を用いてセルフケアしているかを把握することで，口

腔ケア援助の参考にできる。また，その取り組みかたで，口腔ケアへの意欲も確認できる。

　口腔ケアへの意欲に影響することとして，うつ病やせん妄（終末期に発症頻度が高い）などの精神症状の有無の把握も必要となる。

　セルフケア不足を家族が援助している場合もあるため，その援助の実際も把握しておく。どんな援助方法かはもちろん，援助にかかわる家族の困難感も把握できると，その後の家族への指導を家族ケアとして行うことが可能になる。

4 ｜ 口腔内粘膜, 舌の状態

　経口摂取やセルフケアの状態，患者の口腔内環境（口腔内粘膜，舌の状態）がどうなっているのかを把握することで，具体的な援助方法を検討できる。口腔内環境は直接観察することが必要で，口腔内の乾燥や汚染の程度をはじめとして，口腔内トラブルの状況や口臭などを観察する。

　口腔内に病変を生じている患者の場合には，どの部位にどのような病変があり，口腔機能にどのような影響が生じているか，それに伴う苦痛があるかを確認する。

5 ｜ 歯, 義歯

　う歯，欠損歯，動揺歯牙の有無を観察し，治療的介入が必要かどうかを判断する。また，義歯を使用している場合は，口腔内清掃の方法が異なるためその種類（部分義歯，総義歯）を確認する。

　う歯や動揺歯牙などは治療的介入がないと患者の苦痛が緩和できず，それを放置することで，さらなる QOL 低下が避けられない。また，合わない義歯の使用も同じである。

　治療的介入は，患者・家族を含めた医療チームで，全身状態や予後を踏まえ検討する。

C 口腔ケアの実際

1. 口内清掃

1 ｜ 歯磨き

❶ 口唇・口腔の加湿

　口腔ケアが必要な患者は，口唇や口腔内が乾燥していることもあるため，まずリップクリーム，口腔湿潤ジェルや含嗽剤を用いて潤いを与え，ケアによる粘膜損傷を予防する。

　リップクリームや口腔湿潤ジェルを口唇に薄く塗布し，含嗽が可能な患者であれ，含嗽剤や人肌程度の白湯などで含嗽してもらう。含嗽が困難であれば，口腔内にスポンジブラシやスワブ（綿棒）を用いて口腔湿潤ジェルを口腔内に塗布する。手袋装着のうえ指を使って塗布してもよい。終末期の患者は易疲労性であることも多く，開口した状態を維持でき

コミュニケーション

2 終末期における日常生活の支援

苦痛の緩和

全人的〈包括的〉

退院支援・地域連携

臨死期の看護

在宅における看取り

事例で学ぶ終末期看護

ないこともあるため，患者の状態に応じて開口器やバイトブロックを使用する。

❷歯磨き

患者が普段から使用する歯ブラシを用いて，経口摂取している患者は可能であれば毎食後，そうでなければ起床時や就寝前に，少なくとも1日1回は実施する。

ブラッシングは歯ブラシの毛先を歯面に当てて，小刻みに左右に動かして行う。大きくブラッシングすると，歯垢（しこう）が除去できないばかりか，歯肉を傷つけるため注意する。

意識レベルが低下している患者では，ブラッシングの際に水分が咽頭部（いんとう）に流れ込んで誤嚥（ご・えん）するおそれがある。そのため患者の頭位をやや横向きにし，口腔内（こうくう）に吸引チューブをセットして実施することも検討する（実施の際には吸引器は弱圧に設定する）。

患者の状態に合わせて，安全に口腔ケアを実施するために，看護師2人で行うことも検討する。

❸義歯の清掃と保管

義歯は人工物のため，う歯にはならないが，口腔内の細菌が付着する。そのため理想的には毎食後，少なくとも1日1回は取りはずして清掃する。義歯は傷つきやすいため義歯専用のブラシを用いるほうがよいが，基本的には患者が用意しているものを使用して清掃する。

全体に汚れを落とすようにブラッシングし，睡眠時などは水を入れた専用のケースで保管する。保管用の水は毎日取り換える。義歯専用の洗浄剤は3日に1度程度の使用でよいとされているが，その場合は患者や家族の意向を確認して使用する。

2 | 粘膜清掃

歯磨き前の加湿によって，口腔内の汚れ（痰や剝離（はくり）した上皮など）が浸軟（しんなん）して剝がれやすくなっていることを確認し，粘膜清掃に取りかかる。無理に剝離しようとすることで粘膜を損傷して出血を誘発することがあるため注意する。

浸軟した汚染物は，スポンジブラシやスワブを用いて，口腔内奥から手前に向かって絡めとるように拭（ぬぐ）う。

舌も汚染している。同じようにスポンジブラシやスワブを用いて奥のほうから手前に向かって，味蕾（みらい）を含む舌乳頭を損傷しないよう優しくなでるように拭う。

3 | 口腔内の保湿

患者の状態にもよるが，口腔内乾燥の強い患者には，歯磨き前と同じように口唇にリップクリーム，口腔内に口腔湿潤ジェルや白ゴマ油などを用いて保湿する。この一手間で患者の口腔内環境は適切に保たれる。

2. 口腔トラブルのケア

1 | 口腔内乾燥

終末期がん患者の症状による苦痛を調査した研究[3]で，口腔内乾燥は倦怠感（けんたいかん）や痛みに次いで78%と多く認められた自覚症状である（図2-3）。

口腔内乾燥には処方できる薬剤もあるが，保険適応の問題や内服薬が増えるなどの理由から対症療法が基本となる。

❶水分の蒸発予防

マスクを着用することなどに，わずらわしさを感じないようであれば，マスクにより口腔内の水分の蒸発を防ぐことができる。患者と相談のうえ対応する。

❷保湿

口腔乾燥用の保湿用材料（表2-3）を用いて適宜（てきぎ），含嗽（がんそう）や塗布をする。市販の含嗽剤に含まれることがあるアルコール成分は，乾燥を助長させるため注意する。

2 | 口臭

口臭は，共に時間を過ごす家族にも気がかりな症状である。終末期には，口腔内乾燥や口腔の清掃不良による生理的口臭増悪のほか，全身状態悪化（肝臓疾患や腎臓疾患など）による口臭，頭頸部がん患者では腫瘍の壊死（えし）や感染による口臭など，避けがたいものもある。

可能な限りの口腔ケアで，汚れ（痰や痂皮（かひ）など）を物理的に除去し，臭いの元（揮発性硫化物）を吸収しやすい形に処理する特殊な予防剤（ハイザック®）を補助的に使用する。また，口腔内壊死組織による腐敗臭には嫌気性菌をターゲットにした抗菌薬を使用すると改善することもある。

3 | 舌苔

唾液分泌量の低下，経口摂取の低下，長期間の抗菌薬投与などにより，舌に上皮組織や

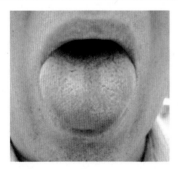
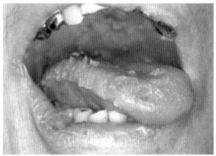

図2-3 口腔内乾燥

コミュニケーション

2 日常生活における支援 終末期における

全人的（包括的）苦痛の緩和

地域連携 退院支援・

臨死期の看護

看取り 在宅における

終末期看護 事例で学ぶ

表2-3 口腔乾燥に使用できる保湿用材料

処方薬剤	● 人工唾液：リン酸二カリウム・無機塩類配合剤（サリベート®エアゾール） ● アズレンスルホン酸ナトリウム水和物・炭酸水素ナトリウム（ハチアズレ®顆粒）とグリセリン混和含漱液
市販品	● ラクトフェリン・リゾチーム（バイオティーン®オーラルバランス®） ● ヒノキチオール（リフレケア®） ● ラクトフェリン（うるおーら®） ● 水・グリセリン（ビバ・ジェルエット®，マウスピュア®） ● ホエイたんぱく・EGF（コンクール®マウスリンス，コンクール®マウスジェル）
家庭にあるもの	水，氷片，レモン水，2％重曹水，白ゴマ油

白血球および大量の細菌が苔のように集積した状態が舌苔である。口臭の発生源にもなるため口腔ケアで除去する必要があるが，1回のケアですべて除去しようとすると舌を傷つけるため，数回に分けて少しずつケアする。

ケア前に加湿して舌苔を浸軟させてから，軟らかめの歯ブラシや舌用ブラシ，スポンジブラシなどで，舌の後方から前に向って優しく拭って物理的に除去する。舌苔の浸軟には表2-3の保湿用材料のほか，10〜20倍希釈のオキシドール溶液を用いてもよい。

4 | 口腔内出血

口腔内感染症や腫瘍などの病変のほか，血液凝固機能に異常をきたして易出血状態になっていると口腔内出血を生じやすく，止血も困難なことが多い。

まず可能であれば含嗽してもらい，それで止血できれば問題ない。出血が止まらない場合の基本は，出血点をガーゼなどで圧迫することによる直接止血を行うことで，可能であれば医師による治療的介入によって，止血効果のある薬剤を使用する。

口腔ケアは生理食塩水を浸した綿などで愛護的に行い，凝血塊は保湿剤を用いて十分に浸軟させてから優しく拭い取り，再出血を予防する。

5 | カンジダ症

カンジダ菌は健常人でも検出される真菌で，終末期患者は抵抗力が低下し易感染性の状態であるため口腔カンジダ症（図2-4）のハイリスク群である。特にがん患者の終末期では，ステロイド薬の長期使用などにより，さらに発症頻度は高くなる。

患者の自覚症状として，味覚障害や口腔内の痛みを訴え，カッテージチーズ様の白色偽膜を口腔内に認める（みられないものもある）。また，粘膜や舌に発赤や荒れを認める。

軽症例では口腔ケアだけで改善することもあるが，自覚症状が出ている場合には抗真菌薬による治療が必要なため，患者の訴えや症状を確認したら医師の診察が必要である。

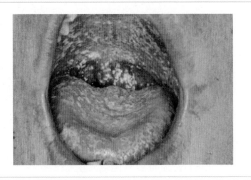

図2-4 口腔カンジダ症

第2編

コミュニケーション

2 終末期における日常生活の支援

全人的(包括的)苦痛の緩和

退院支援・地域連携

臨死期の看護

在宅における看取り

事例で学ぶ終末期看護

Ⅲ 移動・移乗の援助

A 移動・移乗の援助の意義と目的

1 日常生活の維持

　日常生活は移動で成り立っている。仕事や買い物に行くなどの外出だけでなく，清潔保持や排泄などすべてのADLには移動が伴う。そのため終末期の身体機能が低下した状態でも，患者が生活を維持するためには，移動と移乗の援助は必要である。

　患者の身体機能の変化に応じて，また患者の意向に沿って移動の援助をすることが，患者が自分らしく生活するうえで大切である。

2 身体機能の維持

　終末期を迎え，移動が困難になり臥床がちになると，**廃用症候群***が進行し，より一層移動が困難になるという悪循環が生じる。患者の負担を最小限に，苦痛を増強させないためには日常生活援助が欠かせないが，すべてを代償するような援助によって，患者が動かなくてもいい状況をつくることは，かえって患者の身体機能の低下を促進させる。

　患者の状態や意向によるが，移動・移乗を経て適度に身体を動かすことが血流を変化させ，関節や筋肉を動かすことにつながる。移動・移乗が一種のリハビリテーションになるともいえる。

---

* **廃用症候群**：活動性の低下，長期の臥床・安静によって，身体機能が低下して生じる様々な状態を指す。出現する症状は，筋萎縮，関節拘縮，骨萎縮，心機能低下，起立性低血圧，誤嚥性肺炎，抑うつ，見当識障害，褥瘡など多岐にわたる。

3 | 苦痛の緩和

姿勢を変えることが，苦痛緩和につながることがある。からだを支持している基底面が変わること，四肢の動きで体圧や血流も変わり，圧迫や同一体位による苦痛緩和ができる。

4 | 気分転換や生活の潤い

身体機能低下から自力で移動困難になると，常に固定した視野のなかでの生活を強いられる。さらに臥床生活では，見わたす世界も極端に狭くなる。当然そうした環境は，患者の心理や精神状態にも影響を及ぼし，抑うつやせん妄の誘因になることもある。

日常生活上の必要だけでなく，気分転換や生活の潤いとして環境を変えるための移動・移乗があってもよい。固定した視野を変化させること，援助であってもからだに動きがあること，異なる空気や風を感じることが，リフレッシュにつながる。寄り添う家族にも，いつもと違う環境にある患者と接することで，気分転換になることもある。

B 移動・移乗の援助のアセスメント

安全かつ安楽に移動・移乗ができるように，以下のような視点でアセスメントを行う。それぞれの視点における具体的なアセスメント項目を表 2-4 に示す。

1 | 必要性と意欲

移動・移乗の必要性は，患者の意欲と併せて考える。患者の身体状況を踏まえて，移動・移乗が必要な状況は，どのようなものであるのかを把握する。日常生活を維持するために必要なことであっても，患者の意欲によっては移動しない方法を検討する。また，移動のタイミングに検討の余地があることもある。

2 | 身体状況

終末期は，全身状態が悪化して生活の多くに援助が必要になるため，その身体状況が具体的にどのように変化しているのかを把握することは重要である。

体力低下の状況はもちろん，麻痺や苦痛な症状，バイタルサインにも注意を払い，移動・移乗が安全かつ可能な限り安楽にできるように援助の方法を工夫する。

3 | 患者の服装

移動・移乗の際に患者がどのような服装であるのかは，移動・移乗の援助方法や，その後の姿勢保持に影響するため，事前に把握する必要がある。

移動・移乗のしかたにふさわしい服装や履物を整えることが必要な場合もある。

表2-4 移動・移乗の援助のアセスメント

アセスメントの視点	アセスメント項目
必要性と意欲	移動・移乗が必要な状況，移動・移乗の目的，移動・移乗のタイミング，患者の意欲
身体状況	体力低下の状況（座位・立位保持の可否，歩行の有無など），麻痺の有無と程度，苦痛症状，バイタルサイン
患者の服装	どんな服装でいるか，援助の際に支持することができる衣類か，移動・移乗の際に支障をきたさない服装か，移動で体位が変わっても苦痛を生じないものであるか
治療関連の装着器具類	モニター類，薬剤投与関連機器，身体に挿入されているチューブ類，装着物の着脱の可否

コミュニケーション

2 終末期における日常生活の支援

全人的（包括的）苦痛の緩和

4 退院支援・地域連携

5 臨死期の看護

在宅における看取り

事例で学ぶ終末期看護

4 治療関連の装着器具類

　終末期の患者には，様々な理由から治療関連の器具やチューブ類が装着されている。それらは，どこにどのような形で装着（挿入）されているのか，移動・移乗の際にも装着している必要があるのか，妨げにならないのかを把握したい。

C 移動・移乗の援助の実際

1. 移動・移乗の準備

　移動・移乗の介助を始める前には，患者に挿入されている各種のチューブ類や装着器具，服装を移動・移乗を妨げないように整え，必要なものは一緒に移動できるように準備する。

　また，終末期患者は痛みなどの苦痛症状を抱えていることも多く，体位の変化によって痛みや，そのほかの苦痛症状が出現することもあるため，患者の状態を把握したうえで移動・移乗の介助が苦痛を誘発しないように工夫する。

　痛みのある患者では，移動を開始する前に予防的に鎮痛薬を使用することで苦痛の増強を予防することができる。こうした準備も医師と相談し，患者と共に考えたい。

2. 歩行介助

1 立位の介助

　臥床から立位になると血流が変化するため，状態悪化時は，起立性低血圧に留意する。

　立位の介助では臥位から座位で第1段階と考え，座位の姿勢で気分不快や苦痛が出現しないか確認した後に，ベッド上で端座位とし，その後ゆっくり立位をとるように介助する。このとき，筋力の衰えた終末期患者の負担を最小限にするため，ベッドの高さを患者が立ち上がりやすいように調整する。身体の支持などは患者の状態に応じて行う。

　患者の状態にもよるが，患者が自力で歩行できる場合でも，筋力低下などに配慮して，看護師は患者の斜めすぐ後ろに控えながら，共に移動する。

　看護師の位置は，患者に何らかの麻痺や障害がある場合には患側，手すりなどがあるときには手すりの反対側，特に条件がない場合には患者の利き手とは反対側とする。これによって，患者がバランスを崩した際に安全かつ効果的に支えることができる。

　患者がバランスを崩して倒れそうになった際には，力任せに立体のまま支えようとせず，介助者の共倒れを防ぐため，患者を安全に床に座らせるように考える。

　患者の状態によっては，杖や歩行器などの補助具を使用する場合もある。補助具の選定，その使用や介助の効果的な方法は，理学療法士など専門家の支援を得られるようにする。

3.　車椅子移動

1 | 移乗

　車椅子には背もたれのついたリクライニング式（図2-5）や，移乗しやすいようにアームレストが跳ね上げ式（図2-6）になっているものなど，多様なものがある。利用可能なものから，患者の状態や移動先，乗車している時間などに応じて適切なものを選択する。

　移乗の方法は，患者の状態に応じて工夫ができるが，重要なのは患者の苦痛や負担が少なく，安全に移乗できることである。患者が立位可能あるいは全介助で座位からの移動が可能であれば，車椅子は患者の斜め前方30～45°の位置に置き，座位から立位に介助して車椅子に移乗する方法がとれる。

　そうした方法が難しい状態の患者であれば，バスタオルを利用して，ストレッチャーに横移動する要領で（次項「臥床のままの移動」参照），車椅子へ移乗させることも可能である。

2 | 移送

　車椅子に移乗したらなるべく深く座れるよう姿勢を整える。車椅子での良肢位は体幹と大腿，大腿と下腿，下腿と足首がすべて90°の角度になるよう座る姿勢（図2-7）だが，終末期患者は苦痛や筋力低下などにより，その姿勢を保つことが難しいことがある。

　患者の状態に応じて，苦痛なく姿勢が保持できるように体圧分散可能な座面やクッションなどを利用して，安楽な姿勢を整えるようにする。姿勢が安定したら目的の場所に移送するが，まずはゆっくりと動き始め，患者が姿勢を保った状態で安全に移送できるか確認する。患者には適宜声をかけ，苦痛が増強していないか確認する。

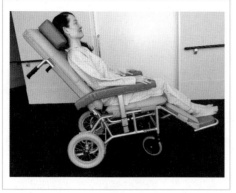

図2-5 リクライニング型車椅子

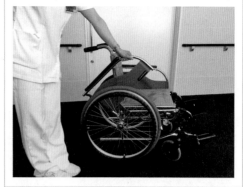

図2-6 アームレストが動くタイプの車椅子

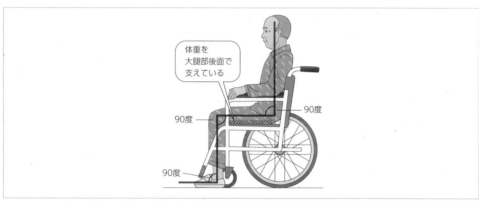

図2-7 座位での良肢位

第2編

コミュニケーション

2 終末期における日常生活の支援 苦痛の緩和 全人的（包括的）

退院支援・地域連携

臨死期の看護

在宅における看取り

事例で学ぶ終末期看護

4. 臥床のままの移動

1 ストレッチャー

　ストレッチャーでの移動が選択されるのは，終末期でも，①体力低下が著しくなっている患者，②全身状態が悪化している患者，③そのほかの移動方法では苦痛が大きくなることが予測される患者，である。したがって臥床状態であっても移乗には細心の注意を払い，患者への負担と苦痛が最小限になるように工夫したい。

❶移乗

　患者の苦痛に応じて移乗方法を選択するが，ストレッチャーをベッドに横付けしたうえで，バスタオルを患者のからだの下に敷き，バスタオルの端を複数の介助者で持ち，基底面の摩擦を避けながら移乗する方法が一般的である。患者の上下肢に痛みがある場合などでは，移乗時に苦痛のない肢位が保てるように介助者1人を肢位保持のために配置することも必要で，移乗後もその肢位が保てるようにクッション類を使用する。

　また，移乗に利用できる，外側が綿で内側がナイロンでできた大きな筒状のスライディ

ングシートを活用すると，少ない摩擦力で患者をすべらせて移乗させることができる。患者の状態を踏まえて，活用できる道具類を取り入れたい。

❷移送

移乗後の移送では，患者の苦痛に配慮して段差や通路の凹凸による振動が少なくなるように，ゆっくり移動する。揺れが少なくなるストレッチャーのコントロールに配慮したい。

通常，患者の足側が先行するが，傾斜する場所の昇りは頭側が先行する。

移送時の安全への配慮として，①サイドレールを必ず取り付ける，②移送しやすい高さに調節する，③停止時にはストッパーを必ずかけることに注意したい。

安全ベルトは，拘束感があり，苦痛が増強するなどから，患者状態に応じて使用する。

移送には少なくとも介助者2人が必要である。

2 ベッド

終末期患者は，ストレッチャーへの移乗にも負担を感じる場合がある。そのような患者に移動が必要な際は，ベッドのまま移動する。臥床のまま移動ができることで，患者の負担は少ない。ベッドでの移動は風や空気，視野の変化も感じられるため，患者の気分転換にもなる。

終末期患者のベッドは，電源を必要とする耐圧分散寝具（エアマット）が装備されていることもある。移動の際には電源を抜くため，耐圧分散寝具のエアチューブを折り曲げるなどのエア漏れ防止対策が必要になる。3時間程度であれば折り曲げたエアチューブのテープ固定で問題ないが，移動後に電源がとれるようであれば折り曲げたエアチューブを元に戻して，送気を再開することが望ましい。

ベッドでの移送は，ベッドのキャスターにクッション性が乏しいため移送時の振動に注意が必要である。段差は極めてゆっくりと進むように注意したい。

IV 体位変換

A 体位変換の意義と目的

1 体位変換

人間は，昼夜を問わず様々な姿勢（体位）をとり生活している。その体位を変化させる理由は，①これから行う行為に適した状態にする，②同一体位保持による疼痛緩和，③より安楽を求める，などである。

何らかの理由により，自力で体位を変えることができない患者に対し，看護師が介助す

ることを体位変換という。

2 終末期における体位変換, ポジショニング

終末期にある患者は, 低栄養状態, 各臓器の機能低下を認め, 疼痛をはじめとする種々の身体症状が出現する。精神状態では集中力の低下や傾眠傾向がみられ, 場合によってせん妄症状を呈することもある。これらの変化は, 自力での運動能力を低下させ, 動きたくても動けない状態をつくる。このような低栄養なうえ, 動けない状態が持続すると褥瘡ができ, その治癒に難渋する。

褥瘡予防やその患者にとって安楽な体位を得るために, 体位変換が必要となる。終末期における体位変換は, 特に機能低下した臓器への負担を軽減し, 身体的・精神的苦痛を和らげ, 安楽に過ごすことを目的に実施される。

その際, 留意しておきたいことは, 体位変換後の**ポジショニング**である。看護学領域におけるポジショニングについて, 2011 (平成23) 年に日本看護技術学会技術研究成果検討委員会は「対象の状態に合わせた体位や姿勢の工夫や管理をすること」と仮定義し, ターミナル看護学領域でのポジショニングを「終末期患者に対して, 出現する症状緩和のため, 日常生活行動を患者にとって安楽に過ごしてもらえるように体位を工夫することである」と定義している[4]。

B 体位変換のアセスメント

体位変換においては, 身体症状, 認識・病状, ADL の視点からアセスメントを行う。それぞれの視点における具体的なアセスメント項目を表2-5 に示す。

体位変換を妨げる主な身体・精神症状の要因には次のようなものがある。

1 疼痛

がん患者の場合, 疾患の進行・転移した部位により, がん細胞が増殖し組織損傷が起こり痛みを出現させる。痛みの出現は日常生活行動に大きな影響を及ぼす。

骨転移がある場合, 動きたくても体動に伴う痛みの出現に恐怖を感じ, 動けなくなる。患者が痛みを軽減できる得手体位 (自力でできる好みの体位) を有することもある。

2 呼吸困難

肺活量, 最大換気量の低下や気道の閉塞, がんの進行による胸水や腹水の貯留により呼吸困難が生じる。

臥位では内臓や腹水が横隔膜を押し上げ, 十分に肺が拡張できなくなるため, 呼吸困難が増悪した患者は臥床することができず, 座位を余儀なくされることがある。また体位変換という運動負荷がかかることで, さらに呼吸困難を助長することがあることを理解して

第2編

コミュニケーション

2 終末期における日常生活の支援

全人的 (包括的) 苦痛の緩和

退院支援・地域連携

臨死期の看護

在宅における看取り

事例で学ぶ終末期看護

表2-5 体位変換のアセスメント

アセスメントの視点	主な項目	内容
身体症状	疼痛	疾患の進行により痛みが出現する。痛みの出現は日常生活行動に大きな影響を及ぼす。患者は痛みを悪化させないように活動を控えがちになる。
	呼吸困難	患者の状態により酸素療法を行っている場合がある。臥位では内臓が横隔膜を押し上げ十分に肺が拡張できなくなる。そのため呼吸困難が増悪した場合は、臥床することができず座位を余儀なくされる。
	悪心・嘔吐	頭蓋内圧の亢進など様々な要因により悪心・嘔吐が出現する。体動により症状を誘発・増強することもあり体動は減少する。
	筋力低下	臥床状態が多くなる終末期は、全身あるいは身体の一部を使用せずにいることで筋力低下や関節拘縮を発症し、自動運動が制限されやすい。
精神症状	せん妄	低活動型せん妄の場合は活動量、発語量、覚醒水準が低下し、同一体位が保持されやすくなり、心身の苦痛を正確に認知し、訴えることができなくなる場合がある。
認識・病状	思い・希望	体位変換を必要とする患者は、その行動のすべてまたは一部を他人に委ねなければならなくなる。そのような患者の思いを傾聴し、身体が思うように動かせなくても、患者の思いや希望を尊重した体位変換の計画を立案する必要がある。
	体位変換を妨げる要因	自力で体位変換を行えない要因を考える。定期的に体位変換を行うだけでなく、改善可能な要因に対しては、そのアプローチも同時に行う。
	得手体位	得手体位は身体的苦痛を緩和させるため患者が自ら考えた対策であり、苦痛緩和を経験している体位である。同一体位はよくないからと体位変換を行うのではなく、得手体位をとろうとする患者の思いを理解し行う。
ADL	自動運動の可否	患者のもっている身体機能を観察し理解する。介助者が一方的にすべてを行うのではなく、患者の力も無理のない範囲で活用し、自らの意思で行動できるよう支援する。
	チューブ類の有無	終末期は疼痛緩和を目的とした注射や酸素吸入など、状態により様々なチューブが接続されている可能性がある。残された予後や状況にもよるが、体内に挿入されているカテーテルなどは、体位変換時に誤って抜去してしまえば再挿入が困難となる場合がある。患者に接続されているチューブ類の目的を十分に理解し、固定の状態や体位変換に伴う移動に適したチューブ類の長さが確保されているか確認する。

おかなければならない。

3 悪心・嘔吐

悪心・嘔吐の原因は様々である。脳圧の亢進や生化学的因子、消化管閉塞、胃内容物の停滞、薬物などにより出現する。

体動により症状を誘発・増強することもあり、患者の体動は減少する。患者個々により悪心・嘔吐を軽減させる得手体位を有することがある。

4 せん妄

せん妄は、身体状況の悪化や薬物などの影響により生じる意識障害である。

特に低活動型せん妄の場合は、活動量や発語量、覚醒水準が低下し、同一体位が保持されやすくなり、心身の苦痛を正確に認知し訴えることができなくなる場合がある。

第2編

コミュニケーション

2 終末期における日常生活の支援

全人的（包括的）苦痛の緩和

退院支援・地域連携

臨死期の看護

在宅における看取り

事例で学ぶ終末期看護

5 | 筋力低下

終末期の場合，いったん低下した筋力を元に戻すことは非常に困難となる。今以上に低下させないこと，今の状態を維持することが重要となる。

体位変換においても患者自身でできることは何か，介助が必要な部分はどこかを観察し，患者のもっている力を活用しながら実施する。

C 体位変換の実際

1. 安楽な体位の実施

具体的な体位変換の方法は成人患者に対して一般的に行うものとなんら変わりはない。ここでは，特に終末期の患者にとって，仰臥位，ファーラー位，側臥位での安楽な体位を考える。

1 | 仰臥位

- 膝を屈曲させ，腹筋・背筋の緊張を緩和し，仰臥位保持による腰痛緩和を図る。
- 足関節は良肢位を保持し，踵部の圧迫を避ける。
- 肩関節，肘関節の良肢位を保持する。その際，上腕部が肩関節の位置より下がりすぎないようにクッションで支える。
- 生理的彎曲によって生じる頸部から肩部にかけての空間には，クッションを挿入し生理的彎曲が保持できるようにする。

2 | ファーラー位

- 膝を屈曲させ，腹筋・背筋の緊張を緩和する。
- 肩関節，肘関節の良肢位を保持する。その際，上腕部が肩関節の位置より下がりすぎないようにクッションで支える。
- 上体とベッドとの間に空間が多く生じる場合は，背部全体をカバーできる大きく柔らかなクッションを挿入し上体を安定させる。
- 膝を屈曲させ，足底部をクッションで支え，上体がずれ下がるのを防ぐ。
- 仙骨部に圧がかかりやすくなるため，仙骨部の除圧を心がける。

3 | 側臥位

- 股関節，膝関節を適度に屈曲させ，体幹を安定させる。
- 背部から腰部にクッションを当て，さらに安定を図る。
- 前かがみとなる場合は，前胸部から腹部にかけて枕を抱き，肘関節を屈曲させる。

表2-6 安楽な体位と判断する評価基準

- 支持基底面積を十分確保している
- 背筋や腹筋の緊張緩和のために，膝を適宜屈曲している
- 同一部位への圧迫を除去している
- 良肢位を尊重している
- 脊柱・頸椎などの生理的彎曲，屈曲が維持できるために，ベッドと身体の空間がある部分に枕を入れている
- 対象の好み，苦痛を確認している

出典／矢野理香，他：評価基準を活用したポジショニングの学習成果；安楽な体位と判断する評価基準を作成して，看護総合科学研究会誌，10（2）：3-14, 2007.

- 両膝関節から下腿の間にクッションを挿入し，重みや圧が一定の部位にかからないようにする。

2. 安楽な体位の評価

　終末期の体位変換は，出現する症状の緩和や安楽な日常生活のために行われる。行った体位変換が安楽であるかどうか判断するための基準を表2-6に示す。

　評価基準を念頭に置きながらも，患者の希望を尊重し，患者と共に体位の工夫と調整を，試行錯誤しながら行うことが重要である。

V 食事の援助

A 食事の援助の意義と目的

1. 食事の援助の意義

1 終末期の栄養障害

　終末期には様々な症状の出現・増強によりADLへの支障が増す。食事（水分摂取含む）に関しては，死亡の1週間〜10日くらい前から障害の頻度が増していく（図2-8）。

　終末期のがん患者は，ほとんどが悪液質（栄養失調が進行し衰弱した状態）を呈するといわれている。症状として，るいそう，骨格筋の減少，倦怠感，食思不振，味覚異常，浮腫，貧血，褥瘡などがみられ，ボディイメージの障害など心理社会面へも影響を及ぼす。主な原因は腫瘍による栄養奪取で，サイトカインが代謝異常を引き起こすといわれている[5]。

第2編

1 コミュニケーション

2 終末期における日常生活の支援

3 全人的（包括的）苦痛の緩和

退院支援・地域連携

臨死期の看護

在宅における看取り

事例で学ぶ終末期看護

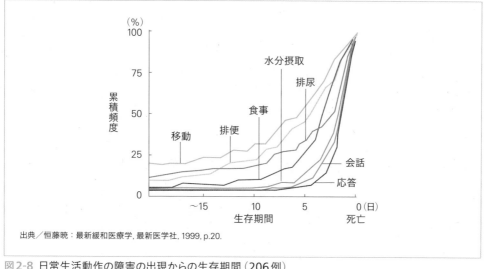

図2-8 日常生活動作の障害の出現からの生存期間（206例）

出典／恒藤暁：最新緩和医療学, 最新医学社, 1999, p.20.

2 食生活とQOL

　食事は，生命維持・健康の回復や維持にも大きくかかわっており，人が生きるうえで重要な「基本的ニーズ」の一つである。さらに食事は，他者とのつながりや，楽しみ，満足感や幸福感など精神的な安寧，患者を取り巻く社会とも密接につながっており，その人のQOLに影響を及ぼす。

　食生活は，個別性が非常に高い。食に関する嗜好や文化・価値観，食事についての考えかた・ニーズ・思いは，その人のそれまでの生活歴や家族背景，文化（地域，宗教など），習慣などによって影響を受けている。かつ終末期においては病状の悪化に伴う身体状況の変化や，疾病や治療により食事に関連する機能の低下（嚥下障害，味覚や嗅覚の変化など）などの影響も受け，変化する。

　援助にあたっては，終末期の病状（身体状況，食事摂取に関する身体機能）を把握しつつ，その人の食へのニーズやその背景など個別性に配慮し，その時々のその人に合った援助を考え，工夫していくことが，その人の食に関するQOLの向上には不可欠である。

3 食事の心理社会的意義

　終末期の患者とその家族にとって，「食べられない」ことは，楽しみの喪失や死の予感をもたらし，そのことによる心理的苦痛を感じていることもある。「食べられない」ということだけでなく，そこから生じている患者・家族の思いへのケアを考えていくことも大切になる。

　また，特に終末期には，食事は患者本人だけでなく，家族にも「このままでは衰弱して，やせおとろえてしまうのではないか」といった苦悩・葛藤をもたらすことがあり，患者・家族の双方にとってのケアを考えることが大切である。

つまり終末期の患者に対する「食事の援助」は，患者にとっての「生理的な意義」と，患者・家族にとっての「心理的な意義」「社会的な意義」があるといえよう。

▌2. 食事の援助の目的・根拠

1 ▏食事の援助の目的

食事の援助の目的には次のようなものがある。
- 患者の生命の維持，栄養状態・エネルギーの維持・改善。
- 患者の QOL の向上：食事は楽しみであり，気分転換にもなり，食事をとおして家族や周囲とつながり，団らんによる孤独感の緩和や精神的安寧が図れる。また，「生きたい」という思いを支えたり，死や病状悪化を認識することに伴う苦悩を緩和することができる。
- 家族にとっても精神的な支えになる：「食べてほしい」「何かできることをしたい」などの家族の思いへの対応ができる（家族の苦悩・葛藤の緩和）。

2 ▏食事の援助の根拠

日本ホスピス・緩和ケア振興財団による遺族調査では，次のことが明らかになっている。

遺族が認識する"終末期がん患者に対する望ましい看護師のありかた"として「できるだけ何か食べることができるよう援助する」を5段階評価の上位2項目である「とても重要である」「やや重要である」と回答した割合は83.9%であった[6]。

また，終末期がん患者の遺族が"終末期に医療者に望む栄養サポート"としては「食べられない理由・やせる理由・食べることで元気になれるのか，などの医学的説明」が41.4%，「具体的な食事の工夫の説明」は31.2%であった[7]。

患者の栄養摂取低下時における家族の気持ちのつらさについて「とてもつらかった」「つらかった」と答えた割合は71%であった。また，家族が患者の栄養摂取低下時に「何もしてあげられないという無力感や自責感を感じた」は69%，「病状の変化に気持ちがついていかなかった」が52%，「家族は治療を続けたい，がんばりたい気持ちが強かった」は47%であった。終末期の輸液に関する家族の認識として「点滴をすると，だるさがとれて元気になる」が62%，「脱水状態で死を迎えることはとても苦しい」が60%，「輸液は最低限のケアである」が56%あった[8]。

これらのことから，患者が食べられない状況は，病状の悪化を考えさせ，患者の苦痛が強いという家族の精神的苦痛につながることがわかる。そのため看護師は，食事の援助において「食べられることは生への希望を支えている」ということを認識しておく必要がある。

また，輸液に対しては「最低限のケア」という家族の認識があることから，患者にとっての輸液のメリット・デメリットの説明だけではなく，輸液を行わない場合に「何もして

もらえなかった」「見捨てられた」という思いに患者・家族がならないように，話し合うことが大切である。

B 食事の援助のアセスメント

主に次の4つの視点でアセスメントを行う。それぞれの視点における具体的なアセスメント項目を表2-7に示す。

①食事の援助を必要とする原因・理由（病状，治療の影響など）

食欲不振は，終末期に出現頻度が高いとされ，表2-8のような原因が考えられる。

②患者の食習慣，嗜好

個別に，その時々に合った工夫が必要である。

③食事の援助を必要とすることへの患者の思いや，それに伴う患者のQOLへの影響

④家族の食事についての認識（価値観も含めて）や援助に関するニーズ，患者の病状についての認識や思い

表2-7 食事の援助のアセスメント

アセスメントの視点	アセスメント項目
食事の援助が必要な原因	悪心・嘔吐，疼痛，呼吸困難，倦怠感などの身体症状，消化管の問題（消化管閉塞，便秘，消化管の運動低下など）の有無，それらの原因。嚥下機能，味覚・嗅覚・視覚など食事を楽しむための感覚機能の状態。食事時の体位保持，自力での経口摂取が可能か（認知症や麻痺など食事の自立に影響を及ぼす要因の有無），口内炎や歯の状態など口腔内の問題（義歯が合わないなども含めて）の有無
食習慣，嗜好	食習慣に影響する生活歴，家族背景，文化（地域，宗教など），習慣など。疾病・治療による味覚や嗅覚の変化
思い・認識，QOLへの影響	食事（食べられること，食べられないこと）に対する認識・価値観，食べられないことが患者のQOLにどのように影響しているか，食べられないことに対して，どのように対処したい，あるいは医療者にしてほしいと思っているか
家族の思い・認識	患者の食事（食べられること，食べられないこと）に対する認識・価値観，患者の病状（現状）や今後（終末期の患者の病状の変化）の見通しを，どのように認識し，受け止めているか，患者に対して家族自身がどのようなことをしてあげたい，あるいは医療者にしてもらいたいと思っているか。患者が食べられない状態であることによる家族の苦悩，生活の変化

表2-8 食欲不振の原因

社会的因子	貧困，購入不能，調理不能，社会的孤立，社会的資源の活用不足，など
心理的因子	認知症，うつ状態，不眠，不安，など
医学的因子	がん，慢性閉塞性肺疾患（COPD），慢性心不全，逆流性食道炎，便秘症，歯科口腔疾患，パーキンソン病，筋萎縮性側索硬化症（ALS），認知症，関節リウマチ，うつ病，不安神経症，統合失調症，など
薬剤	消化管潰瘍薬，制吐薬，抗コリン薬，筋弛緩薬，利尿薬，など
加齢	多様な生理的変化
微量元素の低下	ナトリウム，カリウム，塩素，鉄，亜鉛（特に亜鉛の不足は，味覚障害にも影響）
ビタミン類の低下	ビタミンB群，ビタミンA，パントテン酸，ナイアシン

出典／渡辺克哉，他：食欲不振のアセスメント，看護技術，62（10）：22-25，2016，一部改変.

第2編

1 コミュニケーション

2 終末期における日常生活の支援

3 全人的（包括的）苦痛の緩和

4 退院支援・地域連携

5 臨死期の看護

6 在宅における看取り

7 事例で学ぶ終末期看護

C 食事の援助の実際

1 目標の設定

　食事の援助についてのアセスメントで，患者・家族のニーズを把握し，食事に関する目標を考え，患者・家族と医療チームでその目標を共有する。食事の援助では，患者・家族と医師，看護師，管理栄養士，薬剤師，言語聴覚士などの多職種によるチーム医療が，患者・家族へのより充実したケアに不可欠である。

2 ケアの方法の検討と実施

　ケアの方法は，食事に関する目標と，食事の援助が必要となっている原因・理由から検討する。食事摂取にかかわる身体症状の緩和や，身体機能低下への対応，メニュー調整など，食事に支障をきたす要因を最小限にできるような働きかけや，少しでもニーズを満たす工夫を行う。

3 患者・家族との食事内容の相談

　メニューや，食事の方法について患者や家族と相談する（表2-9, 10）。

　「何を食べてもいいですよ」「好きなものを食べていいですよ」と食事制限をなくす，もしくは緩やかにすることは，患者・家族に「もう手の施しようがないので何をしても一緒」「死が近いので，好きにしていい」と言っていると受けとられることがある。その結果，終末期であるという現状に患者・家族が直面し苦悩するなど，精神的苦痛が増強することがある。このような患者・家族の思いを汲み取り，食事についてどのような対応・援助が望まれるのか，患者・家族と一緒に考えていくことが大切である。

4 経口摂取が困難な患者

　消化管の閉塞や，嚥下困難などにより経口摂取が困難な場合でも，食物をかんで吐き出す，なめるなどで味わうことは可能であったり，食物の香りを楽しむ，見て楽しむといった工夫も可能である。

　誤嚥や窒息のリスクが高いと判断される状況にもかかわらず，患者や家族の「口から食べたい」との希望が強い場合には，その希望の背景にある患者・家族の思い，病状や食べることのリスクの認識，患者・家族にとっての「食べられる」ことの意義などを把握したうえで，どう希望に応えていくか，多職種での検討，患者・家族との話し合いによって，最善・最適な対応を模索・検討することが重要である。また，近い将来，病状の進行（消化管閉塞や嚥下困難など）によって，経口摂取ができなくなることが予測される患者の場合は，限られた「食べたいものを食べることができる時期」を有意義に過ごせるよう支える。

コミュニケーション

2 終末期における日常生活の支援

3 全人的（包括的）苦痛の緩和

退院支援・地域連携

臨死期の看護

在宅における看取り

事例で学ぶ終末期看護

表2-9 終末期患者の食事の工夫

- 管理栄養士に相談し，サポートを依頼する：病院食で対応可能な工夫や，在宅での調理の工夫の助言など。
- 可能な範囲で食器や盛りつけの量，盛りつけかた，温度（冷たい，温かい）に配慮する。
- 味つけを味覚に合わせて調整（濃く，薄く，甘く，塩からく）する：病院食の場合は，しょうゆ・塩などの調味料を準備しておき，食事の際に調味料を追加して味の調節ができるようにする。
- 食事の香りも楽しめるようなメニューに調理にする。
- 口の中でかんで吐き出せるような食材（調理）で味わいを楽しめるようにする（例：ステーキ，スルメ，高野豆腐，など）。
- （可能な範囲での）家庭料理や患者の好きなものなどを持ち込んでもらう。
- 食事の形態を変更する。
- 栄養補助食品の活用。

表2-10 食事の環境調整

- （希望があれば）好きなものを，好きなときに摂取できるようにする。
- 家族や友人などと一緒に，会話や団らんを楽しみながら食べられるようにする。
- 口の中で食物をかんで吐き出す場合は，患者が気兼ねせず，落ち着いてできるような空間をつくる。かんで吐き出す姿を見られたくない場合は，食事中はカーテンで仕切る，面会人の訪問を食後まで待ってもらうようにする，など配慮する。

　食べられないことについて，患者と家族の思いやニーズがずれている場合（あるいは初めは同じであったが，病状悪化とともにずれてしまった場合）は，それぞれの思いの橋渡しに努める。

　食べられない患者に対する家族・医療者のかかわりかたについて，家族と共に考えたり，必要時には家族に助言する。

5　家族への助言

　家族は医療者からの「無理に口から食べさせなくてもいいですよ」という声かけ（助言）に対して，「もう栄養はとらなくてもいい。もう終わりです」と言われているように感じ，つらい思いをする場合がある。「口から食べられない＝死を予感する」ことによる苦悩や，患者に「何かしてあげたい」という思い，輸液管理に対する思いなど，家族の心情を汲み取り，配慮しつつ，一緒に考えることが大切である。

　「食べられないから輸液をしてほしい」との希望には，病状や予後に応じて輸液の目的・適応（必要性）を検討し，対応する。必要時は家族の心情，輸液への認識などに配慮しつつ，輸液を希望している理由を確認して，患者にとっての輸液のメリット・デメリットなど適切な情報提供を行い，患者・家族にとっての最善な治療・ケアについて話し合う。

　食べられない理由，食べても体重が減少する理由，食べることで元気になれるのかなどの医学的説明を行い，患者・家族の病状認識と，食べることへの意味づけ・価値観の変化を促す。それにより，食事について患者・家族と医療者が，現実的な対処を話し合っていけるように支える。

在宅療養中の場合は，家族に対して，食事の介助のしかた（特に，むせを防止する），食材の選択，調理方法などを具体的に助言・教育的支援を行う。また，家族に食事の摂取量や内容についてメモするなど，訪問看護師や医師，そのほかの職種と情報共有できるようにしておくことを提案する。

6 | 口腔内環境の維持

口腔ケアに努め，おいしく食べられる口腔内環境の維持に努める。

終末期は全身状態の悪化により，嚥下（えんげ）機能も低下していることがある。そのため，食事の際には，その時々での患者の嚥下機能に注意し（必要時は評価を行い），安全に食べられる工夫を模索・検討することが大切である。

7 | 家族の無力感へのケア

終末期には，様々なケアの工夫にかかわらず，徐々に食事摂取が難しくなることが予想される。そのようなときには思うように食べられない患者・家族のつらさ，悲しみ，死を意識することによる苦悩が生じることが多いため，積極的に思いを聴き受け止めることや，できる限り，その苦悩を和らげるケアを考えることも大切なケアとなる。

さらに，「何もしてあげられない」との無力感や自責感を感じている家族に対しては，家族の苦悩を受けとめたうえで，それまでや，その時点での家族が行っているサポートを共に振り返り，承認・支持しつつ，「食べること」へのかかわりだけでなく，家族のかかわりは「患者の精神的安寧（あんねい）・支えにつながる」ことを伝えるとよい場合もある。

ただ，家族の自責感の背景には，病気の診断までの患者との関係（無理をさせた，早期発見してあげられなかったなど）における心残りや後悔もある。そのようなときには，家族にそっと寄り添うことが，何よりのケアとなる場合も少なくない。患者・家族のそれまでの人生（歴史）の理解に努めることで，患者・家族に対するよりよいケアが見えてくることもある。

終末期では「食事ができない＝死を予感する」ことによる苦悩・悲嘆が強い。そのことを心にとめて家族のケアを行う必要がある。

コミュニケーション

2 終末期における日常生活の支援

全人的（包括的）苦痛の緩和

退院支援・地域連携

臨死期の看護

在宅における看取り

事例で学ぶ終末期看護

VI 排泄の援助

A 排泄の援助の意義と目的

1. 排泄の援助の意義

1 | 終末期の排泄障害

　終末期には様々な症状の出現・増強により ADL への障害も増す。排尿や排便など排泄に関しては，死亡の約1～2週間くらい前から障害の頻度が増していく（図2-8参照）。

　排泄は生命維持に不可欠であるが，排尿・排便共に非常に羞恥心を伴う個別的な要素の影響の多い行為であり，排泄がうまくいくかどうかについては，病状（消化器や泌尿器など排泄に関する臓器の疾患の有無や機能），排泄の環境（自宅かそれ以外か，病室は個室か多床室か，音やにおいなど含めてプライバシーが守られる環境か，他者への気がねがないか），排泄の自立度（他者の援助が必要か，自分のタイミングで排泄できるか，トイレに行けるか，床上での排泄か）などで異なる。

　また，性格傾向（おかれた排泄の環境について，どのくらい気になるか，そのことによる生活への影響），精神状態（リラックスできているか，緊張しているかなど）や食事（量や内容），活動量，治療に用いる薬剤（特に終末期は利尿薬，便秘傾向にさせるオピオイドなど）などの影響も大きい。

　排便・排尿に関してうまくいかない場合（頻繁に排便・排尿が続く，尿失禁・便失禁がある，便秘・排尿困難があるなど）は，夜間の睡眠や日中の活動，気分転換，他者との交流などに支障をきたすことがある。加えて，終末期で全身状態が悪化している場合には排泄の問題はせん妄やスキントラブルの誘因となり，新たな苦痛につながる可能性がある。

2 | 排泄とQOL

　排泄行為は，人の羞恥心・自尊感情に大きく影響するため「トイレだけは最期まで自分でしたい」「人に下の世話にならなければいけないくらいなら，早くお迎えにきてもらいたい」と考えている患者は多く，生きる意欲にも深く関係している。

　さらに，「（排泄の問題が）気になって，したいこと（趣味や外出，人と会うなど）が思うようにできない（あきらめている）」や，「（排泄で他者の援助が必要な状況では）下のことも自分でままならない（周囲に迷惑・負担をかけている）自分が，これ以上，何かしたい，してほしいなど希望してはいけない（がまんしなければならない）」と考えて，自分らしい生活や思いどおりの生活をあきらめてしまうこともある。

　排泄の状況により病気の状態を判断する（死を意識する）患者・家族もおり，苦悩や予期悲嘆につながることがある。

排泄が障害され，援助が必要な状態になることで，患者・家族の QOL も影響を受ける。

3 | 排泄の援助に伴う苦痛

患者は排泄に関して援助を受けることにより，羞恥心や自尊感情の低下，喪失感，自己コントロール感の低下など，様々な苦悩がある。また，排泄の自立を維持するための努力が身体的な苦痛・負担の増大につながり安楽や安全が脅かされることもある。一方で，排泄の自立によって尊厳を保った生きかたができ，精神的な安寧が得られることもある。これらの要因から排泄の自立に関して患者に葛藤が生じることがある。

さらに，患者本人のみならず，患者の排泄を援助（介助）する側の家族にとっても，精神的苦痛に加え終日の排泄介助による身体面の負担や，生活（家族の睡眠・休息，仕事や家事の遂行，気分転換など）への影響，おむつやストーマ装具などの経済的負担などがある。

終末期で徐々に ADL が低下していくなかでも，排泄は「最期まで，自分で，トイレで」と願う患者は多い。患者の身体的負担と精神的な安寧との両方を考慮して，排泄の援助を考える（患者と話し合う）ことが大切である。

4 | 排泄の援助の心理社会的意義

排泄障害は，大切な生命活動の一部ができなくなるということだけでなく，排泄のことが気になって外出や周囲との交流に消極的になるなど，周囲との関係や社会生活への支障につながる可能性がある。排泄の援助を受けざるを得なくなることで，苦悩だけでなく，自尊心が低下したり，自己否定的な気持ちになりがちだとされる。その結果，自分の希望どおりに行動するのをあきらめたり，がまんしたりする傾向がみられ，終末期の患者が「最期まで自分らしい人生を生ききる」「質の高い QOL で過ごす」ことを難しくさせる場合もある。

つまり，終末期における排泄の援助の意義には，生命維持・健康増進に不可欠な機能としての「生理的意義」だけではなく，自尊心や家族・社会とのつながりといった「心理・社会的意義」，患者・家族が感じる「衰弱に伴う死の予感による苦悩の緩和」などが考えられる。

終末期の排泄の援助では，患者の羞恥心や排泄に伴う心身の苦痛が最小限になるようにかかわることで，自尊心を保ち生きることをあきらめず，かつ最期まで患者が周囲とのかかわりを持ち続けながら，その人らしく生きられるように支えていくことが大切である。

5 | 家族への支援

家族に対しては，「患者の死」を予感することでの苦悩に寄り添いつつ，介護する家族の心身の状態や生活状況にも目を配り，介護方法の助言や社会資源の活用の支援をする。

介護における家族の心身の負担を軽減し，家族の健康と生活が維持できる配慮が必要である。おむつやストーマ用品の費用については経済的な負担があり，その負担軽減のため

に社会資源の活用を促すなどの支援をする。

2. 排泄の援助の目的・根拠

1 | 排泄の援助の目的

排泄の援助の目的には次のようのものがある。
- 患者の生命維持と身体的苦痛の緩和を図る。
- 排泄に関する自立・自律を維持することにより，自尊心の低下を防ぎ，最期までその人らしく生きることを支援する。
- 排泄および排泄の援助に関する患者の価値観や意向を最期まで尊重しつつ，病状や排泄に伴う体力の消耗と，患者の安全・安楽のバランスを図りながら，一人ひとりの患者に合った排泄の援助・工夫に努める。
- 家族の心身の負担の軽減と，家族の健康と生活の維持（家族への教育支援含む）を図る。

2 | 排泄の援助の根拠

日本ホスピス・緩和ケア振興財団による遺族調査では，以下のことが明らかになっている。遺族が認識する"終末期がん患者に対する望ましい看護師のありかた"として，「患者様の自尊心に配慮して，排泄の援助をする」に対し5段階評価の上位2項目である「とても重要である」「やや重要である」と回答した割合が94.9％あった[6]。

また，遺族が認識する"終末期がん患者の負担感に対する望ましいケア"として「とても役に立つ」「役に立つ」と回答した割合は，「排泄物は患者様の目につかないよう，すみやかに片づける」が89％，「ひとつの方法を指示するのではなく，いろいろな方法から患者様自身が選べるようにする（尿器を使う，ポータブルトイレを使う，導尿するかなど）」が88％，ほかにも「動く妨げになっている症状（痛みなど）を和らげる」が93％，「看護師をそのつど呼ばなくてもいいように，必要な頃を見計らって何気なく訪室する」が91％などであった[9]。

これらのことから，排泄の援助においては，①他者からの排泄の援助を受けること自体が患者の自尊心を低下させることにつながる，②援助者に遠慮を感じている，の2点を十分に認識しておくことが重要であるといえる。

そして実際の援助としては，患者が排泄の援助を申し出る際の遠慮を最小限とするため，看護師からニーズを察して，何気なく訪室したり，声をかける。また，援助方法を患者の自尊心の低下が最小となるように，患者が選択できるように提案するなど，できるだけ自立できるように支援することが大切である。

第2編

2 終末期における日常生活の支援

3 全人的（包括的）苦痛の緩和

4 退院支援・地域連携

5 臨死期の看護

6 在宅における看取り

7 事例で学ぶ終末期看護

コミュニケーション

表2-11 排泄の援助のアセスメント

アセスメントの視点	アセスメント項目
排泄の援助を必要とする原因	悪心・嘔吐，疼痛，呼吸困難，倦怠感などの身体症状，消化管の問題（消化管閉塞，便秘，消化管の運動低下など），ADLの問題（トイレへの移動が可能か，トイレ移動の労作に伴う患者・家族の心身の負担など）の有無や，それらの原因。排泄障害による夜間の睡眠への支障の有無。排泄行為に関してどの部分（移動・移乗，排泄のための体位保持，排泄自体，排泄後の後始末，排泄のコントロールのための薬物療法など）に援助が必要か
排泄パターン・習慣，価値観	もとの排便・排尿のパターン，排便・排尿に関する患者なりの工夫・対処など
思い・認識，QOLへの影響	排泄の援助を必要としていることについての患者の認識，自尊心・QOLへの影響，排泄の問題にどのように対処したい，あるいは医療者にどう対処してほしいと思っているか
家族の思い・認識	排泄の援助が必要であることに対する認識・価値観，患者の病状（現状）や今後（終末期の患者の病状の変化）の見通しへの認識，患者に対して家族がどのようなことをしたい，あるいは医療者にしてもらいたいと思っているか。排泄の援助が必要な状態に対する家族の苦悩・精神的苦痛，健康状態（持病の有無・治療状況，ADL），介護経験の有無，経済的問題の有無（現在使用している社会資源），家族としての役割。患者の排泄障害による家族の日常生活・QOLへの影響（夜間の睡眠や，食事，休息など）

B 排泄の援助のアセスメント

　主に次の5つの視点でアセスメントを行う。それぞれの視点における具体的なアセスメント項目を表2-11に示す。

①排泄の援助を必要とする原因・理由（身体的な状況，排泄に関する身体機能の変化，治療・薬剤の影響など）

②患者の排便・排尿の習慣と，排泄環境，排泄に関する意向，価値観

③排泄の援助を必要とすることへの患者の思いや，それに伴う患者のQOLへの影響

④家族の思い，排泄についての認識（価値観も含めて）や援助に関するニーズ，患者の病状（現状）認識，家族のQOLへの影響

C 排泄の援助の実際

1 目標の設定

　排泄の援助についてのアセスメントで，患者・家族の状況・思いを把握し，排泄に関する目標やケアの目標を考え，患者・家族を含めた医療チームでその目標を共有する。排泄の援助では，療養場所にかかわらず，患者・家族と，多職種でのチーム医療による取り組みが，より充実したケアに不可欠である。

2 ケアの方法の検討と実施

　排泄の自立に支障をきたす要因を最小限にできるように働きかける（身体症状の緩和や，

リハビリテーションや用具の活用による排泄行為にかかわる機能低下への対応，落ち着いて排泄できる環境の調整・整備など）。

患者には排泄に関しての複数かつ細やかな状況別の選択肢（トイレへの移動，尿器・便器の使用，排便時はトイレへの移動で排尿は床上でなど）の提示に努める。そして，できるだけ患者の望む方法での排泄が継続できるように，多職種で協力し合って工夫する。

3 排泄の援助におけるプライバシー，羞恥心への配慮

排泄に関する話題（排便・排尿の回数，排泄状況の確認や，排泄援助の申し出など）については，できる限りプライバシーに配慮して，環境（個室，多床室，面会人の来訪の有無など）や声の大きさ，言葉の選択，タイミングなどに注意をはらうことも，患者の精神的苦痛を増強させないために大切である。

また，排泄の援助を受けざるを得ない患者の「援助を受けることによる負担感」を最小限にするために，援助の際の言葉選び（確認するとき「してほしいことはありますか？」ではなく「できることはありますか？」と聞くなど）はもちろん，援助が必要なとき（食事の前後や就寝前・起床後，患者の排尿・排便の頻度に応じた時間）を見計らって，看護師から援助の確認をするなど，患者の感じている遠慮・負担感を汲み取ったケアも大切である。

4 在宅での家族への支援

在宅での排泄の援助方法について，家族の相談を受け調整を行う。

排泄方法（トイレへの移動，床上排泄，おむつの利用，膀胱留置カテーテルの使用など）は，その時々の状況・心情に応じて，患者・家族と共に相談して決める。必要な援助（社会資源の活用を含めて）について患者・家族に情報提供をしたり，教育的支援を行う。また，在宅で緩下剤による薬物療法や，浣腸・摘便などの処置が必要な場合には，患者・家族だけでなく，入院中から在宅ケアの担当者とも排泄コントロール方法を話し合うことが，在宅療養生活の質を下げない排泄ケアを見いだすために有意義である。

在宅療養中の場合は，家族の心身の健康・生活の維持についても配慮し支援する。

5 病状の進行への対応

病状の進行に伴い，患者の排泄に関する意向を尊重することにより，患者の身体的苦痛が増す，あるいは患者・家族の安全が守れなくなる状況が生じてくる可能性がある。その際には，排泄方法の選択肢別に各職種で何ができるか，負担・不利益にはどういうものがあるかを患者・家族と情報共有し，「何を大切にするか」について話し合うことが大切である。このときには「何を選択したか」という最終結論だけでなく，皆で「できる限りの最善を考える」経過をたどったことも重要になる。

終末期で病状が進行するなかで排泄状況も変化していく。それに伴い患者・家族ともに予期悲嘆，死の予感による苦悩などが増強していく可能性が高いため，患者・家族の心情

コミュニケーション
2 終末期における日常生活の支援
3 全人的（包括的）苦痛の緩和
退院支援・地域連携
臨死期の看護
4 在宅における看取り
事例で学ぶ終末期看護

の変化にも十分に配慮し，支えていくことが大切である。

 VII　睡眠の援助

 A　睡眠の援助の意義と目的

　睡眠は，生命を維持していくためには不可欠であり，身体を休めるとともに，特に脳の休息と機能回復に必要である。

　睡眠障害は，身体疾患や精神疾患はもちろん，環境の変化や薬物の影響など様々な要因によって引き起こされる。

　高齢者では，入眠までに時間がかかり，睡眠は浅く中断が多いとされ，睡眠障害の頻度が高いことが知られている。日本の一般成人を対象とした調査では，不眠の訴えは 20 ～ 60 歳の 19％でみられたのに対し，60 歳以上では約 30％でみられた[10]。終末期患者 820 人の調査では，約 60％の患者が睡眠障害をもつとされ，その要因は様々であり，医師に注意喚起し，適切な治療を急ぐよう促すべきであるとされている[11]。一方，がん終末期患者の睡眠障害は，その定義やがんの種類や病期によって異なるが，約 30 ～ 60％の頻度で発生するといわれている[12]。

　睡眠障害はがん疼痛や全身倦怠感などの身体症状あるいは不安感やせん妄などの精神症状を助長したり，日中の眠気の原因となり QOL を低下させることが知られている。

　近年になり，この睡眠に関する問題が，がん患者が抱える苦痛のなかでも頻度・重症度共に非常に高いことが明らかにされた[13]。

　終末期看護において患者の睡眠を支えることは重要である。

B　睡眠の援助のアセスメント

1.　睡眠の援助のアセスメントの視点

　患者が眠れないといっても，実際はよく眠れている場合もある。また日中よく寝ていて，夜間の睡眠時間が短くなっている場合がある。したがって患者の睡眠状態をしっかりアセスメントすることが先決である。

　睡眠障害のアセスメントに用いる評価尺度には，日本語版 ESS（Epworth Sleepiness Scale）などがあるが，終末期の患者に用いるのには実践的ではないこともある。終末期患者の睡眠障害のスクリーニングテストとして，簡便な方法が望ましいとされる報告がある[14]。つまり，「あなたは睡眠の問題をかかえて心配ですか？　その程度を 0 - 10 でお答

第2編
コミュニ
ケーション
2 終末期における
日常生活の支援
3 全人的（包括的）
苦痛の緩和
4 退院支援・
地域連携
5 臨死期の看護
4 在宅における
看取り
2 事例で学ぶ
終末期看護

表2-12 睡眠のチェック表

❶睡眠障害があるかどうか	□睡眠時間　□入眠までの時間　□中途覚醒　□早期覚醒　□熟睡感の有無 □日中の眠気の有無　□不眠の既往の有無	
❷身体症状の影響の有無	□痛みの程度　□呼吸困難の有無　□悪心・嘔吐・下痢など消化器症状の有無 　　□排尿障害・頻尿など　□手術や放射線療法の有無	
❸精神症状の有無	□病状に対する不安　□抑うつの有無　□せん妄など精神疾患の有無	
❹社会的な要因	□治療費　□家族への気がかり　□仕事の気がかり	
❺スピリチュアルペインの存在	□関係性の苦悩　□自律性の苦悩　□時間性の苦悩	
❻就眠前の生活習慣による要因	□飲酒　□夜食　□熱い風呂への入浴　□パソコンなどの作業　□カフェインを含む飲物　□喫煙	
❼薬物などの医療行為による影響	□覚醒を促す興奮性の薬物　□酸素療法　□おむつ　□膀胱留置カテーテル	
❽日中の生活習慣	□昼寝の有無と時間　□運動　□日光浴	
❾環境要因	□温度　□湿度　□音環境　□臭気の有無　□朝の日光の取り入れ	
❿寝具環境	□寝衣　□枕　□寝具　□ベッド	

えください」あるいは「あなたは睡眠の問題を抱えていると思いますか。はい，いいえでお答えください」という方法である。

しかし，より詳しくは以下のような観察から判断されることが多い。

▶ **患者の問診と観察**　入眠時間・覚醒時間の確認，朝の覚醒時の気分と熟睡感の有無，日中の眠気の有無と昼寝の有無，寝ようとして入眠するまでの時間，中途覚醒や早朝覚醒の有無，睡眠中に覚醒しトイレに行った回数の確認などを行う。

▶ **患者の家族などからの観察の聴取**　付き添っているときなどの観察状況を聞き取る（以前の状況との比較など）。

▶ **看護師が観察した状態**　眠気の有無，日中の活動性の状況などを観察する。

終末期には不安やスピリチュアルな痛み（スピリチュアルペイン）などの影響も高いため，患者の心理状態などをよく聞き取ることが必要である。

2. 睡眠の援助のアセスメント項目

睡眠の援助には包括的アセスメントが必要であり，援助のためのアセスメント項目として睡眠チェック表（表2-12）を用いるなど，見落としのないような工夫も必要である。

C 睡眠の援助の実際

睡眠の援助に関しては，終末期の患者と健康な人との対応に違いはない。

1. 睡眠障害対処の指針

健康な人の睡眠障害対処について，次の12の指針が示されている[15]。

❶ 睡眠時間は人それぞれ，日中の眠気で困らなければ十分
❷ 刺激物は避け，寝る前には自分なりのリラックス法
❸ 眠たくなってから床に就く，就床時刻にこだわりすぎない
❹ 同じ時刻に毎日起床
❺ 光の利用でよい睡眠
❻ 規則正しい3度の食事，規則的な運動習慣
❼ 昼寝をするなら，15時前の20～30分
❽ 眠りが浅いときは，むしろ積極的に遅寝・早起きに
❾ 睡眠中の激しいイビキ・呼吸停止や足のぴくつき・むずむず感は要注意
❿ 十分眠っても日中の眠気が強いときは専門医に
⓫ 睡眠薬代わりの寝酒は不眠のもと
⓬ 睡眠薬は医師の指示で正しく使えば安全

2. 睡眠を阻害する要因への対応

1 環境の変化

　健常人でも旅先で睡眠障害のあることを考えると，入院での環境変化は患者に睡眠障害をもたらすと考えられる。入院前の患者の生活習慣，睡眠状況などの把握が必要である。

　一般に入院生活では，消灯時間が21時のことが多いが，入院前まで夜遅くに寝ていた患者に，消灯時間に就寝を求めるのは難しいことがある。規則だからと消灯時間に入眠しても，中途覚醒や早朝覚醒となる場合が考えられる。つまり，患者個々の眠れない原因に応じた対策が必要である。

2 就寝前の不安

　終末期の患者は，痛みなどの身体症状や病気のことや将来などへの不安，家族への心配事などを抱えていることが多い。また，寝てしまうとそのまま意識がなくなって死んでしまうのではないか，寝ているときに急に痛みが激しくなったらどうしようなど，不安が強い場合もある。患者の訴えを傾聴し，支持的に共感し，精神的に支えていくことで，不安感の増強が睡眠障害とならないようにする配慮が必要である。

3 夜間の排尿

　夜間に尿意が出現し睡眠の妨げとなることも多い。健常な高齢者でも，夜間に腎血流量が増し尿が多くつくられることがある。終末期の患者では，下部尿路障害を伴うこともある。したがって，夜間の排尿に対する工夫，たとえば睡眠前の水分摂取を減らす，睡眠前に排尿を促すなども工夫の一つとなる。

4 薬物による睡眠障害

　カフェインを含む飲物や覚醒を促す薬物などが睡眠障害の原因となっている場合もある

ため，中止やほかの薬物への変更などを考慮する。

┃ 3. 睡眠の援助の工夫

睡眠の援助として，次のようなケアもよいとされている。

❶ 日中に散歩などを促す。歩行困難であれば，車椅子やベッドでの散歩を勧め，昼間日光に当たるように配慮する。
❷ 就寝前に足浴やマッサージを行ったり，患者の好みに応じてアロマ芳香浴や音楽を聴くなどのリラックス法を取り入れる。

環境面での工夫としては，次のようなことが考えられる[16]。

❶ 寝衣，パジャマの工夫（使いなれた寝衣，肌触り，吸湿性・吸水性・保温性，汚れの吸収，からだを締めつけない，寝乱れが少ない，着脱しやすい）
❷ 枕選び（枕の高さが患者の体型に合っている，頭部や頸部を支える，患者の好みに合っている，十分な大きさがある，寝つきの姿勢が楽である，季節に応じた素材）
❸ 寝具（季節に配慮，吸湿性・保温性，重さ，柔らかさ）
❹ ベッド（高さ，大きさ，マットレスの柔らかさ）
❺ 部屋の環境（温度，湿度，音環境，臭気の有無，朝の日光の取り入れ）

患者の疾患状況に応じた次のような体位を選ぶことも重要である。

❶ 呼吸不全，心不全などの場合，上半身を起こすファーラー位とする。
❷ 片側肺が罹患している場合，どちらかの側臥位が患者にとって楽な場合があるので配慮する。
❸ 痛みのある部位を刺激しないような体位を選ぶ。

以上のように，一般的に睡眠障害に有効とされるケアが，すべての患者に有効というわけではない。そのため個々の患者に応じた工夫が必要である。また，基本的にケアに対する患者の理解と同意が必要である。

VIII 環境の調整

A 環境の調整の意義と目的

終末期の患者における環境を考えると，光や温度などの**物理的環境**，そばにいてほしいなどの**人的環境**，患者を取り巻く**社会的環境**が考えられる。

看護師には，ベッドサイドの物理的環境や人的環境の調整など，**生活環境**の調整が求められる。

1 終末期のがん患者の身体状況

終末期のがん患者は，残された生存期間が約1か月とされる頃から，全身倦怠感，食欲不振，便秘，不眠などの症状の出現頻度の増加がみられる。

これらの身体症状は，がん患者の日常生活にも大きな影響を及ぼし，日常生活の障害出現からの生存期間（図2-8参照）をみると，残された生存期間が2週間くらいとされる頃から自力移動の障害頻度が高くなり始める。

2 終末期患者にとっての環境

終末期患者にとっては，今，その場所が生活の場であり，プライベートな空間となっている。生活環境の調整を行ううえでは，「その人にとっての心地よさ」を探り，可能な限り患者・家族の求める生活環境を提供することが必要である。**生活環境**には，①明るさ，②広さ，③静けさ，④暖かさという4つの要素がある。さらに適切な室温，換気，清潔さ，プライバシーの尊重も考慮する。そして，施設や病院では共同生活の場ゆえの限界があるからこそ，その限られたなかでプライバシーや個人の空間を守ることを基本として環境調整を行っていかなければならない[17]。

Ⓑ 環境の調整のアセスメント

1 環境の調整のアセスメントの視点

環境の調整などの日常生活の支援は，患者・家族の希望に基づき，患者の尊厳を大切にして行う。必要な基本的ニーズを満たすことで，患者は人としての幸福感を味わうことができる[18]。

がん患者の場合は特に身体症状，精神症状など，**全人的苦痛**も視野に入れて考える。

患者が1日をどのように過ごしたいと考えているのか，患者があまり苦痛を感じないような方法を見つけ，看護師は共に支援していくことが重要である。したがって，患者がどのように病状をとらえているのかなどもアセスメントしていく[19]。

2 環境の調整のアセスメント項目

環境の調整のアセスメント項目を表2-13にあげた。

アセスメントの際に注意をしなければならないのは，生活範囲を維持する工夫が大切ということである。つまり，転倒の危険性などが生じた場合，予防ケアとして離床センサーなどに頼らざるを得ないときがある。その場合でも，必ず倫理的視点をもち，患者とよく相談しながら，何によって日常生活が阻害されているのかなど，人としての尊厳への配慮を忘れてはならない。常に患者にとって妥当なケアであるのかを，患者・家族，医療者間

第
2
編

コミュニ
ケーション

2

終末期における
日常生活の支援

全人的（包括的）
苦痛の緩和

退院支援・
地域連携

臨死期の看護

看取り

在宅における
看取り

終末期看護

事例で学ぶ
終末期看護

表2-13　環境の調整のアセスメント

アセスメントの視点	アセスメント項目
患者の病態	病態と予後予測
患者の認識	病状認識と受け止め，日常生活の習慣・大切にしていること，希望や目標
日常生活動作	何が自分でできなくなってきているか，セルフケアの介入は何が必要か，何の介入を希望しているか
事故防止	転倒・転落の危険性

で話し合うことが重要である。

C　環境の調整の実際

具体的な援助について，個々に述べる。

1　終末期の環境

- 患者の気持ちが落ち着くような写真や身の回り品を，患者の視線に入るように整備する。
- ベッドに横になっている患者の視点から，窓からの景色やテレビが見える，洗面に自分で移れるような部屋のレイアウトの工夫をする（間取りが同じ部屋でもレイアウトを変更している例を図2-9 に示す）。
- 患者に不快を与える音を出さないように注意する。

2　終末期の環境整備

- 生活する場であることを理解し，環境整備を行う。
- 食事の環境を整える（使い慣れた食器を使用するなど）。
- 排泄の環境を整える。排泄物は患者の羞恥心に配慮し，すぐに片づけるようにする。
- 床頭台，オーバーテーブルの位置に配慮する。患者が使い勝手がよいため置いている物品もあるかもしれないため，勝手に整理整頓をしない。

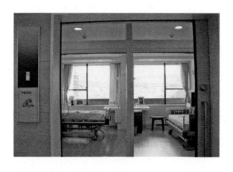

図2-9　間取りが同じ部屋でもレイアウトを変更している病棟

- ナースコールは常に患者の手の届く位置に置くようにする。
- 点滴ラインや酸素チューブなどをつけたままでも，患者が拘束感なく動くことができるように配慮する。
- ライン類の整理を行う。

3 │ 安楽な体位の保持・衣類の調整

- むくんでいる身体を締めつける衣類や腕時計，指輪などを確認する。
- 体位を整えた後は，服がしわになっていないか確認する。
- スキンテア（通常の療養環境のなかで生じる摩擦（まさつ）やずれによって，主に高齢者に発生する皮膚裂傷（れっしょう））を発生しそうな皮膚の状態ではないか観察する。
- 患者にとって安楽な姿勢であるかを必ず確認する。

4 │ 換気

- 呼吸困難を生じている患者には，病室に空気の通り道をつくり，風を感じてもらうことで効果的なことがある。

5 │ 十分な温度と湿度

- 高齢者の好みに配慮して，室温を夏は 28℃，冬は 20 〜 24℃程度にする [20]（高齢者は体温調節機能の低下がみられ，極端な温度変化に対応できないことが多いため，室温を一定範囲に保つ必要がある）。
- 湿度は 40％以下にならないようにする（場合によっては加湿器などを置く）。

6 │ 臭気について

- 臭気対策の第一は，においの元を絶つことである。
- 芳香剤は，においの元を断つことにならない。悪臭との混合により，さらに不快感が増すこともあるため使用には注意する。
- 汚染したリネンはすぐに交換する（患者と相談し，状態を観察しながら行う）。
- 排泄物や吐物はすぐに片づける。
- 自壊創に伴う臭気は，脱臭効果のあるシートを使用するなど工夫する。
- 空気清浄器の設置をする（患者に許可を得る）。
- エッセンシャルオイル（精油）などを用いた芳香浴も可能である。患者の好きな香りを選択してもらう（緩和ケア病棟のティッシュペーパーを用いた芳香浴の例を図 2-10 に示す）。
- 臭気に合わせてエッセンシャルオイルのブレンドを変え，スプレーで対応する。

7 │ 自尊心に配慮したケア

- 転倒転落の危険性についてアセスメントを行う。

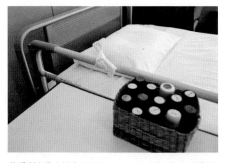

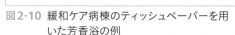

芳香剤を染み込ませたティッシュペーパーをベッド柵に結んでいる。手前は芳香剤で多種類を準備し、患者の好みに合わせる。

図2-10 緩和ケア病棟のティッシュペーパーを用いた芳香浴の例

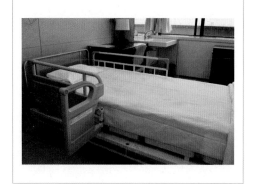

図2-11 L字柵の例

- 離床センサーなどの検討をする。使用には倫理的配慮が必要である。
- ポータブルトイレなども使用しやすい位置や高さへの配慮をする。
- ベッド柵の工夫，L字柵の使用をする（L字柵の例を図2-11に示す）。
- ロック式オーバーテーブルを活用する。

文献

1) 宮下光令：望ましい死の達成度と満足度の評価〈日本ホスピス・緩和ケア研究振興財団「遺族によるホスピス・緩和ケアの質の評価に検する研究」運営委員会編：遺族によるホスピス・緩和ケアの質の評価に関する研究〉，日本ホスピス・緩和ケア研究振興財団，2010，p.18-22.
2) Hampe, S.O.：Needs of the grieving spouse in a hospital setting, Nursing research, 24（2）：113-120, 1975.
3) McMillan, S.C., Small, B.J.：Symptom distress and quality of life in patients with cancer newly admitted to hospice home care, Oncology nursing forum, 29（10）：1421-1428, 2002.
4) 大久保暢子，他：看護における「ポジショニング」の定義について；文献検討の結果から，日本看護技術学会誌，10（1）：121-130，2011.
5) 嶺岸秀子，千﨑美登子：がん看護の実践；エンドオブライフのがん緩和ケアと看取り，ナーシング・プロフェッション・シリーズ，医歯薬出版，2008，p.98.
6) 安藤悦子：終末期がん患者の家族が認識する望ましい看護〈日本ホスピス・緩和ケア研究振興財団「遺族によるホスピス・緩和ケアの質の評価に関する研究」運営委員会編：遺族によるホスピス・緩和ケアの質の評価に関する研究2〉，日本ホスピス・緩和ケア研究振興財団，2013，p.82-87.
7) 天野晃滋：終末期がん患者の遺族の栄養サポートに対するニーズ，食に関する苦悩と体験に関する研究〈日本ホスピス・緩和ケア研究振興財団「遺族によるホスピス・緩和ケアの質の評価に関する研究」運営委員会編：遺族によるホスピス・緩和ケアの質の評価に関する研究3〉，日本ホスピス・緩和ケア研究振興財団，2016，p.167-173.
8) 山岸暁美，森田達也：遺族からみた水分・栄養摂取が低下した患者に対する望ましいケア〈日本ホスピス・緩和ケア研究振興財団「遺族によるホスピス・緩和ケアの質の評価に関する研究」運営委員会編：遺族によるホスピス・緩和ケアの質の評価に関する研究〉，日本ホスピス・緩和ケア研究振興財団，2010，p.63-68.
9) 赤澤輝和，森田達也：遺族からみた終末期がん患者の負担感に対する望ましいケア〈日本ホスピス・緩和ケア研究振興財団「遺族によるホスピス・緩和ケアの質の評価に関する研究」運営委員会編：遺族によるホスピス・緩和ケアの質の評価に関する研究〉，日本ホスピス・緩和ケア研究振興財団，2010，p.75-79.
10) 睡眠障害の診断・治療ガイドライン研究会，内山真編：睡眠障害の対応と治療ガイドライン，第2版，じほう，2012，p.33-39.
11) Mercadante, S., et al.：Sleep disturbances in patients with advanced cancer in different palliative care settings, Journal of pain and symptom management, 50（6）：786-792, 2015.
12) Liu,L., Ancoli-Israel,S.：Sleep disturbances in cancer, Psychiatric annals, 38（9）：627-634, 2008.
13) Pedraza, S., Balachandran, D., Yennurajalingam, S.：Sleep disturbances in advanced cancer patients〈Bruera, E., et al.eds.：Textbook of palliative medicine and supportive care〉, 2nd ed., CRC Press, 2015, p.721-729.
14) Ibáñez del Prado, C., Cruzado, J. A.：A screening method for sleep disturbances at the end-of-life, Palliative and supportive care, 18(4)：468-472, 2020.
15) 福原俊一，他：日本語版 the Epworth Sleepiness Scale（JESS）；これまで使用されていた多くの「日本語版」との主な差異と改訂，日本呼吸器学会雑誌，44（11）：3-12, 2006.

16）日本睡眠改善協議会編：応用講座睡眠改善学，ゆまに書房，2013，p.35-81.

17）桑田美代子，湯浅美千代編：死を見据えた日常生活のケア；高齢者のエンドオブライフ・ケア実践ガイドブック，中央法規出版，2016，p.82.

18）柏木哲夫監：ナースのためのホスピスケアマニュアル，金原出版，1992，p.11.

19）濱口恵子，他編：一般病棟でできる！がん患者の看取りのケア，改訂版，日本看護協会出版会，2015，p.164.

20）前掲書 17），p.82.

参考文献

・梅田恵，他：事例で理解する最新緩和ケア；ELNEC-J 指導者が紹介する学習が生かされた事例集，看護の科学社，2015.

・岸本裕充，他：がん患者のオーラルマネジメント；「きれい」だけではなく「食べる」も目指して，がん看護，21（3）：311-351，2016.

・国立がん研究センターがん対策情報センター編：全国共通がん医科歯科連携講習会テキスト，平成 24 年度厚生労働省・国立がん研究センター委託事業，2013.

・後藤百万，他：事例から考える排尿ケアと患者の心と身体の痛み，臨床看護，37（14）：1860-1946，2016

・只浦寛子：ポジショニング，がん看護，17（2）：281-284，2012.

・野原幹司，他：最期まで食べることを支える終末期患者への食支援，看護技術，62（10）：936-987，2016.

・畑ゆかり，他：終末期の在宅療養患者の家族は何をつらいと思っていたか？，Palliative care research，10（1）：125-132，2015.

・平成 19 年度「がんのリハビリテーション実践セミナー」資料，ライフ・プランニング・センター，2007．http://www.lpc.or.jp/reha/modules/seminar_new/（最終アクセス：2021/5/21）

・的場元弘編：在宅療養中のがん患者さんを支える口腔ケア実践マニュアル，がん研究開発費「がん患者の緩和療法の開発と多施設共同研究システムの構築に関する研究」，2014.

第 **3** 章

全人的（包括的）
苦痛の緩和

I 緩和ケアとは

A 緩和ケアの考えかた

1. 緩和ケアの定義

1 WHOの定義

「緩和ケア」という言葉は，1970年代にカナダで初めて使われるようになった。1989年に世界保健機関（WHO）は，がん患者を痛みから解放することを目的として，緩和ケアを「治癒を目指した治療が有効でなくなった患者に対するケア」と定義した[1]。

その後，緩和ケアは治癒を目指した治療が有効でなくなったときからではなく，治療とともに提供する必要があると考えられ，2002年に再定義された。これは表3-1に示したように，2018（平成30）年に緩和ケアに関連のある18学術団体によりわが国における定訳が示されている。

ここでは，生命を脅かす病に関連する問題に直面している患者・家族を対象とし，生活の質（quality of life；QOL）を改善するために早期から対応する必要性が述べられている。現在はこの定義が国際的に広く使用されている。緩和ケアは，疾患に対する治療の効果が期待できなくなってから開始するものでも，治癒が望めなくなった終末期のみに提供されるケアでもない。緩和ケアを必要とする患者・家族に対し，疾患が診断されたときから治

表3-1 緩和ケアの定義（WHO, 2002年。2018年定訳作成）

> **緩和ケアとは**，生命を脅かす病に関連する問題に直面している患者とその家族のQOLを，痛みやその他の身体的・心理社会的・スピリチュアルな問題を早期に見出し的確に評価を行い対応することで，苦痛を予防し和らげることを通して向上させるアプローチである。
> **緩和ケアは**
> • 痛みやその他のつらい症状を和らげる
> • 生命を肯定し，死にゆくことを自然な過程と捉える
> • 死を早めようとしたり遅らせようとしたりするものではない
> • 心理的およびスピリチュアルなケアを含む
> • 患者が最期までできる限り能動的に生きられるように支援する体制を提供する
> • 患者の病の間も死別後も，家族が対処していけるように支援する体制を提供する
> • 患者と家族のニーズに応えるためにチームアプローチを活用し，必要に応じて死別後のカウンセリングも行う
> • QOLを高める。さらに，病の経過にも良い影響を及ぼす可能性がある
> • 病の早い時期から化学療法や放射線療法などの生存期間の延長を意図して行われる治療と組み合わせて適応でき，つらい合併症をよりよく理解し対処するための精査も含む

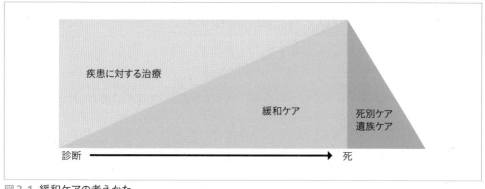

図3-1 緩和ケアの考えかた

図中：
疾患に対する治療
緩和ケア
死別ケア　遺族ケア
診断　→　死

療と並行して提供することが求められる。また緩和ケアは患者の死によって終了するものではなく，患者の死によって生じる患者の家族（遺族）の悲嘆に対する死別ケアを含めて，遺族に対してケアを行う必要性が示されている（図3-1）。

2　QOLを改善するアプローチ

　WHOの緩和ケアの定義からもわかるように，緩和ケアは疾患に焦点を当てるのではなく，患者・家族の様々な苦痛を緩和し，その人のQOLを改善することを目標としている。QOLは「人生の質」「生活の質」を意味する。緩和ケアにおいてQOLを考える際は，その人にとっての人生，生活に焦点を当て，その人が自分の人生をどのように考え，最期までどのように生きたいのか，あるいはその人にとって，どのように過ごすことが，よりよい人生を全うしたと思えるのかといった視点で，常にその人自身を主体として考える必要がある。

　また，QOLは，個人の状況や経験，文化，価値観など様々な影響を受ける。そのため，その人のQOLの改善を目標とする緩和ケアでは，対象となる患者・家族の個々の生きてきた背景や経験，文化，価値観などに応じた個別的なケアが求められる。そして，その人のQOLを改善するためには，常に身体的な側面だけでなく，精神的な側面，社会的な側面，スピリチュアルな側面から，患者・家族の苦痛をとらえ，多職種によるチームによって多面的にアプローチする必要がある。

3　がん対策における緩和ケア

　わが国では，2006（平成18）年に，がん対策基本法が成立し，がん対策の指針としてがん対策推進基本計画が策定されている。そのなかで重点的に取り組むべき課題の1つに「がんと診断された時からの緩和ケアの推進」が掲げられ，国の対策として，医療者の教育の充実など様々な取り組みがなされてきた。全国どこにいても誰もが同じように質の高い緩和ケアを受けることができるような体制の整備が求められている。

第2編

1 コミュニケーション

2 終末期における日常生活の支援

3 全人的（包括的）苦痛の緩和

4 退院支援・地域連携

5 臨死期の看護

6 在宅における看取り

7 事例で学ぶ終末期看護

2. 基本的緩和ケアと専門的緩和ケア

1 緩和ケアの分類

　緩和ケアは国の医療システムによって少しずつ異なるが,「基本的緩和ケア」と「専門的緩和ケア」に分類される。

▶ **基本的緩和ケア**　基本的な対処によって患者の苦痛の緩和を図るケアで, 一般病棟や外来, 自宅などで, 緩和ケアを必要とする患者・家族に提供される。先に述べたがん対策推進基本計画において, がんに携わるすべての医療者は基本的緩和ケアに関する知識・技術を習得すべきであるとされている。

▶ **専門的緩和ケア**　基本的緩和ケアの技術や知識などに加え, 多職種でチーム医療を行う適切なリーダーシップをもち, 緩和困難な症状への対処や多職種の医療者に対する教育などを実践し, 地域の病院やそのほかの医療機関などのコンサルテーションにも対応できること[2]とされている。専門的緩和ケアを提供するかたちとしては, 緩和ケア病棟・ホスピス, 緩和ケアチーム*, 在宅緩和ケア, 緩和ケア外来があげられる (図3-2)。

　専門的緩和ケアを担う医療者は, 基本的緩和ケアでは対応困難な苦痛をもつ患者・家族や複雑な状況に対して, より専門的な知識・技術を駆使して柔軟に対応し, 最期まで患者・家族に寄り添い, 支えていくことが求められる。そのため, 緩和ケアを必要とする患者・家族を支えていくうえで, 基本的緩和ケアと専門的緩和ケアが連携し支援していくことが必要となる。

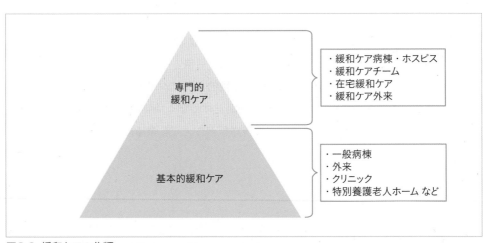

図3-2 緩和ケアの分類

＊ 緩和ケアチーム：患者・家族の全人的苦痛を緩和し QOL を向上するために, 緩和ケアを専門とする医師, 看護師, 薬剤師, 臨床心理士, 理学療法士, 管理栄養士, ソーシャルワーカーなどの多職種が協力し合って１つのチームとして活動する体制のことを指す。

2 | 基本的緩和ケアと専門的緩和ケアの連携

緩和ケアを必要とする患者・家族は，病状や家族のサポート状況などにより，病院や自宅などに療養の場を移行し，それぞれの場で療養生活を送ることになる。外来・病棟・自宅など，どこにいても患者・家族が必要なときに必要なケアを受けられるようにするためには，切れ目なく緩和ケアを提供できる体制が必要となる。

患者・家族の苦痛を緩和し，QOLを改善していくには，基本的緩和ケアと専門的緩和ケアの連携を強化し，患者・家族のニーズに応じて，スムーズに対応できる体制が必要不可欠である。

Ⓑ 緩和ケアの対象

1 | 患者および家族

緩和ケアの対象は，WHOの緩和ケアの定義に「生命を脅かす病に関連する問題に直面している患者とその家族」と表現されており，患者だけでなく，その患者を支える家族を含めてケアの対象ととらえることが求められる。

2 | 対象疾患の広がり

緩和ケアは，特定の疾患に限定したケアではないが，世界的にがんを中心に考えられてきた背景がある。わが国においても，がんは1981（昭和56）年から現在まで死因の第1位を占めており，緩和ケアはがん医療とともに発展してきたといえる。そのため，わが国でも，これまで緩和ケアは，主にがんの患者を対象に考えられることが多かった。

しかし，緩和ケアは疾患を限定せず，対象を広くとらえた概念である。近年はがんだけでなく慢性閉塞性肺疾患（chronic obstructive pulmonary disease：COPD），慢性心不全，慢性腎不全，神経難病などの様々な慢性疾患も緩和ケアの対象としてとらえられている。

さらに，近年の高齢化率の上昇に伴い，認知症や老化に伴う症状による苦痛も緩和ケアの対象として考えられており，その対象は広がりをみせている。

3 | 療養の場の広がり

緩和ケアは，生命を脅かす疾患による苦痛が生じている患者・家族のすべてを対象としてとらえるため，対象疾患だけでなく，療養の場も広くとらえる必要がある。たとえば病院だけでなく，特別養護老人ホームなどの高齢者施設も対象となるだろう。

緩和ケアの対象は疾患や療養の場に限らず，その人が緩和ケアを必要としているかどうかが重要なのである。

コミュニケーション

終末期における日常生活の支援

3 全人的（包括的）苦痛の緩和

退院支援・地域連携

臨死期の看護

在宅における看取り

事例で学ぶ終末期看護

II　緩和ケアにおける看護の役割

A　全人的苦痛を緩和するための包括的アセスメント

1.　全人的苦痛（トータルペイン）

　緩和ケアの最終目標は，対象となる患者はもちろん，その患者を支える家族も含めてQOLを改善することである。そのためには，患者・家族が直面している苦痛を緩和することが，まず必要となる。

　緩和ケアの対象となる患者・家族は，身体的な苦痛だけでなく，精神的苦痛・社会的苦痛・スピリチュアルな苦痛（スピリチュアルペイン）を経験し（図3-3），それらに向き合って病と共に生きている。

　たとえば痛みによる**身体的苦痛**を経験している患者は，痛みによって今まで当たり前のようにできていたこと（食事，排泄，睡眠など）ができず，自分が思うように日常生活を送ることができなくなるといった経験をする。そして，自分が思うように生活できないことで不安やいらだちといった**精神的苦痛**を経験する。それだけでなく，痛みによって家事や仕事といったその人自身に本来期待されていた役割を果たせないことにより**社会的苦痛**を経験する。さらに，自分がいることで，かえって家族や周囲の人に負担をかけているのではないかといった自分自身の存在に意味を感じることができなくなるといった**スピリチュアルな苦痛**を経験する。

　これらの苦痛は，相互に関連し合っており，**全人的苦痛（トータルペイン）**としてとらえ

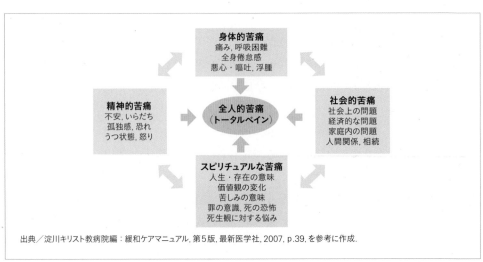

出典／淀川キリスト教病院編：緩和ケアマニュアル，第5版，最新医学社，2007, p.39, を参考に作成.

図3-3　全人的苦痛（トータルペイン）

ることができる。そのため，苦痛に向き合って生きる患者・家族を支えるためには，患者が表出する身体的な苦痛（例：痛み，呼吸困難など）のみに注目するのではなく，病と共に生きているその人自身を全人的な視点からとらえ，包括的にアセスメントする必要がある。

2. 包括的アセスメント

緩和ケアの対象は「疾患」ではなく「病と共に生きている人」であり，その人のQOLに目を向けることが必要となる。そのため疾患による症状のみに注目するのではなく，症状による苦痛をもちながら今を生きている，その人自身に注目し，その人・家族のニーズをアセスメントする必要がある。その際，その人の価値観や思いを尊重し，よりよい生活・人生を送ることができるようにするために，身体面だけでなく，精神的な側面，社会的な側面，スピリチュアルな側面から包括的にアセスメントすることが求められる。

そして，それは看護師1人で行うのではなく，その人・家族にかかわる医師，理学療法士，ソーシャルワーカーなどを含めた多職種チームで多面的にとらえ，必要なアプローチを検討していく必要がある。

様々な視点から包括的にアセスメントをすることによって，初めてその人のQOLを改善するためには何が必要か，どのような希望をもち，そのために何ができるのかといった具体的なケアや対応を考えることができるのである。

B 緩和ケアにおける看護師に求められる役割

1. 苦痛の緩和

緩和ケアにおいて看護師に求められる役割としては，先に述べた全人的苦痛に対する包括的なアセスメントとともに，そのアセスメントに基づき，日常生活を送るうえで，それを妨げている苦痛を緩和することが，まずあげられる。

たとえば日々苦痛を経験している患者・家族が，少しでも心地よいという快の感覚を得られるように，温罨法やマッサージといったケアを提供することや患者・家族の思い・苦悩を傾聴し，そばにいて寄り添うことも看護師が行う大切なケアである。

患者・家族の苦痛をできるだけ早期に緩和するためには，看護師自身も治療や薬剤に関する最新の知識をもち，スキルを磨いていくことも求められる。

2. セルフケアの支援

患者が最小限の苦痛で日常生活を送ることができるようにするためには，患者のセルフケア能力を最大限に生かしながら支援することが重要である。患者自身ができることは見守り，サポートが必要な部分は援助し，患者・家族のニーズに合わせたセルフケアを支援していくことが必要である。

第2編

1 コミュニケーション

2 終末期における日常生活の支援

3 全人的（包括的）苦痛の緩和

4 退院支援・地域連携

5 臨死期の看護

6 在宅における看取り

7 事例で学ぶ終末期看護

▍3. チームアプローチにおける調整・連携

患者・家族が希望する場で，その人らしく生活を送ることができるためには，まず治療や療養の場の選択に関する患者・家族の意思決定を見守り，支援する必要がある。そして，常に患者・家族を中心として多職種チームでのアプローチが展開できるように，多職種チーム内での調整や他機関との調整を行い，連携を図る役割も看護師に求められる。

▍4. 家族への支援

患者を支える家族も，様々な苦痛を経験している。看護師には患者の家族もケアの対象として目を向け，家族にはどのようなニーズがあるのかをアセスメントし，必要なケアを提供していくことも求められる。

Ⅲ 身体的ケア

Ⓐ 身体症状に対する緩和ケアとは

▍1. 終末期に生じる身体症状

緩和ケアについては，2002 年に WHO が定め，2018（平成 30）年に定訳が次のように作成された。「緩和ケアとは，生命を脅かす病に関連する問題に直面している患者とその家族の QOL を，痛みやその他の身体的・心理社会的・スピリチュアルな問題を早期に見出し的確に評価を行い対応することで，苦痛を予防し和らげることを通して向上させるアプローチである」[3]。

日本では，厚生労働省が緩和ケア推進検討会で「がん対策推進基本計画」の一環として「がんと診断された時からの緩和ケアの推進」を提唱し，がん患者への緩和医療を推進している[4]。しかし，2021（令和 3）年の人口動態統計によると，がんを含む悪性疾患で死亡したのは全体の 26.5 ％であり，心疾患（14.9 ％），老衰（10.6 ％），脳血管疾患（7.3 ％），肺炎（5.1 ％）など 7 割以上は非がん疾患で死亡している[5]。このような背景から，わが国でも近年，非がん患者の緩和ケアの必要性について注目されてきている。

世界においては，緩和ケアはがんのみならず，非がん疾患を含むすべての疾患を対象にしている[6],[7]。アメリカやイギリスでは 1990 年代から非がん患者への緩和ケアが提供されている[8]。日本でも，2016（平成 28）年度よりそれまでのがんのみを対象とした緩和ケア推進に関する検討会が「がん等における緩和ケアの更なる推進に関する検討会」となり，緩和ケアの対象が「がん」と「循環器疾患（心疾患，脳卒中など）」に拡大された[9]。しかし，

日本緩和医療学会が実施した 2015（平成 27）年の緩和ケアチーム登録解析では，7 万人の登録患者のうち，非がん疾患はわずか 3％と報告されている。さらに日本緩和医療学会の会員に対して実施した非がん患者への緩和ケアの実態調査によると，非がん疾患に対する緩和ケアの必要性を認識している一方で，8 割以上が緩和ケア提供に対して自信のなさと困難感を感じていた[10]。このように，日本ではいまだがん患者への緩和ケアが主流であり，非がん疾患や高齢の患者の多くは身体的苦痛があるにもかかわらず，緩和ケアが十分になされていないというのが現状である[11],[12]。

Lynn[13] は慢性疾患の軌跡をパターンで示している（第 1 編 図 2-2 参照）。がん患者の場合，身体機能は終末期までよく保たれた状態が続き，最期の 1 ～ 2 か月で急速に悪化するため，比較的予後予測がしやすい。

一方，心不全や慢性呼吸不全では経過が長く，増悪（ぞうあく）・寛解（かんかい）を繰り返すため，予後予測が困難で，原疾患に対する治療をいつまで続けるか，どの段階から緩和ケアとしてかかわるかなどが明確でない場合が多い。

認知症や老衰（フレイル）では身体機能の悪い状態で長期にわたって過ごすことが多く，この場合も予後予測が困難で，緩和ケアのかかわる目安が難しい。このようにがん，非がん，老衰など様々な終末期の軌跡があり，それらの特徴を理解したうえで緩和ケアを提供していく姿勢が望まれる。

2. がん終末期の身体症状

がん終末期において，様々な身体症状が起きてくることは周知のことである。特にがん性疼痛は，終末期ではない数か月前の外来通院中から疼痛コントロールを行っている場合が多い。

身体症状が続くことにより，心理的・社会的・スピリチュアルな側面にも影響を及ぼすことが考えられ，身体症状のマネジメントは必要不可欠である。

がん患者だけを対象として，死亡時期までの症状の変化をみた研究[13] では，痛み，悪心，不安は，亡くなる前の 6 か月間で大きく変わらないのに対し，呼吸困難，倦怠感，食欲低下などの全般的な調子は，亡くなる前の 1 か月で急激に悪化することが報告されている。

進行がんの患者は，亡くなる 1 ～ 2 か月前になると急激に ADL が低下し，パフォーマンスステータス（PS）が 4（終日臥床状態）となることが多いが，その頃から急に全般的な調子の悪さが強まっていくことが多い[14] と推察されている。このようにがん患者は，亡くなる 1 か月前まで比較的 ADL が保たれるが，一方で非がん患者よりも心理社会的な症状の頻度が高いことが報告されている[15]。

第2編

1 コミュニケーション

2 終末期における日常生活の支援

3 全人的（包括的）苦痛の緩和

退院支援・地域連携

臨死期の看護

在宅における看取り

事例で学ぶ終末期看護

3. 非がん・老化に伴う終末期の身体症状

1 | 非がん疾患の患者

　非がん疾患の患者の終末期においても，がんの患者と同様に疼痛，倦怠感，食思不振，うつ，不安，呼吸困難，不眠，便秘など多彩な症状を呈するとされている[16]。がん患者と非がん患者の症状を比較した研究では，終末期に出現する症状に類似性がみられていたが，非がん患者のほうが，より身体症状が多く出現していた[17]。

　心不全患者や透析患者の終末期にも疼痛が生じることが知られており[18]，薬物療法による緩和が必要となっている。また，非がん慢性進行性疾患患者では，高率に呼吸困難を合併しており，特に心不全，COPD，神経筋疾患患者では80％にも上ると報告されている[19]。COPDなどの慢性疾患患者の呼吸困難に対するモルヒネ製剤の有効性が認められ[20]，使用されるようになった。

　非がん患者の症状緩和においては，呼吸困難の緩和を中心に，嚥下障害，感染症に伴う発熱，喀痰などの分泌物の管理，褥瘡などの廃用症候群に伴う諸症状のマネジメントが必要になってくる[21]。

2 | 老化

　今後の高齢社会の進展によって，疾患をもつ患者が，さらに老化による身体的な衰弱を伴って終末期を迎える場合も多くなってくる。そのため老化による身体機能の変化についても留意しておく必要がある。

　老化に伴う身体的特徴には，①筋力の低下に伴い身体のバランス保持が困難になる，②歩行速度が遅くなり，動作にも時間を要するようになる，③見えづらく，聞こえづらくなるなどの知覚・聴覚の変化がある，④身体の予備力・回復力が低下する，などがある。そのため，何らかのストレスが加わると，ホメオスタシス機構が障害されていく。

　これらの老化に伴う身体機能の変化や特徴を踏まえたうえでの症状マネジメントが必要である。

Ｂ 疼痛

1. 疼痛の概要

　痛みは，組織の損傷や傷害の際に表現される不快な感覚および情動体験と定義されており，心理社会的な要素やスピリチュアルな要素など様々な因子に修飾を受ける[22]。

　痛みを感じることで，人は身体の異変に気づき，危険を察知して回避することができる。しかし，痛みが持続すると，どうだろうか。日常生活に支障をきたすばかりでなく，眠れ

ない，食欲がなくなるなど，次第に生命力を消耗していく。

　痛みは，その性質によって**体性痛，内臓痛，神経障害性疼痛**に分けられ，そのうち体性痛と内臓痛は**侵害受容性疼痛**とよばれる。痛みの原因をアセスメントし，治療法を検討するために，痛みの分類を理解することは重要である。

▶ **がん患者の痛み**　①がんによる痛み，②がん治療による痛み，③がんやがん治療と直接関連のない痛みがある。「①がんによる痛み」は，がんの進行により侵害受容性疼痛と神経障害性疼痛が合併したり，転移により，ほかの部位に痛みが出現したり，時間の経過に伴い変化していく。また，帯状疱疹などを発症して「③がんやがん治療と直接関連のない痛み」が生じることもある。

1 ｜ 体性痛

　皮膚，骨，筋肉などの体性組織が炎症を起こしたり，損傷を受けることによって生じる痛みが体性痛である。

▶ **特徴**　体性痛は，損傷を受けた部位に「ズキズキ」「ヒリヒリ」する持続する痛みを感じる。たとえば手術後早期の痛み，がんが骨に転移したときなどの痛みがある。痛みを感じる部位がはっきりしていて，損傷を受けた部位を動かしたり，圧迫したときに痛みが強くなる。

▶ **神経伝達経路**　体性痛は，ダメージを受けた部位の侵害受容器が受けた痛み刺激が末梢感覚神経（Aδ線維とC線維）を通って脊髄神経根（後根）に伝達され，さらに視床から大

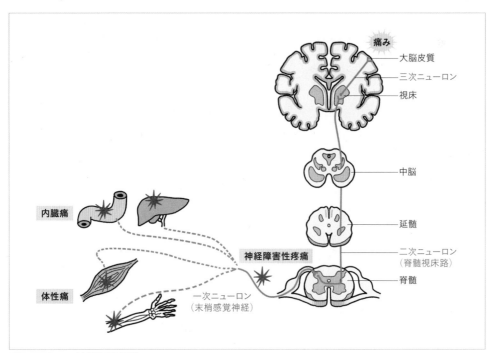

図3-4　痛みの神経伝達経路

第2編

コミュニケーション

終末期における日常生活の支援

3 全人的（包括的）苦痛の緩和

退院支援・地域連携

臨死期の看護

在宅における看取り

事例で学ぶ終末期看護

脳皮質に伝わり，痛みとして認識される（図3-4）。Aδ線維は痛みの伝達速度が速く，部位がはっきりした，針で刺すような鋭い痛みを伝える。一方，C線維は伝達速度が遅く，鈍い痛みを伝える。

▶ 薬物療法　体性痛には非オピオイド鎮痛薬とオピオイドが効きやすい。

2 | 内臓痛

　内臓には食道，胃，大腸などの管状になっている管腔臓器と，肝臓，腎臓など被膜に覆われた固形臓器がある。内臓痛は内臓がダメージを受けたことによって生じる痛みである。内臓自体は切っても痛みは感じない。しかし，管腔臓器の内圧が高まったときや固形臓器の被膜が伸展することで痛みを感じる。

　たとえば腸閉塞になると，閉塞部位より口側に内容物がたまり，内圧が高まって痛みを生じる。また，肝臓や腎臓のがんが増大すると臓器を覆っている被膜が伸展して痛みを感じる。

▶ 特徴　痛みを感じる部位がはっきりせず，「鈍い」「押されるような」痛みである。また，肝臓の病変によって肩や背中に痛みを感じるなどの「関連痛」が生じることがある。

▶ 神経伝達経路　内臓痛も末梢感覚神経（Aδ線維とC線維）を通って脊髄神経根（後根）に痛みが伝達されるが，体性痛よりもC線維の割合が多いために鈍い痛みを感じる。また内臓痛は複数の脊髄神経根（後根）に痛みが伝わるため，広い範囲に漠然として痛みを感じる。

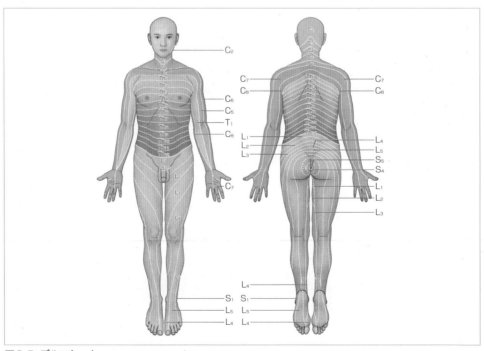

図3-5 デルマトーム

▶ **薬物療法**　内臓痛には非オピオイド鎮痛薬とオピオイドが効きやすい。

3 | 神経障害性疼痛

神経障害性疼痛は，痛みを伝える神経が直接ダメージを受けることによって生じる。

▶ **特徴**　皮膚の表面には31対の脊髄神経根から伸びている感覚神経が支配しているデルマトームという領域がある（図3-5）。ダメージを受けた神経が支配する領域に「灼けるような」痛みや，「ビーンと走るような」痛みを感じる。また，デルマトームに一致して，皮膚表面を触っても鈍く感じる（感覚鈍麻），少しの痛み刺激をとても強く感じる（痛覚過敏），衣服などが触れただけでも痛みを感じる（アロディニア）などの感覚異常がみられる。

▶ **神経伝達経路**　神経障害性疼痛は，ダメージを受けた神経からの痛み刺激が続くことによって，大脳に痛みを伝える神経自体が興奮して，さらに強い痛みを感じてしまうこと（感作）が関係しているといわれる。

▶ **薬物療法**　神経障害性疼痛には非オピオイド鎮痛薬，オピオイドが効きにくく，鎮痛補助薬が必要になることがある。

2. 疼痛の症状マネジメント

1 | 痛みのアセスメント

痛みは主観的な感覚であり，その痛みを感じている本人にしかわからない。また，その人の過去の疼痛体験，年齢や性別，文化的背景などによって痛みの感じかた，痛みの意味，表現のしかたが異なる。さらに，そのときの心理社会的な苦痛によっても痛みの感じかたは影響を受け，訴えが変化する。つまり医療者のみの判断や先入観で患者の痛みを評価することは極めて困難である。

患者の痛みを緩和し，QOLを高めるためには，痛みのアセスメントを適切に，繰り返し行うことが重要である。

痛みのアセスメントは，1)問診による患者の主観的体験の把握，2)痛みのある部位の視診や触診，3)画像診断の参照，4)心理社会的側面の理解など，包括的に行う。

❶ 痛みの部位と痛みが生じた時期

患者が痛みを感じている部位をたずね，ボディチャート（人体図）に痛みがある部位と，それぞれの痛みがいつ生じたのかを書き込む。

がん患者の場合，複数の部位に痛みがあることも少なくない。「下肢のしびれ」といっても，化学療法中に生じたのか，転倒した後に生じたのかによって原因が大きく異なってくる。

突然に発症した強い痛みは，骨折や消化管穿孔など，**オンコロジックエマージェンシー**（がんに関連して起きる救急対応が必要な致命的な病態）の可能性もあるため，痛みが生じた時期を確認することは重要である。

❷痛みのパターンと痛みが出現するきっかけ

痛みのパターンには，1日の半分以上痛みが続く**持続痛**と，一過性に痛みが増強する**突出痛**がある。突出痛は，①予測できる突出痛，②予測できない突出痛，の2つに分けられる。

まず患者が安静にしているときに「今，痛みはありますか？」と聞き，持続痛の有無を確認する。次に痛みが生じるのはどのようなときかを聞くことで，突出痛の種類を確認できる。

▶突出痛の例　たとえば腰椎（ようつい）に骨転移がある患者が，動いたときに腰に強い痛みを感じる「体動時痛」は「予測できる突出痛」に該当する。

特に思い当たることがないのに突然強い痛みが出現する「発作痛」は，「予測できない突出痛」に該当する。

▶対応方法　「予測できる突出痛」は，身体を動かす前にレスキュー薬を使用することや，なるべく痛む部位を動かさないような日常生活の工夫を行う。体動時だけに痛みがあり，安静時には痛みがない場合に，定時鎮痛薬を増量していくとオピオイド過量による有害反応（眠気やせん妄）が出現する可能性がある。

「予測できない突出痛」が最も緩和が難しく，鎮痛補助薬が必要となることがある。

❸痛みの強さ

NRS（numerical rating scale）は「0」から「10」の11段階のスケールで，「0」はまったく痛みがない，「10」は考えられる最悪の痛みとして，持続痛（安静時痛）と突出痛の強さを数字で答えてもらう（図3-6）。NRSは中等度の認知機能低下（mini-mental state examination：MMSEで10〜17点）の患者にも使用できるといわれ，汎用性が高い。

NRSを使うことが難しい患者の場合は，表情，声や話しかた，身体の動かしかたや行動，他者とのかかわりや日常生活パターンの変化などを観察する。

❹痛みの性状

痛みの性状をよく聞くことで，体性痛，内臓痛，神経障害性疼痛（とうつう）のいずれであるかを予測できる。

部位が明確な「ズキズキ」「ヒリヒリ」する持続痛は体性痛，部位が漠然とした鈍い痛みは内臓痛，電気が走るような「ビリビリ」する痛みは神経障害性疼痛の可能性がある。

❺痛み治療の効果

鎮痛薬の開始や増量によって，持続痛や突出痛の強さがどう変化したか，痛みによって

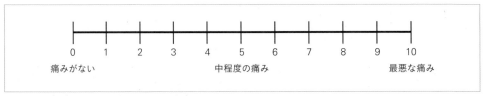

図3-6　NRS（numerical rating scale）

コミュニケーション

終末期における日常生活の支援

3 全人的（包括的）苦痛の緩和

退院支援・地域連携

臨死期の看護

在宅における看取り

事例で学ぶ終末期看護

表3-2 主なレスキュー薬（内服・坐薬）の最高血中濃度到達時間

一般名	商品名	経口投与	最高血中濃度到達時間（時）
モルヒネ塩酸塩水和物	モルヒネ塩酸塩水和物原末	経口	0.5〜1.3
	オプソ®内服液	経口	0.5 ±0.2
	アンペック®坐剤	直腸内	1.3〜1.5
オキシコドン塩酸塩水和物	オキノーム®散	経口	1.7〜1.9
フェンタニルクエン酸	イーフェン®バッカル錠	経口腔粘膜	0.59〜0.67
	アブストラル®舌下錠	経口腔粘膜	0.5〜1.0
ヒドロモルフォン塩酸塩	ナルラピド®錠	経口	0.5〜1.0

妨げられていた日常生活（トイレに行く，食事をする，眠るなど）が改善したかどうかを確認する。

　レスキュー薬は，各薬剤の最高血中濃度到達時間（表3-2）に患者が効果を感じているか，有害反応（悪心，眠気など）はないかを確認する。

❻心理社会的側面

　患者は「治療の効果はどうか」「自分は，これからどうなるのだろうか」など，先行きの不安を感じたり，「自分のつらさや気持ちはだれもわからない」という孤立感を感じていることも多い。

　また，疾病の罹患や治療による仕事や社会的役割の変化，高額な治療費による経済的負担などを抱えていることもある。これらの心理社会的苦痛は患者に痛みをより強く感じさせる要因となる。患者の心理社会的側面のアセスメントも痛み治療にとって重要である。

2 疼痛緩和

　痛みの治療は，WHO の WHO 方式がん疼痛治療法が普及している。2018 年に「WHO がん疼痛ガイドライン」として改定された[23]。非がん患者の慢性疼痛治療については，日本では日本ペインクリニック学会のガイドラインがある[24]。

　このガイドラインでは 3 段階鎮痛薬ラダー（図3-7）は「疼痛の強さに基づいた疼痛マネジメントの一般的なガイドや教育ツールとして有用である」とされている。

　「WHO がん疼痛ガイドライン」の 7 つの基本原則を次に示す。

①最適な疼痛マネジメントのゴールは，患者が許容可能な QOL のレベルまで痛みを軽減することである。

②患者個々の痛みの体験や表現の違いを認識し，包括的なアセスメントを行う。

③患者，医療従事者，地域社会の安全性を保証する。

④がん疼痛マネジメントは，薬物療法と心理社会的およびスピリチュアルなケアも含む。

⑤オピオイドを含む鎮痛薬は，どの国でも使用できなければならない。

⑥鎮痛薬は「経口的に」「時間を決めて」「患者ごとに」「細かい配慮をもって」投与する（表3-3）。

⑦がん疼痛治療は，がん治療の一部として統合されるべきである。

表3-3 鎮痛薬使用の4原則

- 経口的に（by mouth）
- 時刻を決めて規則正しく（by the clock）
- 患者ごとに（for the individual）
- そのうえで細かい配慮を（with attention to detail）

出典／World Health Organization：WHO Guidelines for the pharmacological and radiotherapeutic management of cancer pain in adults and adolescents, 2018, p.23-24.

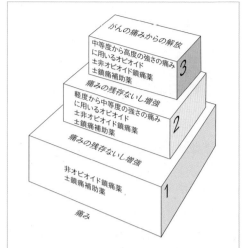

出典／World Health Organization：WHO Guidelines for the pharmacological and radiotherapeutic management of cancer pain in adults and adolescents, 2018, p.70.

図3-7 3段階鎮痛薬ラダー

3. 各薬剤の特徴（表3-4）

1 非オピオイド鎮痛薬

▶ **非ステロイド性抗炎症薬（NSAIDs）** 炎症部位のプロスタグランジンの産生を抑制することで，抗炎症，鎮痛作用を発揮する。また，発熱時に産生されるプロスタグランジンの合成を阻害することで解熱作用をもたらす。

　NSAIDs には多くの種類があるが，共通してみられる有害反応はプロスタグランジンの産生を阻害するために生じる。たとえば胃粘液分泌低下による悪心，食欲不振，潰瘍形成など，血小板凝集能の低下による出血傾向，腎血流量と糸球体濾過速度の減少による腎機能低下などである。

▶ **アセトアミノフェン** 主に中枢に作用して鎮痛，解熱作用を発揮する。NSAIDs と異なり，消化管，腎機能，血小板機能に影響がないのが利点である。有害反応は，まれにアレルギー症状，肝機能障害などがみられる。

2 オピオイド

　人は紀元前からケシの実から採取したアヘン（opium）を鎮痛薬として使っており，19世紀初めに，その主成分としてモルヒネが抽出され，オピオイド（opioid）とよばれるようになった。

表3-4 鎮痛薬の種類

分類	種類
非オピオイド鎮痛薬	非ステロイド性抗炎症薬（NSAIDs） アセトアミノフェン
弱オピオイド鎮痛薬	コデインリン酸塩水和物 トラマドール塩酸塩
強オピオイド鎮痛薬	モルヒネ製剤 オキシコドン塩酸塩水和物 フェンタニル製剤 タペンタドール塩酸塩 ヒドロモルフォン塩酸塩 メサドン塩酸塩
鎮痛補助薬	抗うつ薬 抗痙攣薬 抗不整脈薬 NMDA受容体拮抗薬 副腎皮質ステロイド薬

▶ **種類** 現在，日本ではコデインリン酸塩水和物，トラマドール塩酸塩，モルヒネ製剤，オキシコドン塩酸塩水和物，フェンタニル製剤，ヒドロモルフォン塩酸塩，タペンタドール塩酸塩，メサドン塩酸塩など多くのオピオイドがある。

▶ **機序と有害反応** これらのオピオイドは，細胞膜に存在するオピオイド受容体（μ, δ, κ）のうち，μ受容体を介して鎮痛作用を発揮する。オピオイドの主な有害反応は悪心・嘔吐，便秘，眠気である。これらの有害反応はオピオイドの投与量にかかわらず出現する。

▶ **投与経路** オピオイドの投与経路には経口，静脈内，皮下，直腸内，硬膜外，クモ膜下，経皮膚，経口腔粘膜，筋肉内がある。基本的な投与経路は経口であるが，経口投与が困難な場合は患者の状態に合わせて投与経路を変更する。

❶弱オピオイド鎮痛薬

▶ **コデインリン酸塩水和物** 肝臓で代謝されると，約10％がモルヒネとなって鎮痛作用をもたらす。咳や呼吸困難にも効果を発揮する。モルヒネと同じ有害反応が出現するため，その対策が重要となる。

▶ **トラマドール塩酸塩** 麻薬に指定されていないため，医療者の管理が煩雑にならないという利点がある。また，オピオイド受容体を介する鎮痛作用に加えて，下行性疼痛抑制系という人間にもともと備わっている痛みを抑える力を活発にして鎮痛効果を発揮する。有害反応のうち便秘はオピオイドより少ない。

❷強オピオイド鎮痛薬

▶ **モルヒネ製剤** 投与経路や剤形の種類が多いのが利点である。体内に吸収されたモルヒネは肝臓で代謝され，グルクロン酸抱合で分解されて腎臓から尿として排泄される。腎機能が低下している患者の場合，モルヒネ製剤の代謝物が体内に蓄積し，眠気やせん妄などの有害反応が強くなることがある。

▶ **ヒドロモルフォン塩酸塩** 肝臓で代謝される。肝機能が低下している場合，血中濃度が

上昇するため注意が必要である。

▶ **オキシコドン塩酸塩水和物**　代謝酵素（CYP3A4）により肝臓で分解される。代謝物に活性がないため腎機能が低下している患者にも悪影響が少ない。

▶ **フェンタニルクエン酸塩**　皮膚や口腔<ruby>粘膜<rt>こうくう</rt></ruby>からも吸収できる，モルヒネ製剤やオキシコドン塩酸塩水和物と比較して便秘，眠気などの有害反応が出にくいという利点がある。

▶ **タペンタドール塩酸塩**　オピオイド受容体を介する鎮痛作用に加えて，ノルアドレナリン再取り込み阻害による鎮痛作用をもつ。肝臓で代謝された代謝物に活性がないため，腎機能が低下している患者にも影響が少ない，モルヒネ製剤，オキシコドン塩酸塩水和物と比較して<ruby>悪心<rt>おしん</rt></ruby>，便秘の有害反応が軽いという利点がある。

▶ **メサドン塩酸塩**　オピオイド受容体を介する鎮痛作用に加えて，NMDA受容体拮抗作用をもつ。

オピオイドのうち，非がん患者に対して健康保険適応になっているものは少ない。トラマドール塩酸塩（トラムセット®，トラマール®，ワントラム®），フェンタニル製剤（デュロテップ®MT，ワンデュロ®，フェントス®）は，非がん性慢性<ruby>疼痛<rt>とうつう</rt></ruby>に保険適応されている。

3 ｜ オピオイドスイッチング

オピオイドスイッチングとは，オピオイドの有害反応により，鎮痛効果を得るだけの量のオピオイドを投与できないときや，鎮痛効果が不十分なときに，投与中のオピオイドから，ほかのオピオイドに変更することをいう[25]。

たとえば，現在モルヒネ製剤が投与されている患者が，有害反応（せん妄，眠気，悪心・<ruby>嘔吐<rt>おうと</rt></ruby>）のコントロールが難しい場合，オキシコドン塩酸塩水和物やフェンタニルクエン酸塩に変更することで有害反応が軽減する可能性がある。また，今使っているオピオイドを増量しても鎮痛効果が不十分な場合は，同じオピオイドを大量に長期間使用していることによる耐性を疑い，ほかのオピオイドに変更することで鎮痛効果が高まる可能性がある。

オピオイドスイッチングを行う場合は，オピオイド変更後のきめ細かい観察と投与量の微調整が必要となる。実際にはオピオイドの換算表（表3-5）をもとに，変更後のオピオイドの投与量を計算する。

オピオイドの使用量が多い場合は，一度に変更せず，数回に分けて変更し，有害反応の

表3-5　オピオイドの換算表（目安）

	静脈注射・皮下注射	経口	経皮	直腸
モルヒネ製剤	30mg	60mg	—	40mg
コデインリン酸塩水和物	—	400mg	—	—
トラマドール塩酸塩	—	300mg	—	—
ヒドロモルフォン塩酸塩	—	12mg	—	—
オキシコドン塩酸塩水和物	30mg	40mg	—	—
フェンタニルクエン酸塩	0.6mg	—	0.6mg	—

出現や痛みの増減をみながら慎重に微調整していく。

　看護師は医師の指示とオピオイドの換算表を照合し，換算表とかけ離れているときは医師や薬剤師に確認する必要がある。もし，医師の指示が換算表よりも少ない場合は，痛みが増強したときに適時にレスキュー薬（臨時追加薬）として速放性製剤（速放剤）を投与できるように処方を確認しておく。このとき，レスキュー薬は原則として基本処方（定時で使用する鎮痛薬）と同じ種類の薬剤とする。つまり，定時でオキシコドン塩酸塩水和物（オキシコンチン®錠）を内服している場合，レスキュー薬もオキシコドン塩酸塩水和物（オキノーム®散）が望ましい。また，換算表より多い場合は，眠気，悪心・嘔吐，せん妄などの有害反応が出現していないか観察する。

　オピオイドスイッチングを行い，オピオイドを増量しても痛みが軽減しない場合は，オピオイドが効きにくい痛み（神経障害性疼痛や体動時痛）ではないか，再評価を行う。

4 ｜ 鎮痛補助薬

　鎮痛補助薬とは，主な薬理作用として鎮痛作用は有しないが，鎮痛薬と併用することによって鎮痛効果を高めたり，鎮痛効果を示す薬剤のことである。神経障害性疼痛などのオピオイドが効きにくい痛みに対して，抗うつ薬，抗痙攣薬，抗不整脈薬，NMDA受容体拮抗薬，副腎皮質ステロイド薬などが鎮痛補助薬として使用されている。しかし，エビデンスが十分ではなく，保険適用外の使用となることに注意が必要である。

▌ 4. 疼痛の症状マネジメントに伴う看護

　疼痛の症状マネジメントに伴う看護師の役割は，①痛みのアセスメント，②WHOがん疼痛ガイドラインに則った薬剤の適切な投与と観察，③有害反応対策，④患者・家族への説明や教育である。

1 ｜ 薬剤の適切な投与と観察

　看護師は「鎮痛薬使用の4原則」（表3-3参照）に則って，医師から指示された薬剤を投与し，決められた記録を行う。基本処方（定時で使用する鎮痛薬）で安静時の痛み（持続痛）がNRSでどのくらい軽減しているか，突出痛はレスキュー薬使用後NRSでどのくらい軽減し，何時間効果が持続しているか，眠気などの有害反応の有無も確認し記録する。看護師の的確な医師への報告が速やかな疼痛緩和につながる。

　たとえば看護師が「昨日の安静時痛は平均NRS：4です。起き上がりから立つ動作で腰部にNRS：8の突出痛があり，起き上がりから立つ動作の30分前にレスキュー薬10mgを使用すればNRS：5に軽減しました。レスキュー薬内服後に眠気はありません」と具体的に報告することで，医師はレスキュー薬の増量を検討できる。

　また，たとえば「レスキュー薬を使用しても，下肢のビリビリする痛みはNRS：7で変化ありません」と報告することで，医師はオピオイドの効果が不十分な神経障害性疼痛

第2編

コミュニケーション

終末期における日常生活の支援

全人的（包括的）苦痛の緩和

退院支援・地域連携

臨死期の看護

在宅における看取り

事例で学ぶ終末期看護

と判断し，副腎皮質ホルモン（コルチコステロイド），抗てんかん薬，抗うつ薬，抗不整脈薬などの鎮痛補助薬の使用を検討できる。

▶ **レスキュー薬** 突出痛の種類やきっかけをアセスメントして，レスキュー薬を予防的に使用する。患者自身がレスキュー薬使用のタイミングを理解し，突出痛をコントロールできるような患者教育が重要となる。また，レスキュー薬には水溶液，散剤，錠剤，坐剤などの剤形がある。患者の日常生活や身体の状態から，どの剤形が準備しやすいか，苦手な剤形や味ではないかなどを細やかに確認する。

▶ **PCA ポンプ** 鎮痛薬の内服が困難な場合や痛みが非常に強く速やかな疼痛緩和が必要な場合は，PCA（patient controlled analgesia：自己調節鎮痛法）ポンプを用いて鎮痛薬の持続静脈（皮下）投与を行う。PCA ポンプは患者自身がボタンを押すことで，鎮痛薬の追加投与が可能である。

▶ **フェンタニル貼付薬** 貼付薬は血中濃度が安定するまで時間がかかるため，強い痛みを速やかに緩和する必要がある場合には適さない。また，貼付薬は毎回同じ部位に続けて貼らないように注意し，剝がれていないか定期的に確認する。特に入浴を好む，発汗が多い，体毛が多い患者は剝がれやすいため注意が必要である。貼付薬は常温で保存する。

2 ｜ オピオイドの有害反応対策

オピオイドの主な有害反応は，眠気，悪心，便秘である。そのほかにも，せん妄，幻覚，呼吸抑制，瘙痒感，排尿障害などもある。

❶眠気

オピオイドの投与を開始したときや増量したときに生じやすく，通常は数日以内に自然に軽減する。眠気が長期間持続するときは，オピオイド以外の原因（高カルシウム血症など）がないかの確認が必要となる。

❷悪心

眠気と同様にオピオイドの投与を開始したときや増量したときに出現しやすいが，個人差がある。

オピオイドによる悪心の発生機序には，①化学受容器引き金帯（CTZ）への刺激，②前庭神経への刺激，がある。

悪心の発生機序に沿って，①にはドパミン受容体拮抗薬（プロクロルペラジンマレイン酸塩など），②には抗ヒスタミン薬（ジフェンヒドラミンなど）を選択する。

ドパミン受容体拮抗薬を長期間使用していると錐体外路症状（アカシジア，パーキンソニズム）が生じるおそれがある。アカシジアは座ってじっとしていられない，足がムズムズするなどの症状，パーキンソニズムは仮面様顔貌，筋固縮などがみられるため，観察を行う。

❸便秘

オピオイドによるものは続発性便秘（OIC）といわれ，オピオイドの種類により程度や頻度が異なる。排便回数だけでなく，便の性状や量を毎日確認し，腹部状態の観察を行う。

コミュニケーション

終末期における日常生活の支援

全人的（包括的）苦痛の緩和

退院支援・地域連携

臨死期の看護

在宅における看取り

事例で学ぶ終末期看護

従来は浸透圧性下剤（酸化マグネシウム，ラクツロースなど），大腸刺激性下剤（センノシドなど）を用いていたが，近年はナルデメジントシル酸塩など新規薬剤が複数出ている。

便秘のコントロールは患者のセルフケアが重要となるため，患者が薬剤を自己調節できるように説明を行う。

❹せん妄

オピオイドによるものか，オピオイド以外の原因（ほかの薬剤，電解質異常，中枢神経系の病変，脱水，感染症，低酸素血症など）によるものか，せん妄の発症経過や血液データなどからアセスメントする。

オピオイドによる可能性がある場合は，減量やオピオイドスイッチングを検討する。

❺呼吸抑制

オピオイドによる呼吸抑制は，延髄の呼吸中枢への直接作用により呼吸回収が減少することで起きる。オピオイドを適切に使用する限り呼吸抑制をきたすことはまれである。ただし，①静脈注射によって血中濃度が急激に上がった場合，②誤って過量投与となった場合などに呼吸抑制が生じる可能性がある。

眠気や1分間あたりの呼吸回数に注意し，呼吸抑制がみられたときは，オピオイドを減量または中止し，酸素投与を行う。それでも呼吸状態が改善しないときは麻薬拮抗薬であるナロキソン塩酸塩を投与する。

3 | 薬剤以外の疼痛マネジメント

薬物療法に加えて，体位や移動方法の工夫，温罨法・冷罨法，マッサージ，気分転換やリラクセーションなどを毎日のケアに取り入れる。

骨転移による体動時の痛みを軽減するために，コルセット，カラー，杖，歩行器の使用について，担当医，整形外科医，理学療法士らの多職種チームで検討する。

温罨法は筋緊張を緩めたり血流を増やすことによって，冷罨法は局所の解熱や血管を収縮させることによって痛みを緩和する。温めるほうがよいか，冷やすほうがよいかは，患者の病態を把握したうえで，患者が心地よいと感じられる方法を選択する。

マッサージやリラクセーションは筋の緊張を和らげ，リラックス効果をもたらす。

4 | 患者・家族教育

患者・家族は，オピオイドについての誤解（麻薬中毒になる，寿命が縮まるなど）をもっていることがある。実際は痛みがある患者がオピオイドを使用しても，依存や耐性を生じさせるドパミンが出ないように抑制されているため，依存や耐性は生じないといわれている。

患者・家族のオピオイドについての認識や背景をよく傾聴したうえで，痛みやオピオイドについて正しい情報を提供することが大切である。

また，痛みを医療者に伝える意義，NRSでの評価方法，痛みを記録する日記の書きかた，痛みについて気軽に相談できる連絡先などを，患者・家族に説明する。

C 倦怠感

1. 倦怠感の概要

倦怠感とは「だるい」「身の置き所がない」「力がでない」などと表現される主観的な症状であり，患者の訴えによって確認される。患者によっては，倦怠感があっても言葉として表出されない場合もある。たとえば，①ほとんどの時間を臥床のまま過ごしている，②疲れた表情をしている，③今まで好んで行っていたことをしなくなる，などの行動面の変化によって倦怠感が表出されることもある。

倦怠感は，がんやがん治療と関連したよくみられる症状である。また，がんの進行やがん治療が長くなると倦怠感が増加する傾向にある[26]。

倦怠感は単独の症状として出現することは少なく，悪心，痛み，感染，貧血，不安，睡眠障害などの症状とともに発現することが多い。また，病態のメカニズムが明らかにされておらずコントロールが難しいという特徴がある。

2. 倦怠感の定義

全米総合がん情報ネットワーク（National Comprehensive Cancer Network：NCCN）では，がんに伴う倦怠感について「最近の活動に合致しない，日常生活機能の妨げとなるほどの，がんまたはがん治療に関連した，つらく持続する主観的な感覚で，身体的，感情的かつ／または認知的倦怠感または疲労感または消耗感をいう」[27]と定義している。

定義については，種々試みられているが，共通点は，倦怠感は主観的な感覚という側面と，身体的および心理社会的要因からなる多元的な側面をもった症候として理解されている。

がん関連倦怠感の機序は，原因治療が可能な場合はそれを行う。いずれの場合も全身状態・経過・予後を考慮して，総合的に判断する必要がある。

3. 倦怠感の原因

がん関連倦怠感は，一次性倦怠感と二次性倦怠感に分類される。

▶ **一次性倦怠感** 炎症性サイトカイン調節障害，視床下部 - 副腎軸障害，概日リズムの変調，骨格筋の疲労などが関与している。

▶ **二次性倦怠感** 薬剤，貧血，感染症，電解質異常，内分泌障害，睡眠障害，精神的苦痛などが関与している。

4. 倦怠感の機序

倦怠感は様々な原因が複雑に関連して生じるが，正確な病態のメカニズムは明らかにさ

第
2
編

コミュニ
ケーション

終末期における
日常生活の支援

3

全人的（包括的）
苦痛の緩和

退院支援・
地域連携

臨死期の看護

在宅における
看取り

終末期看護

事例で学ぶ

れていない。骨格筋消耗，サイトカインの産生，セロトニンの調節異常などの関与がいわれている。

　倦怠感は複数の症状と共に出現し，ほかの症状によって強く出現することもある。また，身体的な症状のみならず，睡眠障害や抑うつなどの精神的な症状や，治療そのものが原因となって生じることもある。

▍ 5.　倦怠感の症状マネジメント

1 ▍ 病態の治療

　基本は倦怠感を引き起こしていると考えられる原因を十分に検討し，改善できる病態であれば，その治療を行う。

　具体的には，眠気や倦怠感を引き起こす薬剤で減量・中止できるものがあれば調整する。痛み，貧血，感染症，電解質異常などの治療や不眠や抑うつなどの精神症状への治療を行う。いずれにしても，患者の全身状態，希望，予後をよく吟味し，メリットとデメリットを検討することが重要である（表3-6）。

2 ▍ 倦怠感の薬物療法

　倦怠感の薬物療法として，精神刺激薬と副腎皮質ホルモン（コルチコステロイド）がある。メチルフェニデート塩酸塩などの精神刺激薬が，がん患者の不安，食欲不振，悪心，抑うつなどを改善することが確認されている。しかし，わが国ではメチルフェニデート塩酸塩はナルコレプシーのみに適応が限定されており，倦怠感に使用することはできない。

　コルチコステロイドは倦怠感のみならず，痛み，悪心，食欲不振などの症状緩和目的に使用される。コルチコステロイドの主な有害反応には，高血糖，活動性亢進，不眠，消化管潰瘍，気分高揚，抑うつ，満月様顔貌，骨粗鬆症，口腔内カンジダ症などがある。コルチコステロイドは数週間の短期使用が望ましく，効果と有害反応を慎重に評価していく必要がある。

　医師が倦怠感を治療すべきものと認識していなかったり，患者も倦怠感をがまんしなけ

表3-6　倦怠感の改善が可能な原因と治療

原因	治療
薬剤	原因と考えられる薬剤の減量または中止をする。
感染症	抗菌薬の使用をする。
貧血	ヘモグロビン（Hb）7g/dL を目安に患者の全身状態を考慮し，輸血を検討する。
睡眠障害	睡眠のための工夫を行う。必要に応じて睡眠薬の使用も考慮する。
精神的苦痛	精神腫瘍科医の診察やカウンセリングの実施，医師の判断により抗うつ薬の使用も検討する。
栄養障害	必要なエネルギーの摂取ができるように，患者の状況に適した方法を検討する。
電解質異常	ナトリウム，カリウム，カルシウムなどの電解質の補正を行う。
疼痛	十分な疼痛緩和が図れるよう鎮痛薬を使用する。

ればならない症状だと考えている場合がある。倦怠感(けんたいかん)のコントロールを行うためには，まず医療者が患者の倦怠感に関心を寄せ，患者から倦怠感の症状を聞き出していくことが重要と考えられる。

▌6. 倦怠感の症状マネジメントに伴う看護

1 | 倦怠感のアセスメント

倦怠感は主観的な体験であり，複数の原因が絡み合って出現する症状であるため，アセスメントが難しく客観的な評価を困難にする。医療者には倦怠感の有無や程度，生活面への影響などを観察し，症状緩和を目指した対応が求められる（表3-7）。

また倦怠感は定期的に評価することが重要であり，治療前，治療中，治療後のすべての期間を通して評価する。

2 | 倦怠感の評価方法

❶1次元尺度

数値的評価スケール（numeric rating scale；NRS）や視覚的アナログスケール（visual analogue scale；VAS）などがある。NRS は 0 〜 10 の尺度で患者の倦怠感を評価してもらう。0 〜 3 を軽度，4 〜 6 を中等度，7 〜 10 を重度とする。VAS は 10cm の線を引き患者に現在の倦怠感を示してもらう。左端が倦怠感なし，右端が想像できる最大の倦怠感とする。

簡便であり，患者の不安も少なく倦怠感の程度を頻繁に評価するのに適している。

❷多次元尺度

CFS（cancer fatigue scale）や PFS（piper fatigue scale）などがある。倦怠感を多面的に評価するため，患者の状態をより詳細に把握できる。CFS は身体・精神・認知的側面の 3 次元から評価，PFS は行動・情緒・知覚・認知の 4 次元から評価する。

表3-7 倦怠感のアセスメント項目

アセスメント項目	必要な情報
どのような倦怠感か	患者の訴えや行動
時期・経過	発症パターン，発症時期，持続期間，日内変動
程度	評価ツールを用いた客観的評価，患者の行動の様子など
増強因子	どのようなときに倦怠感が増強するか
軽減因子	どうすると倦怠感が軽減するか
治療内容	化学療法，放射線療法などの治療内容と経過
薬剤	使用している薬剤の有害反応，倦怠感との関連性
検査値	血液検査（ヘモグロビン，ナトリウム，カリウム，カルシウム）
日常生活への障害	食事，睡眠，社会活動，対人関係，趣味など
治療可能な原因はあるか	合併症（貧血，感染症，痛み，睡眠障害など），栄養状態，飲酒など
対処行動	倦怠感があるときに，どのように対処しているか

多次元尺度は質問項目が多く，頻繁に使用すると患者の負担となる可能性があり，研究目的などで使用することが望ましい。

いずれの尺度を使用するにしても，患者の日常生活にどのような支障をもたらしているかということを念頭においてアセスメントしていくことが重要である。また，数値のみを追ってしまわないように，患者の表情や言動などを常に注意して観察していくことが大切である。

3 倦怠感の看護

倦怠感へのアプローチは，患者に倦怠感は主観的な症状であることを認識してもらい，患者に表現してもらうことから始まる。倦怠感の表現は患者によって様々であり，方言によっても違う。患者自ら倦怠感を表現することが難しい場合もあるため，看護師は「だるいですか？」「身の置き所がないと感じますか？」「疲れやすいですか？」など患者が表現できるように手助けすることも必要である。

看護師は患者や家族と倦怠感を軽減し，コントロールするための方法を共に考え，患者がセルフケア能力を高められる支援を提供する必要がある。

❶エネルギー保存と活動マネジメント（energy conservation and activity management：ECAM）

倦怠感のマネジメントのためには，1日の倦怠感のパターンに合わせ，患者にとって優先度の高い活動が最もエネルギーのある時間に行うように計画する。

活動と活動の間には休息をとり，エネルギーの消耗が大きい活動は控えるように工夫する。療養環境においては，必要な物品を患者の手の届くところへ配置し，患者のエネルギーをできるだけ温存できるよう配慮する。

家事（掃除，洗濯，食事）は家族に協力してもらうなど，患者がほかの人に助けを求めることも必要である。

❷リラクセーション

患者が集中できることや，リラックスできることを話し合い，日常生活に取り入れる（マッサージ，アロマテラピー，足浴，音楽など）。

❸良質な睡眠を得る

睡眠障害の改善により，倦怠感が軽減される可能性がある。①規則正しい時間にベッドに入る，②寝室では携帯電話の操作・テレビを見る・読書などは行わないようにする，③就寝前にアルコールやカフェイン入りの飲み物を摂取しないようにする，などに注意する。

入眠困難，途中覚醒，熟睡感が得られない状態が続く場合には，医師に相談し睡眠薬の使用も検討する。

日中に睡眠をとる場合は，30分程度とし，夜間の睡眠に影響しないように注意する。

❹適度な運動

全身状態が良好な場合には，適度な運動を行うことで倦怠感を軽減できる可能性が研究で示唆されている[28]。運動により心肺機能の向上，気分転換，睡眠の質の改善が期待で

ケーション
コミュニ

終末期における
日常生活の支援

3
全人的（包括的）
苦痛の緩和

退院支援・
地域連携

臨死期の看護

在宅における
看取り

事例で学ぶ
終末期看護

きる。

　終末期がん患者の場合には全身状態が悪化しており，運動療法が適さない場合が多い。しかし，患者にとってリハビリテーションの実施が生きる希望となっている場合もあるため，患者の状態を全体的に把握し，実施可能な運動方法を検討することが大切である。

❺ 患者・家族とのコミュニケーション

　患者や家族は持続する倦怠感（けんたいかん）に不安を抱いている場合もある。考えられる原因について説明を行い，倦怠感の緩和の目標を患者・家族と医療者で共有することも重要である。

　患者の状態に合った目標を設定し，倦怠感がもたらす生活への支障が最小限となるようなケアを考えていく。

D 食欲不振

▍ 1. 食欲不振の概要

　食欲不振とは，食欲が低下あるいは食欲の消失した状態である。食欲は視床下部にある摂食中枢と満腹中枢のバランスで調整されている。

　食欲不振の原因には疾患，治療に伴う有害反応，疼痛（とうつう），便秘などの身体的な原因や，不安や不眠などの精神的な原因，療養環境などの社会的・環境的な原因などがあげられる。

1 ┃ がん悪液質

　がんの患者は，食欲不振と体重減少を合併することが多く，**がん悪液質**とよばれる。欧州緩和ケア共同研究グループ（European Palliative Care Research Collaborative：EPCRC）は，がん悪液質を「食事摂取の減少と代謝異常による負のたんぱくエネルギーバランスを特徴とする複合的な症候群である。最も重要な特徴は著しい筋肉組織の減少であり，従来の栄養サポートで完全に改善することは困難で進行性の機能障害をもたらす」[29)]と定義している。

　悪液質は，①前悪液質期，②悪液質期，③不応性悪液質期に分類される。

▶ **前悪液質期**　5%以下の体重減少，食欲不振，軽度の代謝異常を伴うが，明らかな悪液質の症状を呈さない時期である。

▶ **悪液質期**　①5%以上の体重減少，②体格指数（body mass index：BMI）が20未満かつ2%を超える体重減少，③筋肉減少症かつ2%を超える体重減少，のいずれかと，経口摂取不良や全身性炎症を伴う。

▶ **不応性悪液質期**　異化亢進かつ治療抵抗性であり，全身状態の指標（performance status：PS）が低下し生命予後が3か月未満であるとされている[30)]。

第
2
編

コミュニ
ケーション

終末期における
日常生活の支援

3

全人的（包括的）
苦痛の緩和

退院支援・
地域連携

臨死期の看護

在宅における
看取り

事例で学ぶ
終末期看護

2 ┃ 食欲不振の影響

　中等度以上の食欲不振は，がん患者の半数以上にみられ，終末期がん患者では，ほぼ全例に出現する。患者や家族にとって，食べられなくなることは病状の進行や死をイメージさせるなど，不安や恐怖を抱く経験であることが多い。

　食べられないことへのあせりやいらだち，活動量の低下，ボディイメージの変化を生じ，患者に苦痛をもたらすと考えられる。また，家族も患者が食べられないことに悲しみ苦しむことが多い。

3 ┃ 食欲不振への対応

　食欲不振に対しては，多角的な視点でのアプローチが必要であり，悪液質の時期をアセスメントしながら，目標を設定していく必要がある。また，医療者だけで目標を定めるのではなく，患者や家族と一緒に共有していくことが大切である。

2. 食欲不振の原因・機序

　食欲不振を引き起こす原因には様々なものがある。疾患そのものや治療の有害反応など身体的要因のみならず，精神的要因や環境的要因なども影響する（表3-8）。

　悪液質の機序は十分には明らかにされていないが，炎症性サイトカインや腫瘍由来物質が関与していると考えられている。

3. 食欲不振の症状マネジメント

1 ┃ 病態の治療

　食欲不振をきたしている原因が，治療可能な場合は，まずそれに対する治療を行う。痛み，悪心（おしん），倦怠感，不眠などは終末期に多くみられる症状であるが，これらの症状も食欲不振の原因となる。薬剤による症状コントロールを行い，苦痛の軽減を図ることが重要である。

表3-8 食欲不振の原因

分類	内容
疾患	がん，腸炎，腸閉塞，胃潰瘍，うっ血性心不全，肝腫大，甲状腺機能低下症，副腎皮質機能低下症，慢性感染症，脳出血，腎不全，更年期障害，など
代謝障害	高カルシウム血症，低ナトリウム血症，尿毒症，など
治療・薬剤	抗がん剤，放射線療法，オピオイド，抗菌薬，抗不整脈薬，など
苦痛症状	痛み，呼吸困難感，口内炎，悪心・嘔吐，味覚異常，便秘，下痢，倦怠感，腹部膨満感，など
精神・心理症状	うつ病，不安，不眠，緊張，恐怖，怒り，など
環境	臭気，量の多い食事，食欲をなくす食べ物，食事摂取時の雰囲気，など

また，食事の時間に痛みや悪心などの症状が緩和できるように，薬剤を使用するタイミングも検討する。食欲不振の原因を特定するために，血液検査，腹部X線検査，腹部超音波検査，腹部CT検査などが行われる。

2 | 食欲不振への薬物療法

❶ コルチコステロイド（副腎皮質ホルモン）

食欲不振に対して効果があるとされている。患者の全身状態や生命予後，期待される効果と有害反応を慎重に検討し，適切な時期に開始する。コルチコステロイドは患者の生命予後が1〜2か月と予想される場合に投与される場合が多い。長期投与により様々な有害反応を引き起こす可能性があるため，注意が必要である。

主な有害反応は，消化性潰瘍，口腔内カンジダ症，高血糖，不眠，気分高揚，抑うつ，ミオパチー，骨粗鬆症などがある。使用に際しては，患者に糖尿病や感染症，胃潰瘍などの有無を確認する必要がある。

❷ メトクロプラミド（消化管運動改善薬）

プロカインアミド誘導体で，消化管運動機能を改善する。胃内容停滞や上部消化管の通過障害に有効とされる。

器質的な腸閉塞がある場合には禁忌とされる。有害反応として，焦燥感や錐体外路症状などがあり，連日投与する場合には注意が必要である。

❸ ドンペリドン（消化管運動改善薬）

食道胃接合部や胃十二指腸接合部のドパミンD_2受容体への作用により，制吐作用と胃腸運動促進作用を有する。

4. 食欲不振の症状マネジメントに伴う看護

1 | 食欲不振のアセスメント

食欲不振の原因と悪液質の時期などを適切にアセスメントし，看護ケアを提供することが重要である。食欲不振の原因が疼痛，悪心，倦怠感などの症状に由来する場合は，医師や薬剤師と相談し，薬剤による症状コントロールを図る。

2 | 食欲不振の治療

前悪液質期では，食事・栄養療法や薬物療法などの介入を行う。悪液質期には，異化亢進が進み，食事・栄養療法や薬物療法の効果が期待しにくくなる。身体活動能力が低下するため，理学療法士と連携しリハビリテーションの導入も検討される。また，次に起こる不応性悪液質期への進行をできるだけ遅らせることが大切になる。不応性悪液質期では栄養状態の回復が不可能な段階になるため，症状緩和が中心となる。

症状マネジメントの目標は患者の状態により違ってくる。また，患者や家族が期待する

程度まで改善が図れるとは限らないため，医療者と患者・家族で目標について話し合い，共有しておくことが必要である。

3 | 食欲不振の看護

食欲不振の患者には，次のような看護を検討する。

❶ 食事の工夫

- 患者が食べられる量で準備する。
- 食事時間を規則正しくしようとせず，食べたいときに食べられる量を摂取する。
- 一度に多く食べられない場合は，少量の食事で1日4〜6回に分けて摂取する。
- おいしそうな盛りつけや食器などを工夫する。
- 自分で食事を準備するのが難しい場合には，家族に手伝ってもらう。
- 間食を取り入れる。
- 化学療法などで味覚障害がある場合は，あっさりとした味のものや，においのきつくない食物を摂取する。
- 食欲がないときに無理に摂取しようせず，気持ちをリラックスさせる。
- 場所を変えたりや親しい人たちと一緒に食べるなど，食事時の雰囲気が楽しくなるような変化をつける

❷ 栄養面の工夫

- 管理栄養士に協力してもらい，患者の食習慣や嗜好に合った食事の提供を行う（きざみ食，ペースト食，果物，麺類，茶碗蒸し，スープなど）。
- 栄養面ばかりに注目するのではなく，食べられるものをおいしく食べることを大切にする。
- 経口摂取が可能な場合は，経口からの食事が原則である。患者の状態により，栄養補助食品，経腸栄養，静脈栄養などを適切に選択する。

❸ 口腔ケア

- 口腔内の状態（汚れ，乾燥，口内炎の有無，舌の状態，創や出血の有無，義歯は合っているかなど）を毎日観察する。
- 患者の個別性に応じた方法で口腔清掃を行う。
- 口唇や口角の亀裂を予防するために，保湿ジェルの使用や含嗽を行ってから口腔清掃を行う。
- 口腔内の乾燥が強い場合には，口腔清掃前に口腔内に保湿ジェルを塗布し，固着した上皮や喀痰などの汚れを浸軟させておくと効果的である。
- 口腔内に創や出血がある場合には，口腔清掃に軟らかい歯ブラシやスポンジブラシを使用する。
- 口腔内の状態を定期的にアセスメントしながら，必要であれば歯科医師や歯科衛生士による専門的な介入を検討する

第2編

コミュニケーション

2 終末期における日常生活の支援

3 全人的（包括的）苦痛の緩和

4 退院支援・地域連携

臨死期の看護

在宅における看取り

事例で学ぶ終末期看護

❹排便コントロール

- 便秘により食欲不振が生じていることがあるため，看護師は排便状況を観察し排便コントロールを行う必要がある。
- 水分や食物繊維の多い食品の摂取を促す。
- 便秘がある場合は，下剤の使用や浣腸，摘便などの排便処置を行う。
- 無理のない範囲で運動を行う。
- 禁忌や患者の苦痛がない場合には腹部マッサージを行う。

❺精神的ケア

- 食事が摂れないという患者のつらい体験に耳を傾ける。
- 患者が食べられそうなものを一緒に探す。
- 患者が「食べなければならない」というプレッシャーを感じている場合には，無理に食べることが，かえって負担になることを説明し，食事摂取の方法について共に考える。

❻環境を整える

- 食事摂取が気持ちよく行えるように周囲の環境を整え，換気も行う。
- 楽しい雰囲気で食事ができるような工夫をする。
- 食事摂取時はゆったりした衣類を着る。
- 食物のにおいを不快に感じる場合には，食物の温度が下がる（においが減少する）のを待って配膳する。
- 食事前に排泄をすませておく。

❼家族ケア

- 食事が摂れないことは家族にとっても不安であり「何とか食べられるようになって欲しい」と願っている場合が多い。無理に食事を勧めることが，かえって患者の負担になる場合もあることを家族に伝え，食事摂取の方法について話し合う。
- 家族が抱える苦悩に寄り添い，家族と一緒にできるケアについて話し合う。
- 医師に確認し，家族の持ち込み食など，患者の好みの食べ物を用意してもらう。

Ⓔ 呼吸困難

1. 呼吸困難の概要

　呼吸困難は，不快な呼吸感覚という主観的な体験であり，強さの異なる様々な性質の感覚から成り立つと定義される[31]。つまり，呼吸困難は「息が詰まる」「呼吸がしにくい」「胸が苦しい」と感じる自覚的な体験であり，その強さは様々である。

　この体験は，生理的・心理的・社会的・環境的など，いくつもの因子の相互的な影響を受け[32]，症状そのものによる苦痛が日常生活動作（ADL）や QOL の低下に大きな影響を及ぼすこととなる。

第2編

コミュニケーション

終末期における日常生活の支援

全人的（包括的）苦痛の緩和

退院支援・地域連携

臨死期の看護

在宅における看取り

事例で学ぶ終末期看護

　進行がん患者では呼吸困難を 54 〜 76％が合併しており，中でも肺病変をもつ患者に生じることが多い。がん以外の疾患の進行期における呼吸困難の発症率は，慢性閉塞性肺疾患（COPD）で 90 〜 95％，心疾患で 60 〜 90％，AIDS や腎疾患で 10 〜 60％である[33]。

2. 呼吸困難の理解のためのポイント

- 主観的な体験であるがゆえに，呼吸困難の有無や重症度は検査所見と必ずしも一致せず相関もしない。
- 1 つの感覚で表される単純なものではなく，呼吸困難の感覚ごとに強さが異なる。
- 身体的側面だけでなく感情的・情緒的な側面をもつ。

3. 呼吸困難の機序

　呼吸は，肺でのガス交換により，PaO_2（動脈血酸素分圧），$PaCO_2$（動脈血二酸化炭素分圧），pH を正常範囲内に維持することを主な目的に機能している。この呼吸の調整は，延髄を中心とする脳幹部の呼吸中枢で行われ，脊髄を介して横隔膜や肋間筋などの呼吸筋に情報が伝わり，呼吸運動を引き起こす。

　呼吸中枢は，呼吸運動の結果としての PaO_2，$PaCO_2$，pH を感知する情報を受け取り，その結果として呼吸中枢からの出力を呼吸筋に伝え，呼吸運動を引き起こす。さらに大脳皮質から呼吸中枢に対する随意運動も加わり，複雑な呼吸調整が営まれている（図 3-8）。呼吸困難は，感覚受容器の刺激で発生すると考えられており，ある一定量の換気を引き起こすのに予想以上の大きい呼吸筋の活動が必要とされるときに生じる[34]。

4. 呼吸困難の原因

　がん患者においては呼吸困難が発生する頻度は 46 〜 59％と報告されている。肺がんの患者だけに限るとその頻度は増加し，75 〜 87％となる[35]。

　がんに関連した原因の主なものは，肺実質へのがんの浸潤（肺がん，肺転移），胸壁への

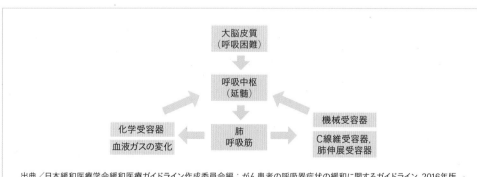

出典／日本緩和医療学会緩和医療ガイドライン作成委員会編：がん患者の呼吸器症状の緩和に関するガイドライン，2016年版，金原出版，2016，p.14，一部改変.

図 3-8　呼吸調節機構

浸潤（胸壁の腫瘍，中皮腫，胸水），心囊水の貯留，主たる気管支の圧迫，上大静脈の圧迫，がん性リンパ管症，感染症などがある。

　全身状態の主なものでは，貧血，腹水，肝腫大，全身衰弱に伴う呼吸筋疲労，発熱，不安，抑うつ，精神的ストレスなどがある。

　がん治療に関連した原因の主なものは，肺切除術などの手術療法に伴うもの，化学療法に伴う間質性肺炎や骨髄抑制，放射線療法に伴う肺炎などがある。

　がんとは関連しない原因では COPD が最も多い（表3-9）。

表3-9 呼吸困難の主な原因（緩和ケアの立場からの分類）

	局所における原因	全身状態による原因
がんに関連した原因	● 肺実質への浸潤 　肺がん，肺転移 ● 胸壁への浸潤 　胸壁の腫瘍，中皮腫 　悪性胸水 ● 心囊 　悪性心囊水 ● 主要気道閉塞（MAO） 　気管の圧迫 　上気道（咽頭，喉頭，鼻腔，口腔）での圧迫 ● 血管性 　上大静脈症候群 　腫瘍塞栓 ● リンパ管性 　がん性リンパ管症 ● 気胸 ● 肺炎 　閉塞性肺炎 　気管食道瘻による肺炎 　日和見感染	● 全身衰弱に伴う呼吸筋疲労 　がん悪液質症候群 　腫瘍随伴症候群 ● 血液 　貧血 　過粘稠度症候群 ● 横隔膜の挙上 　横隔膜麻痺 　大量腹水 　肝腫大 ● 発熱
がん治療に関連した原因	● 外科治療 　片肺切除 　肺葉切除 ● 化学療法 　薬剤性肺障害 　心毒性 ● 放射線治療 　放射線肺臓炎 　放射線性心膜炎	● 貧血 ● ステロイドミオパチー（筋症）
がんとは関連しない原因	● 基礎肺疾患 　慢性閉塞性肺疾患（COPD） 　気管支喘息 　間質性肺炎 ● 心疾患 　うっ血性心不全 　不整脈 　肺塞栓	● 不安，抑うつ，精神的ストレス ● パニック発作 ● 神経筋疾患

出典／日本緩和医療学会緩和医療ガイドライン作成委員会編：がん患者の呼吸器症状の緩和に関するガイドライン，2016年版，金原出版，2016，p.24.

第
2
編

コミュニ
ケーション

終末期における
日常生活の支援

3　全人的（包括的）
苦痛の緩和

退院支援・
地域連携

臨死期の看護

在宅における
看取り

終末期看護
事例で学ぶ

5. 呼吸困難が及ぼす影響

　呼吸困難は，身体的・生化学的異常によって発生する。呼吸困難の認知は，薬物，不安・抑うつなどに影響される。これらの影響因子は，大脳皮質レベルで認知する症状の強さを増大，あるいは減少させることから，認知のされかたは個々に異なる。

　歩行や仕事などの身体活動のみならず，気分や意欲などの精神活動が障害され[36]，抑うつや不安とも関連し[37]，生きる意欲と負の関連があることが示されている[38]。このように患者の呼吸困難によるつらさは様々に影響し合い，日常生活の過ごしやすさや生きることに大きく影響する。

　終末期には，呼吸機能が低下し，全身状態の悪化や炎症反応による酸素需要量の増加から，急激に呼吸困難が増強しやすい。

6. 呼吸困難の症状マネジメント

1 | 呼吸困難のアセスメント

　呼吸困難の原因は，呼吸器疾患，循環器疾患，神経筋疾患，精神疾患と多岐にわたるため，身体所見を確認して必要な検査を行う[39]。

❶問診

　呼吸困難の症状，併存する呼吸器症状（咳嗽，喀血，胸痛など）の有無，呼吸困難のパターン（日内変動や姿勢による変化），呼吸困難の増悪因子と軽快因子，使用薬剤，がん治療歴，気管支喘息・COPD・心不全などの既往，粉塵曝露の有無などの職業歴，喫煙歴について確認し，呼吸不全の原因や病態を評価する。

❷身体所見

　呼吸数，呼吸の深さ，呼吸のリズム（周期的な異常であるチェーン-ストーク呼吸，失調性であるビオー呼吸，下顎呼吸）に注意して観察する。

　呼吸不全の評価のために，チアノーゼの有無や呼吸補助筋（胸鎖乳突筋，斜角筋，大胸筋，腹直筋）の収縮の程度を評価する。

　聴診による正常呼吸音の左右差や副雑音の有無，打診・聴診により気胸や胸水を評価する。

❸検査所見

　動脈血酸素飽和度，血液検査にて貧血の有無（ヘモグロビン値の減少）や肺炎の有無（赤沈，CRP，白血球の増加の有無）を確認し，胸部単純X線検査や心臓超音波検査，心電図検査，肺機能検査，胸部CT検査にて，胸水や心囊水の貯留や心機能の評価，がん性リンパ管症の有無を評価する。

❹呼吸困難の評価方法

　呼吸困難の評価方法は，①量的評価，②質的評価，③機能的な影響の評価に分類されて

いる。

呼吸困難の主観的な量（程度，強度）を評価するための，代表的な尺度としては，numerical rating scale（NRS），visual analogue scale（VAS），modified Borg scale（mBS）がある。

呼吸困難の感覚は，原因となる疾患や呼吸困難をきたす機序により質的に大きく異なるため，多面的に呼吸困難の質を評価するための尺度として，cancer dyspnea scale（CDS）がある。

呼吸困難が生活や日常生活に及ぼす評価をするための尺度としては，chronic respiratory questionnaire-dyspnea subscale（CRQ-D）や motor neurone disease-dyspnea rating scale（MDRS）がある。

患者の自己評価が困難な状況では，医療者による他者評価尺度として support team assessment schedule 日本語版（STAS-J）がある。

2 呼吸困難の治療

❶原因病態に対する治療

呼吸不全の原因となる病態を評価し，治療することが求められる。がんによる呼吸困難であれば，外科的治療，化学療法，放射線療法の適応を検討する。COPD などの併存疾患や肺炎などの合併症への治療も考慮する。

治療をどこまで行うかについては，患者の全身状態，予後の見通し，治療の侵襲性（しんしゅうせい），治療効果の見込み，患者の希望などを十分検討したうえで行い，治療開始後も治療効果や患者の QOL の維持・改善に結びついているか評価することが重要である。

❷酸素療法

酸素療法は，低酸素血症の改善，呼吸仕事量の改善，心筋仕事量の改善のために行われる。低酸素血症のある COPD の患者への長期酸素療法は，呼吸困難の改善，運動耐容能の増加，長期生存につながることが示されている。

低酸素血症を伴う呼吸困難を生じているがん患者には酸素吸入を行う。低酸素血症がない場合の酸素吸入の有効性は示されていないが，意識的な深呼吸により呼吸困難の改善が期待できる場合がある[40]。酸素療法のメリット（自覚症状の改善感や安心感）とデメリット（CO_2 ナルコーシス，わずらわしさ，行動制限，気道の乾燥，機械の騒音，喫煙者による火災のリスク，経済性）を評価して，動脈血酸素飽和度の上昇という数値の改善だけでなく，患者の苦痛緩和を目的として酸素療法の適応を検討する。

❸薬物療法

▶ オピオイド　がん患者の呼吸困難に対するモルヒネの全身投与は有効であることが示されている。COPD の患者，慢性心不全の患者の呼吸困難に対するオピオイドについては十分な有効性が示されていないが，モルヒネ製剤，コデインリン酸塩水和物などの経口オピオイドの定期投与がよいと考えられている。

モルヒネ製剤の作用機序は十分解明されていないが，低酸素血症や高二酸化炭素血症

に対する換気反応の低下，呼吸回数の減少による呼吸仕事量の軽減，有効な深呼吸の確保などが関与すると考えられており，呼吸不全そのものを改善するわけではない。特に呼吸不全や腎不全の患者，高齢の患者には，呼吸抑制の出現に注意する。オピオイドに対する誤解や抵抗感に配慮した説明を行い，悪心・嘔吐，眠気，便秘などの有害反応対策を行う。

▶ **コルチコステロイド**　がん患者の呼吸困難に対するコルチコステロイドの有効性について，高いエビデンスは示されていない。薬理学的には，抗炎症，腫瘍周囲の浮腫軽減，抗アレルギー作用，免疫抑制作用により，がん性リンパ管症，上大静脈症候群，がん性胸膜炎，化学療法や放射線療法による肺障害などの改善が期待できる。がん患者の既往症や並存症状の有無を十分確認し，コルチコステロイドにより呼吸困難の改善が期待できる病態に対して使用される。

▶ **ベンゾジアゼピン系薬**　がん患者の呼吸困難に対するベンゾジアゼピン系薬の有効性について，高いエビデンスは示されていない。大脳辺縁系と視床下部の一部に作用し抗不安作用を示す。ベンゾジアゼピン系薬の抗不安作用そのものが，呼吸困難の閾値を上げ，呼吸筋をリラックスさせて呼吸困難を和らげると考えられている。ベンゾジアゼピン系薬は，モルヒネとの併用による効果についても報告されていることから，モルヒネの有害反応の眠気や呼吸抑制に十分注意したうえでの併用投与が望ましい。

❹ **呼吸リハビリテーション**

呼吸リハビリテーションの目的は，①呼吸機能障害による労作時呼吸困難の緩和，②呼吸困難によるADLの改善，③気道感染などによる急性増悪の予防である[41]。

呼吸リハビリテーションは，主にCOPDや周術期の患者を対象に発展しており，終末期のリハビリテーションの報告は少ないが，ADLの維持と並行して，症状の緩和とQOLの維持や改善を目標にリハビリテーションを実施していくことが望ましい。

安静時でも息苦しさが強く，速く浅い呼吸がみられる場合，寝がえりなどの動作でもSpO_2が低下したりパニック状態に陥る場合には，動作に合わせてゆっくりと呼吸ができるとよい。

呼吸介助は，徒手的に胸郭の呼吸運動（特に呼息）を介助することで，呼吸に必要なエネルギーを軽減し，息苦しさの軽減を図る方法である。

口すぼめ呼吸，腹式呼吸，パニックへの対処法などの呼吸法のトレーニングは，患者の呼吸困難のレベルの軽減に有効であることが示唆されている。

❺ **精神療法**

がん患者を対象とした研究報告によると，不安と呼吸困難との関連が示されているが，因果関係は明らかになっていない。呼吸困難の原因に応じた身体的側面からの対処を行い，かつ不安によって呼吸困難が増強しているような場合には，不安などの精神的負担の軽減を目的に精神療法を行い，副次的に呼吸困難の改善を目的とする場合がある。

終末期になると，呼吸困難により長時間にわたる会話が困難となり，精神療法の適応と

第2編

コミュニケーション

終末期における日常生活の支援

3 全人的（包括的）苦痛の緩和

4 退院支援・地域連携

臨死期の看護

看取り 在宅における終末期看護

事例で学ぶ終末期看護

なりにくい場合もある[42]。

❻ リラクセーション

COPD を対象とした研究報告によると，明らかな有効性は検証されていないが，イメージ療法，漸進的筋弛緩法，呼吸法を用いたリラクセーション[43]などは非侵襲的であり，呼吸困難の軽減が示唆されており，関心が集まりつつある[44], [45]。

7. 呼吸困難の症状マネジメントに伴う看護

1 身体的苦痛を和らげ安楽に過ごすための支援

▶ **呼吸困難を生じやすい動作とその対処**　日常生活で呼吸困難が生じやすい動作として，洗髪や頭上の物を取るような上肢の挙上を含む動作，重量物の運搬や排便時の努責，拭き掃除など反復動作，靴下やズボンを履くといった体幹の前屈を含む動作があげられる。

ペットボトルのキャップを開けるなど，比較的軽く力を入れる動作でも呼吸困難の増強につながることがあるため，患者個々のADLを評価し呼吸困難をどのように感じているか確認し，患者自身でどのように対処しているのかを把握する必要がある。

呼吸困難の程度に合わせて，連続的な動きを避け，休憩をはさみ，患者がゆっくりADLが行えるように支援することが求められる。

▶ **気道内分泌物の貯留に対する対処**　痰の貯留は呼吸困難だけでなく咳嗽刺激の原因にもなり，窒息死の危険も伴い注意を要する。加湿器の設置，去痰薬入りのネブライザー，体位ドレナージ，マッサージなどの方法で痰を喀出させる。患者が痰の自己喀出が困難な場合には吸引カテーテルを挿入し吸引する。

口腔からの吸引は嘔吐反射を誘発しやすいため，患者に声をかけながら吸引圧や吸引カテーテルの挿入の深さを調節する。

2 日常生活を心地よく過ごすための支援

▶ **環境整備**　呼吸困難につながりやすい動作を避け，体動を減らすような環境整備が必要となる。在宅の場合では家具の位置や高さの調整，段差の解消が必要となる。日常的に使うものはベッド周囲に配置したり，酸素療法中の場合は酸素チューブの長さが適切かどうか評価し改善する。

室温が高いと諸臓器の代謝が亢進するため，呼吸困難のある患者の室温は低めに設定し，扇風機やうちわなどで顔に送風するなどのケアの工夫をする。

▶ **寝衣・寝具の調整**　胸郭の動きを妨げないように身体を締めつけない下着，ゆったりした寝衣を着用するとよい。寝具の重さによる圧迫感があることから，軽い掛け物のほうがよい。呼吸困難の持続や増悪により呼吸運動が亢進し，それにより発汗が増し，寝衣交換が必要な場合がある。Tシャツなどのかぶりの寝衣よりも，前開きの寝衣のほうが寝衣交換による体力の消耗や呼吸器症状の増強・誘発を避けられる。

▶ **体位の工夫**　呼吸筋の緊張を和らげ不必要な圧迫を避けることで，腹部と横隔膜の動きに余裕が生じ，横隔膜の位置が下がり呼吸面積が広くなり換気の効率がよくなる。電動ベッド，クッション，枕を使用し，肺が無理なく広がり，患者にとって安楽な体位で過ごせるように工夫する。

▶ **心理社会的な苦痛に寄り添い患者の尊厳を大切にする支援**　身体的苦痛の増強や死への不安は，呼吸困難を悪化させる。呼吸困難に関する詳細なアセスメント，患者・家族へのカウンセリング，コーピング教育，呼吸法のトレーニング，リラクセーション法および気分転換活動のためのエクササイズの指導など，心理社会的側面を統合した呼吸困難の症状マネジメントは，患者の苦痛緩和の対処能力を高め，苦痛を軽減することが示唆されている。

▶ **家族への支援**　患者の苦痛は，家族にとっても大きな苦痛となる。家族の思いや考えを聴き，家族にできる援助とその効果を説明し，家族が患者のために対処できることを伝える。家族として患者に役立っているという喜びを感じられる機会をつくる。

Ｆ　悪心・嘔吐

1. 悪心・嘔吐の概要

1 ｜ 悪心と嘔吐

　悪心は胃の内容物を口から吐出したいという切迫した不快な感覚を咽頭部や心窩部に感じる状態である。**嘔吐**は胃内容が食道・口腔を逆流して勢いよく外へ吐き出される状態をいう[46]。嘔吐の前兆として悪心があるのが一般的であるが，悪心を伴わない嘔吐もみられる。

2 ｜ 悪心・嘔吐の原因

　嘔吐は，様々な刺激により嘔吐中枢が刺激されることにより生じる。嘔吐中枢が刺激されると，迷走神経，交感神経，体性運動神経を介して嘔吐が起こる。幽門が閉ざされ，食道括約筋が緩み，胃の逆流運動が起こり，それとともに横隔膜や腹筋の収縮による胃の圧迫が起こり，胃の内容物が排出される[47]。

　嘔吐中枢を刺激するものとしては大きく分けて，①消化管の運動低下や内臓からの機械的刺激などによる迷走神経，舌咽神経などを介した**末梢刺激**，②化学物質や電解質・内分泌・代謝異常などによる**CTZ**（化学受容器引き金帯）への刺激，③乗り物酔いや中耳の炎症などの**前庭刺激**，④頭蓋内圧亢進や不安などによる**大脳皮質刺激**がある（図3-9）。

　がん患者では，抗悪性腫瘍薬（抗がん剤）やオピオイドなど薬物療法によるもの，腹部の腫瘍による圧排や通過障害，便秘，脳転移，高カルシウム血症によるものがよくみられ

ケーション コミュニ

終末期における日常生活の支援

3 全人的（包括的）苦痛の緩和

4 退院支援・地域連携

臨死期の看護

看取り 在宅における

終末期看護 事例で学ぶ

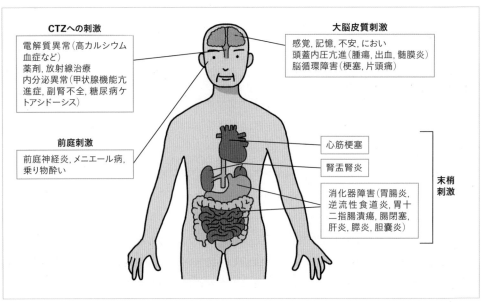

図3-9 悪心・嘔吐の原因

るが，原因が複数同時に存在することも多い[48]。

　非がん患者や高齢者では基礎疾患によっても様々であるが，消化管の障害，便秘や電解質異常，薬剤性などがよくみられる。頭蓋内圧亢進，代謝異常（血糖異常，高カルシウム血症など），腎機能障害，心筋梗塞，膵炎，肝炎など隠れた重大疾患もあり[49]，注意が必要である。

　そのほか，前庭刺激による悪心は，乗り物酔いや耳鼻科疾患，聴神経腫瘍などで生じるもので，体動時に悪心が出現するのが特徴である。

　悪心・嘔吐では，不安など心理的な影響による大脳皮質の刺激も見逃せない要因となる。抗がん剤による悪心・嘔吐では，一度生じてしまうと，次に病院にきただけで悪心・嘔吐が出現する「予期嘔吐」も，しばしばみられる。

3 | 全人的苦痛としての悪心・嘔吐

　このように，悪心の感じかたは心身共に様々な要因に影響される。つまり，全人的苦痛（トータルペイン）の観点からとらえる必要がある。悪心は，疼痛と同様に身体面のみならず，精神面・社会面・スピリチュアル面からも影響を受ける（本節-B「疼痛」参照）。

　特にがん，非がんにかかわらず，治療が困難であることを告げられた患者では，多くの場合，死に直面する体験や社会的苦悩，自己の存在価値が低下するスピリチュアルな苦悩を体験しており，全人的苦痛のとらえかたが非常に重要となる。

2. 悪心・嘔吐の症状マネジメント

1 | 病態の把握

　悪心・嘔吐の症状マネジメントを考えていくうえで重要なことは，できる限り原因を明らかにすることである。なぜなら原因に合った治療を行うことが悪心・嘔吐を改善する最も早道だからである。

　まずは身体的原因を評価した後に，その原因に応じた治療計画，処置，薬物療法を行うことが原則である（表3-10）。

2 | 薬物療法

　制吐薬は薬剤によって作用機序が少しずつ異なっているため，病態に合わせて選択される。病態に合わない制吐薬の使用（腸閉塞に対して腸蠕動を亢進させる末梢性の制吐薬を使用するなど）は，かえって悪心を悪化させることもある。ただし，原因がすぐに明確にならない

表3-10　悪心・嘔吐の原因に基づいた薬物療法

原因			機序	薬物療法	代表的薬剤（一般名）
薬剤性	オピオイド鎮痛薬		CTZ，前庭，末梢性	中枢性 D_2 受容体拮抗薬±抗ヒスタミン薬	プロクロルペラジン±ジフェンヒドラミン塩酸塩，オランザピン
	抗悪性腫瘍薬	急性悪心・嘔吐	CTZ，末梢性	5-HT_3 受容体拮抗薬＋コルチコステロイド（＋アプレピタント）	パロノセトロン塩酸塩＋デキサメタゾンリン酸エステルナトリウム，アプレピタント，オランザピン
		遅発性悪心・嘔吐	CTZ，末梢性	コルチコステロイド（＋アプレピタント）	デキサメタゾンリン酸エステルナトリウム，アプレピタント，オランザピン
		予期性悪心・嘔吐	大脳皮質	ベンゾジアゼピン系	ロラゼパム
胃内容物停留	がん性腹膜炎，腹部腫瘍など		末梢性	消化管運動改善薬，コルチコステロイド	メトクロプラミド，デキサメタゾンリン酸エステルナトリウム
腸閉塞	腹部腫瘍		末梢性	オクトレオチド，ムスカリン受容体拮抗薬，コルチコステロイド	オクトレオチド酢酸塩，ブチルスコポラミン臭化物
生化学的因子	高カルシウム血症		CTZ	ビスホスホネート製剤，コルチコステロイド，中枢性 D_2 受容体拮抗薬	ゾレドロン酸水和物，デキサメタゾンリン酸エステルナトリウム，メトクロプラミド
頭蓋内圧亢進	脳浮腫，頭蓋内病変		前庭，大脳皮質	抗ヒスタミン薬，コルチコステロイド	ヒドロキシジン塩酸塩，デキサメタゾンリン酸エステルナトリウム
その他	放射線療法		末梢性	5-HT_3 受容体拮抗薬±コルチコステロイド，中枢性 D_2 受容体拮抗薬	グラニセトロン塩酸塩±デキサメタゾンリン酸エステルナトリウム，プロクロルペラジン

＋：併用，±：病態に合わせ併用

出典／武井大輔，他：嘔気・嘔吐の薬物療法，日本緩和医療薬学雑誌，2：111-117，2009．浅野拓：嘔気・嘔吐と制吐剤；オエオエ気持ち悪いんです！，レジデント，3（6）：111，2010．日本緩和医療学会ガイドライン統括委員会編：がん患者の消化器症状の緩和に関するガイドライン，2017年版，金原出版，2017，p.52-73．日本癌治療学会：制吐療法，支持医療に関するガイドライン，2018．http://www.jsco-cpg.jp/item/29/index.html（最終アクセス日：2021/4/21）を参考に作成．

場合には，ひとまず末梢性の制吐薬を使用し，効果を評価しながら原因を検索する場合もある。

消化管の運動低下や刺激などに対してはドパミン受容体に作用する末梢性の制吐薬，CTZへの刺激に対しては$5HT_3$受容体に作用する中枢性の制吐薬が用いられる。

前庭刺激に対してはH_1受容体拮抗薬（ジフェンヒドラミン塩酸塩など）が選択される。頭蓋内圧亢進症状に関しては制吐薬投与ではなく，まず脳浮腫の改善目的で副腎皮質ステロイド薬やグリセリン製剤が用いられる。

3 ┃ 消化管の通過障害への対応

原因が腸閉塞などの消化管の通過障害の場合には，経鼻胃管などを挿入し消化液を排出するのが原則である。しかし，苦痛緩和を目的とするような終末期の患者ではQOLを重視し，管を入れずに様子をみることもある。メリットとデメリットを説明したうえで，患者の希望を優先するべきである。その場合には，消化液自体を減らす目的でオクトレオチド酢酸塩を持続投与する方法も検討される。

4 ┃ 制吐薬の有害反応

制吐薬を長期，あるいは大量に使用する場合，その有害作用にも注意が必要である。ドパミン受容体に作用する制吐薬を定期的に使用する場合には，振戦，静座不能などの錐体外路症状に注意が必要である。

5 ┃ 抗不安薬の使用

不安に伴う悪心・嘔吐では，抗不安薬の使用が有効である。予期嘔吐などには予防的に抗不安薬を使用することも検討する。ほかに悪心・嘔吐の原因がある場合でも，心理的な影響が悪化因子にもなるため，一般的な制吐薬だけで効果が十分に得られない場合には，抗不安薬を追加投与することもある。

┃ 3. 悪心・嘔吐の症状マネジメントに伴う看護

1 ┃ 悪心・嘔吐のアセスメント

がん，非がんにかかわらず，系統的に情報を収集し判断することが求められる。的確なアセスメントは悪心・嘔吐の原因を明らかにするためにも，ケア計画を立てるためにも非常に重要である。

▶ 原因の把握　悪心・嘔吐の原因（図3-9参照）となる状態がないか確認する。消化器疾患以外に，頭蓋内圧亢進症状ではめまいやふらつきの随伴症状，心疾患では動悸や胸痛，代謝異常では口渇や多飲，意識障害などの有無，採血結果の確認を行う。

便秘のある患者では腸蠕動の低下により悪心が出現することがあり，腸音の聴診，排

便状況の確認をする。

　　耳鼻科疾患では悪心とともに，めまいや耳鳴（じめい）が生じやすいため，併せて聴取する。

▶ **発現時期**　「吐き気がいつから始まったか」「何かきっかけはなかったか」を確認する。薬剤性の悪心では，薬剤の血中濃度に比例して出現するため，薬剤投与時期との関連を把握する。高齢者などでは発現時期を明確に記憶していない可能性もあるため，家族などより食事摂取量が低下した時期などを確認する。

▶ **程度と頻度**　患者の感じている悪心の程度（苦痛の程度）や出現頻度，嘔吐回数を把握する。

▶ **吐物の性状**　病態によって吐物の性状が異なる。消化管出血の場合には血性またはコーヒー残渣様（ざんさよう）の吐物，腸閉塞の場合には胆汁様（緑色）あるいは便汁様（茶色）の吐物が排出される。

▶ **出現パターン**　どのようなときに悪心・嘔吐が出現するかを把握する。消化管の末梢刺激によるものでは飲食によって悪化し，前庭刺激では頭を動かしたときや体動時に悪心が生じるのが典型的である。

　　予期嘔吐では，同様の状況が予測される段階で出現する。たとえば抗がん剤による予期嘔吐では，当日病院にきた段階，あるいは前投薬の段階でも出現する。

▶ **腹部の状態**　排便・排ガス状況，腸音（腸蠕動音）の低下で悪心が生じることがある。便秘や多量のガスの貯留でも悪心を招くことがある。

　　腸音で金属音，流水音が聴取される場合には，腸閉塞の可能性が示唆される。

　　腹部腫瘤や肝転移による胃の圧迫，腹水貯留なども悪心の原因となるため，腹部膨満感など腹部の状態の観察も行う。

▶ **日常生活への影響**　悪心・嘔吐は食生活への影響だけでなく，活動性の低下や不眠などQOLにも大きな影響を及ぼす。活動性の変化は患者により異なるため，個々の患者でQOLにどのような影響を及ぼしているのかをアセスメントする。

▶ **心理面・社会面・スピリチュアルな面**　不安や様々な苦悩などが悪心を引き起こし，悪化させることがある。不安が影響している場合でも，患者のなかには「不安」を言語化しない場合もある。悪心・嘔吐の症状マネジメントがうまくいかない場合には，心理面・社会面・スピリチュアル面でのアセスメントを，さらに重点的に行う必要がある。

2　悪心・嘔吐の看護

▶ **環境調整**　悪心はにおい，室温，光などでも誘発されることがあり，室内の換気や温度調整，採光の調整などを適宜行う。

　　においは人にもよるが炊飯時のにおいや花や香水の香りなどでも悪心が誘発されることがあるため，配慮が必要である。

　　温度に関しては，食事や室温が高いほうが誘発されやすいため，低めの温度が好まれる。

第2編

① コミュニケーション

② 終末期における日常生活の支援

3 全人的（包括的）苦痛の緩和

④ 退院支援・地域連携

臨死期の看護

在宅における看取り

事例で学ぶ終末期看護

光や音，振動なども影響を最小限にするよう努める。

嘔吐後は冷水で口腔内の保清を行い，窓を開けるなどして換気をする。

▶ **体位・衣服の調整**　嘔吐時には誤嚥を防ぐために座位あるいは側臥位をとることが望ましい。締めつけるような衣服を着ている場合には，患者と相談しながら衣服を緩めるようにする。衣服が汚れている場合には，落ち着いているときに衣服を交換する。

▶ **食事の工夫**　炊きたてのご飯のにおいや湯気で悪心が誘発される場合があり，希望に応じて冷まして提供するなどの工夫をする。また，悪心があるときには，さっぱりした水気の多いものが好まれる。冷奴や素麺，果物，ゼリー，シャーベットなど，患者が好むものを，病院もしくは家族が準備し，提供できるように調整する。

食事の量が多いと，それだけで食べる意欲を失ってしまうこともあり，1回の食事量を減らしたり，小鉢に盛りつけるなどの工夫をする。

終末期の患者の悪心・嘔吐では，病態的に食事摂取が負担になる場合もある。その場合には無理に食事を勧めず，好みのものを食べたいだけ食べることを提案する。家族は食事摂取を勧めがちであるが，患者の負担になることを考慮し，今は無理に食べなくてもよい時期であることを説明し，無理強いしないように協力を得る。

▶ **心理面・社会面・スピリチュアルな面**　悪心・嘔吐は心理的な要因にも多大な影響を受ける。病気に対する不安や死に対する恐怖，様々な苦悩が悪心の主要な要因となることも少なくない。悪心・嘔吐があるときには患者に寄り添い，安心できる対応に努める。

少し落ち着いた時点で，深呼吸法などのリラクセーションを実施することも有効なことがある。悪心が続く場合には，全人的苦痛の観点から，あらゆる要因を探りつつアプローチしていくことが大切である。

Ⓖ 腹部膨満感

1. 腹部膨満感の概要

腹部膨満感とは，何らかの要因によって，腹腔内に内容物が貯留し異常に膨張し，外観的に膨らんだ状態にあることに伴う異常な感覚のことである。

腹部膨満感を引き起こす要因には，①腹部腫瘍，②腹水，③腸閉塞，④便秘，⑤急性胃拡張，⑥幽門狭窄，⑦鼓腸などがある（表3-11）。

2. 腹部膨満感の症状マネジメント

腹部膨満感のマネジメントの目標は，腹部膨満を引き起こす要因をアセスメントし，それぞれの要因に応じた，かつ患者主体の症状マネジメントを行うことである。

患者が腹部膨満という症状をどのようにとらえているかを理解し，症状を和らげ，患者にとってよりよい QOL を保つことが重要となる。

第
2
編

コミュニ
ケーション

2
終末期における
日常生活の支援

3
全人的（包括的）
苦痛の緩和

4
退院支援・
地域連携

臨死期の看護

看取り
在宅における

終末期看護

事例で学ぶ

表3-11　腹部膨満感を引き起こす要因

腹部腫瘤	腹腔内にできた良性もしくは悪性の腫瘤の増大により周囲が圧迫された状態。
腹水	腹腔内に悪性腫瘍や低たんぱく血症，炎症などにより異常に多くの液体が貯留している状態。通常500〜600mL以上の貯留では，診察や腹部X線検査により存在がわかる。
腸閉塞	腸管内容物が何らかの要因によって肛門側への輸送が障害され滞った状態。
便秘	排便回数や排便量の減少，排便困難，硬便などがみられ，腸管内に便が貯留した状態。
急性胃拡張	過食など何らかの原因により急激に胃内容物が増加することで胃が拡張した状態。
幽門狭窄	良性もしくは悪性の腫瘤などにより幽門部が狭窄し，胃内容物の十二指腸への輸送が障害され滞った状態。
鼓腸	便秘などのために腸内に異常発酵や腐敗などが起こり，腸管内に腸管ガスが多量に貯留している状態。

▶ **腹部腫瘤**　腹部CT検査など精密検査を行い，切除などが可能な状態であれば手術など積極的治療を行う。悪性腫瘍の場合，延命や症状緩和を目的としてがん化学療法が行われる。

▶ **腹水**　門脈圧亢進による腹水の場合は，塩分制限などの栄養指導を行い，利尿薬の投与を行う。がん性腹膜炎による腹水の場合は，利尿薬による効果は乏しい。

　利尿薬は，カリウム保持性利尿薬であるスピロノラクトンの単剤使用やスピロノラクトンとループ利尿薬であるフロセミドの併用が行われる。

　肝硬変による腹水においては，フロセミドなどの利尿薬による効果が得られない場合，バソプレシンV_2受容体拮抗薬であるトルバプタンを使用する。

　腹部膨満感が強い場合は，必要に応じて腹水穿刺が行われる。腹水穿刺を頻繁に繰り返すなど難治性腹水の場合は，腹腔・静脈シャントが行われる。

▶ **腸閉塞**　腹部CT検査などを行い，閉塞部位とその原因をアセスメントする。腫瘤による場合は，解除や切除などが可能な状態であれば手術など積極的治療を行う。また解除や切除が困難な場合，ストーマ造設術やバイパス術が行われる。

　手術療法が困難な場合は，ステント留置術や経皮内視鏡的胃瘻造設術などの内視鏡治療，経鼻胃管カテーテルやイレウス管を用いて胃や腸の内容物を排出し減圧するなどが行われる。

　薬物療法としては，腸閉塞の原因や症状に応じて，鎮痛薬や制吐薬，副腎皮質ステロイド薬が使用される。

▶ **便秘**　便秘の原因をアセスメントする。まず腹部CT検査などを行い，腸閉塞がないか鑑別する。直腸内に硬便が貯留している場合は，緩下薬の坐薬，グリセリン浣腸，摘便など排便処置を行う。薬物療法として，大腸を刺激し蠕動運動を促進する大腸刺激性下剤や硬くなった便を軟らかくする機械的下剤を内服する。

▶ **急性胃拡張**　腹部X線検査や腹部超音波検査などを行い，原因や程度をアセスメントする。腹部膨満感が強い場合は，まず経鼻胃管カテーテルを挿入し，貯留している胃内容物を排出する。その後，原因に応じた治療を行う。

▶ **幽門狭窄**　腹部 CT 検査や内視鏡検査などを行い，原因や程度をアセスメントする。胃がんや胃・十二指腸潰瘍など器質的疾患が原因であれば，状態に応じて手術や潰瘍治療薬など薬物療法を行う。

▶ **鼓腸**　腸内ガスが貯留しているため，ガスの吸収を促すジメチコンや消化管運動機能を調整するトリメブチンマレイン酸塩を使用し改善を図る。弛緩性便秘による鼓腸の場合は，緩下薬による排便コントロールを行う。

3. 腹部膨満感の症状マネジメントに伴う看護

1 腹部膨満感のアセスメント

　腹部膨満は，疾患に伴う一つの症状であったり，様々な原因や誘因によって出現する。そのため，腹部の視診，聴診，触診を行い，血液検査や画像検査の結果を確認する。また腹部膨満による患者の訴えと照らし合わせて，状態を把握する（表 3-12）。

❶ **腹部膨満の要因や誘因の有無**

　腹部膨満の要因としては，腹部腫瘤，腹水，腸閉塞，便秘，急性胃拡張，幽門狭窄，鼓腸などがある。

❷ **程度と性質**

　腹囲，体重，腹部の状態（形，緊張の有無，腹鳴・波動・腫瘤の有無など），排便状態（排便回数，排便の量，排ガスの有無，便の性状など），患者の訴え，原疾患や既往歴などをアセスメントする。そして，つらさの程度を患者に確認する。

❸ **経過**

　腹部膨満にいつ頃から気づき，いつ頃から苦痛に感じるようになったのかなどについて患者に確認する。

❹ **随伴症状の有無と程度**

　腹部膨満感の要因は様々であるため随伴症状が現れることもある。食欲不振，悪心・嘔吐，胸やけ，腹痛，呼吸困難感などの有無や程度を観察する。

❺ **腹部膨満感が及ぼす日常生活への影響**

　腹部膨満により，横隔膜が挙上することで胸腔体積が縮小し，呼吸困難を感じることがある。腹水貯留している場合は，起き上がりが困難となったり体のバランスがとりにくくなったりする。長期にわたると下肢浮腫を生じ，歩行がスムーズにできなくなる場合があ

表3-12 腹部膨満感のアセスメント項目

- 腹部膨満の要因や誘因の有無
- 程度と性質
- 経過
- 随伴症状の有無と程度
- 腹部膨満感が及ぼす日常生活への影響

る。

　腹部膨満が増強すると，活動により呼吸困難感をより強く感じ，さらに起居動作や歩行などの活動に支障をきたす。これらの身体的苦痛は，思うように活動できないことへのつらさや今後への不安など精神的苦痛につながる。

2 | 腹部膨満感の看護

　患者が腹部膨満を感じている要因それぞれへの対処を行う。アセスメントや対処する方法については患者と共に検討していく。この過程をとおして患者は，腹部膨満感を自らコントロールしている感覚をもつことができるようになり，積極的なケアへの参画につなげられる。

❶ 安楽な体位の工夫

　ベッドを挙上し，セミファーラー位（上半身を約20°起こした体位）にするなど上半身を起こすことで，腹部の緊張を和らげ安楽に過ごすことができる。また側臥位としたりクッションを利用するなど，患者にとって一番安楽な体位となるように調整する。

　体動が困難な状態であると，同一体位を長時間続けがちになる。褥瘡（じょくそう）発生のリスクとなるため，定期的に体位変換を行う。適宜，低反発マットやエアマットなどを使用し，除圧を図る。

❷ 排便コントロール

　患者に排便状態を詳細に聞き，緩下薬など使用している場合は効果をモニタリングする。
　食事は，消化のよいもので，腸管内で発酵しガス貯留を助長する食品（いも類，豆類など）は避ける。

❸ 腹部温罨法

　腹部温罨法（おんあんぽう）が有効なこともある。温熱による末梢神経線維の刺激，血管拡張，皮膚・組織の血流増加などにより，腹部の緊張を和らげる。
　皮膚が脆弱（ぜいじゃく）な場合は，定期的に皮膚の観察を行い，皮膚損傷を予防する。

❹ 腹部マッサージ

　マッサージによって副交感神経優位となり，リラクセーション効果を得られる。看護師の手のぬくもりが，患者にとって癒やしになることもあり精神的ケアにもつながる。

❺ 日常生活の援助

　患者のセルフケアの状態を観察し，個別性に配慮し，介助する内容や程度を検討する。腹部膨満感が長期にわたり体動が困難になると，倦怠感や動作の緩慢（かんまん）さなどが生じやすい。
　移動時に呼吸困難や動悸が生じることもあり，転倒に注意する。患者の尊厳に配慮しながら見守り，状態に応じて歩行器や車椅子など補助具使用の支援を行う。

❻ 精神的ケア

　腹部膨満感による苦痛が続くと，病気が悪化しているのではないかなどと不安が増す。状態に応じて気分転換となる活動など，日常生活援助をとおして患者の訴えをよく聴き，

第2編

コミュニケーション

終末期における日常生活の支援

全人的（包括的）苦痛の緩和

退院支援・地域連携

臨死期の看護

在宅における看取り

事例で学ぶ終末期看護

つらさに共感し，苦痛を分かち合うことが重要である。

H 腸閉塞

1. 腸閉塞の概要

腸閉塞とは，腸管内容の肛門側への輸送が障害され，内容物が停滞し，排便や排ガスが停止，腹痛，悪心・嘔吐，腹部膨満感などの症状が起こる状態のことである[50]。

腸閉塞は，①機械的腸閉塞，②機能的腸閉塞に分類される（表3-13）。

▶ **機械的腸閉塞** 器質的な原因で起こり，腸管内腔のみが閉塞されている**閉塞性腸閉塞**と腸管内腔の閉塞に加えて腸管の血行障害を伴う**絞扼性腸閉塞**に分類される。

▶ **機能的腸閉塞** 腸管運動麻痺による**麻痺性腸閉塞**と腸管の一部が持続的に痙攣する**痙攣性腸閉塞**に分類される。

2. 腸閉塞の症状マネジメント

腸閉塞の症状マネジメントの目標は，腸閉塞を引き起こす原因，部位，程度，全身状態，生命予後，患者の希望などを総合的に判断し，決定することである。

1 | 内科的治療

基本的に絶食とし輸液療法を行い，腸管の安静を保つ保存的治療を行う。軽度であれば保存的治療のみで改善する。

薬物療法として，鎮痛薬（オピオイド，ブチルスコポラミン臭化物）や制吐薬（メトクロプラミド，ハロペリドール），腸液の分泌抑制薬（オクトレオチド酢酸塩，ブチルスコポラミン臭化物），腸管周囲の炎症や浮腫を軽減するコルチコステロイド（デキサメタゾン）を使用する。

腸管の拡張が高度であれば，経鼻胃管やイレウス管を挿入し，腸管内容を吸引し減圧処置を行う。経鼻胃管留置が長期にわたる可能性がある場合は，減圧目的で**経皮内視鏡的胃瘻造設術**（percutaneous endoscopic gastromy；**PEG**）が検討される。PEGの適応とならない場合で，消化器がんによる腸管閉塞およびがん性腹膜炎による麻痺性腸閉塞の腸管減圧目的では**経皮的食道胃管挿入術**（percutaneous trans-esophageal gastro-tubing；**PTEG**）が行わ

表3-13 腸閉塞の分類と原因

分類		原因
機械的腸閉塞	閉塞性腸閉塞	開腹術後の癒着，悪性腫瘍，宿便，炎症性腸疾患，憩室炎など
	絞扼性腸閉塞	腸重積症，腸捻転，ヘルニア，腸間膜動脈閉塞症など
機能的腸閉塞	麻痺性腸閉塞	腹膜炎，開腹術後，薬剤の有害反応（オピオイド，三環系抗うつ薬など），糖尿病，外傷，腫瘍随伴症候群
	痙攣性腸閉塞	神経失調症，血行障害，便秘・宿便，腸内異物など

れる。イレウス管は2週間を目途に留置される。イレウス管は経鼻もしくは経肛門で留置され経鼻の場合は主に小腸〜上行結腸の閉塞で使用され，経肛門の場合は主に直腸〜横行結腸の閉塞で使用される。

　悪性腫瘍に伴う腸閉塞をきたしている場合は，内視鏡を用いてステント留置が行われる。ステント留置は主に緩和医療に用いられ，腫瘍が増大し腸閉塞が起こった場合，これにより通過障害が解除され，食事を摂ることができるなど患者のQOLの向上に寄与する。

2　外科的治療

　腸閉塞の解除を目的としており，機械的腸閉塞（閉塞性，絞扼性）に適応となることが多い。
▶ 閉塞性腸閉塞　内科的治療を行っても症状の改善が得られない場合に，手術適応となる。
▶ 絞扼性腸閉塞　腸管の血流障害により治療が遅れると生命の危機となるため，診断がつき次第すぐに手術となる。
　術式としては，バイパス術，腸切除・再吻合術，癒着剝離術，ストーマ造設術などが，状態に応じて選択される。

3. 腸閉塞の症状マネジメントに伴う看護

1　腸閉塞のアセスメント

▶ 程度と性質　腹部の状態（形，緊張の有無，腹鳴・波動・腫瘤の有無など），排便状態（排便回数，排便の量，排ガスの有無，便の性状など），患者の訴え，原疾患や既往歴などをアセスメントする必要がある。腹部の聴診を行い，腸蠕動音を聴取する。上部消化管閉塞では腸音は正常から水泡音が聴取され，下部消化管閉塞では腸音は亢進，グル音も亢進する。腸閉塞の部位と臨床所見を表3-14に示す。
▶ 悪心・嘔吐の状態　悪心・嘔吐の頻度，程度，発生時間，持続時間について観察する。また吐物の性状（食物残渣，胆汁様，便汁様，血液混入の有無など）と嘔吐時の様子を観察する。
▶ 検査結果　血液検査所見から，電解質異常や脱水の有無と程度を把握する。また腹部X線検査や腹部CT検査，腹部造影検査などの結果から，腸閉塞の原因や部位，程度を客観的に把握する。

表3-14　腸閉塞の部位と臨床所見

上部消化管閉塞（食道・胃・十二指腸）	下部消化管閉塞（小腸・大腸）	麻痺性腸閉塞
●心窩部の強い痛み	●下腹部や腹部全体に弱い痛み	●痛みはなく，腹部膨満による鈍い痛み
●早期に嘔吐が出現	●嘔吐は腸閉塞の進行とともに後から出現	●嘔吐は少ない
●吐物は胆汁や粘液	●吐物は食物残渣を含む，便汁様	●吐物は胃内容物や胆汁
●吐物は大量	●吐物は少量	●吐物は少量
●腹部膨満感なし	●腹部膨満感あり	●腹部膨満感はない〜軽度
●腸蠕動は正常〜亢進	●腸蠕動は亢進	●腸蠕動は低下もしくは消失
		●吃逆あり

出典／恒藤暁：最新緩和医療学，最新医学社，1999，p.98，を参考に作成．

▶ 消化管からの減圧の状況　経鼻胃管やイレウス管からの排液状況を観察する。

▶ 水分バランス　飲水量，輸液量などと排液量のバランスを観察する。

▶ 薬物療法の効果と有害反応　鎮痛薬，制吐薬，腸液の分泌抑制薬，腸管周囲の炎症や浮腫を軽減するコルチコステロイドなどの効果と有害反応を観察する。

▶ 腸閉塞が及ぼす日常生活への影響　腸閉塞により，悪心（おしん）・嘔吐（おうと）や腹痛などの身体的苦痛により，ADL が低下し，日常生活に支障をきたすことがある。

▶ 患者の心理的状態　悪心・嘔吐や腹痛などが長期にわたると，闘病意欲の低下や思うように活動できないことへのつらさ，今後への不安など精神的苦痛につながる。また絶食や胃管やイレウス管留置などの治療は，ストレス状態を引き起こし治療継続に困難を感じさせることがある。

2 ｜ 腸閉塞の看護

アセスメントや対処する方法について患者と共に検討していく。この過程をとおして患者は，腸閉塞に伴う苦痛症状を自らコントロールしている感覚をもち，積極的なケアへの参画につなげられる。

腸閉塞は身体的苦痛のみならず，人としての基本的欲求である食のニーズを満たすことが困難となるため，患者の病態や病期を理解したうえで，希望を確認しながら，それに沿った看護を行うことが重要である。

❶ 治療に伴う看護

▶ 内科的治療　薬物療法の効果と有害反応について，十分な観察を行うとともに，患者や家族に有害反応の症状について説明しておく。

胃管やイレウス管の留置で経鼻の場合は，鼻から咽頭への違和感がある。医療関連機器圧迫創傷（medical device related pressure ulcer；MDRPU）をきたす場合があるため，皮膚の状態を十分に観察し，チューブ固定の工夫を行うことで予防する。また留置に伴う拘束感，ボディイメージの変化から精神的ストレスも大きい。排液バッグは内容物が見えないようにカバーをかけるなど工夫する。排液によるにおいに対しては，病室内の換気や消臭剤などを使用し，患者が気持ちよく過ごせる環境整備を行う。

PTEG の管理においては，長期留置によりチューブの内腔が汚染され閉塞しやすくなる。排液の性状や量を観察し，ミルキングを行い，閉塞の予防に努める。またチューブが屈曲していないか観察し，抜去しないようにチューブ固定を行う。

▶ 外科的治療　手術は患者に多大な侵襲を加える。手術の適応を医師が十分検討・判断し，患者や家族が病態や合併症を含めた治療を理解したうえで手術への意思決定ができるように支援することが重要である。術後は創傷管理，排ガス・排便などの腹部状態の観察を行い，早期離床への支援を行う。

❷ 腹痛時の看護

▶ 生命の危機への看護　強い腹痛のためショック状態となる危険性がある。バイタルサイ

ン，顔色などを観察するとともに，腹痛の緩和を図る。ショックとなった場合は，ショック体位をとり，速やかに医師やほかのスタッフに連絡し，急変時対応を行う。

▶ **安楽な体位の工夫**　腹痛時や悪心・嘔吐時は，ベッドを挙上し，セミファーラー位（上半身を約20°起こした体位）にするなど，腹部の筋緊張を和らげ安楽な姿勢をとる。また嘔吐による誤嚥を起こさないようにする。

　体動が困難な状態であると，同一体位を長時間続けがちになる。褥瘡発生のリスクとなるため，定期的に体位変換を行う。適宜，低反発マットやエアマットなどを使用し，除圧を図る。

▶ **嘔吐後の対応**　嘔吐後は，速やかに吐物を片づけ，含嗽できるように準備を行い，口腔内の清潔を保つ。吐物により寝衣や寝具が汚染した場合は，素早く交換し，心地よく過ごせる環境を整える。また，そばに付き添い，背部をさするなど患者の苦痛や不安の軽減を図る。

❸日常生活の援助

　患者のセルフケアの状態を観察し，個別性に配慮し，介助する内容や程度を検討する。

　ナースコールやガーグルベースン，ティッシュペーパーなどの必要物品を，すぐに使用できるように患者の手の届く場所に配置する。

　寝衣は締めつけない，ゆったりしたものを，寝具は軽いものを選択する。

▶ **食へのニーズへの援助**　腸閉塞の状態によって，食への希望を確認し，かなえられるように支援する。医師と腸閉塞の状態について検討し，経口摂取が可能かどうか慎重に判断する。経口摂取が可能な場合は，管理栄養士とも協働し，患者の嗜好に応じた食事が提供されるようにする。

　一般的には，口あたりがよいもの（麺類，とろみのついたもの，卵豆腐など）とし，1回摂取量は少なくする。なるべく患者の食べられる時間に食事提供を行い，適温にして提供する。摂取量が少なく，患者が気にする場合は，食器の大きさを小ぶりのものにするなどの工夫をする。

▶ **精神的ケア**　腸閉塞に伴う症状や治療に伴う苦痛は，患者にとって非常につらい体験である。患者の話をよく聴く姿勢を示し，つらさや不安に焦点を当て聴いていく。

便秘

1. 便秘の概要

　便秘とは，腸管内容物の通過が遅延・停滞し，排便に困難を伴う状態と定義されている[51]。しかし，排便の習慣は個人差が大きいため，普段の排便習慣と比較し，排便回数の低下，便の量の減少や硬さ，残便感，排便の困難感から判断する。

　そして，便秘は緩和ケア対象患者でよくみられる症状である。特に，緩和ケアを受けて

第2編

コミュニケーション

終末期における日常生活の支援

3　全人的（包括的）苦痛の緩和

退院支援・地域連携

臨死期の看護

在宅における看取り

事例で学ぶ終末期看護

いるがん患者の便秘の頻度は 30 〜 90 ％と報告されている[52]。また，便秘に関連して腹痛（通常は疝痛），食欲不振，悪心・嘔吐，腹部膨満感，溢流性下痢などが引き起こされたり，せん妄の増悪因子となり得ることがある[53]。

1 疾患・治療による便秘

排便は個人の生活様式や食習慣にも大きく関連するが，がん患者の場合は複合的な要因から便秘が引き起こされることが多い。また，長期化する可能性が高いことに注意が必要である。

便秘の代表的な原因を表 3-15 に示す。

2 薬物による便秘発生のメカニズム

▶ **オピオイド** オピオイド使用の患者では，ほぼ全例に便秘がみられる。オピオイドは，各種臓器からの消化酵素の分泌を抑制し，消化管の蠕動運動も抑制するため，食物消化が遅滞し，腸管での食物通過時間は延長する。さらに，食物が大腸で長時間留まるなかで，腸管での水分吸収は一段と進むため便は固くなる。その結果，便秘が起こる。また，肛門括約筋の緊張も高まるため，排便しにくい状況となる[54]。

▶ **抗がん剤** 抗がん剤の薬物有害反応として便秘がしばしばみられる。要因として，微小管阻害薬（ビンカアルカロイド系，タキサン系）では，腸管の運動をつかさどる自律神経の神経細胞，軸索，樹状突起などに高密度に存在する微小管が，抗がん剤により障害を受けることで腸管運動抑制が生じるためと考えられている[55]。

便秘が発生しやすい抗がん剤とその発生状況を表 3-16 に示す。

表 3-15 便秘の原因

原因	主な症状
がんによるもの（直接の影響）	腸管内の狭窄・閉塞，腸管外からの圧迫（腹水，腫瘍），腸管癒着（手術，放射線療法），内臓神経叢障害，脊髄圧迫，高カルシウム血症
がんによるもの（二次的な影響）	経口摂取不良，低繊維食・水分の摂取減少，宿便，全身衰弱，活動性低下（寝たきり状態），排便環境の不整備，抑うつ
薬剤性	オピオイド，抗コリン作動薬（向精神病薬，抗うつ薬），抗てんかん薬，抗パーキンソン薬，制吐薬，利尿薬，降圧薬（神経筋遮断薬），抗がん剤，サリドマイド
併存疾患	糖尿病，甲状腺機能低下症，副甲状腺機能亢進症，過敏性腸症候群，低カリウム血症

表 3-16 便秘を起こしやすい抗がん剤と発生状況

分類		一般名	出現頻度と程度
微小管阻害薬	ビンカアルカロイド系	ビンクリスチン硫酸塩 ビンブラスチン硫酸塩 ビノレルビン酒石酸塩 ビンデシン硫酸塩	ビンクリスチン硫酸塩が 20〜 50％と最も多く，投与後 3〜 10 日がピークとなる。
	タキサン系	パクリタキセル ドセタキセル	総投与量の増加とともに出現。投与中止後，5〜12 日程度持続する。

第
2
編

コミュニ
ケーション

終末期における
日常生活の支援

3

全人的（包括的）
苦痛の緩和

退院支援・
地域連携

臨死期の看護

在宅における
看取り

事例で学ぶ
終末期看護

2. 便秘の症状マネジメント

1 便秘のアセスメント

便秘は，患者が訴えるときは必ず評価する。また，患者が訴えなくても，排便量や排便回数の減少（3回/週未満）があれば評価する[56]。便秘の評価では，まず排便状況を尋ねるとともに，普段の排便習慣を確認する。患者が「大丈夫です」と言う場合でも質問を追加することは有益である。質問の内容例を表3-17に示す。

便秘は抗がん剤の有害反応として多く出現する。長期化すると慢性的な食欲不振や胃腸の機能低下を招き栄養状態を悪化させ，治療継続を困難にする。

便秘を評価する指標としてCTCAE*日本語版が用いられることが多いが，医療者が同じ評価の視点をもつことが重要である。便秘のグレード分類を表3-18に示す[57]。

2 便秘の薬物療法

オピオイドを投与された患者に便秘は高頻度に起こり，また，下剤は耐性*形成がほとんど起こらないため，オピオイド開始と同時に下剤を継続的に投与するなど対策が必要になる[58]。

便秘に対する薬物療法では，①腸閉塞を除外する，②直腸内に硬便があれば，坐薬の使

表3-17 患者に排便状況を尋ねる際の質問内容例

- 最後の排便はいつでしたか？
- その前の排便はいつでしたか？
- 先週は何回排便がありましたか？
- 排便が楽にできますか，それとも困難ですか？
- 便の太さはどのくらいですか？
- 量はいつもどおりですか？
- これまでに下剤，坐薬や浣腸を使用したことはありますか？

出典／Twycross,R., 他著，武田文和監訳：トワイクロス先生のがん患者の症状マネジメント，第2版，医学書院，2010, p.117. 改変（一部省略）.

表3-18 便秘のグレード分類（CTCAE v.5.0）

Grade 1	Grade 2	Grade 3	Grade 4	Grade 5
不定期または間欠的な症状；便軟化薬/緩下薬/食事の工夫/浣腸を不定期に使用	緩下薬または浣腸の定期的使用を要する持続的症状；身の回り以外の日常生活動作の制限	摘便を要する頑固な便秘；身の回りの日常生活動作の制限	生命を脅かす；緊急処置を要する	死亡

出典／有害事象共通用語規準 v5.0 日本語訳 JCOG版より引用.

＊ **CTCAE**：有害事象共通用語規準（Common Terminology Criteria for Adverse Event）といい，アメリカ国立がん研究所（National Cancer Institute；NCI）が主導し，世界共通で使用されることを意図して作成された有害事象に関する評価指標である。CTCAEの最新版はversion 5.0（第5版）であり，有害事象と重症度を示すグレードは正常を0，死亡を5と定義し，6段階に分類している。

＊ **耐性**：薬物の反復投与により薬理効果が次第に減弱されること。

表3-19 下剤の種類と作用機序

分類		薬剤名（商品名）	1日用法・用量	作用機序
経口薬	浸透圧性下剤	酸化マグネシウム	1.0～2.0g（分2～3）	腸管内に水分を移行させるため腸管内容は軟化増大し，その刺激で蠕動運動を促進させる。作用は穏やかで制酸作用もある。
		ラクツロース（ピアーレ®）	10～60mL（分2～3）	内服すると無変化のまま大腸に達し浸透圧作用で効果を示す。腸内分解で発生した有機酸により腸蠕動が亢進し排便を促す。
	大腸刺激性下剤	センナ（アローゼン®）	1.0～3.0g（分2～3）	腸蠕動運動を促進させ排便を促す。
		センノシド（プルゼニド®）	12～48mg（就寝前または起床時と就寝時）	腸蠕動運動を促進させ排便を促す。時に腸蠕動亢進による腹痛がみられることがある。
		ピコスルファートナトリウム水和物（ラキソベロン®）	5～30滴/2～6錠（分2～3）	作用は強力で調整性に富む。時に腸蠕動亢進による腹痛がみられることがある。
	ClC-2クロライドチャネルアクチベーター	ルビプロストン（アミティーザ®）	48μg（分2）	小腸上皮細胞に存在するクロライドチャネルを活性化することで，腸管内への水分分泌を促進して便を軟らかくし，腸管内輸送を高めて排便を促進する。
経直腸薬	大腸刺激性	ビサコジル（テレミンソフト®坐薬）	10mg/回1～2回（頓用）	腸蠕動運動を促進させ排便を促す。
	その他	グリセリン浣腸	10～150mL/回	腸管出血，腹腔内炎症，全身衰弱の強い患者は禁忌である。

用，浣腸や摘便を行う，③便が硬い場合には浸透圧性下剤を選択する，②蠕動（ぜんどう）が低下している場合には大腸刺激性下剤を選択する，④大腸刺激性下剤が不十分な場合に浸透圧性下剤を追加することが推奨されている[59]。下剤の種類とその作用機序を表3-19に示す。

3 オピオイド投与中の便秘に対する治療アルゴリズム

オピオイド投与中の患者に便秘が発現した場合，まず排便状況や便秘の原因を評価する。特にオピオイドによる便秘を，がんによる腸閉塞と誤まって診断されることがある。

十分な鎮痛効果が得られている場合は，オピオイドの減量を検討する。オピオイドの選択に関しては，オピオイド製剤をモルヒネ製剤やオキシコドンからフェンタニル製剤に変更するなど，**オピオイドスイッチング**（本節-B「疼痛」参照）によって便秘が軽快する報告がある[60]。オピオイド投与中の患者に便秘が発現した場合の治療アルゴリズムを図3-10に示す。

▌3. 便秘の症状マネジメントに伴う看護

看護師は，便秘のマネジメントにおいて重要な役割を担っている。便秘のリスクがある患者が，定期的な排便の必要性を理解し，患者自らが排便状況に合わせた対処ができるように継続して支援する（図3-11）。特に，オピオイドを開始するときは，患者の排便状態

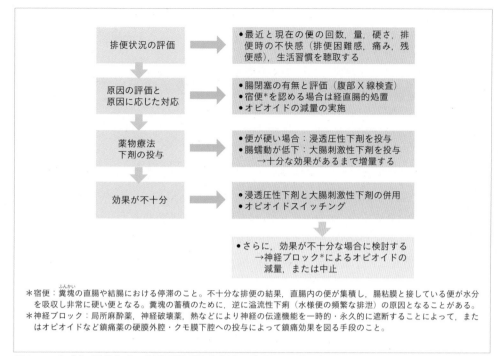

＊宿便：糞塊の直腸や結腸における停滞のこと。不十分な排便の結果，直腸内の便が集積し，腸粘膜と接している便が水分
を吸収し非常に硬い便となる。糞塊の蓄積のために，逆に溢流性下痢（水様便の頻繁な排泄）の原因となることがある。
＊神経ブロック：局所麻酔薬，神経破壊薬，熱などにより神経の伝達機能を一時的・永久的に遮断することによって，また
はオピオイドなど鎮痛薬の硬膜外腔・クモ膜下腔への投与によって鎮痛効果を図る手段のこと。

図3-10 オピオイド投与中に便秘が発現した場合の治療アルゴリズム

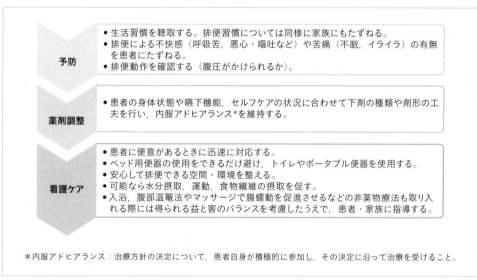

＊内服アドヒアランス：治療方針の決定について，患者自身が積極的に参加し，その決定に沿って治療を受けること。

図3-11 便秘の予防と標準的看護ケアのポイント

について十分な観察を行い，水分摂取・食事指導や適切な下剤の投与によって，患者が便秘を生じさせないように対応することが重要である。

　便秘が患者に与える影響は，不安や苦痛に加えて腹痛や肛門痛，腹部膨満感，食欲不振，悪心・嘔吐，不眠，イライラなどがある。これらは QOL を低下させる症状であるにもかかわらず，便秘は医療者から過小評価されたり，対応が不十分であることが少なくな

い[61]。そのため，看護師は，患者の苦痛を理解し，患者の価値観を尊重したうえで，便秘の予防と治療の効果を評価し，患者と共にケアを考えていくことが重要である。

 下痢

1. 下痢の概要

下痢とは，便の硬度が減少し，液状あるいは半流動性の便が排泄される状態[62]をいい，通常，排便の回数と便重量が増加する。

便中の水分量は通常70〜80％であるが，80〜90％で泥状便，90％以上で水様便になる。

下痢は，それ自体が主要な症候であり，さらに随伴症状として，痙性腹痛，発熱，悪心・嘔吐，放屁，テネスムス*，脱水症，食欲不振，倦怠感，栄養障害などの症候がみられる[63]。

1. 疾患・治療による下痢

下痢は，発現機序から，浸透圧性下痢，滲出性下痢，分泌性下痢，腸管運動性下痢に大別される[64]。下痢の病態と原因を表3-20に示す。

がん患者における下痢の原因として，感染症などの外的要因のほかに手術や腹部放射線照射，移植後の移植片対宿主病（graft-versus-host disease：GVHD）など，治療に関連したものが多い。

2. 治療に伴う下痢発生のメカニズム

▶ 抗がん剤　化学療法後24時間以内に発現する早期性下痢と，24時間以降から数日後に発現する遅発性下痢の2種類がある[65]。早期性下痢は，コリンエステラーゼ阻害作用により副交感神経が刺激され，蠕動運動が亢進し下痢が起こる。持続時間は比較的短期間である。遅発性下痢は，消化管粘膜が傷害されるために起こり，粘膜傷害のため感染が起きやすく，骨髄抑制の時期と重なるため十分に注意する。

多くの化学療法では，治療開始後7〜10日経過し出現することが多いが，特にイリノテカン塩酸塩水和物（トポテシン®，カンプト®）の場合は，早期性下痢と遅発性下痢の両方が出現する可能性がある[66]。

下痢の原因となる代表的な抗がん剤を表3-21に示す。

▶ 移植後のGVHD　移入されたリンパ球が宿主に免疫学的に反応して引き起こす病的状態[67]をいい，急性のGVHDでは，主に皮膚，消化管，肝臓に影響がみられる。GVHDによる消化管の症状では，下痢，悪心・嘔吐，痙性腹痛，消化管出血やイレウスなどがある。

▶ 放射線腸炎　腹部や骨盤腔への放射線療法によって発現する腸管の炎症[68]をいう。発

---

* テネスムス：しぶり腹のこと。便意があるにもかかわらず排便が十分にできない状態。

表3-20 下痢の病態とその原因

分類	病態	原因	症状と程度
浸透圧性下痢	●腸管内の物質の浸透圧が高いため，水分を腸管内に引き込むことで起こる。 ●便の量は中等度にとどまる（起立性低血圧は生じない）。	●薬剤：マグネシウム塩，ラクツロース，ソルビトール，など ●吸収障害：膵疾患，肝疾患，胆道閉塞，など ●手術：小腸広範囲切除，盲管症候群，回腸切除，など	●該当する薬剤や食事の摂取を中止すると症状は軽快する。
滲出性下痢	●腸管粘膜の浸透性が亢進し，多量の滲出液が腸管内に排出されると同時に障害粘膜の吸収障害により起こる。 ●血便あるいは粘血便，発熱や腹痛を伴う。	●感染性疾患：ウイルス，細菌性赤痢，サルモネラ，など ●炎症性腸炎：潰瘍性大腸炎，クローン病，虚血性腸炎，放射線腸炎，など ●薬剤：抗がん剤，など	●絶食でも完全に消失しない。
分泌性下痢	●腸管粘膜からの水分や電解質の分泌亢進により起こる。 ●水様便，時に脂肪便が1000g/日を超える。	●エンテロトキシン産生：コレラ，毒素原性大腸炎，など ●ホルモン産生：ゾリンジャー－エリソン（Zollinger-Ellison）症候群，カルチノイド症候群，など ●胆汁酸や脂肪酸の吸収障害：回腸疾患，小腸広範囲切除，など ●薬剤：センナ，ヒマシ油，など	●絶食でも軽快しない。 ●起立性低血圧や頻脈が発現し，進行すると眼球陥入，高度な皮膚のしわが現れる。
腸管運動性下痢	●腸管運動の亢進や低下による腸内細菌の異常な増殖，胆汁酸や脂肪酸の変性によって起こる。	●手術：胃切除，迷走神経切断術，短小腸症候群，など ●運動亢進をきたす疾患：甲状腺機能亢進症，過敏性大腸炎，など ●運動低下をきたす疾患：糖尿病	●下痢は水様便となる。

表3-21 下痢を起こしやすい抗がん剤

分類		種類	一般名 （商品名）
起壊死性抗がん剤		アントラサイクリン系薬	ドキソルビシン塩酸塩（アドリアシン®） ダウノルビシン塩酸塩（ダウノマイシン®）
		その他の抗がん性抗生物質	マイトマイシンC（マイトマイシン®） アクチノマイシンD（コスメゲン®）
炎症性抗がん剤		アルキル化薬	シクロホスファミド水和物（エンドキサン®）
		代謝拮抗薬	フルオロウラシル（5-FU®） カペシタビン（ゼローダ®）
		白金製剤	シスプラチン（ブリプラチン®，ランダ®） オキサリプラチン（エルプラット®）
		トポイソメラーゼ阻害薬	イリノテカン塩酸塩水和物（トポテシン®，カンプト®） エトポシド（ラステット®，ベプシド®）
非起壊死性抗がん剤		代謝拮抗薬	シタラビン（キロサイド®） メトトレキサート（メソトレキセート®）
		分子標的治療薬	ゲフィチニブ（イレッサ®） エルロチニブ塩酸塩（タルセバ®） イマチニブメシル酸塩（グリベック®） ソラフェニブトシル酸塩（ネクサバール®） スニチニブリンゴ酸塩（スーテント®） ボルテゾミブ（ベルケイド®） ラパチニブトシル酸塩水和物（タイケルブ®）

コミュニケーション

終末期における日常生活の支援

全人的（包括的）苦痛の緩和 3

退院支援・地域連携

臨死期の看護

在宅における看取り

事例で学ぶ終末期看護

表 3-22 放射線腸炎に伴う下痢の原因と転帰

分類	発現時期	原因	主な症状	転帰
早期障害	照射開始〜数週間で発現	胃腸粘膜への直接障害	放射線宿酔，下痢，血便，腹痛，腹部膨満感，悪心・嘔吐，便意切迫，テネスムス	治療終了後〜6か月以内に消失する
晩期障害	放射線療法終了後6か月〜数年の潜伏期間を経て発現	微小血管の肥厚閉塞に基づく虚血性変化が主体	遅発性下痢，下血，腹痛，悪心，腹部膨満感，便秘，残便感，テネスムス，体重減少	非可逆的変化により，難治性かつ進行性である

現頻度は 5 〜 15％とされる。放射線腸炎に伴う下痢の原因と転帰を表 3-22 に示す。

2. 下痢の症状マネジメント

1 下痢のアセスメント

　終末期による患者の下痢の評価では，病歴を入念に聴取し，原因を見きわめ，適切な水電解質管理を行うことがド痢治療の要であり，これは一般的な下痢のマネジメントと変わらない。

　評価項目は，①発症状況（急性または慢性），②排便回数（発症前後の排便回数），③便の性状（血便，タール便，脂肪便），④随伴症状（腹痛，悪心・嘔吐，脱水症など），⑤食事（食物繊維，合成甘味料，乳製品，アルコール，サプリメント），⑥使用薬剤（抗がん剤，オピオイド，抗菌薬など），⑦集団発生の有無，⑧原疾患とその病態，⑨治療状況（手術，化学療法，放射線療法など），⑩海外渡航歴，よりアセスメントする[69]。

　症状評価では，CTCAE（本節-I「便秘」参照）日本語版を用いて，排便の回数，人工肛門からの排泄量，身の回りの日常生活レベルや入院の必要性の有無について，それぞれ評価する[70]。下痢のグレード分類を表 3-23 に示す。

2 緩和ケアにおける下痢の原因

　緩和ケアで最もよくみられる原因は緩下薬の過量投与である。この場合，緩下薬を一時

表 3-23 下痢のグレード分類（CTCAE v.5.0）

Grade 1	Grade 2	Grade 3	Grade 4	Grade 5
ベースラインと比べてく4 回 / 日の排便回数増加；ベースラインと比べて人工肛門からの排泄量が軽度に増加	ベースラインと比べて 4 〜6 回 / 日の排便回数増加；ベースラインと比べて人工肛門からの排泄量が中等度増加	ベースラインと比べて 7 回以上/日の排便回数増加；入院を要する；ベースラインと比べて人工肛門からの排泄量が高度に増加；身の回りの日常生活動作の制限	生命を脅かす；緊急処置を要する	死亡

出典／有害事象共通用語規準 v5.0 日本語訳 JCOG 版より引用.

的に中止することで，通常 24 〜 48 時間で改善する[71]。特に，オピオイド使用中の患者では便秘と下痢を繰り返すことがある。

必ず除外が必要な原因として不完全腸閉塞や宿便による**溢流性下痢**がある。入院中の高齢者のなかには，宿便が下痢の原因となっていることもある。

3 | 下痢の薬物療法

急性下痢は有害物質を排除する自己防衛的な生理反応である場合があり，原因によっては止痢薬を投与しない。そして，宿便，腸閉塞，大腸炎（感染性，抗菌薬起因性，潰瘍性）が除外され，特異的な治療法がない場合に止痢薬を使用する[72]。その際，CTCAE を用いて症状を評価する。

特に化学療法および放射線療法に起因する下痢は患者にとって，時に致命的となるため，適切なマネジメントが必要である。海外のアメリカ臨床腫瘍学会（American Society of Clinical Oncology：ASCO）のガイドラインでは，治療関連の下痢症を複雑性下痢*と非複雑性下痢に分類し，分類に応じて治療することを推奨している[73]。下痢のマネジメントを表 3-24 にまとめた。

表 3-24 下痢のマネジメント

症状	対応
CTCAE で Grade 1・2 の場合	①ラクトースを含む食事，アルコール，高浸透圧の食事を中止。 ②「飲水 8 〜 10 杯/日を促す」。 ③化学療法を休止し，次回投与時の減量を考慮 ④ロペラミド塩酸塩（ロペミン®）の投与（開始量 4mg その後 4 時間ごとに 2mg 追加）。 • 下痢が 12 時間以上止まるまで継続。 • 下痢が 24 時間以上持続する場合，2 時間ごとに 2mg 追加，経口抗菌薬を開始。
下痢が 48 時間以上持続する場合	• ロペラミド塩酸塩（ロペミン®）を中止し，オクトレオチド酢酸塩（サンドスタチン®）を開始する。 • 開始量 100 〜 150µg 皮下注，1 日 3 回または持続静注（25 〜 50µg/ 時），下痢が止まらなければ 500µg まで増量。
CTCAE で Grade 3・4 の場合	下痢が止まっても 24 時間は以下の治療を継続する。 ①十分な補液（電解質補正を含む）。 ②オクトレオチド酢酸塩（サンドスタチン®）の投与。 • 高度な脱水症例に対し使用。 • 開始量 100〜150µg 皮下注，1 日 3 回または持続静注（25〜50µg/ 時），下痢が止まらなければ 500µg まで増量。 ③抗菌薬（ニューキノロン系など）の投与。 ④ロペラミド塩酸塩（ロペミン®）の投与（1〜2mg/ 回，1 日 1〜4 回）。

出典／渡邊一雄：消化器症状に対するアプローチ〈国立がん研究センター内科レジデント編：がん診療レジデントマニュアル〉，第 8 版，医学書院，2019，p.446，を参考に作成．

* **複雑性下痢**：下痢が重症（回数が 7 回 / 日以上あるいは便失禁がみられ，脱水により輸液が必要である）であり，痙性腹痛，悪心・嘔吐，立ちくらみ，脱水，ADL の低下，発熱，好中球減少などを合併している状態のこと。

3. 下痢の症状マネジメントに伴う看護

1 治療開始後の患者教育

　経口摂取により下痢を誘発する場合，患者は必要以上に水分摂取を控えてしまうことがある。そのため，脱水予防のための水分摂取の重要性を患者とその家族に伝え，水分摂取のための工夫や方法について指導する。

❶患者のセルフケアを促す

　ここで大切なことは，患者の下痢に対するセルフケアへの参加を促すことである。したがって，患者と共に下痢に対する効果的な対処方法を振り返り，患者が適切なモニタリングや対処ができていることを認めるかかわりが重要である。

　看護師は，患者が自分の症状に合わせて適切に止痢薬を内服できるように，指導の際には絵や写真などで便の性状を示した資料を用い，「この性状の便が続く場合は，○時間後に止痢薬○錠を内服する」[74]など，便の性状のモニタリングを含めた具体的な指導を行うことは有益である。

　下痢のアセスメントと標準的な看護ケアを表3-25に示す。

❷地域で生活する患者への教育のポイント

　患者は，下痢が長期化すると苦痛であるばかりでなく，治療の継続を妨げ，さらには日常生活のレベルが低下する。特に，重度の下痢では，脱水症や電解質異常をきたし致命的な状態になることもあるため，「7回/日以上の下痢が続き，食事や水分摂取が困難な場合は病院に連絡する」など，具体的な内容で指導する。

表3-25　下痢のアセスメントと標準的看護ケア

食事療法の援助	・脱水予防のため 1.5〜2L/ 日程度の水分をこまめにとることを伝える。 ・電解質も補える経口補水液（スポーツドリンク），スープなどを勧める。 ・食物繊維の多い食品，腸粘膜を刺激する香辛料，アルコールは避けるよう指導する。 ・少量頻回の食事摂取（バナナ，米飯，リンゴ，トースト，味の付いていないパスタなど）を勧める。 ・イリノテカン塩酸塩水和物の投与時，乳製品は腸管内が酸性に傾きやすいため禁止する。
心理的ケア	・下痢が持続することによる体力の消耗や倦怠感を緩和するため安静が保てる環境に配慮する。 ・不安やストレスは自律神経を刺激し下痢を悪化させる可能性があるため，症状や対処法について説明する。
適切な薬の使用	・止痢薬の種類，服用方法，目的を理解し，排便状況を評価して調整する。 ・早期性下痢の場合，副交感神経遮断薬である抗コリン薬（ブスコパン®など）が有効。
肛門周囲の清潔保持	・下痢が持続することで肛門周囲の皮膚が傷つき，そこから感染が起こる可能性があるため，温水洗浄便座の使用など皮膚や粘膜が傷つかない方法を患者と共に考える。 ・下痢によるびらんが強い場合は，皮膚疾患治療薬を使用する。

第2編

コミュニケーション

終末期における日常生活の支援

3 全人的（包括的）苦痛の緩和

退院支援・地域連携

臨死期の看護

看取り 在宅における

事例で学ぶ 終末期看護

K 浮腫

1. 浮腫の概要

　浮腫は終末期に生じる身体症状の一つである。がん治療中でも様々な要因によって浮腫が引き起こされるが，終末期に生じる浮腫は難治性であり，また患者の QOL にダメージを及ぼす。終末期における浮腫の発生頻度は，海外の文献では，およそ 10〜50％と報告されている[75),76)]。終末期に限らず浮腫の 6 割は医療者から見過ごされているか，コントロールされていないといわれており，高齢者に生じる浮腫は特にその傾向が顕著であるともいわれている[77)]。

　終末期に生じる浮腫には，リンパの還流障害などによって起こるリンパ性と，それ以外の要因によって起こる非リンパ性と，その混合性のものがある。ある研究報告[78)]では，緩和ケア病棟の 63 人の終末期の患者のうち，最も多いのは混合性浮腫で 46％であり，下肢の浮腫が 89％であった。このように，浮腫は四肢に生じることが多いが，がんの終末期に至ると体幹部にまで及ぶこともある[79),80)]。そのため患者はこれまでのボディイメージとは違う様相となり，歩行困難や ADL への支障をきたすなど，QOL に影響する。さらに，死期が近いことを予感させて不安になることも多い。

　以上のことから，浮腫は身体面のケアだけでなく，全人的な視点からの包括的ケアが求められる[81)]。

1 ｜ 浮腫の定義

　浮腫とは「組織間隙に過剰な水分が貯留した状態」と定義されており，がん治療の臨床において，しばしば認められる。また，浮腫は様々な要因からなり，全身性・局所性のものなど多岐にわたる。そのため，浮腫のケアを行う際には正確なアセスメントが重要となる。

2 ｜ 浮腫の機序

　浮腫の発生要因は，大きくは全身性のものと局所性のものに分類される。

　終末期のがんに生じる浮腫には様々な原因があげられるが，分類別の主な原因を表3-26 に示す。

　終末期のがん患者の浮腫の原因・病態について表 3-27 にあげた。

　局所性浮腫の原因として最も多いのは，腫瘍本体や転移リンパ節の増大によるリンパ管系や静脈系など周囲組織への圧迫である。もともとリンパ浮腫がみられていた患肢に，このような病態が加わることで，急激に悪化する可能性がある。さらに，がん性リンパ管症や全身状態の悪化による合併症も加わり，複雑な病態の浮腫になる[82)]。そのため原因や

表3-26 終末期にみられる浮腫の分類と主な原因

全身性浮腫	栄養障害（低たんぱく），過剰輸液，肝不全・腎不全・心不全，貧血，薬剤に起因するもの，腹水など
局所性浮腫	手術・放射線治療，感染，リンパ節や皮膚転移からくる表在リンパ管の遮断／破綻，深部静脈血栓症，上大静脈閉塞，下大静脈閉塞，腫瘍による静脈やリンパ管の圧迫など

表3-27 主な進行がん・末期がんの浮腫の原因・病態

	浮腫の原因	病態
局所性	腫瘍本体・転移リンパ節の増大	周囲の静脈・リンパ管を圧迫し狭窄・閉塞させる
	がん性リンパ管症	がん細胞による毛細リンパ管など側副路が閉塞
	皮膚転移・皮膚潰瘍	毛細リンパ管の損傷や炎症など
	神経障害・運動障害	廃用性症候群による浮腫（静脈うっ血など）
全身性	肝転移など肝機能障害	低アルブミン血症
	腎機能障害	静脈圧・毛細血管内圧の上昇など
	心嚢液貯留など心機能障害	中心静脈圧の上昇など
	抗がん剤など薬剤副作用	毛細血管透過性の亢進など
	がん性胸膜炎・がん性腹膜炎	胸水・腹水による低アルブミン血症や静脈系への圧迫

出典／小川佳宏：進行がん・末期がん患者の浮腫への対応，メディカルリハビリテーション，（140）：29-36，2012，一部改変.

病態，特に合併症について血液検査やCTやMRI検査などの画像診断で十分にアセスメントをすることが求められる。

　また全身性浮腫は，低たんぱく血症による浮腫が多く，下肢全体が巨大化しケアに難渋することが多い。健常人では血清総たんぱく濃度が高い（6.7～8.3g/dL）ため膠質浸透圧は高く，浮腫は発生しない。低栄養状態では，血清総たんぱく濃度6.0g/dL以下，血清アルブミン濃度3.5g/dL以下を呈し，血管内のアルブミン濃度が低いため血管外に水分が貯留する。したがって低たんぱく血症状態の浮腫は水分が主体の浮腫であり，下半身，下腿部に貯留する。臥床時は体下部，仰臥位なら背部に貯留する[83]。

2. 浮腫の症状マネジメント

1 輸液の調節

　終末期がん患者において，輸液治療は腹水，胸水，浮腫，気道分泌による苦痛を悪化させる可能性がある[84]。これまでの研究報告でも1000mL/日以上など輸液量が非常に多いと腹水や浮腫を悪化させることが明らかとなっている[85]。

　終末期にさしかかった時期では，500mL/日程度に輸液量をとどめ，浮腫の増悪を防ぐことが重要である。

2 浮腫の部位の圧迫

　浮腫の部位への圧迫は，浮腫側の患肢の皮下組織の圧を高めて毛細血管からの漏出を抑

え，組織間液およびリンパの再貯留を防ぐ効果がある。患肢を下垂することによる重力の影響で浮腫が進むことを防ぐ効果もある[86), 87)]。

特にリンパ浮腫の場合は，弾性包帯や弾性着衣（弾性ストッキング，弾性スリーブ）などで症状緩和を図ることができる[88)]。しかし，終末期の浮腫には皮膚のトラブルを起こすことのないように 20mmHg 未満の弱圧で圧迫するほうが望ましい。どの範囲まで，どの程度の圧迫を行うかは，浮腫の病態と患者の全身状態を考えて判断する。

3. 浮腫の症状マネジメントに伴う看護

浮腫の症状マネジメントに伴う看護を行う際のアセスメント項目を表 3-28 に示す。

1 浮腫のアセスメント

❶ 浮腫は全身か，局所か

浮腫の病態のアセスメントを行うことが重要である。全身の観察を行い，浮腫が全身に及ぶものか，上肢や下肢など限局したものであるかを確認する。

その場合，病状についても理解し，どのような病態に起因した浮腫であるかを考える。

❷ 局所の場合，リンパ性か，静脈性か，混合性か

浮腫が局所のみに限定している場合は，リンパ性浮腫か，静脈性浮腫か，その混合なのかをアセスメントする。

リンパ性浮腫の場合は，これまでの治療歴にリンパ節郭清[かくせい]や放射線治療などを行った既往がないか，治療時期から，もともとその四肢に限局してリンパ浮腫が生じていたのかどうかを確認する。

静脈性浮腫の場合は，超音波検査などで血栓ができていないかを確認し，深部静脈血栓症の有無について医師と相談をする。

混合性浮腫の場合は，リンパ性のものとそれ以外の静脈性のものが混在している状態であり，もともとリンパ性浮腫があるうえに，静脈性の要因が複合的に併発している状態である。

このように局所に限定している場合でも，原因を検索し適切なケアを行っていくことは重要である。

表3-28 浮腫の症状マネジメントで必要となる看護上のアセスメント

- 浮腫は全身か，局所か
- 局所の場合，リンパ性か，静脈性か，混合性か
- 症状を引き起こしている病態（原因・悪化要因）は何か
- ほかの症状は何か（併発している症状はないか）
- 病状の進行度および予後
- 患者の生活に与えている影響（ADL 面・QOL 面）

第2編

1 コミュニケーション
2 日常生活の支援 終末期における
3 苦痛の緩和 全人的（包括的）
4 地域連携 退院支援・
臨死期の看護
在宅における看取り
終末期看護 事例で学ぶ

❸ 症状を引き起こしている病態（原因・悪化要因）**は何か**

　がんの進行に伴い，終末期浮腫も進行してくる場合が多い。浮腫は緩やかに進んでくる場合が多いが，リンパ節への浸潤や腫瘍による血管や脈管の圧排，腎不全・肝不全・心不全などの病状の悪化に伴い急激に進行する場合もある。

　そのため症状を引き起こしている病態についても，医師と共に確認をしていくことが必要である。

❹ ほかの症状は何か（併発している症状はないか）

　終末期に浮腫が生じている場合，同時に倦怠感や疼痛など，ほかの身体症状を呈していることが，しばしばみられる。特に浮腫側の四肢に疼痛が生じ，患者にとってその疼痛が浮腫よりも苦痛である場合は，まず疼痛コントロールを優先する。また，皮膚感染などの皮膚のトラブルを引き起こすこともあるため，皮膚症状についても注意深く観察する。

　このように浮腫以外の苦痛な症状があるかを見きわめながら，優先順位をつけて症状マネジメントを行っていく。

❺ 病状の進行度および予後

　病状の進行とともに，複合的な身体症状が出現してくる。そのため浮腫の症状マネジメントを考える際には，予後予測を立てながら，苦痛を伴うようなアプローチは避け，終末期の時間を安楽に過ごせることを最優先する。

❻ 患者の生活に与えている影響（ADL面・QOL面）

　浮腫は視覚的にも増大し，患者がつらいと思われることが多く，看護師は浮腫が軽減するアプローチを提案することが多い。たとえば浮腫側の四肢を挙上することは，重力によって下垂してくる浮腫に対しては効果的な体位である。しかし，終末期の様々な症状を呈する患者にとって，その体位が苦痛であるならば，やはり患者の安楽を優先してケアを見なおす必要がある。

　浮腫が患者の ADL 面や QOL 面に，どこまで阻害する要因となっているのかをアセスメントしながら，ケアを考えていくことが重要である。

2 ｜ 浮腫の看護

❶ スキンケア（保湿・保護・清潔）

　浮腫が進行すると皮膚表皮の菲薄化が起こり，光沢が生じるほどの脆弱な皮膚となることがある。皮膚表面は，皮脂膜で覆われており適度に弱酸性を保ち抗菌作用がある[89]が，浮腫によって皮膚の皮脂膜の菲薄化が進むと感染のリスクが高まる。

　リンパ浮腫などリンパ管系の機能が損なわれている患肢では，白血球による免疫機能および殺菌機能が低下しており，細菌感染をきたしやすく重症化しやすい[90]。

　終末期の浮腫は脆弱な皮膚となる場合が多く，**リンパ漏**がみられることもある。**リンパ漏**とは，皮下直下のリンパ管が拡張して水疱状（リンパ小胞）となった部分からリンパ液が流れ出す状態を指し，難治性である。

第
2
編

コミュニ
ケーション

終末期における
日常生活の支援

3

全人的（包括的）
苦痛の緩和

退院支援・
地域連携

臨死期の看護

在宅における
看取り

事例で学ぶ
終末期看護

また皮脂膜が十分でないと皮膚が乾燥し，引っかき傷などをつくりやすく，容易に外傷を引き起こす。このようなスキントラブルが発生しないように，日頃から浮腫のある皮膚を観察し，保湿・保護・清潔に努めることが必要である。

❷体位の工夫

先にも述べたように，浮腫側の四肢を軽く挙上することは，重力によって下垂してくる浮腫に抵抗することで浮腫の進行を遅らせることができるため，ポジショニングの工夫は必要である。しかし，ほかの複合的な症状を呈する場合，挙上が患者にとって苦痛な体位になる場合もある。そのため優先順位をつけながらアプローチを考えていくことが必要である。

低たんぱく性浮腫で下肢全体の浮腫が強くなってくる場合，殿部や背部が浮腫になったり，同一部位に圧迫が加わり褥瘡やスキントラブルが発生する場合がある。そのため，体圧分散寝具やポジショニングピロー（体位変換枕）などでベッド床の摩擦を防ぐなどの工夫を行っていく。

Ⅳ　精神的ケア

A　精神症状に対する緩和ケア

1.　終末期と精神症状

精神症状とは「変化した精神機能が表す現象」[91]を指す。がん，非がん，そして認知症の終末期には，全身状態の悪化や衰弱などの身体的要因，中枢神経系に影響を与える薬物，死と向き合う不安，大切な人との別離に伴う喪失，孤独感，家族や医療者との関係性や療養環境などの心理社会的な要因によって精神機能に変化をきたし，不安，抑うつ，せん妄などの精神症状が出現することが少なくない。

また認知症では，その進行とともに中核症状，行動・心理症状といわれる様々な精神症状が出現する。本節では，不安，抑うつ，不眠，せん妄を取り上げ，これらの症状マネジメントのためのケアを詳述する（認知症については，本章-Ⅶ「認知症の人への緩和ケア」参照）。

精神症状は，それ自体が患者に強い苦悩をもたらすものであるが，強い不安，恐怖，心理葛藤は患者の否認，退行といった無意識の**防衛機制**＊を発動させ，その結果，医療者が治療やケアを進めていくことが困難になることがある[92]。患者の防衛機制が，がんという病気や終末期という現実をまったく理解できていないような言動や，治療・ケアの拒否，

＊**防衛機制**：不安，不快，罪悪感，恥などを体験するような情報や欲動を意識から追い出して無意識化する心の働き。自分の心を守るための無意識の心理的なメカニズムである。精神分析の中心的理論の一つ。

無謀な行動や不適切な療養行動という形で現れれば，患者・家族のQOLにも大きな影響を与えるものとなる。

▌2.　精神症状に対する緩和ケアの意義

精神症状を緩和することには，次のような意義がある。

1　全人的苦痛の軽減

不安，恐怖，抑うつ感，絶望感，怒りや葛藤などの精神症状を抱えることは，患者にとって苦悩の体験となる。精神症状の緩和は，そうした苦悩を軽減することによってQOLを改善する意味がある。しかし，認知症のように不可逆的な脳の機能障害や，がんの終末期など全身状態の悪化に伴ってせん妄状が生じている場合には，症状の直接的な原因を改善すること自体が困難である。そうした場合には，精神症状が身体的側面，心理社会的側面，スピリチュアル・実存的側面に与えている影響をアセスメントし，患者の全人的苦痛（トータルペイン）を，可能な限り軽減していくことが重要である。

2　尊厳を保ち，その人らしく生きることを支える

精神機能が低下すると，知（思考・認知），情（情動），意（意欲）のあらゆる面に影響が生じてくる。そのため自分の状況を認識して理解すること，不安や恐怖，怒りなどの感情や希望，考えを明確に他者に伝えること，そして自分が受ける治療やケア，自分の生きかたについて意思決定することが困難になる。

また，せん妄，認知症の行動・心理症状では，強い混乱，幻覚や妄想，暴言や暴力などが出現し，本来のその人らしさが失われることや，セルフケア能力が低下して自分の身の回りのことができなくなることで，抑うつ感，自尊感情の低下を招くこともある。さらに攻撃性，徘徊などの認知症の症状に適切に対応できず，周囲が困り果てて身体抑制がなされれば，患者の尊厳やQOLに大きな影響を与えるものとなる。

精神症状の緩和は，患者の尊厳を保ち，その人らしく存在できることを支える意味をもつ。

▌3.　精神症状に対する緩和ケアのポイント

1　包括的なアセスメントに基づいたケア

終末期の精神症状には，多くの要因が複雑に絡んでおり，多角的，系統的に情報収集し，精神症状を引き起こしている要因のアセスメントを基盤に，症状緩和のためのケアを検討していくことが必要である。特に看護師は，「何かおかしい」「いつもと違う」といった患者の些細な変化を早期に察知し，アセスメントやケアにつなげる重要な役割を担っている。

しかし，医療者の知識不足や「がんの終末期であれば気持ちが落ち込むのは当然」とい

コミュニ
ケーション

終末期における
日常生活の支援

全人的（包括的）
苦痛の緩和

退院支援・
地域連携

臨死期の看護

在宅における
看取り

事例で学ぶ
終末期看護

うとらえかた，また睡眠障害，食欲低下，活動性の低下は，身体疾患の症状と重なる部分があるために，身体疾患をもつ患者の抑うつ状態は見逃されやすいことが指摘されている[93]。

また，認知症では症状の進行に伴い，不安や不快な症状を言葉で伝えることが困難となり，徘徊，暴力など行動上の症状として表れることがある。

アセスメントにあたっては，患者の主観的な訴えだけでなく，身体状態，患者の行動，置かれている環境，周囲の人々との関係性や相互作用のありようなどから，多角的・経時的にとらえ，さらに病状の進行に伴う精神症状の出現をアセスメントし，早期発見と予防の視点を取り入れたケアにつなげていくことが必要である。

2 | 身体的ケアや日常生活支援を通した心のケア

患者の身体と心の状態，そして日常生活のセルフケアは，それぞれに関連している。たとえば，がん性疼痛が緩和されないと，がんの進行への不安，死の不安など，患者の心理的負担感を増強させるだろう。そして疼痛により活動や休息が妨げられ，自分の身の回りのことができなくなることによる無力感，絶望感は抑うつ症状と関連している。

患者の身体，心，日常生活のつながりをアセスメントし，身体的苦痛を軽減すること，日常生活のセルフケアレベルを維持・改善できるような看護ケアは，患者の精神症状の緩和につながるものとなる。

3 | 穏やかで安心できる環境の調整

どのような精神症状であれ，安心して穏やかに過ごせる環境を提供することは，患者の精神的安寧のために不可欠である。静かで落ち着けること，かつ適度な感覚刺激や見当識を保てるような物理的環境，そして安心感をもたらす医療者の対応やコミュニケーションなどの人的環境を整えていく。

また患者の精神症状は，家族の不安や葛藤を高めるものとなる。家族の苦悩を軽減し，家族が安心して患者とかかわれるように支えることで，患者のニーズを満たすうえでの家族の支援力を支えていく。

4 | 多職種チームによるケア

近年，緩和ケアチーム，精神科リエゾンチーム，認知症ケアチームなど多職種チームによる活動が拡がってきている。医師，薬剤師，看護師など多職種で治療やケアを提供することは，患者を多角的にアセスメントし，それぞれの専門性を生かすことによる効率的で効果的な治療やケアの提供を可能にする。

また，患者の療養の場が病院から施設でのケア，在宅ケアに移行していく際には，切れ目のないケアが継続的に提供されるように，保健・医療・福祉の連携，患者と家族にかかわる職種間の連携は不可欠である。

B 不安

1. 不安の概要

1 終末期の不安

　終末期にある患者は、がんのプロセスや病状の進行に伴う様々な悪い知らせ（バッドニュース）によって心理的衝撃を受け、ストレスによる不安反応を示す。

　終末期に特有の不安は、①身体症状から生じる不安、②自己の生命危機に対する不安の2つに大別できるが、終末期にある患者は、この両方の不安を抱えている。

　不安自体は、本来人間の本能として備わっているもので、生きる意味や価値を考えることのできる機会であり、自己の成長につながることも多い。しかし、これが度を越えて強かったり、持続したり、繰り返されたりすると、日常生活に支障をきたすため援助が必要となる。身体疾患のある患者の不安が正常範囲内であるか、病的であるかを検討し、表3-29 で示すような不安の原因を十分にアセスメントしていくことが重要である。

2 不安の定義

　「不安」とは、将来の脅威に対する心身の予期反応であり、対象が漠然としており、比較的長期にわたり経過する。類似する状態である「恐怖」は、対象がはっきりしており、急に発症する。「恐怖」が切迫している脅威に対する情動反応である点で「不安」と区別されるが、両者は重複して考えられている[94]。

表3-29 不安の原因

項目	主な症状
危機（状況）に関連した原因	• 病気の診断、再発の説明、治療不成功の説明 • 病気の進行に伴う身体状態の悪化
疾患に関連した原因	• 不十分な痛みのコントロール・代謝異常（低酸素血症、敗血症、低血糖、低カルシウム血症） • ホルモン産生腫瘍（褐色細胞腫、甲状腺腫または甲状腺がん、副甲状腺腫、ACTH産生腫瘍、インスリノーマ）
治療に関連した原因	• 薬剤（副腎皮質ステロイド薬、制吐薬、気管支拡張薬、β刺激薬、抗ヒスタミン薬） • 麻薬性鎮痛薬、鎮静薬、睡眠薬、アルコールからの離脱 • 手術、化学療法、放射線療法の前
ほかの精神的問題	• 抑うつ、せん妄の存在 • 過去の不安障害の既往

出典／鈴木志麻子、他：精神症状と心のケア；不安と抑うつ、ターミナルケア、11（10）：291-297、2001、一部改変.

2. 不安の機序

1 | 不安の出現

脳内で不安に関与する部位は，扁桃体，海馬，前頭前野である。不安の発生部位は扁桃体，不安が発生するまでの条件づけは海馬，不安出現の制御は前頭前野が深く関係しているといわれている。

不安に関連する神経伝達物質としては，ノルアドレナリン，ドパミン，セロトニン，γ-アミノ酪酸（GABA）などがある。脳内の神経伝達物質が作用し，自律神経系である交感神経と副交感神経が拮抗的・相互補完的に機能すると考えられている。

ノルアドレナリン，ドパミンは不安を促進する方向に作用し，セロトニンは不安や恐怖を抑え精神のバランスをとる働きをもち，神経伝達物質は不安に抑制的に働いたり促進的に働いたりする。

病的な不安を呈する患者はこのセロトニンの調整がうまく働いていないと考えられ，選択的セロトニン再取り込み阻害薬（SSRI）や，セロトニン・ノルアドレナリン再取り込み阻害薬（SNRI）などが薬物療法として用いられている。

終末期にある患者は，多くの困難に直面せざるを得ず，表3-30に示すように不安の成因として多くの内容があげられ，様々な要因と相互に影響を与え合う。

2 | 不安の心理的反応

終末期にある患者が不安症状を有することは，すべてが異常ではなく，多くの患者が不安を抱えている。診断を受けた直後や，病気の進行・再発がわかったとき，死が差し迫ったときなどは特にそうである。

表3-30 不安の成因

1. 症状や身体の変化	痛み，呼吸困難，心不全，出血，代謝異常，容貌の変化，全身衰弱，日常生活動作の障害
2. 医学的処置	検査や処置に伴う苦痛，検査の結果，副作用，合併症
3. 薬物	オピオイド，コルチコステロイド，メトクロプラミド，テオフィリン，向精神薬，退薬症状（オピオイド，抗不安薬，アルコールなど）
4. 医療従事者の不適切な対応	治療の強制，治療放棄，説明不足，意見の食い違い，不誠実な対応
5. 実存的苦悩	将来の不確実性，死の恐怖，自己存在の危険，罪悪意識，霊的不安
6. 特定の心配事や恐怖	仕事，経済的な問題，家族の将来
7. 病気・病状の理解	治療方針，治療に対する過度の期待，今後の見通し，予後認識
8. 性格傾向	積極的・消極的，外向的・内向的，理性的・感情的，行動的・内省的，開放的・閉鎖的
9. 精神障害の既往	不安障害，気分障害，人格障害，解離性障害，精神病性疾患
10. 人間関係	孤立，孤独，他人の世話など

出典／恒藤暁：最新緩和医療学，最新医学社，1999，p.185.

第2編

コミュニケーション

終末期における日常生活の支援

全人的〈包括的〉苦痛の緩和 3

退院支援・地域連携

臨死期の看護

在宅における看取り

事例で学ぶ終末期看護

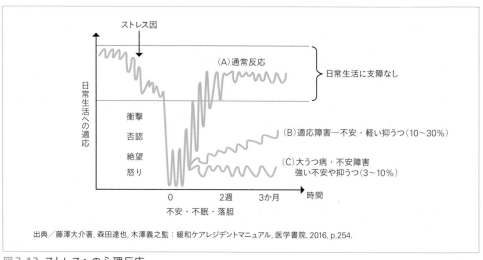

図3-12 ストレスへの心理反応

　このようなストレス・イベントへの心理的反応は図3-12のように分類される。平均的な反応では，現実を受け入れ問題に取り組んだり前向きな活動を開始したりできるようになるのは，ストレス・イベントによる心理的動揺が過ぎた後である。このような心の大きな変化は，様々なストレス・イベントのたびに起こるが，一般的に考えられるよりも強く長く続く場合は「適応障害」と診断され，さらに症状が強い場合は大うつ病や不安障害と診断されることもある。

3 ┃ 不安の症状

　不安は，気分・身体・思考・行動の症状として現れる。
- **気分の症状**：不安，心配，イライラ，くよくよ，落ち着きのなさ，集中困難。
- **身体の症状**：不眠，頭痛，肩こり，食欲不振，胃腸不調，悪心，下痢・便秘，動悸，息苦しさ，めまい，発汗。
- **思考の症状**：マイナス思考，堂々めぐり，考えのまとまらなさ，短絡的思考。
- **行動の症状**：あせり，怒りっぽさ，過食，飲酒，喫煙本数の増加，人との接触を避ける，頻繁な確認行為。

　不安の表現としては，「ひょっとしたら悪い病気ではないのか」「どんな症状が出るのか」「これからどうなっていくのか」「死ぬのではないのか」「いつ死ぬのか」などがある。

4 ┃ 不安の程度

　不安は，程度が強くなるほど認知がゆがんだり，集中力が低下し，不適応行動を招くことから，効果的な看護介入を行うためにも，不安の程度をアセスメントする。
　強度の不安あるいはパニックレベルの不安*の場合には，専門職による医学的診断を受け対処する必要がある。

1 コミュニケーション

2 終末期における日常生活の支援

3 全人的（包括的）苦痛の緩和

4 退院支援・地域連携

5 臨死期の看護

6 在宅における看取り

7 事例で学ぶ終末期看護

❶軽度

日々の生活のなかで起こる緊張によって生じる。注意深くなり，見ること，聞くこと，理解することなどが普段よりも鋭くなる。人はその反応を自覚し言語化できる。この種の不安は学習の動機を与え，個人の成長を促す。

❷中等度

不安対象に意識が集中するあまり，ほかのことには無関心になる。理解力などが低下するが，注意を喚起されると意識を向けることはできる。学習能力や問題解決能力が極端に低下し，普段は対処できることも自発的に行うことが困難になる。

❸強度

意識が不安対象の細部へと集中しがちで，そのほかのことは何も考えられない。理解力が著しく低下し，ほかのことに目を向けるためには強い指示が必要となる。すべての行動は安心を得るために行っているが，非効果的・非効率的である。

❹パニック

畏怖，心配，恐怖の感情を伴い，セルフコントロール感覚を失う。活動性が亢進して興奮状態となったり，反対にまったく動くことも話すこともできなくなる。知覚が混乱し命令されても行動することができない。長時間のパニック状態は死を招くこともある。

＊

不安の心理状況に合わせて現実に適応させようと調整する働きが自我であり，不安を回避するための調整機能の一つが**防衛機制**である。防衛機制は不安を軽くしようと無意識に働き，健康な状態（軽度ないし中等度のレベルの不安）であれば，うまく対処することができる。しかし，防衛機制が不適切であると，対人関係や行動に支障をきたし，病的な状態に陥ることとなる。

3. 不安の症状マネジメント

1 病態の把握

まずは，不安に併存・類似する病態を鑑別する必要がある。特に軽症の意識障害（せん妄など），認知障害（がんの脳転移，認知症など），薬剤の有害反応（副腎皮質ステロイド薬，制吐薬，抗精神病薬によるアカシジアなど），薬剤などによる離脱症状（ベンゾジアゼピン，オピオイドなど），代謝性疾患（高カルシウム血症，低血糖など），低酸素血症・肺塞栓症・胸水・肺水腫など（呼吸困難を伴う焦燥を起こす可能性がある），心疾患や内分泌疾患などの身体疾患との鑑別，てんかん部分発作（パニック発作と誤診されることがある），大うつ病性障害など，ほかの精神疾患との鑑別について医学的所見をもとに把握する。

特にせん妄の初期症状としての不安，そして不安が正常範囲のものか異常なものである

＊ **強度の不安あるいはパニックレベルの不安**：一般的には強い不安は適応障害の診断基準に該当することがほとんどである。数％の割合でパニック障害，全般性不安障害，外傷性ストレス障害などが合併する。

か医学的所見をもとに把握し，不安の症状が日常生活へ与えている影響と，その程度を観察する。

　まず罹患前の精神科や心療内科での治療歴およびその病名を確認する。精神疾患の既往歴がない場合には，現在の精神症状の発生時期を患者にたずねる必要がある。不安の背後にあるものが患者の真の精神的苦痛の原因である場合が多い。たとえば，有効な治療法がないという告知，疼痛など身体的苦痛症状の発現や悪化，トイレ歩行が困難になったなどADLの低下，病気による退職など，何か不安になるきっかけがあるはずである。そして，そのきっかけが患者にとっての真の精神的苦痛の原因であると考えられるのである。

2 ｜ 不安のアセスメント

　不安には，医学的アプローチにより解決可能な要因が隠れていることがあるため，改善できる要因を見落とさないようにするために，包括的アセスメントを行っていくことが重要である。

　包括的アセスメントの手順としては，①身体的苦痛（疼痛，倦怠感，呼吸困難，ADLの問題など），②精神医学的問題（せん妄，うつ病，認知症，薬剤性精神病など），③社会的苦痛（就労，介護，経済的な問題など），④心理的問題（病状の進行，今後の不確かさ，コミュニケーションの問題など），⑤スピリチュアルな苦痛（生に対する無意味・無目的，罪の意識，死の恐怖など）の順番でアセスメントしていく。

　また，重症度（苦痛や機能障害の程度），時期（時間とともに自然回復する可能性があるか）を含めて，不安の程度をアセスメントし，初期対応で経過をみるか，より進んだ介入を行うかについて，医師を含めた多職種チームで評価し判断する。

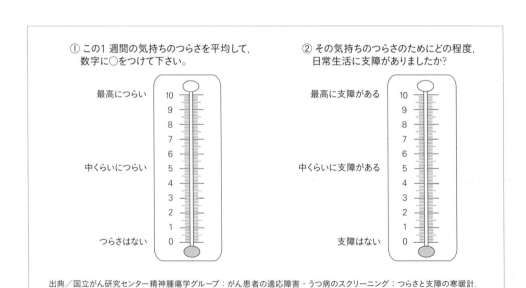

出典／国立がん研究センター精神腫瘍学グループ：がん患者の適応障害・うつ病のスクリーニング；つらさと支障の寒暖計.
http://plaza.umin.ac.jp/~pcpkg/dit/dit.pdf（最終アクセス日：2021/3/27）

図3-13 つらさと支障の寒暖計（DIT）

第2編

コミュニ
ケーション

終末期における
日常生活の支援

全人的（包括的）
苦痛の緩和

退院支援・
地域連携

臨死期の看護

在宅における
看取り

事例で学ぶ
終末期看護

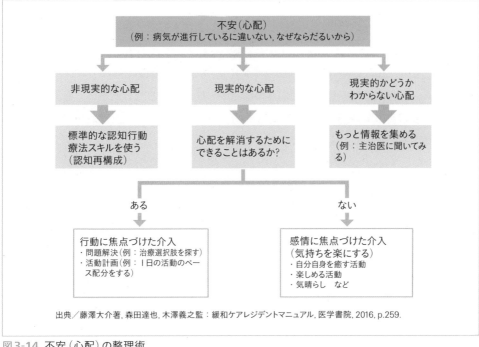

出典／藤澤大介著, 森田達也, 木澤義之監：緩和ケアレジデントマニュアル, 医学書院, 2016, p.259.

図3-14 不安（心配）の整理術

評価のためのアセスメントツールとしては「つらさと支障の寒暖計（distress and impact thermometer；DIT)」*（図 3-13）や，「不安の尺度評価（generalized anxiety disorder-7；GAD-7)」「抑うつや不安症状の評価表（hospital anxiety and depression scale；HADS 尺度)」などがある。

ただし，これらはあくまでもスクリーニングツールであることを踏まえ，点数そのものに着目するのではなく，症状の検出とその後の対話のきっかけづくりとして活用していく。不安の内容が同定されたら，それが現実的な不安か，非現実的な不安か，現実的か非現実的かが不明な不安かに応じて整理し（図 3-14)，介入方法について検討していくことも有用である。

3 不安に対する薬物療法

GABA 作動性のニューロンは介在ニューロンとして各種神経伝達物質を抑制する働きがあり，不安に抑制的に働くことが確認され，GABA の活性を促進するベンゾジアゼピン系薬剤が抗不安薬として使用されている。

せん妄（せん妄になる可能性やリスクが高い）と考えられる場合は，ベンゾジアゼピン系抗不安薬よりも抗精神病薬のリスペリドン（リスパダール®）やクエチアピンフマル酸塩（セロ

---

* **つらさと支障の寒暖計（DIT）**：がん患者の適応障害，うつ病のスクリーニングが目的である。0 〜 10 点でほぼ数値的評価スケール（visual analogue scale；VAS）と同様の評価方法をとる。カットオフ値以上でスクリーニング陽性と判断する。おおむね 1 〜 2 分程度で実施可能[95]。

クエル®）などが推奨される。

　せん妄の可能性がない場合は，ベンゾジアゼピン系抗不安薬で対応する。アルプラゾラム（ソラナックス®）やロラゼパム（ワイパックス®）などが代表である。また，定期投与のみで使用する薬剤としてはクロナゼパム（リボトリール®）があり，これはアカシジア，ミオクローヌス，神経障害性疼痛，吃逆などの症状でも使用されることが多い。看護師は，これら医師による処方薬の効果と有害反応を十分に観察し，異常があれば速やかに医師や薬剤師と情報共有していくことが重要である。

4 ｜ 非薬物療法

　リラクセーション法，心理療法，代替療法などの有効性が実証されている。

　リラクセーション法は簡便に実施可能で，様々な病態の患者で有効である。より専門的な**心理療法**（支持的表出的精神療法，認知行動療法，マインドフルネス心理療法など）の有効性も実証されており，心理療法士や精神科医への紹介を検討する。

　代替療法（マッサージ，音楽療法，鍼灸など）の有効性も実証されつつあり，身体状況が重篤でほかの治療法の使用が困難な場合や，患者が望む場合には有益である。

4. 不安の症状マネジメントに伴う看護

　終末期にある患者は，数々の喪失体験や「見捨てられているのではないか」という恐怖心などにさいなまれ，あらゆる側面から不安を抱えている。アセスメントによってみえてきたストレス源と，それに対して患者がどのように対応しているか整理しケアの方向性を考えていく。

1 ｜ ストレス源を把握し緩和する

❶身体的苦痛の緩和
　疼痛などの症状が不安をもたらしている場合は，積極的な症状緩和を行う。

❷精神症状の改善
　せん妄や抑うつなどは，薬物治療による改善も期待できるため，専門職の介入も含めて検討する。

❸不足している情報の提供
　ストレス源となっていることに対する情報が少ないために不安が強まっている場合には適切な情報提供を行う。

　病状に対する誤った解釈により不安が高まっているようであれば，医師からの説明も検討する。経済的な問題や社会資源の活用などに関する情報不足が不安を強めているようであれば，医療ソーシャルワーカー（MSW）の介入により適切な情報提供を行う。

第
2
編

1
コミュニ
ケーション

2
終末期における
日常生活の支援

3
全人的〈包括的〉
苦痛の緩和

4
退院支援・
地域連携

臨死期の看護

看取り

在宅における
終末期看護

事例で学ぶ
終末期看護

2 │ 対処能力〈強み〉を高める

❶対処方法の共有と知識の提供

　正しい知識の情報提供は，患者の対処能力を高める支援の一つである。たとえば体動時に痛みが増強することへの不安が強い患者に対しては，痛みの増強要因について一緒に考え，レスキュー薬の使いかたの指導や，痛みの緩和要因を強化することで，患者の対処能力が高まり，不安の軽減につながる。

❷社会的サポートの活用

　病状の進行などにより在宅療養に対する不安が強くなっている場合などは，重要他者も含めて情報共有し，社会福祉サービスの活用により療養環境を整え，サポート力を補うことによって対処能力を高めることができる。

❸心地よいケアの提供

　不安が高まっている患者は緊張状態にあるため，快となる体験が得にくい状況になっている。安楽な体位の保持や，マッサージ，入浴，手浴，足浴など患者が心地よいと感じるケアの提供は，患者に癒しをもたらし，落ち着いて考える余裕や本来の対処能力を取り戻すきっかけになる場合がある。

❹支持的アプローチ

　終末期において不安のある患者への看護においては，患者を孤立させないこと，また，患者の個別性を尊重したかかわりが重要であり，傾聴・共感を軸とした基本的コミュニケーションが不可欠となる。

　患者の語りを批判したり解釈したりすることなく正確に聴き，まずは患者の不安としての思いをありのままに受け取ることが大切である。患者の思いや表出された言葉の意味を憶測することなく理解するためには，もっと知りたいと感じたことや不明なことは聞き返すことが必要である。

　患者が抱く感情や考え，価値観を探索しながら対話を続けていくプロセスが，患者個々の不安の背後にあるものの正確な理解につながり，看護師が共感をもって深く理解することを可能としていく（**Column**「共感的コミュニケーションの実際」参照）。

　共感によって，患者は理解者を得られた安心感から孤独感が和らぎ，状況を現実的に受け止めるきっかけができる。看護師との対話をとおして，混沌としていた考えや気持ちが整理され，新たな気づきにつながったり，共感的な理解により安心感や自尊感情が高まる。また，それらにより，元来もっているその人なりの対処能力を取り戻すことができる場合もある。

　一方で，話さないでいることを対処法としている患者や，自分の気持ちや感情を表出することに慣れていない患者，現実に由来する不安に直面することが苦痛を伴い言語化による対話が，かえって侵襲的となる患者がいることも踏まえておく必要がある。

共感的コミュニケーションの実際

1）開かれた質問（オープン・エンド・クエスチョン，話を制限せず患者が自由に話せる質問法）

開かれた質問は相手の考えていることや重要と思っている点を明らかにする。

たとえば「いかがですか」「今何か，お困りですか」などと質問する。このことによって相手は「はい」や「いいえ」で答えるのではなく，自分自身の言葉で表現できる。

2）促進（自由に話すように促す言葉や動作）

自由に話すように促す言葉や動作は，コミュニケーションを促進する。

たとえば「もう少し話していただけませんか？」「それからどうなりましたか？」などと促す，うなずく，相づちを打つなどである。また，相手の言葉の最後を繰り返したり，注意深く沈黙することも必要となる。

3）明確化，確認（相手の話を整理して自分の理解と合っているか確認する）

相手が伝えようとする内容を正確に理解するために，相手の話を整理して明確にすることが重要である。相手の言っていることと自分の考えが合っているか確認する。

このことは自分が誤解していることがあれば訂正する機会になり，相手のことを理解しようとするこちらの意思が伝わる。

4）反映（相手の感情や気分をこちらが鏡のように伝える）

相手から見てとった感覚や感情を，こちらから相手に伝える。このことによって，患者は自分のつらい気持ちが理解されていると感じ安心する。

たとえば「つらいですね」「それは悲しいですね」などと患者のネガティブな感情を言葉にして返すとよい。

5）正当化（相手の感情を認めて妥当であると伝える）

患者のもっている感情の体験を認めて「そういう感情は理解できます」と患者に伝える。たとえば「本当に大変な思いをされていることがよくわかりました」「それは誰でも不安になりますよね」。

6）個人的支援（医療者が患者を援助したい，ということを患者に明確に伝える）

私はあなたを援助したい，ということを患者に明確に伝える。たとえば「できる限りのことをしっかりやっていきます」。

7）尊重（態度，言葉で患者を尊重していることを伝える）

視線を合わせるなどの非言語的コミュニケーションや，言葉ではっきり伝えることで，より信頼関係を築くことができる。たとえば「これまで本当によくがんばってこられたんですね」「それはすごいことだと思います」。

出典／池永昌之：共感していることを患者に示す言葉かけ〈池永昌之，木澤義之編：ギア・チェンジ：緩和医療を学ぶ二十一会〉，医学書院，2004, p.1. を参考に作成.

コミュニケーション

終末期における日常生活の支援

全人的（包括的）苦痛の緩和

退院支援・地域連携

臨死期の看護

在宅における看取り

事例で学ぶ終末期看護

C 抑うつ

1. 抑うつの概要

1 適応障害とうつ病

　抑うつは，正常反応ととらえられるものを除き，適応障害（表3-31）とうつ病（大うつ病性障害，表3-32）に大別される。適応障害はストレスに対する反応としては，うつ病ほど重症ではなく，通常反応とうつ病の中間に位置する状態と考えられている。

　身体疾患には高頻度でうつ病が併発し，特定の身体疾患において，精神障害の罹患率が特に高まることが知られている（表3-33）[96]。

　がん患者においては，治療介入が必要な不安・抑うつは20〜40％といわれている[97]。適応障害やうつ病は，それ自体が苦痛というだけでなく，自殺企図を招いたり，治療意欲を奪い，有効である治療が受けられなくなったり，意思決定能力を低下させ，入院期間の長期化にもつながる。

　終末期患者が抑うつ状態になると，悲哀感，希望喪失，敗北感などが生じ，身体症状として，食欲不振，不眠，倦怠感などが現れる。抑うつの成因としては，病状の進行に伴う喪失や悲嘆の反応としての「反応性うつ病」や，脳腫瘍，脳血管障害，感染，代謝異常などによる「身体因性うつ病」「内因性うつ病」があげられる。

　抑うつ状態にある患者では，特に低活動性せん妄の鑑別を念頭におき，抑うつの原因（表3-34）を十分にアセスメントしていくことが重要であり，日常生活に支障をきたしている場合には，適切な治療が必要となる。

表3-31　適応障害の診断基準（DSM-5）

A. はっきりと確認できるストレス因に反応して，そのストレス因の始まりから3か月以内に情動面または行動面の症状が出現。
B. これらの症状や行動は臨床的に意味のあるもので，それは以下のうち1つまたは両方の証拠がある。
（1）症状の重症度や表現型に影響を与えうる外的文脈や文化的要因を考慮に入れても，そのストレス因に不釣り合いな程度や強度をもつ著しい苦痛
（2）社会的，職業的，または他の重要な領域における機能の重大な障害
C. そのストレス関連障害は他の精神疾患の基準を満たしていないし，すでに存在している精神疾患の単なる悪化でもない。
D. その症状は正常の死別反応を示すものではない。
E. そのストレス因，またはその結果がひとたび終結すると，症状がその後さらに6か月以上持続することはない。

出典／American Psychiatric Association 著，高橋三郎，大野裕監訳：DSM-5 精神疾患の分類と診断の手引，医学書院，2014，p.147.

表3-32 大うつ病性障害の診断基準（DSM-5）

A. 以下の症状のうち5つ（またはそれ以上）が同じ2週間の間に存在し，病前の機能からの変化を起こしている。これらの症状のうち少なくとも1つは（1）抑うつ気分，または（2）興味または喜びの喪失である。

　注：明らかに他の医学的疾患に起因する症状は含まない。

　（1）その人自身の言葉（例：悲しみ，空虚感，または絶望を感じる）か，他者の観察（例：涙を流しているように見える）によって示される，ほとんど1日中，ほとんど毎日の抑うつ気分

　　注：子どもや青年では易怒的な気分もありうる。

　（2）ほとんど1日中，ほとんど毎日の，すべて，またはほとんどすべての活動における興味または喜びの著しい減退（その人の説明，または他者の観察によって示される）

　（3）食事療法をしていないのに，有意の体重減少，または体重増加（例：1か月で体重の5%以上の変化），またはほとんど毎日の食欲の減退または増加

　　注：子どもの場合，期待される体重増加がみられないことも考慮せよ。

　（4）ほとんど毎日の不眠または過眠

　（5）ほとんど毎日の精神運動焦燥または制止（他者によって観察可能で，ただ単に落ち着きがないとか，のろくなったという主観的感覚ではないもの）

　（6）ほとんど毎日の疲労感，または気力の減退

　（7）ほとんど毎日の無価値感，または過剰であるか不適切な罪責感（妄想的であることもある。単に自分をとがめること，または病気になったことに対する罪悪感ではない）

　（8）思考力や集中力の減退，または決断困難がほとんど毎日認められる（その人自身の説明による，または他者によって観察される）。

　（9）死についての反復思考（死の恐怖だけではない），特別な計画はないが反復的な自殺念慮，または自殺企図，または自殺するためのはっきりとした計画

B. その症状は，臨床的に意味のある苦痛，または社会的，職業的，または他の重要な領域における機能の障害を引き起こしている。

C. そのエピソードは物質の生理学的作用，または他の医学的疾患によるものではない。

注：基準A〜Cにより抑うつエピソードが構成される。

注：重大な喪失（例：親しい者との死別，経済的破綻，災害による損失，重篤な医学的疾患・障害）への反応は，基準Aに記載したような強い悲しみ，喪失の反芻，不眠，食欲不振，体重減少を含むことがあり，抑うつエピソードに類似している場合がある。これらの症状は，喪失に際し生じることは理解可能で，適切なものであるかもしれないが，重大な喪失に対する正常な反応に加えて，抑うつエピソードの存在も入念に検討すべきである。その決定には，喪失についてどのように苦痛を表現するかという点に関して，各個人の生活史や文化的規範に基づいて，臨床的な判断を実行することが不可欠である。

D. 抑うつエピソードは，統合失調感情障害，統合失調症，統合失調症様障害，妄想性障害，または他の特定および特定不能の統合失調症スペクトラム障害および他の精神病性障害群によってはうまく説明されない。

E. 躁病エピソード，または軽躁病エピソードが存在したことがない。

　注：躁病様または軽躁病様のエピソードのすべてが物質誘発性のものである場合，または他の医学的疾患の生理学的作用に起因するものである場合は，この除外は適応されない。

出典／American Psychiatric Association 著，髙橋三郎，大野裕監訳：DSM-5 精神疾患の分類と診断の手引き，医学書院，2014，p.90-92.

2 ｜ 抑うつの定義

　英語の"depression"で表現される言葉には，①正常な抑うつ気分，②症状としての抑うつ状態，③疾患（症候群）としてのうつ病，の3つの意味があるといわれている。

　日本語における「抑うつ」は状態名であり，「うつ病」は病名であるが混同して使用される場合がある。

表3-33 身体疾患におけるうつ病の合併率

疾患	合併率（％）	疾患	合併率（％）
冠動脈疾憲（心筋梗塞など）	16〜23	膠原病	
内分泌疾患		関節リウマチ	13〜20
糖尿病	8.5〜27.3	全身性エリテマトーデス	20〜25
甲状腺機能亢進症	31	全身性硬化症	45〜50
甲状腺機能低下症	56	神経ベーチェット	30
クッシング症候群	66.6	神経疾患	
クッシング病	54	脳卒中	27
血液透析	6〜34	パーキンソン病	28.6〜51
がん	20〜38	多発性硬化症	6〜57
慢性疼痛	21〜32	てんかん	55
アレルギー疾患	18.9〜32.5	ハンチントン病	41
HIV	30.3	認知症	11
慢性疲労	17.2〜46.4		

出典／千田要一，久保千春：「うつ」と身体疾患，臨床精神医学，35（7）：927-933，2006.

表3-34 抑うつの原因

項目	原因あるいは抑うつを助長する事柄
身体的・医学的側面	● 痛みが強い ● 身体症状が多く，重篤である ● 診断時点で進行している ● 予後が不良である ● 再発がんである ● ADL に制限がある ● 有害反応が強い治療を予定している ● インターフェロン，副腎皮質ステロイド薬を使用している ● 正しく告知されていない
心理的側面	● うつ病など精神科既往がある ● 神経質である ● 悲観的である ● 抑制が非常に強く無口である ● アルコール依存，薬物依存がある ● 主治医への信頼感が低い
社会的側面	● 一人暮らしである ● 夫婦間あるいは家族間で問題が多い ● 経済的に問題がある ● ソーシャルサポートが乏しい

出典／保坂隆：チーム医療のためのサイコオンコロジー入門，コンセンサス癌治療，7（1）：8-9，2008，一部改変.

　うつ病の中核症状は「抑うつ気分」あるいは「興味・喜びの喪失」であり，正常反応を超えた悲しみや悲哀の感情が持続した状態である。

2. 抑うつの機序

1 │ 抑うつの出現

うつの出現には，一次性と二次性がある。大うつ病性障害や双極性障害という気分障害が前景に出ている病態が一次性である。二次性は，ほかの精神疾患が前景にあり，その一部として抑うつ状態となっているものである。

身体疾患による二次性もあり，重度な疾患，回復しない疾患，難治性疾患（内分泌異常としてのクッシング症候群，アジソン病，甲状腺機能亢進症など），急性に発症した疾患，産後や脳血管疾患の発作後などに，よくみられる抑うつ気分である。

2 │ 抑うつの反応

がんと診断されたり，がん以外の診断においても，その病状の進行を認識することは，患者にとって強いストレスをもたらし，命や人生をくつがえす脅威を伴う喪失体験であり，絶望，怒り，無関心，否認，拒否，あきらめなどの心理的反応が現れる（図3-12 参照）。また，終末期にある患者においては，生命への危機感がさらに深まり，ボディイメージの変化や日常生活への影響なども加わることによって，不安定な情緒反応が生じやすい。

さらに予後不良の宣告を受けた患者は，自分の死をより間近に意識することにより，喪失に伴う複雑な心理過程をたどる。患者にとって喪失とは，自らの喪失とともに愛する家族，友人，そして社会とも別離することである。それゆえに，この心理過程は苦悩に満ちた人生最大の危機状態であるといえる。

今後の見通しが立たず，不確実な状況下におかれるなかで，患者は漠然とした死への恐怖や，不安，いらだち，怒り，抑うつ気分など，様々な精神状態に陥りやすくなる。キューブラー・ロス（Kübler-Ross, E.）は死にゆく患者の心理プロセスについて，「死の過程の諸段階」として，図3-15 のように示している。

これによると，死にゆく人の心理過程は，「衝撃」「否認（と孤立）」「怒り」「取り引き」「抑うつ」「受容」「デカセクシス（周囲の対象から自分自身を引き離して静かな境地を得ること）」というプロセスをたどり，これらの5段階（表3-35）は，時に重なり合い，時に繰り返しながら進んでいくと述べている。そして「希望」は一貫して持ち続けられると説明している[98]。

3 │ 抑うつの症状

睡眠障害や，気分の落ち込みに加え，「頭がすっきりしない」「何もする気になれない」など心の活動が低下したり，食欲不振・体重減少などの身体症状がみられる。不安の身体症状が自律神経症状を主とするのに対し，抑うつは食欲低下や体重減少などの消化器症状，倦怠感などの全身症状を呈することが多い。

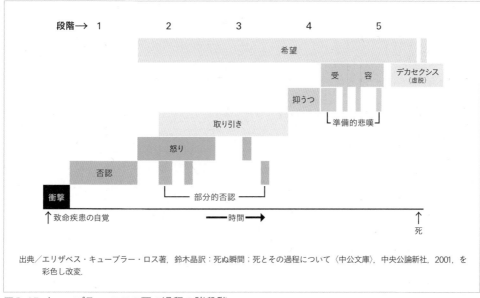

図3-15 キューブラー・ロスの死の過程の諸段階

出典／エリザベス・キューブラー・ロス著，鈴木晶訳：死ぬ瞬間；死とその過程について〈中公文庫〉，中央公論新社，2001，を彩色し改変．

表3-35 キューブラー・ロスの死にゆく過程の5段階

段階	内容
第1段階：否認	予後不良の宣告を受けた患者は「何かの間違いだ。真実ではない」という心理反応を示す。これは健全な対処方法である。
第2段階：怒り	否認という心理反応が維持できなくなると，あらゆる方向に怒りが向けられる。
第3段階：取り引き	善い行いや，何かがまんすることで死が先に延びることを願う気持ちである。
第4段階：抑うつ	取り引きがかなわないと悟り，失うものに対し心の準備をするための防衛機制である。患者は何も言わず，ふさぎ込むようになる。
第5段階：受容	すべてを失う悲しみも終え，死という現実を受け入れる時期をいう。精神的に落ち着き，周囲への感謝の言葉などが聞かれる。

　抑うつ状態になると「死にたい」という願望（希死念慮）を抱くことがあり，抑うつは自殺の最大の危険因子である。

　抑うつの表現としては，「もう自分の人生は終わりだ」「自分の苦しみは誰にもわからない」「みんなに迷惑をかけてしまった」「からだの自由がきかなくなってしまった」「死ぬのが怖い」などがある。

▌3. 抑うつの症状マネジメント

1 ｜ 抑うつのアセスメント

❶アセスメントの方法

　終末期の患者の食欲不振，不眠，倦怠感などの身体面の症状は，大うつ病性障害の診断基準に重なり，うつ病の正しい評価を困難にする。したがって，疾患による身体症状を含めて診断するほうが，臨床的にうつ病の見過ごしが少なくなるため，食欲不振，不眠，倦

第2編

コミュニケーション

終末期における日常生活の支援

3 全人的（包括的）苦痛の緩和

A 退院支援・地域連携

臨死期の看護

在宅における看取り

事例で学ぶ終末期看護

この２週間，次のような問題にどのくらい頻繁（ひんぱん）に悩まされていますか？				
	全くない	数日	半分以上	ほとんど毎日
(A) 物事に対してほとんど興味がない，または楽しめない	☐	☐	☐	☐
(B) 気分が落ち込む，憂うつになる，または絶望的な気持ちになる	☐	☐	☐	☐
(C) 寝付きが悪い，途中で目がさめる，または逆に眠り過ぎる	☐	☐	☐	☐
(D) 疲れた感じがする，または気力がない	☐	☐	☐	☐
(E) あまり食欲がない，または食べ過ぎる	☐	☐	☐	☐
(F) 自分はダメな人間だ，人生の敗北者だと気に病む，または自分自身あるいは家族に申し訳がないと感じる	☐	☐	☐	☐
(G) 新聞を読む，またはテレビを見ることなどに集中することが難しい	☐	☐	☐	☐
(H) 他人が気づくぐらいに動きや話し方が遅くなる，あるいは反対に，そわそわしたり，落ちつかず，ふだんよりも動き回ることがある	☐	☐	☐	☐
(I) 死んだ方がましだ，あるいは自分を何らかの方法で傷つけようと思ったことがある	☐	☐	☐	☐

あなたが，いずれかの問題に１つでもチェックしているなら，それらの問題によって仕事をしたり，家事をしたり，他の人と仲良くやっていくことがどのくらい困難になっていますか？

全く困難でない	やや困難	困難	極端に困難
☐	☐	☐	☐

出典／Muramatsu, K., et al.：Performance of the Japanese version of the Patient Health Questionnaire-9 (J-PHQ-9) for depression in primary in primary care, General hospital psychiatry, 52：64-69, 2018. 村松公美子：Patient Health Questionnaire（PHQ-9, PHQ-15）日本語版および Generalized Anxiety Disorder -7 日本語版－ up to date －，新潟青陵大学大学院臨床心理学研究，7：35-39, 2014.

図3-16 PHQ-9（patient health questionnaire-9）日本語版（2018年）

怠感が生じた場合は，抑うつ気分もしくは興味の消失についても確認する。

　アメリカ精神医学会の精神疾患の診断・統計マニュアル（DSM）の診断基準を用いるためには，精神医学的なトレーニングを受けていることが前提となるため，臨床の場で看護師が，がん患者の抑うつ状態をアセスメントする際には，「不安」の項で示した「つらさと支障の寒暖計（DIT）」（図3-13参照）や，「抑うつや不安症状の評価表（HADS尺度）」，「抑うつの評価尺度（patient health questionnaire-9; PHQ-9）」（図3-16）などの簡便なアセスメントツールの活用が有用である。

　また，患者への精神面の評価の際の声かけとしては，まずは「今日の体調はいかがですか」「昨晩は眠れましたか」といった身体症状や睡眠状態などの問いかけから入り，そのうえで精神症状の質問に移行するとよい。

❷ うつ病のリスク因子の把握

　患者の疾患の進行度，痛みなどの身体症状の存在，若年，アルコール依存の既往，悲観的なコーピング，神経症的性格傾向，不十分なソーシャルサポートなど，うつ病の臨床的危険因子の有無を把握する。

また，コントロール不良な身体症状や，代謝異常，内分泌異常などの疾患に由来する症状，化学療法などの治療に由来する医学上の問題や，うつ病の既往や脳血管障害の既往など精神医学的問題の有無について把握する。

❸ ほかの精神症状との鑑別

臨床的な精神症状の評価の手順としては，脳の機能の最上位にあたる意識の問題である，せん妄による注意障害の評価が鑑別の重点となる。まずは，その見極めを正確に行ったうえで，認知機能の評価，気分（うつ病）の評価を続けていくことが重要である。

終末期患者においては，抑うつ以外にも多くの精神症状が出現する場合が多く，低活動型も含めたせん妄症状や認知症との鑑別が必要である。

うつ病の場合には，気分の変動として，起床後などの朝方に抑うつ気分が強く，普段できていた日常的な行動がとれないなどで気づく場合も多いため，日内変動を見過ごさないようにする。

❹ スピリチュアルな苦痛の把握

抑うつとして表出される内容は，スピリチュアルな苦痛としてのそれと重なることが多い。特に終末期にある患者は，差し迫る死を意識することによってスピリチュアルな苦痛を生じやすい。それらの関連性も踏まえて多職種チームによりアセスメントしていくことが重要となる。

2 │ 抑うつに対する薬物療法

一般の抗うつ薬としては，選択的セロトニン再取り込み阻害薬（SSRI）や，セロトニン・ノルアドレナリン再取り込み阻害薬（SNRI），ノルアドレナリン作動性・特異的セロトニン作動性抗うつ薬（NaSSA），三環系抗うつ薬，四環系抗うつ薬がある。

終末期においては，内服回数が少なく，悪心や眠気などが少ないことを考慮する必要から，SSRI はエスシタロプラムシュウ酸塩（レクサプロ®）やセルトラリン塩酸塩（ジェイゾロフト®），SNRI は鎮痛補助薬としても多く使用されているデュロキセチン塩酸塩（サインバルタ®）などがよく選択されている。特に終末期では，過鎮静になっていないか注意が必要であり，看護師は薬剤の効果と有害反応を十分に観察し，異常があれば速やかに医師や薬剤師と情報共有していくことが重要である。

▌4. 抑うつの症状マネジメントに伴う看護

1 │ 身体症状のマネジメント

抑うつは不安と比較し，患者の生活の多側面へ，より影響を及ぼし，QOL の低下をきたす[99]。

様々な身体的苦痛の緩和が困難な場合は，抑うつが発現しやすく，特に痛みの緩和が不十分であると抑うつの頻度が増すことが指摘されており[100]，痛みの出現による夜間不眠

第2編

コミュニケーション

終末期における日常生活の支援

3 全人的（包括的）苦痛の緩和

退院支援・地域連携

臨死期の看護

在宅における看取り

事例で学ぶ終末期看護

から抑うつ傾向に至ることもある。

　まずは，痛みを中心とした身体症状のマネジメントにより，薬剤使用の検討や，安楽な体位の工夫，環境調整などを行い，身体症状の緩和を図ることが基本となる。

2 ｜ 抑うつ状態の程度に応じた看護介入

　せん妄との鑑別や，適応障害，うつ病の医学的診断を適切に把握し，効果的な看護介入を行うためにも抑うつ状態の程度をアセスメントし，専門的な治療の介入が必要かどうか多職種チームにより検討していく。

❶軽度

　原因を取り除くことと休息が大切である。必要があれば抗不安薬を用いる。多くの場合，睡眠障害が現れるため睡眠薬の使用を検討する。睡眠が十分にとれることで軽快することがある。

　人間関係の調整や，頼れる人に相談することが役に立つ。家族の問題や慢性疾患などのように原因を取り除くことができない場合は，カウンセリングを併用する。

❷中等度

　抗うつ薬による治療を行い，十分な休息をとる（何もしないでゆっくりする）。ある程度休息がとれたら，好きなことから徐々に活動を開始する。

　カウンセリングにより行動変容，認知の修正，アサーティブネス*の力を高める。また，自分なりのリラックス法が習得できるように支援する。

❸重度

　うつ病と診断される状態であり，希死念慮があれば入院する。強度の抗うつ薬，時には持続点滴で集中治療を行い，自殺の予防をする。セルフケアの不足を補い，栄養管理や排泄の援助を行い，十分な睡眠と休息をとる。

　急性期から回復してきたら，自殺を予防しつつ行動範囲を拡大する。この頃には精神療法，特に認知行動療法が効果的である。

3 ｜ 薬物療法のモニタリング

　薬物療法が導入された場合は，薬剤効果が得られるまでの1〜2週間を踏まえ，患者・家族への説明や服薬継続への支援を行う。

　有害反応として，眠気やふらつき，便秘，口渇などが現れやすいため，医師や薬剤師との連携により速やかに対処し，苦痛が最小限になるようにケアする。

4 ｜ 支持的アプローチ

　抑うつ状態にある患者に対しては，薬物療法とともに支持的なかかわり（支持的精神療法）

＊アサーティブネス：自分の考え，欲求，気持ちなどを率直に，正直に，その場の状況に合った適切な方法で述べること。自分を大切にし，相手も同じように大切にする自己表現法。

が有用とされている。患者のベッドサイドでゆっくりかかわれる時間をつくり，患者へしっかりと関心を向けることから始める。

患者の表情や反応を確認しながら「つらかったですね」「ゆううつな気持ちになるのですね」などと，感情に焦点を当て，感情の表出を促す。患者に触れたり，うなずいたりするなど，非言語的なコミュニケーションも重要である。

患者から表出されるメッセージに対して，「そんなことはないですよ」といった否定や，看護師としての評価などはせず，「そんな思いでいらしたんですね」などと共感的態度で接する。

患者は，弱音やつらい気持ちを「聴いてほしい」「わかってほしい」という思いを強くもっているため，安易な励ましにより，患者の心が閉ざされないよう，言葉かけには十分に配慮する（本節-B-4「不安の症状マネジメントに伴う看護」参照）。

5 | 家族への支援

家族は患者のことを思うあまりに，患者へ過度な励ましをしている場合も少なくない。

抑うつ状態にある患者を見て，家族自身もつらい気持ちをもっていることを踏まえ，看護師は，家族としてそばにいることの意味について説明し，患者が安楽と感じることや患者の日常生活への援助について一緒に考え，家族が安心して患者に寄り添うことができるように支援していく。

D 不眠

1. 不眠の概要

1. 睡眠のメカニズム

人間は，活動に伴う心身の疲労を回復させるため，睡眠をとる。たとえば激しい運動の後は，からだにたまった疲労物質を排泄し細胞を修復するため睡眠が誘発される。また体調不良の際，からだを回復させるため，免疫物質が睡眠を誘発する。

このように，覚醒時に心身共に最大限の活動をするため，人間は睡眠をとる。

❶深部体温とメラトニンの働きが睡眠に影響

深部体温は，環境温度の影響を受けにくい身体深部の核心温度である。朝，日光を浴びると上昇しはじめ，最も高くなるのが19〜20時頃，そして夜間から明け方に下降し，最も低くなるのが4〜5時頃である。深部体温が高い時間ほど眠気を感じにくく，深部体温が低い時間ほど眠気が強くなる。この周期的な変動は睡眠と覚醒のリズムに大きな影響を及ぼしている。

メラトニンは，朝，日光を浴びた後，約14〜16時間後に脳内の松果体から分泌され，

第2編

コミュニケーション

終末期における
日常生活の支援

全人的（包括的）
苦痛の緩和

退院支援・
地域連携

臨死期の看護

在宅における
看取り

事例で学ぶ
終末期看護

分泌2～3時間後に眠気を引き起こすホルモンである。メラトニン分泌は，主に光により調整されている。

❷ 睡眠にはサイクルがある

睡眠にはサイクルがあり，その深さから**レム睡眠**（浅い睡眠）と**ノンレム睡眠**（深い睡眠）に大別され，レム睡眠では主に骨格筋の疲労回復を，ノンレム睡眠では主に大脳の疲労回復がなされる。またノンレム睡眠の最中に成長ホルモンの分泌がなされる。夢はレム睡眠中に見るため，夢ばかり見ると大脳の疲労回復がなされず，睡眠の質としてはあまりよくないとされる。

通常，人間はノンレム睡眠から始まり，レム睡眠と交代するサイクルが約90分で行われ，それを1セットとし一晩に4～6回繰り返す。

2 | 不眠とは

不眠とは，①なかなか寝つけない（**入眠困難**），②睡眠中に何度も覚醒する，一度覚醒するとなかなか寝つけない（**中途覚醒**），③予定時間より2時間以上前に覚醒し，それ以後，眠れない（**早朝覚醒**），④睡眠時間を十分とったのに熟睡感が得られない（**熟眠障害**）などの症状が続き，よく眠れないため日中の眠気，注意力の散漫，疲れや種々の体調不良が起こる状態をいう。

不眠は，老化，非がん疾患，がん疾患の終末期の苦痛症状の一つであり，特にがん疾患患者では20～30%にみられる。

ここで最も重要なことは，不眠は主観であるということである。したがって客観的には眠っているようにみえても，本人が「よく眠れた」という熟睡感や睡眠に対する満足感をもてなければ，不眠ということである。

3 | 不眠が及ぼす影響

▶ **身体面への影響**　不眠による身体面への影響としては，基礎代謝にかかわる成長ホルモンの分泌低下を招くことから，筋肉量が低下し易転倒状態となる。また骨の修復・再生力の低下から，骨折後の治癒遅延や骨粗鬆症を招く。このような影響を考えると，不眠がより高齢者を廃用症候群に陥りやすくしているといえる。

また不眠は，自律神経のバランスを乱すことから，血流障害を起こし，インスリン抵抗性を高め，疲労物質を蓄積させ，腸内環境を悪化させて免疫力低下を招く。すなわち非がん疾患であれ，がん疾患であれ，不眠が病気の進行や症状の悪化につながっていく。

さらに不眠は，倦怠感，頭重感，思考力低下，食欲不振といった新たな身体的苦痛も引き起こす。

▶ **精神面への影響**　不眠により思考力や判断力が低下し，集中力や認知機能の低下，せん妄，感情コントロール不良，イライラ感，意欲低下，孤独感，不安や抑うつなどを招く。またこれらを緩和するため，カフェインやアルコール，ニコチン摂取の増加も招く。

第
2
編

コミュニ
ケーション

終末期における
日常生活の支援

3
全人的（包括的）
苦痛の緩和

退院支援・
地域連携

臨死期の看護

在宅における
看取り

終末期看護
事例で学ぶ

▶ 社会面への影響　学業や仕事，家庭での役割に専念できないといった生産性の低下，人間関係の悪化，事故の増加，自殺の増加，医療費の増加など，大きな社会的損失を招く。特に終末期においては，身内が不眠を訴えると，家族は安楽が妨げられていると感じ，家族自身も大きな苦痛を生じる。

▶ スピリチュアル面への影響　心身面の苦痛が幸福度や満足度の低下を招き，自己肯定感や自尊感情の低下を招く。

これら4側面の影響は，当然のことながら個々に生じるものではなく，それぞれが複雑に絡み合い，その結果，全人的苦痛を生じさせている。

4 ｜ 不眠の原因

▶ 老化　老化に伴い不眠を招きやすくなる。そもそも日中の活動量が低下することが多くなるため，疲労物質が生成・蓄積されず入眠困難を招く。加えて屋外での活動が減少し，日光を浴びることが少なくなるため，メラトニンの血中濃度が減少し，眠気が誘発されにくくなる。

▶ 夜間の尿意　夜間，入眠困難になると抗利尿ホルモンの分泌が減少し，夜間も日中同様，尿意を催し頻繁なトイレ通いが継続する。このことが，さらに睡眠の妨げとなる。

▶ 疾患・予後　非がん疾患もがん疾患も，疼痛や呼吸困難といった何らかの身体的苦痛を伴っていることが多く，それらが睡眠を妨げる。加えて疾患や予後からくる不安や恐怖，焦りといった精神的，社会的，スピリチュアルな苦痛も睡眠を妨げる。

▶ 薬剤　治療に用いる降圧薬，脂質異常症治療薬，症状緩和のために使用することが多い副腎皮質ステロイド薬のほか，過度なカフェインやアルコール，ニコチンなども不眠の原因となる。

▌ 2.　不眠の症状マネジメント

1 ｜ 不眠治療およびケアの目標

不眠に伴う全人的苦痛を緩和するのはもちろん，不眠は主観であるため，不眠を訴える人が熟睡感や睡眠に対する満足感をもち，翌日の活動に支障がないように支援することがケアの目標（ゴール）である。

そのため，提供した治療やケアを評価するには，熟睡感があるか，不眠に伴う苦痛の緩和が図れたか，不眠に伴う新たな苦痛を生じていないかという点を確認する。

2 ｜ 不眠に対する治療

不眠に対する治療として，薬物療法が用いられる。身体的症状が重篤であるほど睡眠障害が顕著になることから，まずは不眠の原因が疼痛や呼吸困難であった場合には，それらの症状に対する治療を最優先とし，そのうえで不眠に対する治療を行うのが望ましい。

臨床の場では，肝機能や腎機能が低下した終末期の人に対しては，睡眠導入薬の使用を躊躇する場合もあるかもしれない。しかし不眠に伴う全人的苦痛を考えると，睡眠導入薬のデメリットをメリットが上回る場合も多い。重要なことは，薬物の特性を理解し，投与後の薬効を評価することで，漫然と薬物投与を続けないことである。

❶GABA受容体作動薬

▶ ベンゾジアゼピン系睡眠導入薬　現在，使用されることの多いベンゾジアゼピン系睡眠導入薬は，効果発現までの時間や作用持続時間など多種多様である。有害反応としては，筋弛緩作用があることから，特に高齢者で，過鎮静，運動失調，転倒，認知機能の低下などのリスクがある。

▶ 非ベンゾジアゼピン系睡眠導入薬　現在，発売されているものすべてが超短時間型で，作用時間の短いものしかない。そのため，特に入眠困難を訴える人に向いている。ベンゾジアゼピン系睡眠導入薬にみられる筋弛緩作用を軽減したものが非ベンゾジアゼピン系睡眠導入薬であり，有害反応は比較的少ない（表3-36）。

❷オレキシン受容体拮抗薬

覚醒を維持させる脳内物質であるオレキシンの働きを弱めることで，眠りを促す。ラメルテオン（ロゼレム®）がある。

❸メラトニン受容体作動薬

体内時計の調節をつかさどるホルモンであるメラトニンに作用し，睡眠と覚醒のリズムを整える。スボレキサント（ベルソムラ®）がある。

❹そのほかの薬剤

抗うつ薬は，抗ヒスタミン作用によって眠気を催すという副作用があるため，睡眠導入薬としての使用も期待できる。

表3-36 ベンゾジアゼピン系と非ベンゾジアゼピン系睡眠導入薬

分類	一般名（商品名）	作用時間
ベンゾジアゼピン系	トリアゾラム（ハルシオン®）	超短時間型
	ブロチゾラム（レンドルミン®）	短時間型
	リルマザホン塩酸塩水和物（リスミー®）	短時間型
	ロルメタゼパム（エバミール®）	短時間型
	エチゾラム（デパス®）	短時間型
	フルニトラゼパム（サイレース®）	中時間型
	ニトラゼパム（ベンザリン®）	中時間型
	エスタゾラム（ユーロジン®）	中時間型
	クアゼパム（ドラール®）	長時間型
非ベンゾジアゼピン系	ゾピクロン（アモバン®）	超短時間型
	ゾルピデム酒石酸塩（マイスリー®）	超短時間型
	エスゾピクロン（ルネスタ®）	超短時間型

超短時間型：即効性はあるが効果は2〜4時間ほど。短時間型：即効性にまずまず優れ，効果は6〜10時間ほど。中時間型：即効性は少なく，効果は12〜24時間ほど。長時間型：即効性はほとんどなく，効果は24時間以上。

第2編

コミュニケーション

終末期における日常生活の支援

3 全人的（包括的）苦痛の緩和

退院支援・地域連携

臨死期の看護

在宅における看取り

事例で学ぶ終末期看護

3. 不眠の症状マネジメントに伴う看護

1 不眠のアセスメント

不眠をアセスメントする際，熟睡感があるかはもちろんのこと，客観的に眠れているのか，不眠に伴う全人的苦痛の有無，これまでの日常生活や習慣，薬剤情報などをアセスメントする（表3-37）。

2 不眠の看護

❶ 睡眠のメカニズムに働きかける

深部体温が下がる際に眠気を催すというメカニズムを活用する。就寝2〜3時間前に入浴や足浴，軽い運動，温かい飲みものを飲むなどして深部体温をいったん上げ，その後，深部体温が下降する過程を生かし就寝を促す。

またメラトニンは主に光により調整されているため，メラトニン分泌が上昇した頃は強い光を発するパソコンや携帯電話を見るのをやめる，部屋の照明を間接照明にして一段暗くするなどの工夫で入眠を促す。しかし携帯電話を見ないようにすることで近しい人との連絡手段が途切れることや，部屋が暗くなることで，不安や恐怖が増す場合もあるため，本人の意向に沿って調整する。

さらに夜間，光を浴び過ぎるとメラトニンが減少し眠気がなくなるため，おむつ交換などのケアを提供する際は，部屋の明かりを煌々とつけないようにする。

❷ 好みの環境を調整する

寝具，室温，音，部屋の明るさなど，寝るための環境は個々に異なる。これまでどういった環境がより入眠しやすかったかを情報収集し，できる限りその環境に整える。

❸ 不安や恐怖を軽減する

終末期にある人は，近い将来に死が待っているという不安，入眠するともう目覚めないのではないかと思う恐怖を抱き，入眠困難となることが多い。「そんな心配はいりません」と，安易に声をかけるのではなく，訴えをありのまま受け止め，無用な不安や恐怖が軽減するように努める。

表3-37 不眠のアセスメントの視点

● 何時から何時まで寝ているか	● 日中はどのように過ごしているか
● 熟睡感があるか	● 不眠に伴う心身の苦痛はあるか
● 今の自分の睡眠に満足しているか	● 不眠を招く身体的症状はあるか
● 眠りにつくまでに時間を要するか	● 不安や恐怖を感じているか
● 夜間に覚醒するか	● 不眠を招く日常生活習慣はあるか
● 覚醒した場合，次に眠るまでに時間を要するか	● 不眠を招く薬剤を服用しているか
● 夢をよく見るか	● 睡眠導入薬を服用しているか

❹ リラクセーションを図る

　緊張が強いと入眠困難となるため，リラクセーションを図る。「皮脳同根」といわれるように皮膚と脳はつながっているため，タッチングやマッサージで心地よさを提供することで，脳もリラックスできるとされる。しかしリラックスできる環境やかかわりは個々に異なるため，情報収集をしてケアを提供する。

　時には，安心できる人に，そばにいてもらえるように調整することも必要だろうが，その際はその人の疲労に留意する。

❺ 眠ることに固執させない

　不眠であると，「寝なければならない」と焦り（あせ）がみられることが多い。この焦燥感は交感神経優位に傾き，より不眠を招く。不眠に伴う苦痛を十分，察しながらも，時には眠れなくても大丈夫といった気持ちになれるように，看護師もゆったりとかかわることが大切である。

❻ 家族に眠れることの幸せを理解してもらう

　薬効によっては，家族と会話ができないほど入眠してしまうこともある。そして，時にこのような状況は家族にとって会話ができない寂しさや，何もしてあげられない無力感をもたらすことがある。

　家族の思いを理解したうえで，入眠できているときこそ，全人的苦痛から解放されているということを真摯（しんし）に説明し，理解してもらう必要がある。

Ⓔ せん妄

1. せん妄の概要

　せん妄は，急性に発症する脳の機能不全に基づく軽度の意識混濁（清明度の低下）と意識変容（意識の質の変化），意識狭窄（意識の狭まり）のうえに認知の障害を呈する症候群である。

2. せん妄の診断基準

　せん妄の診断は，状態診断と病因診断の2段階に分かれる。

1 ｜ 状態診断

　せん妄の状態診断には，アメリカ精神医学会による DSM-5[101] が多く用いられている。せん妄の症状と具体例について表3-38 に示す。さらに，せん妄は一般的に，以下の3つのサブタイプに分けられる。

- **過活動型せん妄**：幻覚，妄想，不穏，焦燥，興奮状態を示すせん妄。
- **低活動型せん妄**：ぼんやりとし，刺激に対する反応が乏しいせん妄。
- **混合型せん妄**：時間帯によって上記の2つの型が入り混じるせん妄。

コミュニケーション

終末期における日常生活の支援

全人的（包括的）苦痛の緩和

退院支援・地域連携

臨死期の看護

在宅における看取り

事例で学ぶ終末期看護

表3-38　せん妄の症状と具体例

せん妄の症状	具体例
❶注意力と意識障害による症状	・会話に集中できず，あちらこちらに話題が飛ぶ ・うとうとしている
❷急な発症と日内変動	・昨夜から急に言動がおかしい ・昼間は穏やかに過ごしていたが，夜に点滴を抜き，帰ると大声をあげる
❸記憶や見当識，知覚の障害による症状（知覚の障害は視覚の障害がほとんどである）	・入院して何日経ったか思い出せない ・説明しても同じことを尋ねる ・日にち，場所，人，状況がわからない ・言葉がうまく出てこない，言い間違いをする ・部屋やベッドを間違える ・カーテンが人にみえる（錯覚），天井にたくさんの虫がみえる（幻覚）

2　病因診断

　状態診断によりせん妄と診断した後は，考えられるあらゆる因子を探ってアセスメントする。

3. せん妄のメカニズム

　せん妄の病態の全貌は解明されていない。しかし，多くの研究により，①炎症（感染症），②代謝障害（低酸素状態），③薬物の影響による種々の神経伝達物質の不均衡が生じた結果，発症することがわかってきた。

　せん妄状態では，脳内の神経伝達物質*であるアセチルコリンが低下しているため意識の低下が生じ，特に過活動型せん妄ではドパミンが上昇しているため，妄想や興奮状態も同時に生じる。

4. せん妄のリスクの評価

　せん妄は，様々な疾患や病態が直接の原因となり，そこに患者を取り巻く環境や心理的な負荷などの要因が複合的に作用し，中枢神経系の機能が破綻して生じる。

　図のように「準備因子」に「直接因子」と「促進因子」が多層的に影響して発症閾値を越えた場合に発症する（図3-17）。

1　準備因子

　準備因子は中枢神経系の脆弱性要因をいい，せん妄の準備状態となるものである。準備因子を多く有するほど，せん妄を発症しやすくなる。

＊ **神経伝達物質**：アセチルコリンを主要な神経伝達物質とするコリン作動性システムは，意識の清明度に関連する。また，ドパミンを主要な神経伝達物質とするドパミン作動性システムは，睡眠覚醒リズム，活動性，思考活動に関与する。ほかにもセロトニン，ノルエピネフリン，γアミノ酪酸（GABA）などの神経伝達物質も，これらのシステムに影響を与えることがわかっている。

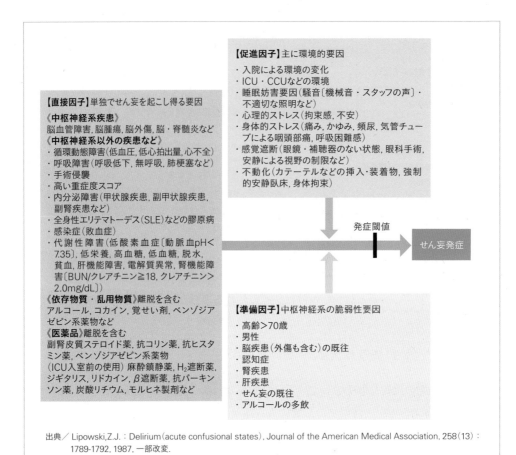

【直接因子】単独でせん妄を起こし得る要因
《中枢神経系疾患》
脳血管障害, 脳腫瘍, 脳外傷, 脳・脊髄炎など
《中枢神経系以外の疾患など》
・循環動態障害(低血圧, 低心拍出量, 心不全)
・呼吸障害(呼吸低下, 無呼吸, 肺梗塞など)
・手術侵襲
・高い重症度スコア
・内分泌障害(甲状腺疾患, 副甲状腺疾患, 副腎疾患など)
・全身性エリテマトーデス(SLE)などの膠原病
・感染症(敗血症)
・代謝性障害(低酸素血症〔動脈血pH<7.35〕, 低栄養, 高血糖, 低血糖, 脱水, 貧血, 肝機能障害, 電解質異常, 腎機能障害〔BUN/クレアチニン≧18, クレアチニン>2.0mg/dL〕)
《依存物質・乱用物質》離脱を含む
アルコール, コカイン, 覚せい剤, ベンゾジアゼピン系薬物など
《医薬品》離脱を含む
副腎皮質ステロイド薬, 抗コリン薬, 抗ヒスタミン薬, ベンゾジアゼピン系薬物
(ICU入室前の使用)麻酔鎮静薬, H₂遮断薬, ジギタリス, リドカイン, β遮断薬, 抗パーキンソン薬, 炭酸リチウム, モルヒネ製剤など

【促進因子】主に環境的要因
・入院による環境の変化
・ICU・CCUなどの環境
・睡眠妨害要因(騒音〔機械音・スタッフの声〕・不適切な照明など)
・心理的ストレス(拘束感, 不安)
・身体的ストレス(痛み, かゆみ, 頻尿, 気管チューブによる咽頭部痛, 呼吸困難感)
・感覚遮断(眼鏡・補聴器のない状態, 眼科手術, 安静による視野の制限など)
・不動化(カテーテルなどの挿入・装着物, 強制的安静臥床, 身体拘束)

発症閾値

せん妄発症

【準備因子】中枢神経系の脆弱性要因
・高齢>70歳
・男性
・脳疾患(外傷も含む)の既往
・認知症
・腎疾患
・肝疾患
・せん妄の既往
・アルコールの多飲

出典／ Lipowski, Z.J.: Delirium(acute confusional states), Journal of the American Medical Association, 258(13): 1789-1792, 1987, 一部改変.

図3-17 せん妄の発症因子

2 | 直接因子

　直接因子は, ①中枢神経系疾患, ②中枢神経系以外の疾患など, ③依存物質・乱用物質(離脱を含む), ④医薬品(離脱を含む)の4つに分類される。

　せん妄の経過と直接因子が加わった時期との関連性を見きわめて診断の根拠とする。

3 | 促進因子

　患者の療養環境における不快さ, 生活リズムと生活機能の破綻に影響を与える環境すべてが促進因子に該当し, せん妄の発症の契機になるだけではなく, 重症化と遷延化にもかかわる。

　疾患や治療による痛み, 排泄に関連した苦痛, 口渇, 安静の強要, 過剰な感覚刺激や日常的な感覚遮断など, 多岐にわたる欲求の満たされなさ, ストレスがせん妄を促進させる。

5. せん妄の早期発見のためのモニタリング

せん妄の早期発見には，患者が「いつもと違う」という看護師や家族の感覚が役立つ。そのため，いつもの患者をよく知っていることが，せん妄の気づきに関係する。その後，せん妄であるのか，さらにその因子をアセスメントする。

看護師は患者のせん妄の徴候を見逃しているという報告もあり[102]，せん妄の見逃しを減らし，ほかの精神障害と鑑別して，可能な限り確実に評価するためには，せん妄の評価ツールが必要である。評価ツールの活用にあたっては，医療者がせん妄および評価ツールについての正しい知識を習得していることが必要である（Column「せん妄と不穏，認知症，うつ病の違い」参照）。

6. せん妄の発症および重症化・遷延化の予防

せん妄は，入院滞在期間を長期化させ，さらには死亡率を高める。また，せん妄は認知機能障害の独立危険因子であることから[103]，患者のその後の生活にも影響を及ぼす合併症として注目されている。

このような背景から，近年，せん妄を未然に防ぐこと，またせん妄になったとしても早期に対応して重症化させないこと，つまり「せん妄の予防と早期発見・早期対処」が重要視されている。

Column せん妄と不穏，認知症，うつ病の違い

せん妄以外でも不穏が生じることがある。たとえば疼痛や強度な不安により，不穏に陥る。この場合の鑑別ポイントは「軽度の意識障害」の有無である。せん妄では見当識に障害をきたすが，疼痛や不安による不穏ではこれを認めない。

また，せん妄は，しばしば認知症の悪化として間違って判断される。この鑑別ポイントは「急激な発症」「症状の日内変動」「軽度の意識障害」である。せん妄は数時間から数日の間に急性に発症するのに対して，認知症の症状は慢性的に推移する。さらにせん妄は，夜間せん妄といわれるように，症状が夜に悪化するなど日内変動を特徴とする。せん妄では，日中わかっていた場所が夜にはわからなくなるなど，意識（見当識）も揺れている。認知症においても心身の疲労や心細さの増す夕方から夜に行動・心理症状*（behavioral and psychological symptoms of dementia：BPSD）が現れやすい。ただしその際，認知症では意識障害は変動しない。最初に幻覚や興奮などの目立つ症状に目を奪われやすいが，意識障害に着目した日内変動を注意深く観察すると，せん妄と認知症を区別できる。

低活動型せん妄は，うつ病と混同されることがある。この鑑別ポイントも「軽度の意識障害」であり，うつ病では基本的に意識障害を伴わない。

＊ **行動・心理症状**：認知症の「中核症状」に伴って現れる精神・行動面の症状のこと。「周辺症状」とほぼ重なる概念であり，環境や人間関係の影響を受ける。

第2編

コミュニケーション

終末期における日常生活の支援

3 全人的（包括的）苦痛の緩和

退院支援・地域連携

2 臨死期の看護

3 看取り 在宅における

終末期看護 事例で学ぶ

1 | 準備因子の評価とケア

認知症患者の 3/4 にせん妄を認めることがわかっている[104]。認知症では，診断までに至っていない認知機能障害の患者も多くおり，独居生活の人では入院して初めて気づくという例も存在する。特に高齢者では，入院時，認知機能の低下について，この数か月の間に**記憶障害**（物忘れが増えていないか），**遂行機能障害**（家事や機械の操作などの複雑な作業が難しくなっていないか）を確認することが重要である。

認知症もしくは認知機能障害が認められる場合，患者は生活面の様々な面で状況の理解，動作の遂行が難しくなっており，療養環境や治療にストレスを生じやすい。患者から元々の生活様式や工夫，現在困っていることや要望を聞いて，個別性を重視した対応を行うことが求められる。また，過去にせん妄を発症した患者は再びせん妄を生じやすい。

2 | 直接因子の評価とケア

せん妄の直接因子を同定して低減し，全身状態をできる限り改善させることが重要である。特に高齢者のせん妄において注意すべき直接因子は，感染症と脱水であり，脳を含む身体機能が脆弱なために容易に悪化する。

▶ 基礎疾患　基礎に認知症があると，苦痛を自ら医療者にうまく表現できないことがあり，せん妄が見逃される可能性が，さらに高まる。看護師は，患者が表現できない分，苦痛やストレスを意図的に拾い上げ，因子を低減させる必要がある。

▶ 医薬品　中でも注意を要するのは睡眠薬である。せん妄になると睡眠・覚醒リズムが崩れやすく，通常，不眠時に処方されるベンゾジアゼピン系の睡眠薬を使用すると，抗コリン作用によりせん妄を惹起させることがある。特に高齢者に対しては，眠気と筋弛緩により転倒のリスクを高めるため，安易な薬剤の使用は避け，睡眠の妨げになっている原因を調べ，除去あるいは緩和することが基本である。

終末期せん妄＊では，直接因子が同定されても，その低減の介入が，もはや難しくなることがある。終末期せん妄と判断された場合には，患者の見当識の改善や生活機能の改善を目指すことから，苦痛を最小限とし，残り時間を家族と共に，より安楽に過ごせることへと目標設定の変更を行う。

3 | 促進因子の評価とケア

❶生理的欲求の充足とストレスの緩和のための環境調整

せん妄はその因子が多様な分，多職種が連携して介入する意義が大きく，中でも看護師

＊ **終末期せん妄**：死亡前 24 〜 48 時間の状態で，腎不全を含む不可逆的な多臓器障害や，不可逆的な代謝性障害を生じ，全身状態の改善が困難となった結果，改善の見込みのなくなったせん妄を指す。治療の観点から終末期せん妄と，終末期のせん妄との区別が重要であり，終末期のせん妄は，終末期（おおよそ予後が 6 か月以内）と見込まれる患者に生じたせん妄を指す[105]。

には環境調整を図る役割が期待される。

▶ **環境調整**　生理的欲求，生活リズム，生活機能を充足・維持すべく，患者の外部環境，内部環境の調和を図ることである。外部環境・内部環境は常に相互に影響し合う関係にある。

　たとえば光の入らない環境（外部環境）であれば，睡眠覚醒リズムの変調（内部環境）に影響する。そして，これがせん妄の促進因子，引き金になる。

　この際，自然光が入るような部屋で療養し，不眠に先立つ不快・不安・ストレスをアセスメントし，患者のペースに合わせて生活スケジュールを組むと睡眠は改善しやすい。また，それによって日中の覚醒度も増し，日中の会話，リハビリテーション，食事などの活動の量や質も改善することで，結果的に睡眠・覚醒リズムが整う。

　このように睡眠・覚醒リズムの改善は，食事や排泄など様々な生活機能を効果的・円環的に促進することで可能であることを認識しておく。

❷ 苦痛の緩和

▶ **苦痛**　せん妄の患者の苦痛は，身体的な苦痛からスピリチュアルな痛みまでに及び，患者の苦痛を全人的にとらえ，できる限り除去・緩和することが必要である。また，苦痛はせん妄を助長する因子であると同時に，せん妄も苦痛を増強させるため，双方向である。

　患者にとっては，せん妄によって生じている夢想状態，幻覚・妄想など，それ自体がつらい体験であり，最近では体験そのものの苦悩を緩和する重要性も説かれている[106]。

❸ 認知・見当識の促進のための工夫

　視覚・聴覚を補って状況を正しく認識できれば混乱は軽減する。

▶ **視覚**　視覚に関して，照明を調整したり，周辺の生活物品を見やすい位置に置くなどの日常的な工夫が大切である。患者の視野に介助者の全身が見えるようにベッドの位置を工夫したり，患者の視覚のみに頼らず，声かけや触覚への働きかけも加えるなど，患者の認知を補う。

▶ **聴覚**　聴覚によるコミュニケーションも同様であり，補聴器はもちろん，患者の聴力に応じた筆談や文字盤の活用も効果的である。この際，患者の目を見て注意を促し，一度に多くを言わず，1つずつメッセージを伝えたり，紙媒体を併用して，言葉と視覚情報を組み合わせるなど，複数の感覚に働きかける。

　また，患者を取り巻く環境において，適度な照明とわかりやすい標示，時計やカレンダーを設置することは，患者の見当識を整えるのに役立つ。周囲にいる人が患者に対して身近な出来事をテーマに声をかけ，日常的な会話を維持することは，患者が混乱なく，安心して過ごすための重要なケアである。時に医療者からの日時や場所の確認は，患者に試されているような不快感をもたらし，自尊心を傷つける行為になる。日常会話のなかで，さりげなく示して補うなどの配慮が大切である。

❹ 安心感, セルフケアと自律の促進

▶ **安心感** 安心感は, せん妄の回復には欠かせない感覚である。なぜなら, 患者のせん妄の経験は常に恐怖から始まるからである。失見当識により, 時間, 場所, 人がわからなくなる不安の大きさは計り知れない。医療者は患者の擁護者であり続け, その恐怖や不安を助長させないようにかかわる必要がある。

せん妄患者は, コントロール感の喪失やコミュニケーションの困難さなどから, 孤立感, 絶望感, 無力感を生じていることが, その体験談から明らかにされている[107]。患者の声を否定せず, 耳を傾けることにより, 患者に「この場所, この人は安全だ」「わかってくれている」という安心感がもたらされることが重要である。この際, 妄想を聞き出すのではなく, あくまでも訴えに耳を傾ける必要がある。

さらに, せん妄の患者は, 何をされたかの内容は覚えていなくても, 不快感や傷ついた感情の記憶は残りやすく, その印象で医療者をとらえ続けることがある。患者にとって看護師の表情, 言動, 態度がせん妄の悪化にかかわる要因となる認識をもって対応する必要がある。

▶ **セルフケアと自律の促進** 患者は周囲のことが意のままにならない体験をしており[108], 「自らの感覚や力, 確かさが奪われている状態」にある。顔を拭くなどの今可能なセルフケア能力を生かして患者の自立を促進することは, 運動機能の向上だけではなく, 現実的な身体感覚, 現実認知に働きかける意味をもつ。

また, 他者に要求したり, 自ら考えて判断・選択するという「自律」を支持するケアも重要である。できれば, 変動があるというせん妄の特徴を生かし, 症状の落ち着いているときにタイミングを合わせて簡潔に説明して理解を促す。

患者が大事にする習慣や行動を知ってかかわることから自律に働きかけ, 自立も引き出す。逆に, 患者のできることにまで過剰にケアすることは, 患者の自立機能, ひいてはコントロール感を奪ってしまう。せん妄の回復過程, 回復困難な終末期, いずれであっても, その状態に応じた自立度, ニーズに合わせて行うケアは大切である。

7. 安全の確保

▶ **事故防止** せん妄を生じると, 患者は注意力の散漫さや興奮により自分の身を自分で守ることが難しくなり, 転倒・転落, 点滴ラインや各種カテーテルの事故（自己）抜去などの重大な事態に至ることがある。

環境整備や挿入物の最小限化を行うとともに, 患者の行動から興奮する, 逆に治まる契機をよく観察・アセスメントし, 対応することが重要である。

▶ **身体拘束** 身体拘束は合併症のリスクを高めるとともに, せん妄発症の契機となり遷延化させるため[109], できる限り回避するが, 自傷他害のリスクが高まった場合には, 多職種で「切迫性」「非代替性」「一時性」の三原則の観点*から検討し, 必要があると判断した際に, 適切な方法で実施する。その場合, 早期解除を原則とし, 解除の目安を医

療者全体で共有し，毎日継続して評価する。

8. 精神医学的管理（薬物療法）

薬物療法はあくまでも対症療法であり，治療の基本原則は原因の除去であることを忘れてはならない。

薬物療法では，せん妄初期の鎮静が必要な場合やアルコール離脱せん妄を除き，主に抗精神病薬を用いる。中でも定型抗精神病薬であるハロペリドール（セレネース®）を多く投与すると，有害反応として錐体外路症状（薬剤性パーキンソン症状）を生じることがあるため，振戦，無動，筋強剛などの錐体外路症状に注意する。

せん妄症状の改善後には，漫然と使用し続けず，徐々に減らして中止することが重要である。

9. 家族へのケア

患者のせん妄により，患者の家族もショックを受け，動揺し，不安になる。せん妄が予測できる場合には，事前に説明することでショックや不安を少しでも和らげることができる。せん妄の発症後は，負担に対するねぎらいや休息の確保を促すとともに，せん妄の原因，今後の見通し，行われている治療やケアの必要性，対応方法について説明する。

終末期せん妄の患者を看取った遺族に調査した研究では，家族は医療者に対して，以前と同じように接し，患者が言いたいことを理解するように努める態度を望んでいることが明らかになっている[110]。患者の気がかりや慣習を医療者が教わり，ケアにつなげ，日々の変化を，家族と共にみていくことも家族の安心感につながる。

V 社会的ケア

A 社会的苦痛

1. 生活者としての苦痛

社会的苦痛は「Life（生命・人生・生活）」を基盤にした痛みである。社会的苦痛を理解するにあたっては，生態学理論（エコロジカルアプローチ）が有効である。

生態学理論では，問題は人と環境の交互作用のなかで発生すると考え，人と環境が相互

＊ **三原則の観点**：切迫性；本人または他患者の生命または身体が危険にさらされる可能性が高い，非代替性；身体拘束以外に代替方法がない，一時性；一時的なものであること。

に影響を与え合いながら，生活空間や時間的経過をとおして形成していく力動的過程で理解する。つまり社会的苦痛を考えるうえでは，個人（患者・家族）に問題をみるのではなく，個人と環境の交互作用という視点が重要になる。終末期に顕在化する社会的苦痛はこの交互作用による影響が凝縮した課題として表れる。

そこには人が社会のなかで生活者として担う複数の社会的役割を遂行することの困難さがある。

1 ┃ 環境や社会的役割の多様性

患者を「環境」の視点からとらえてみると，実に様々な環境に身をおく社会的存在であることがわかる（図3-18）。それぞれの環境のなかで，たとえば生産者，養育者，教育者，支援者，伴走者，指導者，パートナーなどの様々な役割を担っている。こうした役割は，他者との関係で，複数が同時進行的に，また場面によって切り替わりながら遂行[すいこう]されるものである。

通常，家庭は患者を含む家族員がそれぞれの役割を担い，家族全体という単位で一つの環境を形成している。そのため，患者の病状の進行などにより，患者または家族の誰かが役割を遂行することが困難になれば，家族全体としての環境に影響が及ぶ。家族全体の機能を維持するためには，家族員のなかで役割の代行や変更を調整しなければならない。さらに家族員が担う役割は外界の様々な環境との関連のなかで成り立っているため，家族内だけの調整では解決しないことも多い。

終末期には複数の環境（人を含む）との間で社会的課題が生じる。全人的アプローチの前提となる的確な対象者理解には，「人と環境との交互作用」「環境における社会的役割」の視点をもつことが必要である。

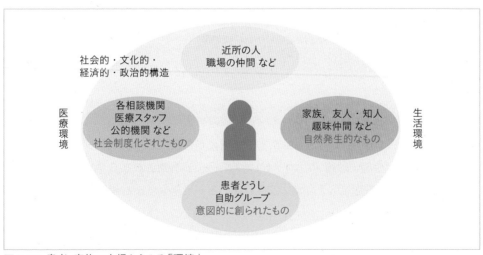

図3-18 患者・家族の立場からみる「環境」

第
2
編

コミュニ
ケーション

終末期における
日常生活の支援

3

全人的（包括的）
苦痛の緩和

退院支援・
地域連携

臨死期の看護

在宅における
看取り

事例で学ぶ
終末期看護

2 ライフサイクルと終末期

患者や家族が体験する「終末期」の時期を発達段階の切り口から捉えると，社会的苦痛の個別性の一片を理解するのに役立つ。

たとえば，エリクソン（Erikson, E.H.）のライフサイクルにおける「成人期」は，他者と親密な関係を構築していく過程において，養育や生産といった社会的役割を担うことで自己を成長させていく時期である。この時期に終末期を迎えるということは，達成すべき発達課題に向き合いながら，一方で「体力や身体機能の制限や喪失，失業，収入の減少，別離」といった喪失を体験することでもある。当然のことながら社会的役割を担うことは難しく，その調整も容易でないことが想像できるだろう。

終末期になると，患者の状態の変化に伴って，月単位または週単位で治療方針が変更されることも少なくない。それにより，特に家族は担うべき役割の優先度や比重を検討しなおさなければならず，予後予測が不確定な場合や，状態の安定・悪化を繰り返すような場合には，一定した生活のリズムをつくることが困難となる。

さらに終末期には，これまでの人生の未解決な問題や課題が強く意識化されたり，凝縮した形で顕在化したりするため，情緒的に揺れやすい。起こる事態に柔軟に対応できる体制や人間関係が構築されていなければ，社会的苦痛はより強く感じられ，患者・家族それぞれのその後の発達（成長）にも影を落とす。

3 単身生活者が抱える社会的苦痛

近年，家族形態の多様性が進み，家族役割への認識の変化が著しい。また，婚姻率・出生率・離婚率の影響もあり，単身者が増加している。単身者といっても，まったく身寄りのない者もいれば，家族や親族がいても，様々な理由からかかわりをもつことが難しいこともある。そういった背景をもつ患者が家族以外の他者とのつながりも希薄な場合，終末期を迎えた患者は心身の状態と折り合いながら，複数の現実的な生活課題に1人で向き合わねばならず，その作業に伴う負担感は相当のものになる。

そのため，日常生活全般の負担軽減を目的に様々な公的社会保障制度やサービスの導入が検討される。しかし，身体的状況，経済的状況，申請から活用までの待機期間，患者の制度利用への抵抗感などの理由から導入に至らない場合も少なくない。また，他人には任せられないペットの世話や庭の手入れ，やり残しの仕事の残務処理などを理由に受診や入院を躊躇する単身者もいる。

さらに単身者は，葬儀・墓，資産の残務処理といった課題に，比較的早い段階から取り組まざるを得ない。個人的な価値観や死生観が明確であったり，多様な選択が可能になるだけの十分な経済力や人脈がある単身者ばかりではない。**終活**＊への気がかりが社会的苦

＊ **終活**：人生のエンディングを考え，自分の最期を迎えるために様々な準備をすること，また最期に向けた人生の総括。

痛となり，その苦痛緩和を目的とした作業の一つひとつが，現実に向き合わされる新たな
苦痛として体験されることもある。

2. 家族や重要な他者とのつながりで生じる苦痛

1 意向の統一と合意形成の難しさ

　終末期には心身の状態の変化に伴い，治療内容の変更，療養場所の検討，サービスの導
入，休職・退職など，様々な決断を求められる機会が増える。重要な決定に際し，個々人
の思いや価値観の違いが露呈したり，これまで把握していなかった家族や親族らが登場し
たりすることで，意向が統一できず，それぞれが納得できる方針の決定に向けた合意形成
がスムーズにいかない事態が生じる。

❶キーパーソン特定の難しさ

　通常，医療者側が認識するキーパーソンは，患者を最も知る人や介入が可能な人であり，
キーパーソンをとおして家族側の意向を確認することが多い。しかし，キーパーソンが役
割によって分担されていて複数存在することもある。これらは必ずしも医療者側の認識と
一致しない。また，家族内の暗黙のルールとして何となく認識されていて，家族内で認識
がずれている場合もある。

❷代理意思決定の場面で生じる心理社会的課題

　病状の進行に伴い患者の意思確認が難しくなる場面や，患者に意思確認を求めることが
適切ではないと判断されるような場面では，家族が代理者として意思決定を求められる。
しかし，厳しい状況であるからこそ，家族員のなかで，それぞれの最善が錯綜し，家族内
の合意が困難になることも少なくない。

　また，医療者から見える家族の力動と，実際のそれとが一致しないため，家族員の誰か
に責任が強いられていることもある。近年は，唯一の代理決定者となる存在が，その人の
年齢や疾患・障害により，代理になることが危うい事例が増えている。

　代理意思決定の場面で生じる課題としては，①代理者特定の難しさ，②最善の選択をし
なければという代理決定者の心理的負担感，③家族間での意向の不一致と家族関係の悪化，
④意思決定に時間を要することによる医療の滞り，⑤決定プロセスが療養および死別後の
家族の生活に与える影響，などがある。

2 血縁者以外の重要な他者のかかわりの限界

　患者にとって大切な存在が必ずしも家族とは限らない。患者と生活を共にし，患者が頼
りにしている存在が血縁関係や婚姻関係にないこともある。事実上のキーパーソンとして
認識されながら，法的に認められる関係ではないことを理由に，重要な決定にかかわるこ
とに制限が生じる場合，社会的苦痛としてだけでなく，心理的にもスピリチュアルな側面
からも苦痛が表出される。

第
2
編

コミュニ
ケーション

終末期における
日常生活の支援

3

全人的（包括的）
苦痛の緩和

退院支援・
地域連携

臨死期の看護

在宅における
看取り

事例で学ぶ
終末期看護

患者の意思が明確で，かつ医療者との合意が十分にできている場合はともかく，患者の意思確認が難しく，かつ血縁関係者が親族以外の介入を拒否するような状況では，重要な他者が蚊帳の外におかれることになり，心理的・社会的・スピリチュアルな苦痛が表出される。

一方で，血縁関係者が患者へのかかわりを拒否し，法的に認められる者の判断が必要な事項を，患者にとっての重要な他者に一任せざるを得ない場合には，一任された血縁関係にない者は責任の重さや負担感に苦痛を抱えることもある。

3 │ 予期悲嘆：個別性と関係性への影響

心身の衰弱や反応の低下を実感し，「死」がより近く意識させられるようになると，特に家族に予期悲嘆の表出を認めることがある。家族が表出する予期悲嘆は，患者との関係性によって，また個々人の感性によって，その表出のありかたは様々である。人によって悲嘆体験の有無も，その程度も一様ではないため，家族内といえどもその認識が共有されるとは限らない。

「悲嘆」は言葉からイメージされる「悲しむ」「嘆く」「泣く」といった情動面・行動面で表出されるとは限らないため，「悲嘆」を体験していることを他者に理解してもらえないこともある。身体面（食欲低下，睡眠障害など）や認知面（記憶力・集中力の低下，無力感，自尊心の低下など）に表われている場合に，介護疲労と認識され，その家族本人さえも気づかないこともある。

家族内の他者（時に患者）に陰性感情を抱き，人間関係が悪化したり，医療者に対して怒りや攻撃性を向けるような行動をする場合には，表出の多様性を踏まえ悲嘆が潜在している可能性に留意する。

3. 終末期における経済的課題

経済的基盤の揺らぎは患者・家族の身体・心・暮らしに影響を与える。

患者・家族は罹患する以前から，生活費，養育費，ローンなど，人生の発達課題に伴って生じる経済的課題を抱えている。そこに，罹患により医療費・療養費・雑費などの捻出という負担が生じると，生活は大きく影響を受ける。罹患時には経済的課題を抱えることがなかった患者・家族でも，療養期間が長期化することで家計にダメージを受け，生活全体に影響が及んでいることもある。

1 │ 終末期における就労

終末期となれば，患者だけでなく，介護にあたる家族の就労問題にも制限が生じる。就労は経済的基盤の確保だけが目的ではなく，社会とのつながりの実感という社会的存在としての自己認識の意味も大きい。そのため休職や退職により社会との接点が乏しくなり，生活が療養や介護中心となることで，患者・家族は孤立感や閉塞感を抱くことも，まれで

はない。

　特に家族は，周囲からも介護者の役割を期待されるため，社会との接点が限られたものになっていく。厳しい状況を忘れることができ，介護者という役割から解放される重要な時間として就労を認識する家族もいる。

　就労には，①医療費，療養費，生活費などを捻出（ねんしゅつ）するための就労，②社会との接点としての就労，③厳しい状況に向き合い続けるためにバランスをとるための就労など，様々な意味がある。

2 ｜ 医療・療養の選択に与える影響

　医療費は，公的医療保険の加入者であれば，自己負担割合（1割，2割，3割）に応じた支払いになるため，高額の出費にはならないと思われがちである。しかし，医療・療養における出費には，通院に必要な交通費，介護タクシーや付添者の費用，補助食品やおむつの購入，在宅サービス利用費などの費用も含まれる。当然，医療経過が長くなるほど，累計額は高額になっていく。経済的価値観は人それぞれであり，支出の優先基準も家庭のルールや個人によって異なる。保険適用外の治療や健康食品などに高額を投資した結果，経済的状況が変化するケースもある。

　経済的状況は，治療の継続や選択およびそれに伴う心理面に影響する。たとえば先進医療や保険適用外の治療に期待を抱きながらも，経済的状況から選択が制限されるような場合，その治療が患者の状態にとって適切か否かではなく，経済的理由で断念したという思いが強く残るケースがある。また，療養場所の選択においても，経済的理由で療養場所の選択やサービス利用に制限が生じるような場合には，患者は家族に負担をかけている申しわけなさを，家族は無念さや罪悪感をもつ傾向がある。

3 ｜ 予後予測と生活設計

　患者の年齢によっては，収入と支出とのバランス調整が困難で，予後（余命）との兼ね合いから年金の繰り上げ受給をして療養費や生活費に当てることを検討する患者・家族もいる。一方で，終末期であることを告げられ，身体感覚では実感していても，長期療養が可能なのではないかとの思いや希望をもつ患者・家族もあり，その場合は，療養生活が長期化すれば年金の繰り上げ受給はメリットにならない（受給総額はマイナスとなる）と考えるなど，現在の経済的問題と予後予測により推測される経済的問題との間で思いが揺れることがある。

　また，医療費・生活費の捻出の方法として，加入している生命保険の生前給付を検討する患者もいれば，生命保険を解約して保険料を生活費に当てるか，治療を断念して保険料を払い続け死亡給付で家族（遺族）の生活費を確保するかを天秤（てんびん）にかけ，治療の中断や中止を選択する患者もいる。想定していなかった罹患（りかん）により人生設計は大きく崩（くず）れる。遺族の生活基盤への不安も社会的苦痛の一つである。

4. 看取りや死別後の生活で生じる苦痛

1 | 看取り

❶看取りの場と地域・文化的影響

　看取りは，その環境，地域，文化などの影響を受ける。患者が身をおく地域が，相互扶助的文化が育まれてきた地域である場合と，個人主義的文化が根づいている地域とでは，医療・福祉サービスの活用や看取りへの意識に大きな差があり，医療者の対応にも影響が生じる。

　たとえば長男の妻が主たる介護を担うことが当然とされる地域では，周囲の目を意識することで，在宅サービスの導入を躊躇したり，導入したことで家族や親族との人間関係が変化するといった二次的な課題が生じることもある。地域の医療文化や看取り文化を把握することは，社会的苦痛の理解の助けとなる。

❷看取り前後の体験の重要性

　看取りの体験がない家族は，看取りの前後で取り組まねばならないことがわからず，心配を募らせる。そのときをどのように迎えるのか，いよいよの場面では何をしていたらよいのか，どのように退院したらいいのか，葬儀や墓のことは，いつどこに相談すればよいのか，患者が存命している間に行動することは不謹慎ではないのか，といった悩みを抱える家族は多い。看取りの体験は，家族の医療体験の一つとして刻まれ，強く印象に残るだけに，看取りへのかかわりかた・向き合いかたが，死別後の悲嘆や人間関係にも影響を与えることに留意する。

2 | 死別後の家族の生活課題

　患者との死別後，大切な人を失った思いを抱えながら，新しい生活を再創造していくことにはエネルギーを要する。死別直後は，葬儀や公的な手続きといった作業に追われ，十分な悲嘆を経験する余裕がもてないことが多い。こうした作業に追われることで喪失の現実に耐えられるという家族もいれば，雑多な作業を分担できる支援者がいないため，うまく取り組めずに機能不全を起こしてしまう家族もいる。また，直後の諸々の作業は何とかこなすことができても，一段落した頃から，喪失感が募り，生活に支障が出る家族もいる。

　死別体験は大切な存在である人の喪失のみならず，故人の家族として担ってきた役割や療養中に育まれた他者との関係の喪失でもある。死別による悲嘆は自然な反応であるが，感じかた，表出時期，表現のありかた，対処法などは個別性が高く，家族内であっても共有できるとは限らない。

　それゆえ死別体験の認識や意味づけの違いなどから，これまでの人間関係のありかたが変化することもある。死別後に課題を抱える可能性が高い家族（ハイリスク群）を事前に把握しておくリスクアセスメントの視点は重要である。

1. 終末期の生活イメージの構築と取り組みへの支援
（現実吟味，予後予測）

　患者・家族の生活ニーズの背景には，個人の信念，価値観，美意識がある。これまでの生活歴のなかで構築されたものもあれば，罹患や療養を機に育まれた価値観や美意識もある。療養生活における満足度は，こうした個人の信念，価値観，美意識を，患者・家族がどれくらい尊重してもらえたと感じられるかが鍵になる。しかし，患者の心身の状態に照らして，また予後予測の点から，患者・家族の価値観や美意識を，そのまま尊重することが適切であるか判断に迷うケースもある。

1 ｜ 患者・家族の現実吟味と優先度の決定を支援する

　終末期の療養生活を具体的にイメージできることは，患者・家族にとって「よりよい療養」を検討していくうえで大きな助けになる。そのためには，患者・家族がどのような信念や価値観や美意識をもっているのかを，コミュニケーション（言語・非言語）をとおしてとらえることが必要になる。

　「よりよい療養」の考えかたには個人差があり，社会的・文化的な価値観に縛られている場合もある。患者・家族にとっての「よりよい」世界が，どのようなものであるかをとらえ，患者・家族の知的・認知的・情緒的側面に配慮しながら，医学情報に照らしつつ「したいこと・したくないこと」「できること・できないこと」「ゆずれること・ゆずれないこと」などを整理していくことが，支援の一つの方法となる。

　特に，患者と家族の意向が異なる場合や，家族間で意向が異なる場合には，それぞれが最善を願う気持ちであることを共有しつつ，「したいこと・したくないこと」を「した場合・しなかった場合」に共に整理しながら，具体的なイメージができるように支援する。そのうえで「必要なこと」や優先的に取り組む課題を整理していけるように支える。

2 ｜ リスクアセスメントの必要性

　終末期には，月単位・週単位で患者の状態が変化する。病状の変化の予測だけでなく，病状の変化が療養生活や家族役割に与える影響も予測しておくことは，新しい局面で患者・家族と協働していくうえで役に立つ。

　さらに必要に応じて，患者・家族および関連機関とリスク要因を情報共有し，リスクが発生した際のセーフティネット＊などを検討しておくことも，緊急事態への心の準備にな

＊ **セーフティネット**：リスクを軽減する策を講じておくこと，またリスクが発生した際に速やかに支援を提供できる体制を準備しておくこと。

る。特に単身者の場合には，これから起こる可能性があることや，その事態への対処法を伝えられていることが大きな安心につながる場合が少なくない。また，支援者に乏しい単身者の場合には，緊急時の窓口になる機関や人物を検討し，情報共有しておくことが，患者だけでなく医療者にとっても助けとなる。

とはいえ患者・家族を支援の受け手としてのみとらえず，これまでも様々な危機に当事者なりに対処してきた力をもつ存在として，信頼することも忘れないようにしたい。

2. 家族や重要な他者とのつながりにおける課題への支援
（意向の統一，合意形成）

1 各関係の力動，変化への柔軟性などを把握する

意向の統一や合意形成の過程では，まず全体を俯瞰する視点が必要になる。患者と家族員または患者にとっての重要な他者らを1つの単位（組織）ととらえると，そこには常にその組織のバランスを保つように働く構造やしくみがある（家族力動）。この構造やしくみのありかた，人と環境および環境内のシステムがどのように働くかなどを理解することは重要である。これまでの危機的な状況（ライフイベントなど）に，家族力動がどう働き，状況や問題がどう変化してきたのか，変化を起こすキーパーソンとなる存在はいるか，変化に対する柔軟性はあるかなどをとらえる。

医療者が家族力動のありかたを把握するには，患者による家族や重要な他者の評価，病状説明時の来訪者の構成，関係する人たちの面会回数，患者・家族間での情報共有の程度や方法，患者・家族の医療スタッフへのかかわりかた，個々人の環境内での立場の認識などを意識的に観察したり，ほかのスタッフから情報収集したり，当事者に確認するなどが方法となる。

人と人とのつながりも，心の痛みや動きも変化することを前提に柔軟にとらえていくことが必要である。

2 直接的支援と間接的支援

意向の統一や合意形成に向けて，それぞれが必要な情報を共有できるように支援するといっても，患者にかかわる全員にアプローチできるわけではない。患者・家族・医療者間の情報共有の窓口となる人（キーパーソン）を接点に，かかわることの難しい他の家族員とも間接的なつながりをつけていく工夫が必要である。その際には，キーパーソンとなる人をねぎらいつつ，仲介役や代弁者的役割が負担になっていないかにも配慮する。

また，患者にかかわれる十分な時間をもてないと感じている家族には，医療者側が把握している患者にまつわる日常のエピソードを伝えることが，患者を「看てもらっている・守られている」という安心感を与える一つの方法となる。

第2編

コミュニケーション

終末期における日常生活の支援

3 全人的（包括的）苦痛の緩和

退院支援・地域連携

臨死期の看護

在宅における看取り

事例で学ぶ終末期看護

3 | 当事者のもっている力や変化への可能性を信頼する

　終末期は諸々の展開が速く，対応にもスピードが求められる。重要な局面だからこそ，医療者は，積極的・主体的に決断できると認識している人物を中心に診療を進めようと考える。しかし，医療者側の認識としては，頼りなさを感じていた人物が医療体験における試行錯誤や揺らぎの経験を力に変えて，力強さや頼もしさを発揮する場合もある。緊急時や死別での反応が心配されていた家族員が，事態の発生で最も力を発揮し，家族全体をまとめる場面に出合うこともある。

　まさに経験が人を創るのである。どんな状態や条件のなかにあろうとも「人は常に変化の可能性を秘めている」といえる。その可能性への信頼を忘れないようにしたい。

3. 経済的課題への支援

1 | 患者・家族の様子から経済的課題の可能性を推察する

　初診時や入院時に把握した情報をもとに，一家としての経済的課題を推測することは重要である。ライフサイクルの視点，家族構成，就労の有無，医療経過（期間）などから経済的課題の有無を推測する。

　たとえば図 3-19 のようなときに経済的課題を抱えている可能性がある。

2 | 困りごとを話しやすい関係を構築する

　経済的状況を他者に話すことは非常に抵抗のあることである。終末期になると，医療度が高くなり，家族だけの力では補えないことが増えてくる。差し迫った状況のなかで必要とされるものを提示されると，「お金に困っている」とは言いづらくなる。日頃から，困

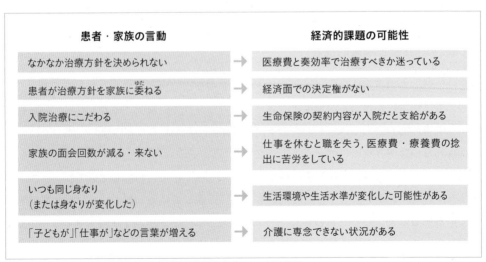

図 3-19　患者・家族の言動による経済的課題を抱えている可能性

りごとを話しやすい関係を構築していると，医療者側の気がかりを尋ねやすいうえ，患者・家族も答えやすくなる。

　経済的課題は生活全般に影響を与えるものであるため，仕事や通院の負担感，週末の過ごしかたなどに触れてとらえていく。また率直に「経済的に心配なことはないか」と尋ねることも方法の一つで，医療者が患者・家族に関心や心配を寄せていることが伝わり，そこから経済面以外の生活課題も語られることで，患者・家族のおかれている状況を，より理解することができる。

3 ｜ 相談機関・相談窓口につなぐ際の留意点

　相談機関・対応機関は患者・家族が抱える課題の内容によって異なる。経済的な状況を語ることにはスティグマ（恥の感覚，屈辱感，劣等感）が伴う可能性があるため，相談機関のたらいまわしで心理的苦痛を受けることがないように，適切な相談窓口や相談機関の情報提供を心がけたい。

　相談機関の例としては，院内の医療ソーシャルワーカーのほか，医療費に関連することは公的制度の各加入保険者，成年後見制度（精神障害，知的障害，認知症などにより判断能力が十分でない人が不利益を被らないように支援者をつける）に関することは家庭裁判所，財産・資産に関することには公証人連合会（公証役場）や弁護士事務所，生命保険に関することは各契約生命保険会社などがある。

4. 死別後までを視野に入れた社会的ケア
（院内外の支援チームの把握と情報共有）

　全人的苦痛における身体的，精神的，社会的，スピリチュアルな苦痛は，互いに関連し影響を与え合う関係にある。終末期には，各苦痛における課題がそれぞれ色濃くなるため，多職種によるチーム医療での対応が必須になる。

　社会的苦痛は，生活を基盤に生じるため，苦痛緩和には院内のチームだけでなく，院外のチームとも協働していくことが求められる。ケースによっては院内チームから院外チームに引き継ぐこともあれば，患者の状態によって，かかわりの比重を変えながら院内外の複数のチームで協働しながら支援する場合もある。

　遺族の生活課題への支援も含まれる社会的ケアは，生活空間（環境）と時間的経過の拡がりから，複数のネットワークシステムで提供されることが望ましい。複数のチームによる協働支援を行うために，互いのチームの構成メンバー（職種），経験，チームの成熟度や特徴（強み）などをとらえておくことは重要である。

　罹患・療養・看取りが1つの体験としてだけでなく，今後の人生における新たな危機に直面したときに乗り越える力になるとの視点から，複数のチームや職種がかかわりながらも，当事者主体の支援であることに留意したい。

第2編

コミュニケーション

終末期における日常生活の支援

3 苦痛の緩和 全人的（包括的）

退院支援・地域連携

臨死期の看護

在宅における看取り

事例で学ぶ終末期看護

VI　スピリチュアルケア

A　スピリチュアリティとは

　世界保健機関（WHO）は緩和ケアを「生命を脅かす疾患による問題に直面している患者とその家族に対して，痛みやそのほかの身体的問題，心理社会的問題，スピリチュアルな問題を早期に発見し，的確なアセスメントと対処（治療・処置）を行うことによって，苦しみを予防し，和らげることで，クオリティ・オブ・ライフを改善するアプローチ」（2002年）と定義しており[111]，身体的・心理社会的問題と同様に「スピリチュアルな問題」への対処も求めている。

　スピリチュアルな問題を早期に発見するためには，まず**スピリチュアリティ**（spirituality）という言葉の意味を理解する必要がある。スピリチュアリティは日常生活のなかでは聞き慣れない言葉だが，人間の生きることの根幹にかかわる言葉である。ここでは，疾患によって，その根幹が揺るがされる経験をしている患者と家族に焦点を当てて考える。

1.　スピリチュアリティと医療

　スピリチュアリティは，辞書によると「神聖な」「聖職者の（宗教団体に関した）」「非物質的な（無形の，肉体をもたない）」「道徳的（感情や魂の状態）」「純粋な本質の」「知的な，より高い知的才能」「高度に洗練された思いや感情」「霊または超自然的存在」など多様な意味が定義されている。

　スピリチュアリティの語源は，「息」に関する言葉，たとえば「呼吸（respiration）」「吸気（inspiration）」「呼気（expiration）」の語源と同じである。スピリチュアリティは，人間が生きていくためになくてはならない基本的要素である[112]。

　しかし，現代医学のなかでは，科学や技術の発達に伴って疾患に対する治療や処置が重視され，疾患を体験している患者のスピリチュアリティについては軽視されがちであった[113]。

　1998年，WHOはこれまでの健康の定義に「dynamic」と「spiritual」の字句を追加した改正案を提出した。スピリチュアルは，人間の尊厳の確保や生活の質を考えるために必要で本質的なものであるという観点から追加されたといわれる。この案による定義は改正されるには至らなかったが，医療提供者が「健康とは何か」をスピリチュアルな側面も含めて考えるきっかけになった（表3-39）。

2.　スピリチュアリティと緩和ケア

　1960年代，近代ホスピスの生みの親であるシシリー・ソンダース（Saunders, C.）は，ホスピス運動の早い時期から，死にゆく人々の「全人的な痛み」には，身体的，心理社会

コミュニケーション

終末期における日常生活の支援

3

全人的（包括的）苦痛の緩和

退院支援・地域連携

臨死期の看護

在宅における看取り

事例で学ぶ終末期看護

表3-39 WHOの健康の定義と改正案

健康の定義	Health is a state of complete physical, mental and social well-being and not merely the absence of disease or infirmity. 健康とは，病気でないとか，弱っていないということではなく，肉体的にも，精神的にも，そして社会的にも，すべてが満たされた状態である（日本WHO協会訳）
1998年改正案 （審議・採択は見送られている）	Health is a dynamic state of complete physical, mental, spiritual and social well-being and not merely the absence of disease or infirmity. 健康とは，病気でないとか，弱っていないということではなく，肉体的にも，精神的にも，そしてスピリチュアルおよび社会的にも，すべてが満たされた状態である。

資料／日本WHO協会：健康の定義について．http://www.japan-who.or.jp/about/who-what/identification-halth/（最終アクセス日：2021/4/30）

的，スピリチュアルな側面の痛みが含まれ，スピリチュアルケアの重要性を述べてきた[114]。

1990年，シシリー・ソンダースは著書[115]のなかで，当時の日本では「霊的痛み」と訳されていたスピリチュアルペインを「多くの患者が自責の念あるいは罪の感情を持ち，自分自身の存在に価値がなくなったと感じ，時には深い苦悶のなかに陥っている，このことが真に「霊的痛み（Spiritual Pain）」とよぶべきものとなり，それに対処するために助けを必要としている」と述べている。

そして同年，WHOの緩和ケアの定義のなかでは，スピリチュアリティ（霊的）を「人間として生きることに関連した経験的一側面であり，身体感覚的な現象を超越して得た体験を表す言葉である。多くの人々にとって「生きていること」がもつ霊的な側面には宗教的な因子が含まれるが，「霊的」は「宗教的」とは同じ意味ではない。霊的な因子は，身体的，心理的，社会的因子を包含した人間の「生」の全体像を構成する一因子としてみることができ，生きている意味や目的についての関心や懸念とかかわっていることが多い。特に人生の終わりに近づいた人にとっては，自らを許すこと，ほかの人々との和解，価値の確認などと関連していることが多い」と解説している[116]。2002年，WHOの緩和ケアの定義は今日も使われているものに改訂されたが，それ以降「霊的」は「スピリチュアル」「スピリチュアリティ」と表記とされることが多くなった。

現代は，緩和ケアの普及とともに苦痛（ペイン）の一側面に「スピリチュアル」「スピリチュアリティ」が含まれることは，多くの医療提供者に理解されるようになった。また，スピリチュアリティは，究極的な意味の探索だけでなく，自己，他者，超越者（物），環境との調和のとれた関係性に対する欲求であることが強調されている[117]。

医療提供者は，多様な要素を含むスピリチュアリティの実態を捉え，患者のスピリチュアルニーズに応じたケアが求められている。

3. スピリチュアリティと看護

スピリチュアリティを看護の歴史からみると，中世から修道女として宗教的な神に奉仕

する活動が看護の基盤であり，宗教と看護は切り離せないものであった。近代看護の基盤を築いたナイチンゲールは，敬虔（けいけん）なクリスチャンであり，全人的看護の視点から，スピリチュアリティは人間の本質であり，スピリチュアリティと科学との両立が，看護実践を発展に導くと提唱した[118]。

　現代においても，多くの看護理論家は，全人的看護の視点から人間のあらゆる健康問題の一部としてスピリチュアルな側面について取り扱い，他の側面にも影響し合うことを述べている。たとえば進行性もしくは不治の疾患による身体的な苦痛を抱える人は，将来の不安や絶望というスピリチュアルな苦悩を経験するかもしれない。人生の目標達成の半ばでの罹患（りかん）は，仕事や家庭などの社会的な役割，これまで築いてきた他者との関係を失うことになり，人生の不条理を感じざるを得ない苦悩に満ちた経験となる可能性もある。

　看護には本来，疾患や緩和ケアのみに特定されない人間の健康問題の一部としてのスピリチュアルの捉えかたがある。しかし，世界の中でも統一された定義や具体的なケアのアプローチは示されておらず，看護師は対象者のスピリチュアリティをどのようにとらえ，ケアすればよいのか戸惑うことも少なくない。

　看護学における，文化や宗教などにこだわらない基本的にすべての人に共通なスピリチュアルニーズは，エンド・オブ・ライフにある患者をとおして，①所属と関係性のニーズ（放置されたり孤立したりしないようケアされる，愛情を与えることと受けること，家族や大切な人または神的な存在との関係など），②生命や苦しみ，死についての意味を探求するニーズ（自己価値を確信する体験を重ねる，苦難と死について個人的な意義づけを見いだす，人生における希望と目的を再定義するなど），③調和へのニーズ（未完成・未解決の対立を認める，乗り越えがたいうらみや憤慨があることを認識する，後悔や非難の気持ちがあることを認識するなど）としてとらえることができる[119]。

　看護実践の臨床場面においては，北米看護診断協会（NANDA）による看護診断が導入され，NANDAの看護診断はその初期（1999～2000年）からスピリチュアルニーズを「価値」の領域に分類し，看護計画立案のために用いられてきた[120]。

B　スピリチュアルペイン

　人間はスピリチュアルな存在であり，すべての人が基本的なニーズをもつことを前提とすれば，危機的な状況に陥りそのニーズが満たされないとき，それはスピリチュアルな苦悩（スピリチュアルペイン）としてその人の前に現れる。特に緩和ケアの領域では，自分の死を意識したときに，「なぜ自分がこんなことになったのか」「自分の人生に何の意味があったのか」「なぜ家族と別れなくてはならないのか」など，自己の存在が脅かされることによって様々な苦悩が生じる。

1. スピリチュアルペインの定義

シシリー・ソンダースは，死に直面したとき「多くの患者が自責の念あるいは罪の意識をもち，自分自身の存在に価値がなくなったと感じ，時には深い苦悶のなかに陥っている，このことが真にスピリチュアルペインと呼ぶべきものとなり，それに対するために助けを必要としている」と述べている[121]。

NANDAインターナショナルによるスピリチュアルペインの定義は「人生の意味と目的を，自己・他者・世界・自分よりも大きな力とのつながりの中で統合する能力の低下に苦しんでいる状態」であり，その診断は「怒りの行動」「泣く」「創造性（力）の表現の低下」「自然に関心を持たない」「睡眠異常（症）」などを指標に行われる[122]。

日本においては神学の立場から，窪寺がスピリチュアルペインを「人生を支えてきた生きる意味や目的が，死や病の接近によって脅かされて経験する，全人的苦痛である。特に，死の接近によって「わたし」意識がもっとも意識化され感情的，哲学的，宗教的問題が顕著になる」と定義している[123]。

哲学の方法論である現象学の立場から，村田はスピリチュアルペインを「自己の存在と意味の消滅から生じる苦痛」であり，たとえば，生の無意味，無価値，無目的，孤独，虚無といった苦しみであると定義している。そして，緩和ケアの臨床における様々な出来事には，「死」が大きな存在として影響を及ぼしており，「死」とは「自己の存在の消滅」であり同時に世界と意味の消滅，他者との別れであることから，この世界での通常の困難や苦しみとは異なる苦しみを生み出すと述べている[124]。

スピリチュアリティは多様な要素が含まれることから，スピリチュアルペインは患者個人の背景や状況によって様々に現れる。特に緩和ケアの対象は，生命を脅かす疾患による問題に直面しており，その問題の背後には死への意識が存在する。疾患に罹患した早い時期であっても終末期であっても，患者は何らかの形で死を意識し，自己の存在の意味，役割の喪失，他者との関係の変化などに苦悩するだろう。

目の前の患者は，どのようにスピリチュアリティを表現しているか（またはしていないか），表現の背後にある苦悩は何か，求めているものは何か，医療提供者が患者のスピリチュアルペインを把握しようとするかかわりそのものが，スピリチュアルケアの第一歩につながる。

2. スピリチュアルペインのアセスメント

村田は，スピリチュアルペインの定義にある様々な要素を人間存在の三次元，つまり時間存在，関係存在，自律存在から識別し，構造化された概念枠組みによってアセスメントすることを試みた（表3-40）[125]。スピリチュアルペインの構造化により，スピリチュアルペインの定義と三次元の存在との関係が明確になり，スピリチュアルペインの全体像の把握やケアの目標が導き出しやすくなった。また医療提供者間のディスカッション・情報共

表3-40 スピリチュアルケアの構造とケアの指針

〈定義〉自己の存在と意味の消滅から生じる苦痛

〈構造〉

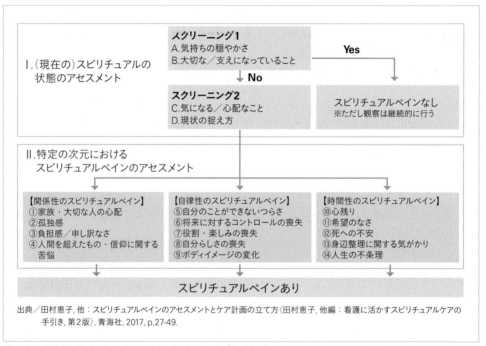

	人間存在 →	死の接近 →	スピリチュアルペイン →	ケアの目標
人間存在の三次元	• 時間存在	• 将来を失う	• 生の無意味 • 無目的	• 死をも超えた将来の回復
	• 関係存在	• 他者との関係を失う	• 自己喪失の不安	• 死をも超えた他者との関係性の回復
	• 自律存在	• 自立と生産性を失う	• 無価値 • 依存 • 無意味	• 自立と生産性によらない次元で自律（自己決定）の回復

出典／村田久行：終末期患者のスピリチュアルペインとそのケア：現象学的アプローチによる解明，緩和ケア，15（5）：385-390，2005，一部改変.

I.（現在の）スピリチュアルの状態のアセスメント

スクリーニング1
A.気持ちの穏やかさ
B.大切な／支えになっていること

Yes

↓ **No**

スクリーニング2
C.気になる／心配なこと
D.現状の捉え方

スピリチュアルペインなし
※ただし観察は継続的に行う

II.特定の次元におけるスピリチュアルペインのアセスメント

【関係性のスピリチュアルペイン】
①家族・大切な人の心配
②孤独感
③負担感／申し訳なさ
④人間を超えたもの・信仰に関する苦悩

【自律性のスピリチュアルペイン】
⑤自分のことができないつらさ
⑥将来に対するコントロールの喪失
⑦役割・楽しみの喪失
⑧自分らしさの喪失
⑨ボディイメージの変化

【時間性のスピリチュアルペイン】
⑩心残り
⑪希望のなさ
⑫死への不安
⑬身辺整理に関する気がかり
⑭人生の不条理

スピリチュアルペインあり

出典／田村恵子, 他：スピリチュアルペインのアセスメントとケア計画の立て方〈田村恵子, 他編：看護に活かすスピリチュアルケアの手引き, 第2版〉, 青海社, 2017, p.27-49.

図3-20 スピリチュアルペインアセスメントシート（SpiPas）

有にも役立った。

この村田の概念枠組を元に，Miyashita ら[126]の研究によって得られた日本人における死の構成概念を取り入れ，田村ら[127]はスピリチュアルペインアセスメントシート（spiritual pain assessment sheet：SpiPas）を開発した（図3-20）。Miyashita らの研究による望ましい死の構成概念は，スピリチュアリティとして「負担にならない」「自分のことが自分でできる」「希望や楽しみがある」「生きている価値を感じる」など多くの要素が含まれる。

SpiPas は第1段階：（現在の）スピリチュアルの状態をアセスメントするスクリーニング2項目と，第2段階：表現されたスピリチュアルペインを三次元に基づいてアセスメント

表3-41 （現在の）スピリチュアルの状態のアセスメント

スクリーニング1	「今のお気持ちは穏やかですか」 「今，大切なことや支えになっていること／意味を感じることはどのようなことですか」
スクリーニング2	「今，気になっていることや心配していることはどのようなことですか」 「今のご自分の状況をどのように感じていますか／ご自分にどのようなことが起こっていると思いますか」

出典／田村恵子，他：スピリチュアルペインのアセスメントとケア計画の立て方〈田村恵子，他編：看護に活かすスピリチュアルケアの手引き，第2版〉，青海社，2017，p.27-49.

する14項目で構成されている。たとえば第1段階のスクリーニング2項目は，オープン・エンド・クエスチョン（開かれた質問）形式で患者との面接で使用できる（表3-41）。

SpiPasは，医療提供者が日常診療やケアで取り入れられるように簡便で，患者に質問しやすい言葉が用いられている。しかし，言語的なコミュニケーションが困難な患者，重篤な認知障害がある患者には適さない。近年，SpiPasは看護教育や看護実践の場での使用が増えつつある。

C スピリチュアルペインを和らげるケア

スピリチュアルペインを和らげるケアは，ケアの目標をもとに，①すべての患者に共通するケアの基盤となる全般的なケアと，②村田の三次元のスピリチュアルペインのアセスメントに応じた個別のケアに大別される。

1. ケアの目標

スピリチュアルペインを緩和することがスピリチュアルケアの1つの目標になるが，苦悩の原因を完全に取り除くことは困難な場合もある。その原因には，疾患の進行，身体機能の低下，役割の喪失，信仰に関する苦悩など，解決しがたいものも含まれる。

ケアの目標は，むしろ患者が解決しがたい苦悩のなかにあっても，穏やかさを保つ方法を身につけ，様々な喪失体験のなかでも新たな価値を見いだすこと，他者や超越者との関係を結ぶ・維持することを見いだすことをとおして自分を取り戻し，生きていこうと思えることである。

2. ケアの基盤となる全般的なケア

スピリチュアルペインに対するケアの基盤となる全般的なケアの具体的な内容としては，次のものがあげられる[128]。

- 生きる意味・心の穏やかさ・尊厳を高めるケアを行う。
- 信頼関係を構築する。
- 現実を受け入れることをサポートする。
- 情緒的サポートを行う。

- おかれた状況や自己に対する認知の変容を促す。
- ソーシャルサポートを強化する。
- くつろげる環境や方法を提供する。

3. スピリチュアルペインの内容に応じた個別のケア

表3-40 に示すように，村田による人間存在の三次元の分類においては，患者は自らの死の接近を感じたとき，「将来を失う」「他者との関係性を失う」「自立と生産性を失う」ことからスピリチュアルペインが生じる。患者のスピリチュアルペインがどの次元に現れているのか，アセスメントした内容を元に「核となるケア」と「ケアの方向性」を確認し，個別のケアを計画する（表3-42）。

4. 多職種によるチームアプローチ

すべての医療提供者が，ケアの基盤となる全般的なケアを提供する必要があるが，スピリチュアルペインは多様であり，個別の問題に対応するためには，多職種によるチームアプローチが重要である。たとえば患者の痛みなどの苦痛症状が「自分のことが自分でできないつらさ」という自律性のスピリチュアルペインに影響している場合には，積極的に症状を緩和させる方法を医師と検討したり，患者のできる範囲内で活動性を高めることを理学療法士に相談できる。

看護師と一緒に生活上で工夫できることを考えたり，1日のスケジュールを立てることも，患者のコントロール感覚を高め，自分では何もできないというつらさを和らげる可能性がある。また，「楽しみがない」という患者には，作業療法士とのレクリエーションやボランティアとの散歩の時間が，新たな楽しみにつながる場合もある。

患者のニーズに応じて，様々な専門家とスピリチュアルペインを和らげる方法を検討し，継続的にケアが行われることは，より質の高いケアを提供するために重要である。そのほ

表3-42 スピリチュアルケアの内容と方向性

三次元の分類	核となるケア	ケアの方向性
時間性のスピリチュアルペイン	・自分に与えられた時間の有限性と向き合い，限られた今を患者なりに過ごしていくことの支援	・将来の安心と希望がもてること ・今を生きる希望がもてること ・生きることへの患者なりの納得ができること
関係性のスピリチュアルペイン	・他者や超越者との関係性におけるつながり，和解を進めていくことへの支援	・家や大切な人とのつながりを確かめ合う／再確認すること ・他者との関係性における葛藤に折り合えること ・自己の罪意識と和解すること
自律性のスピリチュアルペイン	・今の自分に向き合い，今の自分を患者なりに引き受けていくことへの支援	・生きる意味／価値／役割など，自分を価値づけることに患者なりに納得できること ・その人らしさが保持されること

出典／草島悦子，他：スピリチュアルケアにおける医療者の備えとケアの視点〈田村恵子，他編：看護に活かすスピリチュアルケアの手引き〉，第2版，青海社，2017, p.71-91. を参考に作成.

かにも，現在わが国では，スピリチュアルケアワーカー，スピリチュアルケア師などスピリチュアルケアを専門とする職種も育成されつつあり，医療現場での協働が期待される。

5. ケア提供者としての看護師の姿勢

患者のスピリチュアルペインを受け止め，ケアするためには，ケア提供者である看護師自身のケアに臨む姿勢を見つめることも重要である。人の全人性を尊重すること，苦悩をもつ患者に関心を寄せること，解決できなくても患者の苦悩と共にいる姿勢が，スピリチュアルケアの根底には必要である。

そして，患者のスピリチュアルな訴えを聴くためには，ケア提供者のコミュニケーションスキルが求められる。患者の心配や気がかりを察知して看護師から声をかけてみること，患者から表現される言葉をあるがままに受け止めること，受けとった言葉の意味を感じとり伝えることであり，相手が「わかってもらえた」と思えるような傾聴や共感のスキルが重要である。

また，ケアにおいては，看護師自身の個人の能力には限界があることを自覚し，チームメンバーとの協力によって，それぞれのメンバーの専門性を発揮することが，よりよいケアの方向性を導き出す可能性があることを理解しておく必要がある。田村はスピリチュアルケア提供者としての看護師は，専門職としての知識・技術や倫理観を備えていることを前提として，次のような姿勢で患者を気遣うことの重要性を述べている[129]。

- 積極的な傾聴ができる。
- 共感的な感性を磨く。
- 自己の価値観や倫理観から自由である。
- 自己の弱さや限界を認める。
- チームの一員としてかかわる。

VII 認知症の人への緩和ケア

1. 認知症の概要

認知症とは「いったん正常に発達した知的機能が後天的な障害により持続的に低下し，日常生活や社会生活が営めなくなっている状態」と定義されてきた[130]。

アメリカ精神医学会から，2013年にDSM-5が出された。そのなかで認知症における「知的機能」の領域は，複雑性注意，実行機能，学習および記憶，言語，知覚，運動，社会的認知と示された。そして，せん妄，うつ病，ほかの器質疾患のないことが認知症の診断基準となっている[131]。

認知機能は加齢の影響を受けやすく，老年期は認知機能障害を中核症状とする認知症の

出現頻度が急増する。そのため，老化に伴う認知機能の低下なのか，せん妄，うつ状態との見きわめも重要である。

▌2. 認知症の病の軌跡

認知症は様々な症状を統合したものを指すが，その症状は何らかの疾患から引き起こされる（表3-43）。これらについては根本的治療法がなく，病状は進行する。たとえばアルツハイマー型認知症の経過では，脳の実質にアルツハイマー型病変が生じて脳萎縮が緩やかに進行する（図3-21）。

アルツハイマー型認知症の軽症期は，近時記憶障害が目立つが遠隔記憶は保たれている。中等症期は，遠隔記憶もあいまいな状態になり，日常生活にも援助が必要となる。また，妄想や焦燥感などが強くみられるようになる。

重症期に至ると，会話の内容を理解できず発語も乏しくなる。家族など身近な人も区別が困難となる。そして終末期になると誤嚥性肺炎や尿路感染症などを繰り返し，不動状態となり死に至る病である。全経過は約10年とされる[132]。

このように認知症は不治の病であり，診断時からその後の経過を予測し，死を見すえてかかわる必要がある。しかし，軽度から中等度までの時期ならば，意思を言葉で伝えるこ

表3-43 認知症の主な原因疾患

分類	原因疾患
中枢神経系の変性	アルツハイマー型認知症，レビー小体型認知症，前頭側頭葉変性症，進行性核上性麻痺，脊髄小脳変性症，ハンチントン（Huntington）病など
血管障害	脳梗塞，脳出血，ビンスワンガー（Binswanger）病など
感染症	クロイツフェルト－ヤコブ（Creutzfeldt-Jakob）病，AIDS（後天性免疫不全症候群），梅毒など
そのほか	頭部外傷，毒性物質による中毒など

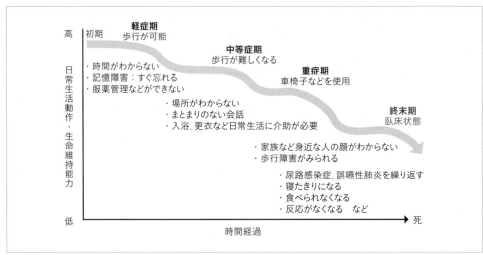

図3-21 アルツハイマー型認知症の死の軌跡

とも可能である。認知症の診断後，医療職からどのような説明を受けているのか，当事者や家族などの望みも含めて確認する必要がある。

3. 身体疾患から生じる認知機能低下

代謝性疾患や頭蓋内病変など，認知症症状を呈しても治療が可能な疾患もある（表3-44）。また，認知機能低下はそれらの疾患が関連している終末期症状かもしれない。認知症とそのほかの身体合併症との見きわめも必要となる。

4. 認知症・認知機能の低下の症状マネジメント

1 認知機能のアセスメント

認知機能とは，知覚，注意，記憶，見当識，計算，言語，思考，判断など，人間が生活を送るうえでの知的活動に欠かせない能力ある。認知症の終末期であるならば，改めてそれらの能力をアセスメントする必要はない。

認知症のスクリーニングテストを終末期の状態で行う必要があるのか，必要がある場合，それは何に活用するためか，それを行うことが当事者にとって利益があるか，それらを医療チームで検討する。安易なスクリーニングテストの実施は，苦痛を増強する。

2 終末期の身体徴候

認知症の終末期では，誤嚥性肺炎，尿路感染などを発症するリスクが高くなる。バイタルサインの変化（体温・呼吸・脈拍・血圧・意識・尿量の変化），末梢の冷感・チアノーゼ，尿量の減少，口腔内の乾燥など，終末期の徴候を確認する。

3 ADLの状態

認知症の終末期では，食事・排泄・清潔・移動などのADLが徐々にできなくなる。ADLは人間が生きるうえで最も大切なことである。それらについて，ていねいに情報を収集し，アセスメントすることが重要になる。

表3-44 認知症症状を生じる主な原因疾患と薬物（治療の可能性があるもの）

分類	原因
欠乏性疾患	ビタミン類の欠乏：ペラグラ（ナイアシン欠乏症），ビタミン B_{12} 欠乏症，ウェルニッケ（Wernicke）脳症（ビタミン B_1 欠乏症）など
代謝性疾患	肝疾患，腎疾患，低血糖など
頭蓋内病変	脳腫瘍，硬膜下血腫，正常圧水頭症など
薬物の影響	向精神薬，降圧薬，感冒薬など

第2編

コミュニケーション

終末期における日常生活の支援

3

全人的（包括的）苦痛の緩和

退院支援・地域連携

臨死期の看護

在宅における看取り

事例で学ぶ終末期看護

4 | 心身の苦痛の有無

認知症や認知機能の低下に伴う終末期の場合，言語的な意思疎通が困難であることが多い。痛みや倦怠感，呼吸苦，不安などの主観的苦痛を訴えることが困難になっていることが予測される。

訴えがないから「痛くない」「つらくない」ではなく，表情や全身状態から看護師が客観的に観察し，苦痛を推察する必要がある。

5 | 本人の意向

厚生労働省から2018（平成30）年に「認知症の人の日常生活・社会生活における意思決定支援ガイドライン」が公開された。これらを活用しながら，終末期に至るまでの経過で，本人の意向を確認できるものがあるか確認する。その意向に添えるか否かも，看護師個人で判断するのではなく，本人・家族などと多職種チームで共同意思決定支援を行う必要がある。

5. 認知症・認知機能の低下の症状マネジメントに伴う看護

本人の認知機能が低下しても最期まで人間としての尊厳を支える。看護師には，意思ある存在として人生最晩年の生を支える看護を実践する態度と技術が求められる。

1 | スタッフの態度とコミュニケーション

言語的な意思疎通が困難であっても，看護師の基本的な態度とコミュニケーションスキルは変わらない（表3-45）。認知症が進行し，全介助状態であるからこそ，ケアする側の態度が大切であることを忘れてはいけない。

人生の終焉のときを支えるため，自尊心を保つ対応（表3-46），自尊心を傷つける対応（表3-47）に配慮する必要がある。ケアの開始時は了承を得て，終了時は心地よさを確認するための声をかけるなど，意向を確認する基本的な態度を忘れてはならない。

表3-45 基本的な態度とコミュニケーションスキル

- 礼儀正しさ
- 親切な態度
- 安心感を与える穏やかな表情
- ゆっくり，ゆったりとした穏やかな口調：声のトーンは低く
- 相手に顔を向けて，視線を合わせて話す
- 反応を待つ：伝えることは1つずつ，返答するまで十分な時間を保つ
- 内容が伝わらない，理解されていない表情や様子の場合：使用した言葉を言い換えてみる
- 理解できない言葉が繰り返される，興奮しそうな様子のとき：理解しようとしている態度を示し，聞きとれた言葉を繰り返してみる

表3-46 自尊心を保つ対応例

自尊心を保つ対応	対応例
理解できないこと・忘れていることでの問題を感じないようにする：さりげない対応	見当識の手がかりになるような対応をする。 「おはようございます。担当の〇〇です」と声をかける。 「今日は〇月〇日ですね」とさりげなくカレンダーを見る。 「〇時ですね，もうすぐ昼食ですね」と，時計を見ながら話をする。
勘違いや忘れていることの原因は患者ではないことを伝える：援助者（看護師）に原因があると感じる対応	相手ではなく，原因がこちら側（看護師側）にあることを伝える対応をする。 「申しわけありませんでした。ですが，〇〇はぜひ行っていただきたいのです」と，伝えられなかったことをあやまり，行う必要性をわかりやすく伝える。
患者・利用者・入居者ではなく，その人が心地よさを感じる対応：相手の立場になる対応	「おじいちゃん」「おばあちゃん」ではなく，「〇〇さん」「〇〇校長」など，本人が呼ばれなれた敬称を使う。
選択肢や決定にあたって意見を聞く：相手の意見を聞こうとする対応	「〇〇については，△△でよろしいですか」など，患者・利用者・入居者の意思・意向を確認する。本人の意思を確認せず，こちら側（看護師側）の都合で対応しない。

表3-47 自尊心を傷つける対応例

自尊心を傷つける対応	不適切な対応例
馬鹿にされているのかと感じる対応	●「私の名前を憶えていますか？」「今日は何日？」など，理解されているか試す対応 ●「本当にわかりますか？」など，疑った対応 ●「静かにしていてね」と子ども扱いをする対応
無視をする対応	●"何回も同じことを言うから対応しなくて大丈夫"など無視をする対応 ●"気を引きたいから言っているだけ"などと話を聞こうとしない対応

2 | 苦痛の緩和

自らの力で生活が営めないことで，次のような様々な苦痛を患者が感じていることを想像する必要がある。

- 姿勢：自ら姿勢を整えられない，不快なままの姿勢保持を強いられる。
- 移動：勢いよく体位変換される，身体を引きずられる。
- 整容：無造作に髪の毛を整えられる，眼脂を強く除去される。
- 排泄：陰部を見られる，排泄物を見られる。
- 清潔：入浴が行えない，口腔内が乾燥する。

自らが同じ状態になったらどう感じるのか，苦痛を想像する能力が求められる。そして，表情などの微弱なサインから，それをキャッチできる感受性も必要となる。

3 | 基本的ケアの充足

先に述べた苦痛を軽減するために，基本的ケアの充実が必要になる。プライバシーの保護に配慮した排泄ケア，栄養補給するためではなく好きなものを一口でも味わうことができる食事，安楽な姿勢，清潔な衣類，汚染されていない口腔内，褥瘡や拘縮のない身体な

ど，日々，繰り返し提供されるていねいなケアこそ，価値あるケアである。

4 | 心地よい環境

最期の時を過ごす場としてふさわしいか，ケアを受ける側になり考える。機材の音や人の話し声，におい，温度・湿度，明るさなどにも配慮する必要がある。ベッド上で過ごすことも多くなるため，寝具類にも注意をはらう。

5 | 歩んできた人生に目を向ける

認知症の人が終末期に至るまでには，長い人生を歩んできている。その人生にも目を向け，多職種チームでケアを実践することが「その人らしさ」につながる一助になる。

6. 家族などとの関係性を支える看護

1 | 家族などへの説明

家族も高齢であることが多いため，家族にわかる言葉で，家族が理解できるように具体的に，何回でも説明することが必要である。

次に起こり得る状態も，わかる範囲で事前に説明することで，家族の不安も軽減できる。

2 | 死は介護のゴール

認知症の人の死は，家族にとっては介護のゴールになる。だからこそ，家族の心残りがないように，家族もケアの対象であることを忘れてはならない。

3 | 日々のケアが家族などのグリーフケア

認知症が進行するとともに，時間を忘れ，場所を忘れ，家族などの親しい人の顔も忘れてしまう。また，徐々に食べられなくなり，歩けなくなる。家族がイメージしていた父親・母親などとは異なる喪失体験を経験することになる。亡くなってからグリーフケアが始まるのではない。日々のケアこそがグリーフケアとなる。

VIII 家族への緩和ケア

終末期にある患者の家族は，患者の死が避けられない事実を受け入れながら，目の前に起きる様々な問題に対処し続ける必要がある。家族がこれらの困難な状況のなかで適切に対処することができなければ，患者のケアの質が低下するだけでなく，家族の機能が低下し，死別後の家族の健康状態にも影響を及ぼしかねない。

そのため，家族アセスメントを適切に行い，家族にどのような援助が必要かを見定めて

アプローチすることが必要である。

Ⓐ 家族アセスメント

　家族アセスメントは，終末期にある家族のニーズを明らかにし，支援の方針を立て，具体的な方法を導くために必要な看護過程である。

　ここであげた家族のアセスメントの視点（表3-48）は，終末期にある家族だけに特化した項目ではないが，この時期の家族に対する全人的アプローチのために重要な視点となる。

　それぞれの項目のアセスメントの視点について説明する。

1 ｜ 家族構成

　家族構成は，家族図を描き同居者は誰かなどを図式化する。

　家族員の年齢，性別，居住地，職業，健康状態，そのほか特記事項がある場合は記載する。

2 ｜ 家族の発達段階

　その家族が家族周期（表3-49）のどの段階にあり，家族としてどのような課題に直面しているのか，家族として発達課題をどのように達成しようとしているかなどの視点から情報収集し，アセスメントする。

　ただし近年，家族形態は多様化しているため，家族周期の知識を基盤として個々の家族の状況に合わせてとらえることが必要である。

3 ｜ 家族の役割関係や勢力関係

　家族員は，家族を維持していくために家族内の役割（家事，養育，扶養，情緒的役割など）を互いに分担し合って生活している。家族役割は，家族の発達段階や家族員が病気に罹患したことにより変化するため，家族がどのように役割を担っているのかを理解していくことが重要である。

表3-48　家族のアセスメントの視点

❶家族構成	❼家族の適応力や問題解決能力
❷家族の発達段階	❽家族の資源（リソース）
❸家族の役割や勢力関係	❾家族の価値観
❹家族の人間関係，情緒的関係	❿家族の希望，期待
❺家族のコミュニケーション	⓫家族の日常生活，セルフケア
❻家族の対処方法	

出典／野嶋佐由美監：家族エンパワーメントをもたらす看護実践，へるす出版，2005，p.62-65.

第2編

コミュニケーション

終末期における日常生活の支援

3 苦痛の緩和 全人的（包括的）

退院支援・地域連携

臨死期の看護

在宅における看取り

事例で学ぶ終末期看護

表3-49 家族周期による発達課題

家族周期 の段階	特徴	発達課題
新婚期	別々の家族に属していた2人が，新しい生活様式をつくり上げていかなければならない時期である。社会的にも独立した家族として認められることが必要となる。	①新しい関係のなかで起こる葛藤を乗り越え，生活の基盤を築く ②夫婦の相互理解を深め，絆を築く
養育期	子どもの出生により親としての新しい役割を自覚し，育児という役割行動を修得しなければならない時期。これまでの2者関係から3者関係となり新しい家族関係が形成される。	①育児などの新しい役割行動を修得する ②子どもを含む新しい家族関係を形成する
教育期	この段階の前期には，子どもが学校生活を始めることにより学校を通じての社会とのつながりが深まり，家族としての社会的責任が大きくなる。後期には，子どもの進路や職業選択の助言をする役割があり，経済的な必要性も高まる。親の社会的な地位が高まり社会生活と家庭生活を両立させることや，生活習慣病の予防などが必要となる。	①子どもの社会化を円滑に進める ②子どもの自立と依存の欲求をバランスよく満たす ③社会生活と家庭生活を両立させる ④生活習慣病を予防する
分離期	子どもが自立していく時期で子の親離れと親の子離れが並行して達成されなければならない。また，子どもの独立に向けて夫婦2人の老後の生活設計を立て始めることが必要となる。老親の介護の問題など家族内の役割分担，介護体制の樹立などの新しい課題が発生すると同時に，更年期や初老期の健康問題に対する対策が必要となる。	①子どもの親離れと親の子離れを達成する ②夫婦2人の生活設計を立てる ③介護などに伴う家族内の役割分担や介護体制を樹立する ④更年期や初老期の健康問題に対処する
成熟期	子どもは完全に独立し，夫婦2人だけの生活になる時期。職業生活からの引退に伴い，新たな老後の生きがいを見いだすことが必要となる。経済的には安定した家計の維持が課題となる。健康面では，老化とともに持病を抱えることが多くなる。配偶者の看取りという大きな危機に直面する。	①新たな老後の生きがいを見いだす ②安定した家計を維持する ③老化に伴う健康障害に対処する
完結期	配偶者を失ったあとの生活を構築する必要がある。生きがいを見いだし，心身の自立を保持し，場合によってはソーシャルサポートを受け入れることが課題となる時期である。	①配偶者を看取る ②配偶者を失った後の生活を立てなおす ③心身の健康の自立と他者の支援を受け入れる

出典／鈴木和子，他：家族看護学：理論と実践，第5版，日本看護協会出版会，2019, p.47-49. を参考に作成.

❶家族の役割関係

　家族がどのように家事や養育を分担しているのか，家族のだれかが役割過重となっていないか，だれが主に介護を担っているか，役割交代は柔軟になされているかなどの視点から情報を収集しアセスメントする。

❷家族の勢力関係

　家族内のだれが勢力をもち，その序列がどのようになっているか，家族の勢力構造を把握する。

　家族のリーダー，キーパーソンはだれか。だれがどのようなことを決定しているのか，どのような方法で決定しているのかなどの視点から情報を収集しアセスメントする。

4 | 家族の人間関係や情緒的関係

夫婦関係や親子関係，兄弟関係，そのほかの家族員との関係などについて情報を収集しアセスメントする。

家族は，①互いをどう思っているのか，②相互支援関係はあるか，③心配なことを自由に相談できているか，④互いの異なる意見を尊重し合えているかなどの視点から情報を収集し，アセスメントする。

5 | 家族のコミュニケーション

家族どうしの会話のしかた，発言の順位や発言量などの言語的コミュニケーション，また，声の調子，態度などの非言語的コミュニケーションなどから，家族間の勢力関係や葛藤関係，結びつきなどをアセスメントすることができる。

家族は，①互いにオープンに自分の意見や感情を表現できているか，②会話は温かく思いやりがあるか，③攻撃的で否定的な態度はないかなどの視点から情報を収集しアセスメントする。

6 | 家族の対処方法

家族の対処とは，家族が何らかの困難に遭遇した際に，それを乗り越えるためにとる行動である。家族がこれまでに遭遇した困難をどのように乗り越えてきたのか，またどのように乗り越えようとしていたのかを知ることは，家族の対処行動や対処力を見きわめるために重要である。

家族が一体となって負担を軽減するなど，問題を解決しようと具体的な方法をとっているか，家族外の社会的な資源を求めるような方法をとっているかなどの視点から情報を収集しアセスメントする。

7 | 家族の適応力や問題解決能力

家族は，そのとき，そのときの課題を解決し，危機に対して適応していくことが求められる。家族の勢力関係や役割関係などを，その時々の状況に応じて変化させていく力があるかどうかを把握する。

①家族は現実を認識し，検討していく力があるか，②家族の意思決定能力はどうか，③家族のこれまでの問題に対する適応力はどうであったかなどの視点から情報を収集しアセスメントする。

8 | 家族の資源（リソース）

家族は，問題解決に向けて，どのような資源（リソース）を有しているのかを把握する。

これまで問題が生じたときに，①家族外の親族や近隣の人たちから，どのような助けを

1 コミュニケーション
2 終末期における日常生活の支援
3 全人的（包括的）苦痛の緩和
退院支援・地域連携
5 臨死期の看護
在宅における看取り
事例で学ぶ終末期看護

得てきたのか，②社会資源を利用しているのか，③人から援助を受けることや公的なサービスを受けることに対して，どのように考えているのかなどの視点から情報を収集しアセスメントする。

9 家族の価値観

家族の価値観とは，家族が重視している物事に対する考え，家族が価値をおいているもの，家族員の行動に強く影響を及ぼしているものである。

家族が最も大切にしていることは何か，あるいは家族が最も嫌うことは何か，家族がモットーとしていることは何か，などの視点から情報を収集しアセスメントする。

10 家族の希望，期待

家族がどのようなことを望んでいるのか，どのような希望やニーズがあるのかを把握することは，患者の死が迫っている家族にとって極めて重要である。

表3-50 は終末期患者の家族のニーズとして示されているものであり，図3-22 は，終末期がん患者の家族が認識する望ましい看護の調査結果である。これらは家族がもつ一般的な希望，期待と考えることができる。

これらの知識を基盤としたうえで，目の前にいる家族の個別な希望やニーズについて把握すること，さらに家族員それぞれの希望やニーズが一致しているかなどの視点から情報を収集しアセスメントする。

11 家族の日常生活，セルフケア

家族のセルフケア行動およびセルフケア能力を把握する。家族全体としてのセルフケア行動を把握し，不足しているところがないか情報を収集しアセスメントする。

＊

家族アセスメントとは，このように系統的に情報を収集したうえで家族を1つの集団としてとらえ，家族に対する必要な援助を明らかにすることである。

情報の収集は看護師と家族のかかわりのなかから少しずつ得られることが多いため，アセスメントの視点から意図的に観察し，情報をとらえるようにする。また，家族の問題や

表3-50 終末期患者の家族のニーズ

● 患者の状態を知りたい	● 患者の安楽を保証してほしい
● 患者のそばにいたい	● 家族メンバーから慰めと支持を得たい
● 患者の役に立ちたい	● 夫婦間（患者―家族間）で対話の時間をもちたい
● 感情を表出したい	● 自分自身を保ちたい
● 医療者から受容と支持と慰めを得たい	

出典／鈴木志津枝：家族がたどる心理的プロセスとニーズ〈野嶋佐由美，渡辺裕子編：家族看護2〉，日本看護協会出版会，2003，p.35-42.

第2編

コミュニケーション

終末期における日常生活の支援

3

全人的(包括的)苦痛の緩和

退院支援・地域連携

臨死期の看護

在宅における看取り

事例で学ぶ終末期看護

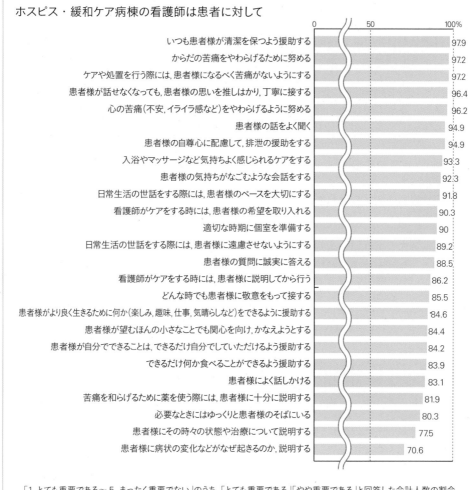

ホスピス・緩和ケア病棟の看護師は患者に対して

	%
いつも患者様が清潔を保つよう援助する	97.9
からだの苦痛をやわらげるために努める	97.2
ケアや処置を行う際には, 患者様になるべく苦痛がないようにする	97.2
患者様が話せなくなっても, 患者様の思いを推しはかり, 丁寧に接する	96.4
心の苦痛(不安, イライラ感など)をやわらげるように努める	96.2
患者様の話をよく聞く	94.9
患者様の自尊心に配慮して, 排泄の援助をする	94.9
入浴やマッサージなど気持ちよく感じられるケアをする	93.3
患者様の気持ちがなごむような会話をする	92.3
日常生活の世話をする際には, 患者様のペースを大切にする	91.8
看護師がケアをする時には, 患者様の希望を取り入れる	90.3
適切な時期に個室を準備する	90
日常生活の世話をする際には, 患者様に遠慮させないようにする	89.2
患者様の質問に誠実に答える	88.5
看護師がケアをする時には, 患者様に説明してから行う	86.2
どんな時でも患者様に敬意をもって接する	85.5
患者様がより良く生きるために何か(楽しみ, 趣味, 仕事, 気晴らしなど)をできるように援助する	84.6
患者様が望むほんの小さなことでも関心を向け, かなえようとする	84.4
患者様が自分でできることは, できるだけ自分でしていただけるよう援助する	84.2
できるだけ何か食べることができるよう援助する	83.9
患者様によく話しかける	83.1
苦痛を和らげるために薬を使う際には, 患者様に十分に説明する	81.9
必要なときにはゆっくりと患者様のそばにいる	80.3
患者様にその時々の状態や治療について説明する	77.5
患者様に病状の変化などがなぜ起きるのか, 説明する	70.6

「1. とても重要である〜 5. まったく重要でない」のうち, 「とても重要である」「やや重要である」と回答した合計人数の割合

出典／安藤悦子：終末期がん患者の家族が認識する望ましい看護〈日本ホスピス・緩和ケア研究振興財団「遺族によるホスピス・緩和ケアの質の評価に関する研究」運営委員会編：遺族によるホスピス・緩和ケアの質の評価に関する研究2〉, 日本ホスピス・緩和ケア研究振興財団, 2013, p.82-87.

図3-22 遺族が認識する終末期がん患者に対する望ましい看護師のありかた

できていないことに目を向けるのではなく, 家族のできていること, 強みや家族全体のこれまでの生活上の対処を尊重していく姿勢が重要である。

B 家族への全人的アプローチ

1 家族の支援者であることを伝え, 信頼関係を築く

　終末期にある患者の家族は, 病状の進行に伴う不安, 悲嘆, これまでの療養生活による介護疲れ, 健康問題, 生活上の困難など, 心身ともに困難を抱えていることが多いが, 看

護師に相談できることを知らない場合が多い。

　看護師は家族に支援者として認識してもらえるように日頃から家族に関心を寄せ，ねぎらいの言葉をかけたり，日常的な会話や説明などを通して，身近な支援者として認識してもらえるような信頼関係を築くことが大切である。

　特に家族は点滴の色が変わっただけでも，患者に何が起きたのかと不安に苛^{さいな}まれていることが多い。家族のいない間の患者の様子を伝えたり，医療的な処置の目的などを家族にわかりやすく伝えていく。

2 ｜ 家族間の情緒的な支え合いが円滑になるように支援する

　終末期は患者の病状の変化に伴い家族の気持ちも動揺しがちである。また，家族員の悲嘆の状況は，患者との関係性や愛着によって様々であり，その表現も異なる。

　看護師は個々の家族員の悲嘆に対して共感的理解を示し，個々の家族員を情緒的に支えるとともに，各々の家族員が互いに相手の気持ちを理解し，情緒的に支え合えるように支援する。さらに，その家族のもつ情緒的なつながりを促進するような働きかけを行う。

3 ｜ 家族のもつ力を引き出し高める

　個々の家族員が，患者を支援することや自らの生活を維持することについて，どのようにとらえ，どのように対処してきたのかを理解する。

　可能な限り，これまで家族の力で対処してきたことについては見守る姿勢をとり，これまで家族が行ってきた対処方法を尊重する。また，終末期の家族は患者に対し何もできないと無力感を抱くことが多い。何かしてあげたいと思っている家族に対しては，患者に快適さを提供できるようなケアを提案したり，看護師と共にケアをすることなどを提案してみる。

　また，実際に手を出さなくても，家族がそばにいるだけでも患者は安心できること，面会にきてくれていることを患者が喜んでいるなど，肯定的なフィードバックを看護師が行い，家族が患者にとってかけがえのない存在であることを認識できるように保証していく。

4 ｜ 家族間のコミュニケーションを促進する

　終末期の患者の家族は，病状の進行による不安，緊張状態，生活上の困難などを抱えている。そのため，気持ちに余裕がなく，相手の思いを受け止められない，自分中心の考えに偏るなど，本来の家族のコミュニケーションがとれず，閉鎖的になる場合が多い。

　看護師は，個々の家族員の不安，葛藤，怒りなどの感情を積極的に傾聴するとともに，家族員が互いの感情を理解し合えるように橋渡しをする。また，情報や思いを共有できるように家族全員での面談の場を設けるなど，できるだけ家族内で自分たちの問題を話し合っていけるように支援する。

5 | 家族間の役割移行を促進し支援する

患者の担っていた役割の交代や，介護役割が増えるなど，家族全体として役割移行が生じる。その役割移行に伴う家族の心身のストレスや，生活上の変化はないかなど，役割移行が家族員の生活や家族全体の機能にどのように影響しているのかを把握する。

たとえば，ある家族員に役割過重が生じていてストレスがかかっていたとしても，家族であるがゆえに遠慮がちになり，家族員どうしで調整を図ることが難しい場合もある。このような場合は，看護師が中立的な立場で，その役割調整を担う必要があることもある。

このように家族が協力して役割移行を乗り越えられるように，情緒的なサポートをしたり，公的なサービスの導入を紹介するなど，現実的な役割調整ができるように支援する。

6 | 家族の日常生活と健康を気遣う

終末期にある患者の家族は，病状告知，治療の選択や決断に対するストレス，病院という環境下における生活制約のストレス，家族員間の関係性の変化に伴うストレスなど，様々な精神的ストレスを抱えている。また，介護負担による身体的ストレス，大切な家族を失うかもしれないといった悲嘆による食欲低下，不眠など様々な身体的な不調を抱えている場合もある。

持病のある家族が通院を断念し，服薬が継続できていない状況も少なくないため，家族の心身に不調がないか家族の健康を気遣い，休息をとることを促したり，必要に応じて受診を促すなど支援する。その場合，家族が休息のために安心してその場を離れられるように，日頃から看護師が誠実に患者のケアを行い，家族から信頼を得ていることが重要である。

7 | 家族の意思決定を支援する

家族の意思決定を支援するためには，まず家族が患者の病状や今後の見通しをどのように認識しているか，家族員それぞれの認識に相違はないか，医療者からみた病状や今後の見通しの判断と家族の認識は一致しているかどうかを把握し，家族の感情に配慮しながら家族と認識をすり合わせる必要がある。

必要に応じて，医師からの病状説明の場を設定し，家族全体が合意形成できるようにする。家族員の社会的立場，患者との関係性，悲嘆の状況によって，治療の継続，療養先の決定，看取りの場など，家族間の意見が対立することも少なくない。看護師は中立的な立場で，家族員の意見の背後にある思いや理由を引き出し，家族全体が合意形成できるように支援する。

8 | 看取りの準備を支援する

家族が看取りについて，どのような希望をもっているのかを，あらかじめ話し合ってお

第2編

コミュニケーション

終末期における日常生活の支援

3 全人的（包括的）苦痛の緩和

退院支援・地域連携

臨死期の看護

在宅における看取り

事例で学ぶ終末期看護

く。終末期の病状は刻々と変化する場合もあるため，看護師は家族の心情に配慮しながらタイミングを見計い，患者の看取りに向けて支援していく。

　看取りが初めての家族にとっては，これからどうなるのか，苦しさは増すのだろうかなど，身体の変化にどう対応したらよいか戸惑うことが多い。家族の心情に配慮しながら具体的に説明することが大切である。

　パンフレットを使用し，看取りについて説明を受けた遺族の約8割は，パンフレットが「とても有用であった」「有用であった」と感じており，この先どのような変化があるのかの目安になる，気持ちの準備をすることに役に立つことなどがわかっている[133]。看護師は，からだをさすってよいことや普段どおり話しかけてよいことなど，家族が患者に対してできること，してよいことを具体的に伝え，患者と家族にとっての最後の大切な時間を穏やかに過ごせるように支援する。

文献

1) 世界保健機関編，武田文和訳：がんの痛みからの解放とパリアティブ・ケア；がん患者の生命へのよき支援のために，金原出版，1993.
2) がん対策推進協議会緩和ケア専門委員会：緩和ケア専門委員会報告書；今後の緩和ケアのあり方について，2011. http://www.mhlw.go.jp/stf/shingi/2r985200000352i7-att/2r985200000352pj.pdf（最終アクセス日：2021/3/30）
3) WHO：Palliative care, 2020. https://www.who.int/news-room/fact-sheets/detail/palliative-care（最終アクセス日：2021/4/25）
4) 厚生労働省：緩和ケア推進検討会報告書，2016. https://www.mhlw.go.jp/file/05-Shingikai-10901000-Kenkoukyoku-Soumuka/0000120736.pdf（最終アクセス日：2021/4/25）
5) 厚生労働省：令和3年（2021）人口動態統計月報年計（概数）の概況，2022.
6) Connors, A. F. Jr., et al.：A controlled trial to improve care for seriously ill hospitalized patients. The study to understand prognoses and preferences for outcome and risks of treatment, Journal of the American Medical Association, 274（20）：1591-1598, 1995.
7) Addington-Hall, J., NcCarthy, M.：Regional study of care for the dying；methods and sample characteristics, Palliative medicine, 9（1）：27-35, 1995.
8) 平原佐斗司：非がん・高齢者患者のエンド・オブ・ライフケア；諸外国の歴史的変遷，Geriatric medicine（老年医学），56（2）：115-118, 2018.
9) 荻野美恵子：日本人における終末期・緩和医療，ICU と CCU，40（11）763-769, 2016.
10) 大坂巌，他：わが国における非がん疾患に対する緩和ケアの現状；日本緩和医療学会代議員を対象とした実態調査，Palliative care research, 13（1）：31-27, 2018.
11) 前掲書10).
12) 久保川直美：非がん・高齢者疾患の緩和ケアとは；非がん患者の緩和ケアの課題と展望，薬事，57（12）：21-25, 2015.
13) Lynn, J.：Perspectives on care at the close of life. Serving patients who may die soon and their families；the role of hospice and other services, Journal of the American Medical Association, 285（7）：925-932, 2001.
14) 森田達也，白土明美：死亡直前と看取りのエビデンス，医学書院，2015.
15) Van Lancker, A., et al.：A comparison of symptoms in older hospitalised cancer and non-cancer patients in need of palliative care；a secondary analysis of two cross-sectional studies, BMC Geriatrics, 18（1）：40, 2018.
16) 池垣淳一：非がん患者の終末期ケア，麻酔，65（3）：262-269, 2016.
17) 前掲書15).
18) Guck, T.P., et al.：Depression and congestive heart failure, Congestive heart failure, 9（3）：163-169, 2003.
19) 浜野淳，他：非がん患者の緩和ケアとは，薬事，61（13）：91-103, 2019.
20) Smallwood, N., et al.：Management of refractory breathlessness with morphine in patients with chronic obstructive pulmonary disease, Internal medicine journal, 45（9）：898-904, 2015.
21) 前掲書15).
22) 日本緩和医療学会ガイドライン統括委員会編：がん疼痛の薬物療法に関するガイドライン，2020年版，金原出版，2020, p.22.
23) World Health Organization：WHO Guidelines for the pharmacological and radiotherapeutic management of cancer pain in adults and adolescents, 2018, p.23-24.
24) 日本ペインクリニック学会非がん性慢性疼痛に対するオピオイド鎮痛薬処方ガイドライン作成ワーキンググループ編：非がん性慢性疼痛に対するオピオイド鎮痛薬処方ガイドライン，改訂第2版，真興交易，2017.
25) 前掲書22), p.58.
26) Richardson,A., Ream,E.：Fatigue in patients receiving chemotherapy for advanced cancer, Int J Palliat Nurs, 2：199-204, 1996.
27) National Comprehensive Cancer Network：Cancer-related fatigue, NCCN Guidelines®. https://oncolife.com.ua/doc/nccn/fatigue.pdf（最終アクセス日：2021/11/22）

第
2
編

コミュニケーション

終末期における日常生活の支援

全人的（包括的苦痛の緩和

3

退院支援・地域連携

臨死期の看護

在宅における看取り

終末期看護　事例で学ぶ

28) Stevinson,C., et al.：Exercise interventions for cancer patients；systematic review of controlled trials, Cancer causes and control, 15(30)：1035-1056, 2004.

29) Blum,D., European Palliative Care Research Collaborative, et al.：Evolving classification systems for cancer cachexia；ready for clinical practice?, Supportive care in cancer, 18（3）：273-279, 2010.

30) Fearon,K., et al.：Definition and classification of cancer cachexia；an international consensus, Lancet oncology, 12（5）：489-495, 2011.

31) 日本緩和医療学会編：専門家をめざす人のための緩和医療学，南江堂，2014, p.148.

32) American Thoracic Society：Dyspnea. mechanisms, assessment, and management；a consensus statement, American journal of respiratory and critical care medicine, 159（1）：321-340, 1999.

33) Solano,J.P., et al.：A comparison of symptom prevalence in far advanced cancer, AIDS, heart disease, chronic obstructive pulmonary disease and renal disease, Journal of symptom management, 31（1）：58-69, 2006.

34) 日本緩和医療学会緩和医療ガイドライン作成委員会編：がん患者の呼吸器症状の緩和に関するガイドライン，2016年版，金原出版，2016, p.14.

35) 前掲書34），P.23

36) Tanaka,K., et al.：Impact of dyspnea, pain, and fatigue on daily life activities in ambulatory patients with advanced lung cancer, Journal of pain and symptom management, 23（5）：417-423, 2002.

37) Tanaka,K., et al.：Factors correlated with dyspnea in advanced lung cancer patients；organic causes and what else?, Journal of pain and symptom management, 23（6）：490-500, 2002.

38) Chochinov,H.M., et al.：Will to live in the terminally ill, Lancet, 354（9181）：816-819, 1999.

39) 山口崇：症状マネジメント；呼吸困難；原因と強さの評価から適切なケアを考える，Hospitalist, 2（4）：913-923, 2014.

40) 前掲書31），p.154.

41) 前掲書34），p.111-113.

42) 前掲書34），p.115-116.

43) 前掲書34），p.111-119.

44) 前掲書34），p.23-24.

45) Chan,K., et al.：Palliative medicine in malignant respiratory diseases, Oxford textbook of palliative medicine, 4th ed, Hanks,G., et al.eds., Oxford University Press, 2010, p.1107-1144.

46) 武井大輔，他：嘔気・嘔吐の薬物療法，日本緩和医療薬学雑誌，2：111-117, 2009.

47) 日本緩和医療学会ガイドライン統括委員会編：がん患者の消化器症状の緩和に関するガイドライン，2017年版，金原出版，2017, p.14

48) 前掲書47），p.17.

49) 前掲書47）.

50) 恒藤暁：最新緩和医療学，最新医学社，1999, p.97-102.

51) 日本緩和医療学会ガイドライン統括委員会編：がん患者の消化器症状の緩和に関するガイドライン，2017年版，金原出版，2017, p.31.

52) 恒藤暁：系統緩和医療学講座；身体症状のマネジメント，最新医学社，2013, p.126.

53) 前掲書49），p.127.

54) 日本緩和医療学会緩和医療ガイドライン作成委員会編：がん疼痛の薬物療法に関するガイドライン，2014年版，金原出版，2014, p.15, 59.

55) 日本がん看護学会教育・研究活動委員会コアカリキュラムワーキンググループ編：がん看護コアカリキュラム日本語版；手術療法・薬物療法・放射線療法・緩和ケア，医学書院，2017, p.148-149.

56) 前掲書49），p.127.

57) National Cancer Institute（NCI），日本臨床腫瘍研究グループ訳：Common terminology criteria for adverse events v5.0（CTCAE），2017；有害事象共通用語規準 v5.0 日本語訳 JCOG版，2021.

58) 日本緩和医療学会ガイドライン統括委員会：がん疼痛の薬物療法に関するガイドライン，2020年版，金原出版，2020, p.143-144.

59) 前掲書52），p.129.

60) 前掲書58），p.58.

61) 前掲書52），p.126.

62) 前掲書52），p.135.

63) 前掲書52），p.135-136.

64) 前掲書52），p.136.

65) 前掲書55），p.150.

66) 前掲書55），p.147-150.

67) 前掲書52），p.137.

68) 前掲書52）.

69) 前掲書52），p.138.

70) 前掲書57）.

71) 西智弘，他編：緩和ケアレジデントマニュアル，医学書院，2016, p.153.

72) 前掲書49），p.139.

73) 国立がん研究センター内科レジデント編：がん診療レジデントマニュアル，第8版，医学書院，2019, p.446.

74) 遠藤久美，本山清美編：分子標的治療薬とケア，がん看護実践ガイド，医学書院，2016, p.237.

75) 森田達也，他：終末期癌患者における身体症状の頻度と危険因子，癌の臨床，44（9）：879-884, 1998.

76) Gradalski, T.：Edema of advanced cancer；prevalence, etiology, and conservative management-a single hospice cross-sectional study, Journal of pain and symptom management, 57（2）：311-318, 2019.

77）Moffatt,C.J., et al.：Chronic oedema；a prevalent health care problem for UK health services, International wound journal, 4, 2016.

78）Real,S., et al.：Palliative care edema；patient population, causal factors, and types of edema referred to a specialist palliative care edema service, Journal of palliative medicine, 19（7）：771-777, 2016.

79）Honnor, A.：The management of chronic oedema in palliative care, British journal of community nursing, 13（10）：S4-9, 2008.

80）小川佳宏：進行がん・末期がん患者の浮腫への対応，メディカルリハビリテーション，140：29-36, 2012.

81）井沢知子：緩和ケアにおける浮腫，WOC Nursing，12（7）：78-83, 2019.

82）前掲書80）.

83）廣田彰男：リンパ浮腫の特徴と対策，Fluid management renaissance, 5（3）：268-272, 2015.

84）日本緩和医療学会緩和医療ガイドライン作成委員会編：終末期がん患者の輸液療法に関するガイドライン，金原出版，2013.

85）森田達也，白土明美：死亡直前と看取りのエビデンス，医学書院，2015.

86）前掲書80）.

87）前掲書81）.

88）Vira,P., et al.：Role of physiotherapy in hospice care of patients with advanced cancer；a systematic review, American journal of hospice and palliative medicine, 38（5）：503-511, 2021.

89）溝上裕子：がんの進行や再発に伴う脆弱な皮膚のケア〈松原康美，蘆野吉和編：がん患者の創傷管理；症状緩和ケアの実践〉，照林社，2007, p.70-77.

90）前掲書80）.

91）原田憲一：精神症状の把握と理解；精神医学の知と技，中山書店，2008, p.5.

92）福田紀子：否認の強い患者に関わる医療チームに生じる問題とその対応，緩和ケア，24（3）：186-189, 2014.

93）Passik,S.D., et al.：Oncologists' recognition of depression in their patients with cancer, Journal of clinical oncology, 16（4）：1594-1600, 1998.

94）American Psychiatric Association 著，高橋三郎，大野裕監訳：DSM-5 精神疾患の診断・統計マニュアル，医学書院，2014.

95）Akizuki,N., et al.：Development of an Impact Thermometer for use in combination with the Distress Thermometer as a brief screening tool for adjustment disorders and/or major depression in cancer patients, Journal of pain and symptom management, 29（1）：91-99, 2005.

96）上村恵一：精神症状のアセスメントとマネジメント；がんと非がんの違いについて，緩和ケア，27（増刊号）：167-168, 2017.

97）恒藤暁，岡本禎晃：緩和ケアエッセンシャルドラッグ，第3版，医学書院，2014, p.88.

98）Kübler-Ross,E. 著，鈴木晶訳：死ぬ瞬間；死とその過程について，完全新訳改訂版，読売新聞社，1998, p.374.

99）Brown,L.F., et al.：The association of depression and anxiety with health-related quality of life in cancer patients with depression and/or pain, Psycho-oncology, 19（7）：734-741, 2010.

100）前掲書50），p.190.

101）American Psychiatric Association 著，高橋三郎，大野裕監訳：DSM-5 精神疾患の分類と診断の手引き，医学書院，2014, p.276-282.

102）Inouye,S.K., et al.：Nurses' recognition of delirium and its symptoms；comparison of nurse and researcher ratings, Archives of internal medicine, 161（20）：2467-2473, 2001.

103）Witlox,J., et al.：Delirium in elderly patients and the risk of postdischarge mortality, institutionalization, and dementia；a meta-analysis, Journal of the American Medical Association, 304（4）：443-451, 2010.

104）McKeith,I.G., et al.：Diagnosis and management of dementia with Lewy bodies；third report of the DLB Consortium, Neurology, 65（12）：1863-1872, 2005.

105）小川朝生：自信がもてる！せん妄診療はじめの一歩；誰も教えてくれなかった対応と処方のコツ，羊土社，2014, p.131-132.

106）村田久行，長久栄子編著：せん妄〈シリーズ現象学看護1〉，日本評論社，2014, p.120-136.

107）中村孝子，綿貫成明：せん妄を発症した患者に対する理解と回復へのケア；患者の記憶に基づいた体験内容とその影響に関する文献レビュー（1996〜2007年），国立病院看護研究学会誌，7（1）：2-12, 2011.

108）Inouye,S.K., Charpentier,P.A.：Precipitating factors for delirium in hospitalized elderly persons；predictive model and interrelationship with baseline vulnerability, Journal of the American Medical Association, 275（11）：852-857, 1996.

109）前掲書108）.

110）Morita,T., et al.：Terminal delirium；recommendations from bereaved families' experiences, Journal of pain and symptom management, 34（6）：579 589, 2007.

111）World Health Organization：palliative care. https://www.who.int/health-topics/palliative-care（最終アクセス日：2021/11/5）

112）エリザベス・ジョンストン・テイラー著，江本愛子，江本新監訳：スピリチュアルケア；看護のための理論・研究・実践，医学書院，2008, p.130-150.

113）Kearney,M.：臨死患者のスピリチュアルケア〈Cochinov H.M., Breitbart,W. 編，内富庸介監訳：緩和医療における精神医学ハンドブック〉，星和書店，2001, p.63-65.

114）シャーリー・ドゥブレイ，マリマン・ランキン著，若林一美監訳：シシリー・ソンダース；近代ホスピス運動の創始者，増補新装版，日本看護協会出版会，2016, p.322-362.

115）シシリー・ソンダース，メアリ・ベインズ著，武田文和訳：死に向かって生きる；末期癌患者のケア・プログラム，医学書院，1990, p.59.

116）世界保健機関編，武田文和訳：がんの痛みからの解放とパリアティブ・ケア；がん患者の生命へのよき支援のために，金原出版，1993, p.48.

117）Taylor,E.J.：Spiritual assessment, Oxford textbook of pallative nursing, 4th ed., Ferrell,B.R., et al.ed., Oxford University Press, 2015, p.531-545.

118）Macrae,J.：Nightingale's spiritual philosophy and its significance for modern nursing, Image-the journal of nursing scholarship, 27（1）：8-10, 1995.

第2編

コミュニケーション

日常生活における終末期の支援

3 全人的（包括的）苦痛の緩和

地域連携 退院支援・

臨死期の看護

在宅における看取り

終末期看護 事例で学ぶ

119）Smith,S.A. 著，高橋美賀子監修：ホスピス・コンセプト，エルゼビア・ジャパン，2006, p.105-110.

120）T. ヘザー・ハードマン，上鶴重美，カミラ・タカオ・ロペス編，上鶴重美訳：NANDA-I 看護診断；定義と分類 2021-2023，原書第 12 版，医学書院，2021, p.452-453.

121）前掲書 115）．

122）前掲書 120）．

123）窪寺俊之：スピリチュアルケア学序説，三輪書店，2004, p.43.

124）村田久行：スピリチュアルペイン・スピリチュアルケアとは〈田村恵子，他編：看護に活かすスピリチュアルケアの手引き〉，第 2 版，青海社，2017, p.1-6.

125）村田久行：終末期患者のスピリチュアルペインとそのケア；現象学的アプローチによる解明，緩和ケア，15（5）：p.385-390, 2005.

126）Miyashita,M., et al.：Good death in cancer care；a nationwide quantitative study, Annals of oncology, 18（6）：1090-1097, 2007.

127）田村恵子，他：スピリチュアルペインのアセスメントとケア計画の立て方〈田村恵子，他編：看護に活かすスピリチュアルケアの手引き〉，第 2 版，青海社，2017, p.27-49.

128）森田達也，他：スピリチュアルペインを和らげるための日常的なケアの工夫〈田村恵子，他編：看護に活かすスピリチュアルケアの手引き〉，第 2 版，青海社，2017, p.50-70.

129）田村恵子：事例 スピリチュアルペインとケア〈佐藤禮子監，浅野美知恵編：絵で見るターミナルケア；人生の最期を生き抜く人へのかぎりない援助〉，改訂版，学研メディカル秀潤社，2015, p.346-358.

130）長谷川真澄：認知症〈亀井智子編：新体系看護学全書，老年看護学 2 健康障害をもつ高齢者の看護〉，メディカルフレンド社，2020, p.114.

131）深津亮，原祐子：DSM-5 における神経認知障害群（Neurocognitive Disorders）について，老年精神医学雑誌，25（8）：845-853, 2014.

132）得居みのり：認知症の病態と治療〈中島紀恵子編：認知症の人びとの看護〉第 3 版，医歯薬出版，2017, p.68.

133）山本亮，他：看取りの時期が近づいた患者の家族への説明に用いる『看取りのパンフレット』の有用性；多施設研究，Palliative care research, 7（2）：192-201, 2012.

参考文献

・明智龍男：うつ病，うつ状態の薬物療法・心理療法，心身医学，54（1）：29-36, 2014.

・明智龍男：がんとこころのケア，日本放送出版協会，2003, p.105-109.

・明智龍男：精神症状の基本〈小川朝生，内富庸介編：これだけは知っておきたいがん医療における心のケア；精神腫瘍学ポケットガイド〉創造出版，2010, p.53-60.

・荒尾晴美，田墨惠子編：患者をナビゲートする！スキルアップがん化学療法看護；事例から学ぶセルフケア支援の実際，日本看護協会出版会，2010.

・いとう総研編：社会保障制度指さしガイド，2017 年度版，日総研出版，2017.

・岩城基：呼吸リハビリテーションのアプローチ〈安部能成編：終末期リハビリテーションの臨床アプローチ〉メジカルビュー社，2016, p.99-109.

・川野雅資編著：精神症状のアセスメントとケアプラン；32 の症状のエビデンス集，メヂカルフレンド社，2012, p.58-66, 229-236.

・がん診療 UP TO DATE 編集委員会編著：がん診療 UP TO DATE，日経 BP 社，2013.

・緩和ケア普及のための地域プロジェクト：痛み以外の症状についてのパンフレット；お腹がふくれるとき，張るとき．http://gankanwa.umin.jp/pdf/pamph07.pdf（最終アクセス日：2021/5/21）

・緩和ケア編集委員会編：がんを生きる人への心理社会的ケア；困難な状況の理解と対応，緩和ケア，22（増刊号），2012.

・桑田美代子，湯浅美千代編：死を見据えた日常生活のケア；高齢者のエンドオブライフ・ケア実践ガイドブック，中央法規出版，2016.

・国立がん研究センター精神腫瘍学グループ：抑うつ・不安のスクリーニング；つらさと支障の寒暖計．http://www.ncc.go.jp/jp/epoc/division/phycho_oncology/kashiwa/020/030/DIT_manual.pdf（最終アクセス日：2021/5/21）

・清水研：不安〈小川朝生，内富庸介編：精神腫瘍学クリニカルエッセンス〉，創造出版，2012, p.66-68.

・清水研：不安障害〈小川朝生，内富庸介編：精神腫瘍学クリニカルエッセンス〉，創造出版，2012, p.133-136.

・鈴木志津枝，内布敦子編：緩和・ターミナル看護論，第 2 版，ヌーヴェルヒロカワ，2011, p.214-223.

・恒藤暁：系統緩和医療学講座；身体症状のマネジメント，最新医学社，2013.

・恒藤暁，岡本禎晃：緩和ケアエッセンシャルドラッグ，第 3 版，医学書院，2014.

・中島紀恵子編：認知症の人びとの看護，第 3 版，医歯薬出版，2017.

・中藤三千代，他：腹部膨満感という患者現象の明確化；消化器系疾患患者の体験に焦点を当てて，日本看護診断学会誌，16（1）：5-12, 2011.

・日本緩和医療学会緩和医療ガイドライン作成委員会編：がん患者の消化器症状の緩和に関するガイドライン，2011 年版，金原出版，p.63-65.

・日本緩和医療学会ガイドライン統括委員会編：がん疼痛の薬物療法に関するガイドライン，2020 年版，金原出版，2020.

・日本緩和医療学会編：専門家をめざす人のための緩和医療学，改訂第 2 版，南江堂，2019.

・日本ホスピス緩和ケア協会：WHO（世界保健機関）の緩和ケアの定義（2002 年）．http://www.hpcj.org/what/definition.html（最終アクセス日：2021/5/21）

・平井和恵：症状マネジメントとケアのエビデンス；倦怠感，がん看護，17（2）：186-189, 2012.

・マリ・ロイド＝ウィリアムズ編，若林佳史訳：緩和ケアにおける心理社会的問題，星和書店，2011.

・三浦智史：食欲不振・悪液質のメカニズムと治療，がん看護，20（2）：141-145, 2015.

・森田達也，木澤義之監：緩和ケアレジデントマニュアル，医学書院，2016.

・Holland,J.C., Lewis, S. 著，内富庸介，寺尾まち子訳：自分らしくがんと向き合う；がんの心の専門家が初めて語る，ネコ・パブ

　リッシング，2003.
・森文子，大矢綾，佐藤哲文：オンコロジックエマージェンシー；病棟・外来での早期発見と帰宅後の電話サポート，医学書院，2016.
・余宮きのみ：がん疼痛緩和の薬がわかる本，第 2 版，医学書院，2016, p.12-13.
・渡辺裕子：「対象の理解」家族成員が終末期を迎えることによって家族が受ける影響〈鈴木和子，渡辺裕子編：家族看護学；理論と実践，第 4 版〉日本看護協会出版会，2012, p.300-306.
・Bower,J.E., et al.：Screening, assessment, and management of fatigue in adult survivors of cancer；an American Society of Clinical Oncology clinical practice guideline adaption, Journal of clinical oncology, 32（17）：1840-1850, 2014.
・Cramp,F., Byron-Daniel,J.：Exercise for the management of cancer-related fatigue in adults. Cochrane database of systematic reviews, 11：CD006145, 2012.
・Del Fabbro,E., et al.：Symptom control in palliative care-Part Ⅱ；cachexia/anorexia and fatigue, Journal of palliative medicine, 9（2）：409-421, 2006.
・Eaton,L.H., 他編，鈴木志津枝，小松浩子監訳：がん看護 PEP リソース；患者アウトカムを高めるケアのエビデンス，医学書院，2013.
・Itano,J.K., Taoka,K.N. 編，小島操子，佐藤禮子監訳：がん看護コアカリキュラム，医学書院，2007, p.263-266.
・Leigh, S.：がんサバイバーシップ；個人的，専門家的，米国的な視点から，第 15 回日本がん看護学会学術集会サテライト講演会資料，2001.
・Lindquist,R., 他編，尾﨑フサ子，伊藤壽記監訳：ケアのなかの癒し；統合医療・ケア実践のためのエビデンス，原著第 7 版，看護の科学社，2016.
・Lubkin,I.M., Larsem,P.D. 著，黒江ゆり子監訳：クロニックイルネス；人と病いの新たなかかわり，医学書院，2007.
・Marrs,J.A.：Stress, fears, and phobias；the impact of anxiety, Clinical journal of oncology nursing, 10（3）：319-322, 2006.
・World Health Organization：Cancer pain relief, 2nd ed, 1996.
・Zuhther,J.E., Norton,S.：Lymphedema management；the comprehensive guide for practitioners, 3rd ed., Thieme, 2013.

第 **4** 章

終末期における
退院支援・地域連携

● 退院支援・地域連携が必要とされる背景とその実際を理解する。

● 終末期における退院支援・退院調整のプロセスを理解する。

I 終末期における退院支援・地域連携

A 退院支援・地域連携とは

1. 退院支援・地域連携が求められる背景とケアシステム構築

患者は，地域で暮らし，家族や地域・社会とのつながりのなかで，人生という物語を生きている「生活者」である。そして病気や老いによる変化により，何らかの暮らしづらさを抱えながら，それでも，本人（わたし）にとって居心地のよい場所で暮らし続け，その延長線上に人生の最期の時を迎えたいと願っている。

1 地域包括ケアシステム

世界に類をみないスピードで超高齢社会を迎えたわが国は，地域包括ケアシステムの構築を推進し「aging in place」(地域居住の継続)，つまりその人が暮らしていた住み慣れた地域での生活を継続し，その延長線で最期の時まで生ききることを実現できる社会を目指している。

地域包括ケアシステムとは，医療・看護，介護，生活支援(福祉)，予防(保健)，住まいの5つの領域の取り組みが，包括的，継続的(入院・退院・在宅復帰を通じて切れ目のないサービス提供)に行われるシステムである(図4-1, 2)。

2 退院支援

地域包括ケアシステムを推進するために，医療機関で従事する看護師に求められる役割の一つが退院支援である。

それは，「入院環境」から「暮らしの場」への療養移行支援のため，継続する医療やケアが継続できるための看護ケアのマネジメントを行い，病院内・病院外も含めた多職種との連携・協働をすることである。

退院支援という考えかたは，外来患者の生活を支える視点をもった**在宅療養支援**という考えかたへ発展してきている。

3 アドバンス・ケア・プランニングと地域連携

入院・退院という場面や，外来通院の節目に，必要な看護ケアのマネジメントを行い，本人の望む場所で医療やケアを受けながら，人生の幕引きを迎えることができるように，本人・家族と少し先を予測した準備・心構えの場面をもつ**アドバンス・ケア・プランニング**(ACP，本編-第1章-Ⅲ「アドバンス・ケア・プランニング」参照)の取り組みが，aging in place

コミュニケーション

終末期における日常生活の支援

全人的（包括的）苦痛の緩和

退院支援・地域連携

臨死期の看護

在宅における看取り

事例で学ぶ終末期看護

- 団塊の世代が75歳以上となる2025年を目途に，重度な要介護状態となっても住み慣れた地域で自分らしい暮らしを人生の最後まで続けることができるよう，医療・介護・予防・住まい・生活支援が包括的に確保される体制（地域包括ケアシステム）の構築を実現していきます。

- 今後，認知症高齢者の増加が見込まれることから，認知症高齢者の地域での生活を支えるためにも，地域包括ケアシステムの構築が重要です。

- 人口が横ばいで75歳以上人口が急増する大都市部，75歳以上人口の増加は緩やかだが人口は減少する町村部等，高齢化の進展状況には大きな地域差が生じています。

地域包括ケアシステムは，保険者である市町村や都道府県が，地域の自主性や主体性に基づき，地域の特性に応じて作り上げていくことが必要です。

病気になったら…
医療

通院・入院　　通所・入所

介護が必要になったら…
介護

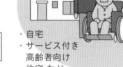

住まい

■ 入院医療
　・急性期病院
　・慢性期，回復期，
　　リハビリ病院，

■ 日常の医療
　・かかりつけ医
　・地域の連携病院

・自宅
・サービス付き
　高齢者向け
　住宅 など

認知症の人

■ 在宅系サービス
　・訪問介護・訪問看護・
　　通所介護
　・小規模多機能型居宅介護
　・短期入所生活介護
　・24時間対応の
　　訪問サービス
　・複合型サービス
　　（小規模多機能型居宅
　　介護＋訪問看護）など
■ 介護予防サービス

■ 施設・居住系サービス
　・介護老人福祉施設
　・介護老人保健施設
　・認知症共同生活介護
　・特定施設入所者
　　生活介護 など

・地域包括支援センター
・ケアマネジャー

相談業務やサービスのコーディネートを行う

いつまでも元気に暮らすために…
生活支援・介護予防

・老人クラブ　　・ボランティア
・自治会　　　　・NPO など

※ 地域包括ケアシステムは，おおむね30分以内に必要なサービスが提供される日常生活圏域（具体的には中学校区）を単位として想定

出典／厚生労働省：平成25年3月地域包括ケア研究会報告会資料，より作成．

図4-1 地域包括ケアシステムの概要

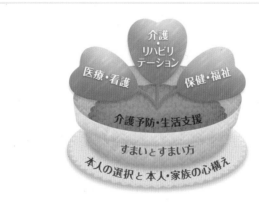

出典／三菱UFJリサーチ&コンサルティング：平成27年度厚生労働省老人保健健康増進事業，地域包括ケア研究会，地域包括ケアシステムと地域マネジメント；地域包括ケアシステム構築に向けた制度及びサービスのあり方に関する研究事業, 2016.

図4-2 地域包括ケアシステムの5つの要素

（地域での生活の継続）を実現することになる。

ACPへの支援は一度限りではない。患者・家族と伴走して継続支援することが大切であり，それは病院という一つの組織だけで支援できることでもない。患者の療養場所が変わるときは，本人の思いや，これからの療養への意向・大事にしてきた価値などを地域で情報共有し，患者の思いをつなげていく必要がある。

全国の市町村において，地域支援事業の一環として「在宅医療・介護連携推進事業」が展開されている[1]。地域による格差はみられるが，ACPを市民目線で普及しようと取り組み始めた地域が増えている。

この事業は，市町村が医師会などに委託する形で，医療と介護の両方を必要とする状態の高齢者が，住み慣れた地域で，自分らしい暮らしを人生の最期まで続けることができるよう，在宅医療と介護を一体的に提供し，切れ目のない在宅医療と介護の提供体制の構築を推進するものである。そのため地域の実情を把握・分析したうえで，住民や地域の医療・介護関係者が地域のめざすべき姿を共有し，医療機関と介護事業所などの関係者との協働・連携を推進することを目的としている。

高齢者のライフサイクルにおいて，医療と介護が主に共通する4つの場面（日常の療養支援，入退院支援，急変時の対応，看取り）における連携で，主に取り組みが進んでいる（図4-3）。医療・介護専門職を対象とした研修や相談支援事業にとどまらず，地域住民への啓発活動を展開しており，手帳や記録ツールの工夫が広がっているため参考にしてほしい。

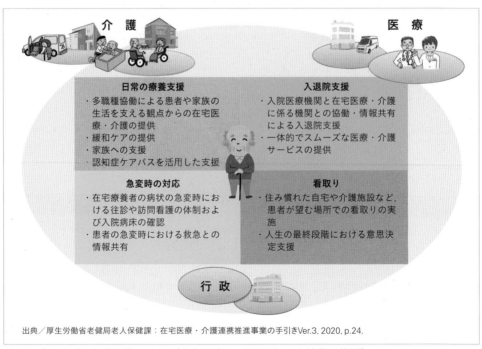

出典／厚生労働省老健局老人保健課：在宅医療・介護連携推進事業の手引きVer.3, 2020, p.24.

図4-3 在宅医療と介護連携イメージ（在宅医療の4場面別にみた連携の推進）

第
2
編

コミュニ
ケーション

終末期における
日常生活の支援

全人的（包括的）
苦痛の緩和

4
退院支援・
地域連携

臨死期の看護

在宅における
看取り

事例で学ぶ
終末期看護

2. 退院支援・地域連携における看護の役割

1 住み慣れた場所に戻る

入院し治療を受けたが，①病気を治すことができない，② ADL（日常生活動作）・IADL（手段的日常生活動作）が低下し，入院前のような自立した生活が送れない，③退院後も複雑な医療処置や医療管理が必要（医療依存度が高くなる），③終末期の時期にあり亡くなる可能性が高いなどの理由で，その人の望む暮らしの場（自宅や，ほかの住まい）に戻ることを，あきらめていないだろうか。

入院は，あくまでも通過点である。患者が住み慣れた暮らしの場へ戻り，穏やかな療養生活が継続できるために医療者は何ができるかを，入院決定時から検討していくため，外来通院時から入院時支援を開始する病院が増えてきている。

病棟で看護師に見せる患者の姿からは，生活者としての本来の姿をイメージできないことがある。すでに地域での療養を支援されていた場合は，その地域の医療・介護専門職と外来通院時・入院早期から連携し，これまでの暮らしや患者の願いが途切れないよう継続支援を行う。

2 療養の目的を共有する

退院が困難になる患者，そのなかでも終末期にある患者の場合は，医師からの病状説明や今後の方針についての説明が，いわゆる「バッドニュース」（本編-第1章-I-A-1「悪い知らせとは」参照）になる。治療の手立てがないことは，本人にとってつらいことである。医療現場では，このような場面では，本人への説明に先行して家族に説明されることがある。そして「希望をもたせたい，落胆させたくない」という家族なりの思いから，本人には事実とは違う説明を希望されることも多い。そうなった場合，目的が共有できないまま，入院生活が続くことになる。

3 退院支援・地域連携は人生の再構築への支援

看護師は，患者のこれまでの暮らしを家族から聞く場面のなかで，患者の大事にしてきたこと，価値観，患者にとっての QOL（生活の質），そして QOD（quality of dying/death；死の質）はどのようなことだろうと，家族と共に考えていく。

看護師は「本人が，生きる時間が限られていると知ったら，したいことは何だろうか」「大事な家族に，伝えたいことがあるのではないだろうか」と考え，そして家族に「人は，限られた時間を，どう生きるか，生ききるかということを考える強さをもつことができます。そのために最期まで伴走する医療者がいることが大事です」と声をかけることから，退院支援がスタートする。

退院支援は，人生の再構築を支援することである。

3. 退院支援・退院調整と地域連携

1980年代，アメリカでは入院日数の短縮化の影響により，退院後の病状悪化・再入院が多く発生し，入院中から退院後を見通したアセスメントと，在宅医療・福祉サービスへの調整を含めた退院支援（discharge planning）がされるようになった。

日本では，退院調整が「患者・家族の主体的な参加のもと，患者が退院後も自立した自分らしい生活が送れるように，教育指導を提供したり，諸サービスの活用を支援するなど，病院内外においてシステム化された活動・プログラム」と定義されている[2]。

しかし，患者・家族が主体的に参加し，在宅療養へ移行するためには，サービスなどの調整の前に，適時・適切な病状説明と方向性の共有があって，患者は自分の人生の再構築へと向かえる。

そこで退院支援という過程のなかの一部に退院調整があると考え，定義を整理した[3]。

> **退院支援**：患者が自分の病気や障害を理解し，退院後も継続が必要な医療や看護を受けながら，どこで療養するか，どのような生活を送るかを自己決定するための支援
>
> **退院調整**：患者の自己決定を実現するために，患者・家族の意向を踏まえて環境・ヒト・モノを社会保障制度や社会資源につなぐマネジメントの過程

退院支援・退院調整は，患者・家族を中心に，院内の多職種，そして，地域側の多職種が連携・協働して行う。そして病院側の窓口となり，全体をコーディネートする部署が，退院支援部門である。

病院の退院支援部門は「地域医療連携室」「退院支援相談室」「患者サポート室」など名称は様々であるが，退院支援看護師，医療ソーシャルワーカー（MSW）が従事している。

B どのような人に退院支援が必要か

1. 退院支援対象者のアセスメント

退院支援を提供するうえで，①病状・病態から考えられる医療上の課題，②ADL・IADL低下による生活・ケア上の課題の2つの視点でマネジメントする。

退院支援が必要になるかを入院決定時からアセスメントするときも，この2つの視点で情報を整理していく。退院支援が必要な患者の情報収集について次にまとめた[4]。

> ❶医療情報から
> - 入退院を繰り返す（誤嚥性肺炎，心不全など）
>   →在宅での療養生活に何か問題や不安を抱えている
> - 退院後，医療処置・医療管理が継続する可能性がある
> - 末期がん・終末期にある，もしくは近い状況にある
> - 入院前と比べADLが低下し，退院後の生活様式の再編が必要である（脳血管障害，骨折など）
> - 病状や加齢に伴う生活のしづらさがある

第2編

コミュニケーション

終末期における日常生活の支援

全人的（包括的）苦痛の緩和

4 退院支援・地域連携

臨死期の看護

在宅における看取り

事例で学ぶ終末期看護

❷入院前の生活状況・患者背景から
- 独居，同居家族がいても必要なサポートが提供できない
- すでに在宅サービスを利用している
  →在宅支援チームや施設職員との連携・協働が必要
- 入院前から生活のしづらさや経済的な問題があったが支援を受けていない

2. 非がん疾患の患者や高齢者の終末期

　がん患者で終末期にある場合，医療情報から退院支援の必要性がみえてくることが多い。しかし，予後予測が困難になる非がん疾患の患者や，高齢者の場合は，急性増悪を繰り返し，終末期を迎える。

　肺炎や心不全の再燃を繰り返す患者や高齢者に対しては，外来での経過を振り返り，病態予測に基づいて，少し先を見越した，どこで療養するかの準備・心構え（ACP）を検討する場面としての退院支援が必要になる。

Ⅱ 終末期の退院支援・退院調整における看護の実際

Ⓐ 退院支援・退院調整の3段階プロセス

　治療優先の急性期医療の場面において，入院時から意識的に退院支援・退院調整を行うことが必要である。そこで，そのプロセスを時間的な流れに沿って3段階に分け，どの段階を，だれが，どのような方法で進めるかを，可視化・見える化したものが「退院支援・退院調整の3段階プロセス」である（図4-4）。

　それぞれの病院が規模・機能によって院内全体のシステムとして構築することで，退院支援部署・担当者が適切・適時に，対象患者（退院調整が必要な患者）に支援が提供できる。

退院支援・退院調整の3段階
- 第1段階：退院支援が必要な患者の把握
- 第2段階：患者・家族への意思決定支援・自立支援（病棟看護師が中心，医療・ケア継続のための看護介入と院内チームによるアプローチ）
- 第3段階：退院を可能にする制度・社会資源との連絡調整（退院調整部門が主体，在宅支援チームとの協働）

　ここでは一般的な退院支援・退院調整のプロセスを理解するために，終末期にある患者の場合を考えてみよう。

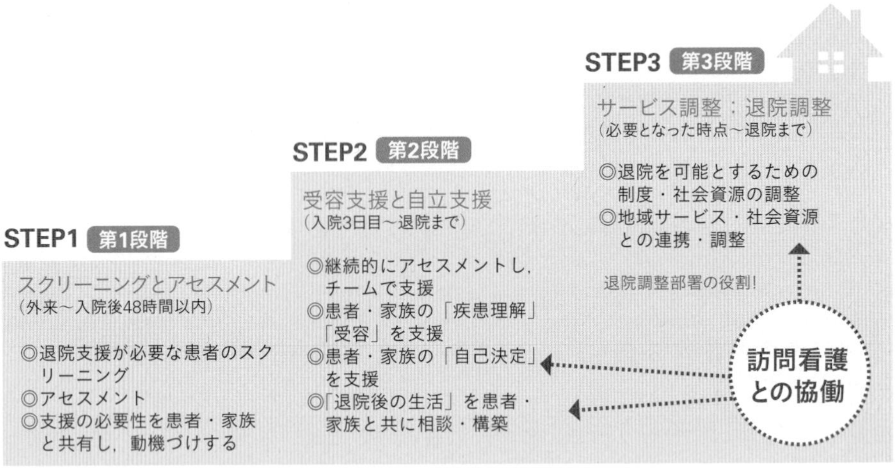

出典／宇都宮宏子：がん患者さんの「退院支援」「外来治療」の今；在宅療養支援における訪問看護の3つの役割訪問，看護と介護，17（4）．289, 2012.

図4-4 退院支援・退院調整の3段階プロセス

B 退院支援・退院調整の3段階プロセスの展開

　退院支援・退院調整の3段階プロセスを1つの事例をイメージしながら，具体的に解説する。

> **患者**：Aさん，58歳，女性。
> **これまでの生活歴**：北陸生まれ。大学卒業後，会社勤めを経て結婚，専業主婦。料理も子どもたちの服も手作り，家にはAさん手作りのものがたくさんある（図4-5）。
> **家族構成**：夫と子どもが2人いる。
> **夫**：59歳，会社員。仕事一途だが「家に帰るとほっこりする」と言う。
> **長女**：34歳，結婚し，同じ市内で暮らしている。子育て中。
> **次女**：26歳，会社員，独身。同居しているが結婚予定。
> **病歴**：数年前から，排便時の出血があったが，痔によるものと思い放置していた。出血が多くなり，かかりつけ医に受診，検査で直腸がんと診断され，がん専門病院を紹介された。手術後，化学療法を続けてきたが，病状が進行，今回は，腹痛が出現し緊急入院した（図4-6）。

1. 入院前の「生活者」としての姿を知る（第1段階）

1 ｜ 入院前情報収集と初期アセスメント

　入院時は，つらい症状を抱え，不安な気持ちでいっぱいである。患者の状態に配慮し，①入院までの「生活者としての姿」を理解する視点をもつ，②本人から情報を収集するときは，思いが語れるよう，環境に配慮する，③入院時に同行している家族が，日頃の患者の状況を理解しているとは限らないため，在宅療養支援者（ケアマネジャー，訪問看護師，か

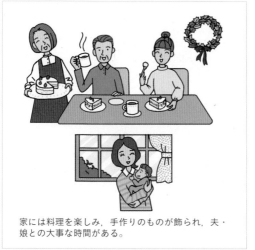

図4-5 生活者としてのAさんの日常

家には料理を楽しみ，手作りのものが飾られ，夫・娘との大事な時間がある。

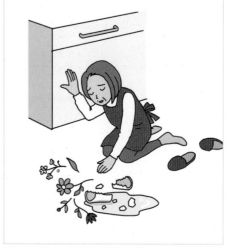

図4-6 腹痛が出現し緊急入院

第2編

コミュニケーション

終末期における日常生活の支援

全人的（包括的）苦痛の緩和

4 退院支援・地域連携

臨死期の看護

在宅における看取り

事例で学ぶ終末期看護

かりつけ医など）や，友人，近隣者といったインフォーマルな関係者から情報を聞き取るようにする。

　入院患者が高齢化していることからも，普段から在宅支援者と病院の医療者が，患者の情報を共有し，チームとして連携・協働することを患者・家族にも説明し，理解してもらうような働きかけが必要である。行政・在宅医療・介護連携推進事業の取り組みとして「入退院支援の連携推進」が全国で広がっている。

〈Aさんの場合〉
　看護師は，症状緩和の看護ケアを提供するだけでなく，Aさんが，これまでがん治療にがんばってきたこと，家では妻として母としての役割をもって暮らしてきたことを，Aさんに寄り添いながら傾

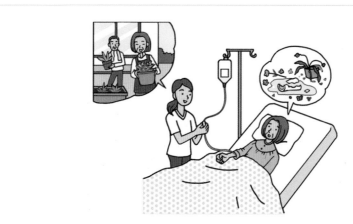

Aさん　「家のこと，そのままで入院になってしまって……」
看護師　「（家を大事に守ってきた人なんだ）お家が大好きなんですね」
Aさん　「家が大好き。でもみんなに迷惑をかけたくないの」

図4-7　Aさんの思い

表4-1 地域での暮らし・生活状況の情報収集

情報収集の視点	内容
1. 意思決定支援・方向性の共有	●これまでの病状経過，入院目的，現時点での治療方針 ●患者・家族への説明と，その理解と受け止め ●患者・家族が今後に向けてどのような思いを描き，今後どのように過ごしたいと考えているか，または患者が考えていたと家族・支援者は思っているか ●事前指示書や代理決定者の有無（ACPにつながる）
2. 医療・看護の視点	入院前の医療管理について ●かかりつけ医の有無，訪問看護利用の有無，訪問看護の内容 ●歯科医の介入の有無（特に高齢者） ●入院前の医療処置の有無，内容，実施状況 ●入院前の内服管理状況，かかりつけ薬剤師の有無
3. 生活・ケアの視点	●入院前のADL・IADL ●家族構成，キーパーソン ●生活状況，経済状況 ●在宅支援利用状況，公的制度活用状況 ●ケアマネジャー，地域包括ケアシステムなどの調整窓口

聴していった。つらい症状が落ち着いたら，どうありたいと考えているかを，対話を繰り返しながら聞いていった（図4-7）。

2 | 退院支援のための情報収集

入院時の初期アセスメントから，継続して情報を整理し，退院支援計画書を立案するのが退院支援カンファレンスである。

入院時の情報収集の場面でも，退院支援のマネジメントの核になる3つの視点（表4-1）から情報を収集し，どのような看護・支援が必要かを継続してチームで考え，実践していく。

2. 方向性，目指す姿の共有（第2段階）

入院決定時に終末期である，あるいは終末期が近いと判断されている場合もあるが，がんではない慢性疾患や高齢者のように，終末期の予測が困難な場合は，医療者と患者・家族の間で入院の目的，目指す姿がずれてしまうことがある。

医師からの入院時の説明の場面（図4-8）で，これからの方向性の共有ができるように，退院支援看護師やMSWのサポートを受けながら，準備していくことが重要である。

1 | 看護師の役割

病棟看護師を中心に**意思決定支援***と**自立支援***が実践できているかが，患者・家族が望

---

* **意思決定支援**：医師の治療計画の説明場面に同席し，患者・家族の理解，受け止めを確認しながら，患者がどうありたいかを決めることを支援する。
* **自立支援**：退院を目指す頃，入院前の生活と比べて，どこがどう変わるのかを検討し，支援する。

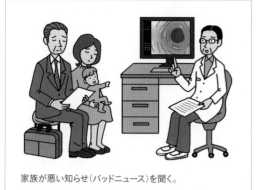

家族が悪い知らせ（バッドニュース）を聞く。

図4-8 医師から家族への説明（インフォームドコンセント）

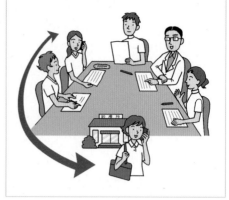

図4-9 退院支援カンファレンス（院内）

第2編

コミュニケーション

終末期における日常生活の支援

全人的（包括的）苦痛の緩和

4 退院支援・地域連携

臨死期の看護

在宅における看取り

事例で学ぶ終末期看護

む療養方法に沿える退院支援にかかわってくる。

看護師の役割は，①入院前の患者の暮らしを聞き取り，今回の入院や病態により，どこが変化するか，②病状が安定しても継続する医療・看護は何か，③患者・家族で自立できるか，在宅医療のサポートは必要か，④退院後の患者の暮らしに，病気や老いによる「変化」をどうすり合わせ，患者の「こうありたい生活」にどう近づけるかである。

このプロセスを，患者・家族と共に考え，構築していくことが，看護師だからできる退院支援である。

2 退院支援カンファレンス

病棟看護師を中心に，多職種で退院支援カンファレンスを開催し，医療上の課題と生活・ケア上の課題に整理しながら，退院後の生活のイメージづくりを患者・家族と共に行う。

退院支援カンファレンスには，退院支援部門の看護師・MSW も参加し，生活の場で可能なシンプルな医療へのアレンジ，患者・家族でできる方法の工夫，在宅医療・ケアサポートを活用して，安心して在宅療養へ移行できるようにする（図4-9）。

病棟看護師は医師をはじめ他職種と共に，次のような課題に取り組んでいく。

医療上の課題として，①患者・家族の病状理解と今後の意向をチームで確認・共有する，②緩和する症状にはどのようなものがあるのか，今後予測できる症状と合わせて確認する，③継続する薬物療法や医療処置にはどのようなものがあるのか緩和ケアチームとも相談し，在宅で可能な安全でシンプルな方法を選択できるようにする。

生活・ケア上の課題として，食事，排泄，入浴（保清），室内の移動，車椅子への移乗・外出方法などを，患者の病状・ADL・IADL を踏まえて，必要なケアや環境調整の必要性を検討し，調整する。

看護師は，患者・家族の退院後の生活をイメージしながら，ケアや医療処置などの手技を習得できるように指導する。しかし，終末期の患者においては，患者・家族が手技を習得するために退院が遅れ，残された自宅での時間が短くなることのないように，訪問看護師

により自宅での手技指導を継続できるようにする配慮も重要である。

　また，終末期の患者の療養場所について，自宅（入院前の住まいの場）か，入院継続が適切かを，院内チームで話し合う。そのうえで患者・家族に対して，医師から病状・今後の見通しを説明し，病棟看護師は退院支援看護師と共に療養方法・療養場所に関する情報提供を行う。

> 〈Aさんの場合〉
> 　Aさんと，医師，病棟看護師，理学療法士，MSWとの話し合いの場面では，Aさんの「家族に迷惑をかけることは嫌だけど，できるならもう一度帰りたい」という思いを院内チームで共有し，どのような在宅医療やケアサポートがあれば可能かを相談した。
> 　退院支援看護師とMSWは，医師，看護師，理学療法士との話し合いを受けて，「医療上の課題」「生活・ケア上の課題」を整理して，在宅療養のための準備・調整を開始した。

　Aさんの医療上の課題：緩和ケアの提供と，最期の看取りを支援するためには，在宅医療体制の構築が必須である。Aさん宅の近くで，24時間体制でのサポートが可能な在宅療養支援診療所・訪問看護ステーションを選び，支援可能かを打診するために，退院支援看護師が連絡・調整をした。

　Aさんの生活・ケア上の課題：病棟ではベッドの横にポータブルトイレを設置して，手すりを使って移動し，後始末は看護師が行っていたが，Aさんは「自宅でトイレを使いたい」という希望があった。たとえ終末期の状況であっても排泄の自立は人としての尊厳を守ることである。理学療法士の意見を踏まえ，居室（ベッドを置く場所やリビングルーム）からトイレへの移動を安全にするため環境整備の準備をする。

　Aさんは58歳だが，特定疾病により介護保険の利用が可能になる。退院支援看護師は介護保険申請の手続きを支援し，介護支援専門員（ケアマネジャー）の選択・依頼をして，介護支援専門員と相談しながら，環境整備（トイレ，浴室，室内移動）や，ケアへのサポートを整える準備を始めた。

　終末期の患者の場合は，在宅医療を担う医師や訪問看護師と早い時期から相談して，スムーズな在宅療養移行を行い，望む場所に少しでも早く帰れることを目指す。

▌3.　具体的なサポートを考え在宅療養を組み立てる（第3段階）

　この段階は退院支援看護師や退院支援部門が，主に担当するプロセスである。退院調整において重要なことは，地域の支援者と共に行うことである。在宅支援チームや，自宅以外の住まいの場へ移行する場合，または緩和ケア病棟などへの入院継続になる場合も，地域の支援者と相談しながら進めていく。

1 ┃ 具体的なサポートの検討

　退院支援のマネジメントを行うときの2つの視点に沿って，具体的にどのような調整を行うか，サポート体制を組み立てていく（表4-2）。

第2編

コミュニケーション

終末期における日常生活の支援

全人的（包括的）苦痛の緩和

4

退院支援・地域連携

臨死期の看護

在宅における看取り

事例で学ぶ終末期看護

表4-2 具体的なサポートの検討

視点	内容
医療上の課題の具体的な調整	**1. 医療管理をどこで継続するか** ①自院への通院で可能か。 ②かかりつけ医に依頼する場合，管理上のポイントは何か。 ③訪問診療が必要な場合，かかりつけ医で可能か，在宅医への紹介が必要か。 ④在宅療養指導管理料が発生する場合，必要な医療材料・衛生材料の調達・手配（退院後，医療管理を行う診療所で継続できるように連携・調整）。 **2. 訪問看護が必要か** ①医療管理・医療処置，服薬管理が必要な場合，患者・家族がどこまで自立できているか，どのようなサポートが必要かを伝える。 ②終末期の患者の場合，訪問看護は必須である。がん末期の患者の場合，医療保険給付となり，頻繁な訪問が可能である。 **3. リハビリテーション継続** ①退院後もリハビリテーション継続が必要な場合：通院リハビリテーション・訪問リハビリテーション，どちらが適切か検討し調整する。 ②自宅環境における生活動作（排泄・入浴・移動・移乗動作の自立を支援など）：訪問リハビリテーション，訪問看護師による支援を検討（心不全患者・呼吸不全患者の入浴支援）。 ③経口摂取を目指すために嚥下機能評価，嚥下訓練，口腔ケアを検討し調整する：地域には「口から食べよう」を支援するための歯科医・歯科衛生士・管理栄養士といった多職種チームも活動している。最期まで「口から食べたい」を継続して支援する。医療上の課題は，医師，訪問看護師，リハビリテーションスタッフ，歯科医，歯科衛生士，薬剤師といった医療職との連携・調整を行う。
生活・ケア上の課題の具体的な調整	**1. 療養場所への配慮** ①入院前の生活状況と，退院後に予測される生活状況を比較しながらマネジメントする。 ②がんの終末期の場合は，比較的機能が高い状態から，死の1〜2か月前に急激に低下するため，自宅へ戻れても，最期の時期は病院への入院または施設への入所が適切になる場合もある。 ③後方支援のための病院・施設の準備をしておくことが，家族の安心につながることがあるため，在宅医療チームと相談しながら，準備しておく。 **2. 療養環境の整備** ①食事，排泄，保清（入浴，口腔ケアなど），移乗，移動（室内，外出）を「病棟での状況（している ADL）＝入院前の生活」「リハビリテーション室での状況（できる ADL）＝退院後の生活」としてイメージする。 ②在宅療養の環境整備，人的サポート体制を整える。 ③在宅療養を支援する病院・施設の準備を検討し，調整する。 **3. 社会保障制度の利用と療養場所の決定** ①患者の年齢・疾患により優先的に利用できる3つの社会保障制度，①介護保険制度，②障害者総合支援法，③難病対策事業がある。 ・高齢者（65歳以上）と40歳以上の特定疾病対象者は介護保険制度が優先され，「がん末期の状態」は特定疾病に含まれる。 ・地域包括支援センターや，すでにケアマネジャーをとおして在宅サービスを活用していた患者の場合は，入院早期からそれらとの連携・協働して退院調整を行う。 ・介護保険対象外の患者の場合は，市区町村の相談窓口や，保健所保健師に相談して調整を進める。 ②入院継続を希望される場合，療養場所として，緩和ケア病棟，地域包括ケア病棟，療養病床から選択する。 ・経済的な不安（自己負担など），家族の面会のしやすさも検討する。 ③高齢者，認知症のある患者においては，なじみの場所で，人生の幕引きができることが望ましい。 ・高齢者施設や認知症対応グループホームで，看取り支援が可能な場所も増えている。 ・退院支援看護師が入院早期から連携し，なじみの場所，住み慣れた地域・場所に帰り，最期の時間を迎えることができるように支援する。

病院から退院して暮らしの場へ移行するために，病院関係者と在宅支援チームが患者・家族と共に話し合い，スムーズに在宅生活が送れるようにする（図4-10）。

> 在宅支援チームと病院医療者で確認し，話し合うこと
> ❶患者・家族への説明内容，理解・受け止め，療養の希望など
> ❷急変時の対応，看取りへの支援体制，入院支援体制
> ❸現時点での症状マネジメント，今後の対応方法
> ❹継続する医療管理・医療処置・ケアの方法

終末期の患者の退院は，症状が安定しての退院ではないこともあり，患者・家族は大きな不安を抱えている。病院医療者と在宅療養支援者が情報を共有し，多職種が知恵を出し合う退院前カンファレンスは，患者・家族の安心につながる。

そして，退院後，どのような療養を送られたか，退院支援のモニタリングのためにも，訪問看護師や在宅医から，その後の様子を報告してもらうことも大切である（図4-11）。

> 〈Aさんの場合〉
> 次のように在宅療養への移行を行った。
> ❶在宅療養支援診療所へ，事前に病院医師から診療情報提供書，直近の血液データなどが送られ，後日，家族面談を実施した。家族面談では在宅療養支援診療所医師から在宅での療養について説明され，在宅医療導入のための話し合いと確認を行った。
> ❷退院前カンファレンスには，在宅支援診療所看護師，訪問看護師，ケアマネジャーが参加した。病院側は，主治医，病棟看護師，理学療法士，退院支援看護師，MSW が参加した。
> ❸介護保険認定待ちの段階（暫定ケアプラン）で，電動ベッドの貸与，4点歩行器の貸与を行った。退院後は室内の安全な移動を目標にし，今後の状況をみながら，ポータブルトイレの購入も検討することになった。
> ❹退院後は，医療保険給付による訪問看護と，在宅支援診療所医師による訪問診療を中心にしたサポートを行った。退院後の変化には臨機応変に対応できることを家族へ情報提供した（がん末期の場合，週単位で ADL の低下が起こることも多い。その場合のサポートの方法を事前に家族に話しておくことが安心につながる）。

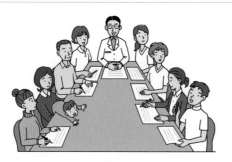

理学療法士がベッドの配置場所やトイレまでの動線について家族と話し合う。訪問看護師は家族のそばに座り，家族の意向を聴きながらサポートする。

図4-10 退院前カンファレンス

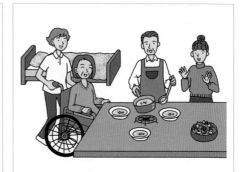

患者・家族は訪問看護師に支えられる。

図4-11 退院後

文献

1) 厚生労働省老健局老人保健課：在宅医療・介護連携推進事業の手引き Ver.3, 2020.
2) 篠田道子：退院調整看護師養成プログラム作成, 厚生労働科学研究事業分担研究報告書, 2004.
3) 宇都宮宏子, 三輪恭子編：これからの退院支援・退院調整；ジェネラリストナースがつなぐ外来・病棟・地域, 日本看護協会出版会, 2011.
4) 宇都宮宏子, 山田雅子編：看護がつながる在宅療養移行支援；病院・在宅の患者像別看護ケアのマネジメント, 日本看護協会出版会, 2014, p.13.

参考文献

・宇都宮宏子監：退院支援ガイドブック；「これまでの暮らし」「そしてこれから」をみすえてかかわる, 学研メディカル秀潤社, 2015.

第2編

1 コミュニケーション

2 終末期における日常生活の支援

3 全人的（包括的）苦痛の緩和

4 退院支援・地域連携

5 臨死期の看護

6 在宅における看取り

7 事例で学ぶ終末期看護

第 **5** 章

臨死期の看護

この章では

- 臨死期に起きる症状や徴候を理解する。
- 臨死期における看護の役割を理解する。
- 臨死期における患者・家族に対するケアを理解する。
- 臨終前後の経過とそのケアを理解する。
- エンゼルケアについて配慮すべき点を理解する。
- ビリーブメントケア（遺族ケア）の重要性とそのケアを理解する。

I 臨死期の理解

A 臨死期とは

臨死期の「臨」には直面するという意味がある。**臨死期**とは，死に直面する，すなわち死が避けられない状態にある時期をいう。

終末期の経過には，虚血性心疾患などで急に亡くなる場合もあれば，がんや慢性閉塞性肺疾患などのように増悪と緩解を繰り返しながらあるとき急激に死を迎える場合，認知症や老衰などのように長期間かけてゆっくりと衰弱する場合もある。

このように，疾患や年齢により死に直面する時期は様々であるが，ここでは臨死期を亡くなる2週間前から亡くなるまでの時期ととらえる。

B 臨死期における全身状態の変化

1. 予後予測のためのスケール

死が近づくことは，患者にとっても，家族にとっても，また医療者にとっても，つらいことであるが，残された時間や今後起こり得る症状や徴候がわかると，これからの過ごしかたについて考え，準備を整えることができる。

がん患者の予後を予測するスケールはいくつかあり，血液データを必要とするものもあれば，患者の症状や全身状態などの客観的指標から判断するものもある。

後者の代表的な指標である palliative prognostic index（PPI, 表5-1）は，palliative performance scale（PPS, 表5-2），経口摂取量の低下，浮腫，安静時呼吸困難，せん妄から得点化し，合計6.5点以上になった場合に予後3週間未満である確率が高いとする指標であ

表5-1 palliative prognostic index（PPI）

palliative performance scale	10〜20	4.0
	30〜50	2.5
	≧60	0
経口摂取 ＊消化管閉塞のため高カロリー輸液を 施行している場合は0点とする	著明に減少（数口以下）	2.5
	中程度減少（減少しているが数口よりは多い）	1.0
	正常	0
浮腫	あり（両側性，血管閉塞による片側性のものは含めない）	1.0
安静時の呼吸困難	あり	3.5
せん妄	あり（原因が薬物単独や臓器障害に伴わないものは含めない）	4.0

出典／Morita,T., et al.：The Palliative Prognostic Index；a scoring system for survival prediction of terminally ill cancer patients, Supportive care in cancer, 7（3）：128-133, 1999.

第2編

コミュニケーション

終末期における日常生活の支援

全人的（包括的）苦痛の緩和

退院支援・地域連携

臨死期の看護

在宅における看取り

事例で学ぶ終末期看護

表5-2 palliative performance scale（PPS）

	起居	活動と症状	ADL	経口摂取	意識レベル
100	100％起居している	正常の活動・仕事が可能 症状なし	自立	正常	清明
90		正常の活動が可能 いくらかの症状がある		正常もしくは減少	
80		何らかの症状はあるが，正常な活動が可能			
70	ほとんど起居している	明らかな症状があり，通常の仕事や業務が困難			
60		明らかな症状があり，趣味や家事を行うことが困難	時に介助		清明 もしくは 混乱
50	ほとんど座位もしくは臥床	著明な症状があり，どんな仕事もすることが困難	しばしば介助		
40	ほとんど臥床	著明な症状があり，ほとんどの行動が制限される	ほとんど介助		清明 もしくは 傾眠±混乱
30	常に臥床	著明な症状があり，いかなる活動も行うことができない	全介助	減少	
20				数口以下	
10				マウスケアのみ	

出典／Anderson,F., et al.：Palliative performance scale（PPS）；a new tool, Journal of palliative care, 12（1）：5-11, 1996.

る。

PPS は全身状態を起居，活動と症状，ADL（日常生活動作），経口摂取，意識レベルで評価し，PPS が 30 ～ 50 であれば PPI は 2.5 点，PPS が 10 ～ 20 であれば PPI は 4 点と換算する。

2. 臨死期の症状

1 がん患者の臨死期の症状

がん患者は亡くなる約 2 週間前になると，痛みに加え，全身倦怠感（けんたいかん），食欲不振，不眠，呼吸困難などの症状が出現し，1 週間前には移動困難，水分摂取や会話の減少といった徴候がみられる[1]。さらに，亡くなる 48 時間前には反応が少なくなり，四肢末端の冷感，脈拍の緊張低下，血圧低下，死前喘鳴（ぜんめい），チアノーゼが出現する[2]。これらの症状や徴候はあくまでも目安であり，すべての患者に，すべての症状や徴候が順序どおりに生じるとは限らない。

2 がん以外の臨死期の症状

がん以外の疾患では，残された時間を週単位で予測することは難しい。たとえばアルツハイマー型認知症の場合，重度になるにつれて ADL が低下し，座位を保持することやコ

ミュニケーションをとることが難しくなり，徐々に終末期へ移行する。心不全の場合，患者の予後を予測するツールはいくつか開発されているが，年単位の予測であり，症状の急性増悪により機能低下が進んだ状態で入院しても治療により回復することもあれば，全身状態が比較的良好な場合でも突然急変することもある。

　そのため看護師は予後の目安として，ADLの低下，臥床時間の増加，経口摂取量の減少を考えながら，患者の状態をよく観察し，日々の変化をとらえていくことが大切である。また，患者のなかには自分の死が近づいていることを察知する人もいることから，患者の言動に注意を払うことも重要となる。

3 ｜ 患者・家族との信頼関係の構築

　突然亡くなる場合を除き，徐々に終末期へ移行していくことが多い。看護師は日頃から患者・家族と信頼関係を築くように努め，病状や生活が変化した局面においては，患者・家族の病状理解を確認し，今後の過ごしかたについて考えることができるようにサポートする。

　患者や家族との信頼関係が構築されていると，臨死期であっても，あわてることなく最良のケアを提供することができる。

Ⅱ　臨死期における看護の役割

Ａ　臨死期の過ごしかた

　臨死期の看護の役割を考えるにあたり，人々が最期のときを，どのように過ごしたいと考えているのかについて理解しておこう。

　最期の過ごしかたとして，小説家であれば小説を完成させる，俳優であれば最後の出演作にかけるなど，私たちは残された日々を自分らしくドラマチックに生ききった人について知る機会が多い。最期の日々を一生懸命生き抜こうとする人がもつ底知れぬエネルギーは，私たちに何かしらの感動を与えてくれる。

　しかし，誰もがやり遂げるべき仕事があり，その仕事を達成するためにドラマチックに最期の日々を過ごすわけではない。映画監督の黒澤明は「生きる」（1952年公開）という映画で，初老の男性ががんであることを知り，残された時間をいかに生きるか模索し続ける日々を描いているが，多くの人は，最期の日々を自分らしくどう生きるかについて，簡単に答えを見つけられないだろう。

　臨死期のケアを考えるうえで，人が最期の日々をどのように過ごしたいと考えているのかを知っておくことは大切である。死が避けられない時期において日本人が大切にしてい

コミュニケーション

終末期における日常生活の支援

全人的（包括的）苦痛の緩和

退院支援・地域連携

5 臨死期の看護

在宅における看取り

事例で学ぶ終末期看護

表5-3 死が避けられない時期において日本人の多くが共通して大切にしていること

- 苦痛がない
- 望んだ場所で過ごす
- 希望や楽しみがある
- 医師や看護師を信頼できる
- 負担にならない
- 家族や友人とよい関係でいる
- 自立している
- 落ち着いた環境で過ごす
- 人として大切にされる
- 人生を全うしたと感じる

出典／Miyashita,M., et al.：Good death in cancer care；a nationwide quantitative study, Annala of oncology, 18（6）：1090-1097, 2007.

ることを調査した研究において，多くの共通した思いが示されている（表5-3）。この結果から，多くの人は苦痛が緩和され，他者とよい関係を保ちながら，周囲の人に迷惑をかけずに自分らしく過ごしたいと考えていることがわかる。一方，この調査において，共通はしていなくても，人それぞれ大切にしていることがあることも示されており，各人が大切にしていることを理解し，看護を行う必要がある。

B 臨死期の看護

　看護師は，臨死期にある患者や家族のケアにおいて，死が避けられない時期において日本人の多くが共通して大切にしている10項目（表5-3）を念頭においてかかわるとともに，患者それぞれに大切にしていることを把握することで，より個別性のあるケアを行うことができる。

　また，人は状況の変化に伴い考えかたも変化するため，特に病状や生活が変化したときは，そのつど考えていることに変化がないかを確認し，かかわりかたを修正していく必要がある。

　なかでも最期の2週間は，それまでとは異なり，臥床している時間が徐々に増え，自分で身の回りを整えることが難しくなる時期となる。自分で身の回りのことができなくなると，自分のことを他者に迷惑をかけている存在と感じ，生きていることの意味を感じられなくなるなどのスピリチュアルな苦痛が生じる。また，治療に望みをかけてきた人は，この時期，全身状態の悪化により治療をあきらめなければならない状況となり，身体的苦痛だけでなく精神的・社会的苦痛も大きくなる。加えて，家族にとっても大切な人が亡くなることによる不安や苦痛は大きい。

　以上から，臨死期の看護師の役割を以下に示す。

- 身体的，精神的，社会的，スピリチュアルな苦痛を緩和する。
- 残された時間を，だれと，どこで，どのように過ごしたいのかの意思を引き出し，その意思決定を支える。
- 患者や家族が落ち着いて過ごすことができるような療養環境に整える。
- 患者の意向を尊重し，負担感を感じることがないような援助を心がける。
- 患者や家族の擁護（ようご）者となる。
- 多職種チームと連携する。
- 家族が患者と十分にかかわり，患者の看取りに向けた準備ができるように支える。

この役割を果たすにあたり，看護師は臨死期にある患者・家族の不安を理解するとともに，死が避けられない状況にあっても患者・家族は奇跡を信じていることから，その心情に配慮し，自分の言動に細心の注意を払うことが大切である。

また，この時期は実際にケアを行う（doing）だけでなく，そばにいること（being）も大切なケアとなる。そのようなかかわりをとおして，患者・家族は最期の日々を悔いなく過ごすことができるだろう。

III 臨死期における症状マネジメントとケア

死が近づくにつれて患者には痛みだけでなく，全身倦怠感，食欲不振，呼吸困難など様々な症状が出現し，ADL の低下とともに臥床している時間が長くなり，経口摂取量が減少していく。

そのため，臨死期は引き続き症状緩和に努めるとともに，患者がやりたいと思うことを優先してできるように，患者のエネルギー消耗を最小限にしながら，できる限り心地よいと感じられるケアを工夫する必要がある。

A 臨死期の痛み

意識が低下して患者が痛みを訴えなくても，痛いときに示した今までの反応を手がかりに患者の痛みを評価し，鎮痛薬の投与を続ける。オピオイドの急な中止は**退薬症候***の出現につながり，患者の苦痛を増強させる。また，**痛みの閾値***を上げるために，マッサージや足浴など，患者が気持ちよいと感じるケアを行う。

臨死期は徐々に経口摂取量が低下することから，鎮痛薬を内服することが難しくなる。そのため患者の経口摂取量の変化を観察し，鎮痛薬の投与経路を経口から経皮や経皮下などに変更することについて医師と話し合う。

また，全身状態の悪化に伴い，肝機能や腎機能の低下，体液の減少や貯留が起こり，鎮痛薬が過量となる場合がある。臨死期になると日中も傾眠している時間が増えるが，オピオイドの過量投与による傾眠にも注意が必要である。

オピオイドの血中濃度が高い時間帯の傾眠状態を観察する。オピオイドが過量になると傾眠に続いて呼吸抑制が出現することから，呼吸状態の観察をし，呼吸抑制が出現した場合は，すぐに医師に報告し，薬剤の調整などを検討する。

---

* **退薬症候**：長期間使用していた中枢神経系薬物などを中止することで起こる離脱症候である。オピオイドの退薬症候には，あくび，発汗，流涙，不安，不眠などがある。
* **痛みの閾値**：痛みの閾値が下がると，通常痛みとして感じない刺激でも痛いと感じてしまう。

コミュニケーション

終末期における日常生活の支援

全人的（包括的）苦痛の緩和

退院支援・地域連携

5 臨死期の看護

在宅における看取り

事例で学ぶ終末期看護

B 臨死期の全身倦怠感

臨死期の全身倦怠感(けんたいかん)は，使用している薬剤，痛み，不眠，発熱，貧血，高カルシウム血症などが原因で起こる。可能な限り原因に応じた治療やケアを行うが，症状を取りきれないことが多い。そのため全身倦怠感を助長しないように，患者のエネルギー消耗をできる限り少なくするケアを心がける。

たとえば，次のようなことが考えられる。

- ルーチンで行われている検査，治療，ケアが患者の負担になっている場合は，チームで必要性を検討し，適宜見直す。
- 患者と一緒に，生活のなかで優先したいことを整理し，1日のうちで患者の調子がよい時間帯にそれを行うスケジュールを立て，生活を整える。
- 体力の消耗を防ぐために，ケアを組み合わせて行う。
- 体位を変えることによる苦痛がある場合は，褥瘡(じょくそう)を予防するために，患者や家族と相談しながら，体圧分散寝具へ変更し，清拭(せいしき)などで皮膚の汚れを取り除き，清拭後は皮膚が乾燥しないように保湿クリームを塗布するなどのスキンケアを行う。

これまで行われてきたケアや処置を見直すことで，患者や家族が見放されたと感じることもある。そのため，患者や家族の病状認識を確認しながら，快適に過ごすために必要であることを説明し，理解を得ながら進める。

終末期にあるがん患者は，できるだけ周囲の人の負担になりたくないと考えている[3]ことから，看護師は患者がよく使うものを手の届く範囲に置くなど療養環境を整えるとともに，患者の反応から必要なケアを予測して，患者が頼む前に声をかけ，患者の意向を確認しながら実施する。

C 臨死期の食欲不振

臨死期の食欲不振は，腸閉塞，便秘，口内炎，薬剤，高カルシウム血症などが原因で起こる。可能な限り原因に応じた治療やケアを行うが，臨死期は全身状態の悪化に伴い経口摂取量が減少する時期であることから，以前のように食べることは難しい。

患者のなかには「食べられなくなったらおしまいだ」と感じる人もおり，身体的・精神的・スピリチュアルな苦痛が増強する。また家族も「食べないと体力がなくなってしまう」と感じ，衰弱していく患者に何もしてあげられないことに無力感を抱く[4]。

看護師は患者や家族の苦痛を受け止めながら，身体の負担にならないように食べたい物を数口でも食べることが大切であることを説明し，患者の食べたい物を家族に準備してもらう。何を準備するか迷っている家族に対しては，アイスクリームなどの冷たい物を好む場合が多いことを伝えることで，家族は戸惑わずにすむ。

患者と家族が団らんしながら一緒に楽しんで食べることができるように療養環境を整

え，家族が食事の介助に参加できるように声をかける。また家族は「点滴をするとだるさがとれて元気になる，脱水状態で死を迎えることはとても苦しい」[5] と考えることも多いため，家族の心情を受け止めながら，過量な点滴は浮腫を悪化させて苦痛が増強すること，脱水が苦痛を増強することはないことを，きちんと説明する。

また，脱水は口腔内乾燥を引き起こし，口腔内の自浄作用を低下させるとともに，剝離（はくり）した上皮や痰が口腔粘膜に付着して乾燥し，口腔内の状態を悪化させる。そのため口腔内の観察を続け，患者が食べたいときに，いつでも食べることができるように，適宜口腔ケアを行い，保湿に努める。

家族が患者との時間を悔いなく過ごせるように，家族の面会時間に合わせて家族と一緒に口腔ケアを行い，氷片などで保湿する方法を伝える。

D 臨死期の呼吸困難

全身状態の悪化に伴い呼吸困難が強くなるが，呼吸器系の病変による低酸素血症や喀痰（かくたん）貯留がある場合は，その原因に応じた治療やケアを行う。

一般的に呼吸困難は，横隔膜や呼吸筋の動きを妨げないように上体を挙上すると楽になることが多い。呼吸困難のある患者は自分で安楽な体位をとっていることが多いことから，患者のとっている体位を参考にしながら，全身の筋肉の酸素消費量を最小限にするために体位変換枕などを活用し，安楽な体位に整える。

また，呼吸困難は死を連想させ，不安が強まることで悪化することもある。そのため患者が孤独感を感じないように，そばにいることや，ナースコールを手元に置くなど，患者が安心できるような療養環境に整えることも大切である。

終末期にあるがん患者の呼吸困難に対し，扇風機を使って顔に送風することで呼吸困難が緩和した[6] という報告がある。顔に風を感じると心地よいため，適度に顔に風が当たるように療養環境を整える。家族の面会時に，うちわで顔に風を送ると呼吸が楽になることを説明し，家族がケアに参加できるように配慮する。

E 臨死期のせん妄

臨死期は，全身状態の悪化に伴い肝機能や腎機能の低下，脱水，低酸素血症となるため，せん妄を起こしやすい。せん妄の症状は1日の中でも強弱があり，つじつまが合わないことを言う時間帯もあれば，比較的しっかりしている時間帯もある。

患者が不安にならずに安心して過ごせるように，①顔なじみの医療者がそばにいて安心できるような声かけをする，②落ち着いて過ごせるように静かな療養環境に整える，③チューブ類が挿入されている場合は抜去の危険があるため患者からチューブ類が見えないように工夫する，などを検討する。

また，看護師はせん妄について家族がどのように感じているかを確認し，適宜病態や今後の経過を説明してもらえるように医師と連携する。家族が安心して患者のそばに付き添うことができるように，①つじつまが合わないことを患者が言っても否定せずに安心できるような声かけをするとよいこと，②お別れのときが近づいているため患者に話しておきたいことがあれば伝えたほうがよいこと，③家族に手などを静かにマッサージしてもらうだけでも患者が安心することを伝え，家族の心配が強い場合は看護師がしばらく一緒にいるようにする。

つじつまが合わない言動のなかに，患者からのメッセージが込められている場合があるため，患者の言動の意味を家族と一緒に考えることも大切である。

トイレに行きたくてソワソワと落ち着かなくなることもあるため，患者の排泄パターンを把握し，速やかに援助につなげることも大切である。

F 治療抵抗性の耐え難い苦痛

1. 苦痛緩和のための鎮静とは

あらゆる手段を講じても，患者の苦痛を取り除くことが難しい場合がある。そのときは再度患者の苦痛を緩和するために，すべての治療・ケアを行えているかについて，可能であれば経験のある専門職を含めたチームで検討してみることが重要である。そのうえで，患者が利用できる緩和ケアを十分に行っても患者の満足する程度に，その苦痛を緩和することができないと考えられる場合，**治療抵抗性の苦痛**と判断される。この治療抵抗性の苦痛を緩和することを目的として，鎮静薬を投与することを**苦痛緩和のための鎮静**という[7]。

鎮静は鎮静薬の投与方法により，間欠的鎮静と持続的鎮静に分類される。**間欠的鎮静**は，鎮静薬により一定期間意識の低下をもたらした後に鎮静薬を中止して，意識の低下しない時間を確保しようとする鎮静である。**持続的鎮静**は，苦痛の強さに応じて苦痛が緩和されるように鎮静薬を少量から調節して投与する**調節型鎮静**と，鎮静薬を中止する時期をあらかじめ定めずに，深い鎮静状態とするように鎮静薬を投与する**持続的深い鎮静**がある[8]。

2. 鎮静の実施

鎮静の実施にあたっては「がん患者の治療抵抗性の苦痛と鎮静に関する基本的な考え方の手引き 2018 年版」（日本緩和医療学会ガイドライン統括委員会編）に示された「治療抵抗性の耐え難い苦痛への対応に関するフローチャート」[9]をもとに，患者の意思と苦痛の強さ，治療抵抗性の確実さ，予測される生命予後，鎮静の効果と安全性の見込みから，最善の選択をチームで慎重に検討する。鎮静を開始してからも，患者と家族のケアを継続しながら，患者の苦痛を定期的に評価し，鎮静薬の減量や中止の可能性についてチームで検討する。

緩和ケア病棟で鎮静を受けた患者の遺族の半数は「話ができなくなることがつらかった」

第2編

コミュニケーション

終末期における日常生活の支援

全人的（包括的）苦痛の緩和

退院支援・地域連携

5 臨死期の看護

在宅における看取り

事例で学ぶ終末期看護

体験をし，約3割は「病状の変化に気持ちがついていかなかった」「決める責任を負うことが重荷だった」「自分にまだできることがあると思った」という体験をしていた[10]という報告がある。

　看護師は家族のつらい気持ちや意思決定における負担を理解し，患者の意向を反映した決定ができるように，常に家族と一緒に考えていく姿勢でかかわる必要がある。

臨終前後の看護

A 臨終前後の経過と看護

1. 臨終までの一般的な経過

1 死の徴候

　臨終とは，死に際，末期のことをいう。死が近づいていることを把握する方法として，死が差し迫った時期（おおむね48時間以内）の徴候を表5-4にあげた。

2 死亡確認

　死亡確認は，死の3徴候，すなわち，①呼吸停止，②心停止，③瞳孔散大ならびに対光反射の消失をもってなされる。

　医師は，患者を診察し，心音，呼吸音，瞳孔の対光反射が消失していることを確認し，死亡診断をする。そして，家族に向けて死亡診断したこととその時刻を告げて一礼する。

3 死亡直後のケア

　医師が死亡宣告をした後，看護師は家族がお別れの時間を過ごすための準備をする。

表5-4 死亡前48時間以内によくみられる身体的徴候と症状

<ul><li>1日中，反応が少なくなってくる。</li><li>脈拍の緊張が弱くなり，確認が難しくなる。</li><li>血圧が低下してくる。</li><li>尿量が低下してくる。</li><li>手足が冷たくなってくる。</li><li>手足にチアノーゼが認められる。</li><li>冷汗が出現する。</li></ul> <ul><li>顔の相（顔色）が変わる。</li><li>死前喘鳴（気道内分泌液が増加して下咽頭から喉頭にかけて「ゴロゴロ」という喘鳴が呼気時に聞こえる）が出現する。</li><li>身の置きどころがないかのように，手足などをバタバタさせる。</li></ul>

出典／池永昌之：死が近づいてから死亡までの病態と症状緩和〈柏木哲夫，今中孝信監：死をみとる1週間〉，医学書院，2002，p.25-29. 一部改変．

第2編

コミュニケーション

終末期における日常生活の支援

全人的（包括的）苦痛の緩和

退院支援・地域連携

5 臨死期の看護

在宅における看取り

事例で学ぶ終末期看護

　具体的には，①患者に装着していた医療機器，酸素吸入・輸液ラインなどを，ていねいにはずす，②患者の目や口を閉じて髪の毛を整え，寝衣・布団の乱れを直す，③ベッド柵を取り除き，家族が患者のそばで落ち着いて過ごせるように椅子を配置する，などを行う。看護師は，患者と家族のこれまでの経過に敬意を払い，「○○さん，お疲れさまでした」「○○さんも，ご家族も，皆さんでよくがんばられましたね」など，ねぎらいの言葉をかける。そして，病室内にある大きな医療機器を片づけ，家族だけの時間を過ごしてもらうように，声をかけて退室する。

4　死亡確認から退院までの流れ

　退院までの流れは，①医師の死亡診断，②家族だけでお別れの時間を過ごす，③エンゼルケア（死後処置），④霊安室への移動，⑤搬送車に移動して病院を出発である。

　搬送車は葬儀業者を利用することが多いが，死亡診断書を携帯すれば自家用車を利用することも可能である。患者にかかわりがあったスタッフ（薬剤師，リハビリテーション科スタッフなど）に連絡し，患者・家族とお別れの時間を過ごしたり，病院を出発するときに一緒にお見送りできるようにする。

　死亡診断書は，死亡確認した医師が記載して発行する。戸籍に記載されている文字が正しく記載されているかを，家族に確認してもらってから渡す（**Column**「死亡診断書」参照）。

▌ 2.　看護師の役割

1　臨終までの患者へのケア

❶ 尊厳を保つ

　看護師は，患者の意識レベルが低下していても，一人の人として尊厳を守る対応をしなればならない。患者には，意識があるときと同じように必ず声をかけて接し，患者が聞いて好ましくない会話をしてはならない。

❷ 細やかな全身の観察

　臨終が近くなると，時間単位で刻々と状況が変化する。看護師は表5-4 にあるような身体徴候の変化を念頭におき，一般状態の観察を頻繁に行い，医師に報告する。その一方で，頻繁なバイタルサインや血糖値などの測定は，患者に苦痛を与えることもある。そこで，機器を用いた測定ではなく，看護師による細かな全身の観察も重要である。

　ベッドサイドに心電図モニターを設置すると，家族は数値に気をとられてしまうこともあるため，病室でモニター監視をする必要性を医師と検討する。このような考えから，緩和ケア病棟では心電図モニターを装着しないことも多い。

❸ 苦痛の緩和

　意識レベルが低下し，患者自身が苦痛を正確に伝えることができない場合は，表情やしぐさ，動作で苦痛のアセスメントを行う。そして，室温，照明などの病室の環境や，シー

ツや寝衣のしわなどによって不快なことが生じないように，細やかな配慮が必要である。

(1) 痛み

意識レベルが低下していても痛みの感覚は残っているため，使用していた鎮痛薬は継続して投与する。特にオピオイドの急激な減量・中止は，退薬症候（本章-III-A「臨死期の痛み」参照）が出現するため避ける。内服ができない場合は，必要な薬剤が確実に投与でき，投薬による苦痛が少ない方法を選択する（直腸投与，持続皮下注射，持続静脈注射，経皮吸収薬など）。

Column

死亡診断書

1）死亡診断書（死体検案書）の意義

死亡診断書（死体検案書）は，次の2つの大きな意義をもつ。①人間の死亡を医学的・法律的に証明する，②わが国の死因統計作成の資料となる。

医師，歯科医師には，その作成交付の義務が，法律によって規定されている（医師法第19条第2項，歯科医師法第19条第2項）。

2）死亡診断書と死体検案書の使い分け

「自らの診療管理下にある患者が，生前に診療していた傷病に関連して死亡したと認める場合」には「死亡診断書」を，それ以外の場合には「死体検案書」を交付する。

交付すべき書類が「死亡診断書」であるか「死体検案書」であるかを問わず，異状を認める場合には，所轄警察署に届け出る。

医師法第21条では「医師は，死体又は妊娠四月以上の死産児を検案して異状があると認めたときは，二十四時間以内に所轄警察署に届け出なければならない」とされている。

3）死亡時の医師の立ち会い

医師は，自ら診察しないで診断書を交付することが法律で禁止されている（医師法第20条）。ここでいう「診断書」には死亡診断書も含まれる。

診療中の患者が死亡した場合，これまで当該患者の診療を行ってきた医師は，たとえ死亡に立ち会えなくとも，死亡後改めて診察を行い，生前に診療していた傷病に関連する死亡であると判定できる場合には，医師法第20条本文の規定により，死亡診断書を交付することができる。この場合は死体検案書を交付する必要はない。

また，最終の診察後24時間以内に患者が死亡した場合においては，これまで当該患者の診療を行ってきた医師は，死亡後に改めて診察を行うことなく「生前に診療していた傷病に関連する死亡であること」が判定できる場合には，医師法第20条ただし書の規定により，死亡後に改めて診察を行うことなく，死亡診断書を交付できる。

4）死亡診断書の届け出

遺族等は記載した死亡届に，医師から交付された死亡診断書（死体検案書）を添えて役所（市区町村長）に提出する。役所（市区町村）は，死亡届および死亡診断書（死体検案書）を受理するとともに，戸籍を抹消し，遺族等に火葬許可証等を交付する。

出典／厚生労働省医政局政策統括官：死亡診断書（死体検案書）記入マニュアル，令和3年度版，2021，p.5-21，より要約．

（2）死前喘鳴

死前喘鳴とは，吸気時と呼気時に咽頭や喉頭部の分泌物が振動して起こる「ゼーゼー」「ゴロゴロ」という呼吸音である。死が差し迫っているときにみられることがあり，吸引しても効果は一時的なことが多い。

患者は意識ベルが低下しており，苦痛を感じていない可能性が高いが，そばにいる家族には，つらそうに見えることが多い。看護師は，口腔ケアや体位の工夫を行うとともに，患者に起きている状況を家族に説明し，不安の軽減に努める。

（3）口腔乾燥

患者は，脱水や唾液分泌を抑制する薬剤の影響，開口呼吸などの影響で口腔乾燥が生じる。看護師は，口腔内を清潔に保ったうえで保湿する。その場合，嚥下も難しくなっているため，誤嚥に注意する。乾燥を防ぐために，病室の温度・湿度の管理にも気を配る。

2 臨終までの家族へのケア

❶ 家族の意向を尊重する

看護師は，家族が患者の死が差し迫っていることを理解できているかを確認する。そして，残された時間にやっておきたいことや会ってもらいたい人，臨終に立ち会いたい人などを確認し，それらを実現できるように支援する。

❷ 家族の理解を促す

核家族化により臨終に立ち会ったことがない人が増えているため，不安や疑問をもつ人が多い。そこで看護師は，現在，患者のからだに起きていることや，今後起こり得る変化について説明する。そして，家族に気がかりなことがないかを確認し，どのようなことでも質問してよいことを伝える。

❸ 家族の気持ちを受け止める

家族は，いよいよ死が差し迫ってくると，様々な感情がわき上がってくる。患者とのこれまでのかかわりを振り返り，「あれでよかったのだろうか」と疑問をもったり，「もっとこうすればよかった」と悔やんだり，「自分がいたらなかったから」と自責の念をもつこともある。

看護師は，患者の治療や介護の経過を理解したうえで，家族がどのような感情でも表出してよいことを保証する。家族が，患者の死が差し迫っているという現実に向き合っていく過程を，傾聴しながら情緒的に支えることが大切である。

❹ 家族ができることを伝える

家族は，患者の意識レベルが低下すると，自分には何もしてあげられることがないと無力感を体験することもある。看護師は，家族に「患者は，返事はできなくても，最後まで耳は聞こえているといわれていますので，安心できるように時々言葉をかけてあげてください」などと伝えるとよい。そして，手を握る，身体をさする，身体に触れるなど，家族ができるケアを伝える。また，患者が好んでいた音楽をかけたり，アロマテラピーを行う

第2編

コミュニケーション

終末期における日常生活の支援

全人的（包括的）苦痛の緩和

退院支援・地域連携

臨死期の看護

在宅における看取り

事例で学ぶ終末期看護

表5-5 日本における看取りに関する主なしきたり

しきたり	内容
末期の水 （まつご）	臨終に際して，近親者が水を口に含ませること。死に水ともいう。
逆さ水 （さか）	死者の身体を洗う湯灌（ゆかん）のときに，たらいなどに先に水を入れてから湯を注ぐこと。通常は，湯に水を入れて温度調整をするが，その反対をする。
左前	死者に着物を着せる際，右襟を左襟の上に重ねること。
縦結び （たて）	死者に着物を着せる際，帯紐を縦結びにすること。

など，環境を整えることに協力してもらうこともよい。

このように，家族の負担にならない程度にケアに参加してもらい，「自分もやってあげることができた」と思えることが大切である。そのためには，家族が患者のそばにいられるようにベッドサイドに椅子（いす）を準備し，ベッド柵をはずすなど，環境整備にも留意する。

❺ **家族自身の体調への配慮**

死が差し迫っている時期の家族は，これまでの看病での疲労が蓄積していたり，緊張した状態が続き，十分な睡眠をとれないことも多く，体調を崩しやすい。また，患者のそばを離れることが難しくなり，食事や休息をとりにくくなる場合がある。

そこで，家族が休憩したり，食事をとれるような場所と時間の保証をする配慮も大切である。

❻ **看取りの場面**

家族は，患者の状況を理解していても，最期まで奇跡を願っていることも多く，取り乱すこともある。特に，死が予想外に早かったり，臨終に立ち会いたい人が間に合わなかった場合は，心肺蘇生はしないと話し合っていても，蘇生処置を希望する場合がある。

その際には，まずは落ち着くことができるようなかかわりをし，患者が希望していたことや，これまで話し合ってきた内容を振り返り，蘇生処置の意味を一緒に考える。時には，医師と相談して，来るべき人がそろうまで死亡診断を待つこともある。

❼ **文化への配慮**

臨終時には，患者の文化的背景への配慮が必要である。信仰する宗教，地域の風習などから大切にしているしきたりや儀式など，患者と家族の意向を確認してケアに取り入れる必要がある。日本における看取りに関する主なしきたりを表5-5に示した。

日本においては，生と死は反対の世界と考えられ，平常の所作と逆の行為をすることで，「此の世（こ）」と「彼の世（あ）」を区別するといわれている。

B エンゼルケア

1. エンゼルケアの目的

エンゼルケア（**死後処置**）の目的は，死後に起きる生理的変化に適切に対処し，死に伴う

外観の変化を目立たなくして生前の姿に近づけること，身体を清潔にして病原微生物の飛散を防止すること，などがあげられる。

2. エンゼルケアの留意点

1 遺体の変化

死後の身体の変化を表5-6 に示した。死後の生理的変化を理解したうえでエンゼルケアを行う必要があり，医師による死亡確認の後，死後硬直が始まる死亡後2時間以内に行う。

2 家族への配慮

家族が患者とのお別れの時間を過ごした後に，エンゼルケアを始めてよいかを確認する。その際，エンゼルケアの必要性やおおまかな方法，予定時間を説明する。そして，文化や風習，信仰する宗教による配慮すべき点がないかどうかを確認する。

家族もエンゼルケアに参加してもよいことを伝え，意向を確認する。家族がエンゼルケアに参加することで，患者にしてあげられたという達成感が得られる一方で，治療の跡や，やせてしまった身体を見ることで，つらさを体験する家族もいる。エンゼルケアを行う途中でも，家族の心情に配慮した対応が必要である。

患者が身に着ける衣類や化粧，髪型などは患者らしさを表現する。そこでエンゼルケアの際に，患者に着てもらう衣類の確認や，患者が女性の場合，化粧を行うのは看護師か家族かを確認する[11]。

表5-6 死後の身体の変化

変化	内容
体温低下	代謝機能が停止し，体温調整機能がなくなることから起こる。死後1〜2時間で低下しはじめ，周囲の環境温度（室温）と同じになる。
蒼白化・死斑 （しはん）	心臓停止により血液循環が停止するため，重力により血液が分解されるために起こる。死後30〜60分で蒼白化が起こり，背中や首の後ろに死斑が出現する。
色調変化：黄疸	ビリルビン色素の酸化によって起こる。死後24〜36時間で「黄色→淡緑色」，36〜48時間で「淡緑色→淡緑灰色」に変化する。
筋の弛緩，硬直	死によって中枢神経の支配が失われると，アセチルコリンによる骨格筋の収縮は失われて弛緩状態となり，その後，硬直が始まる。 死後硬直の強度や，発現・持続時間は，死亡時のATP（アデノシン三リン酸）量に相関する。死後1〜3時間で顎関節から硬直し「上肢→下肢」と移行する。数日経過すると弛緩状態となる。
皮膚・粘膜の乾燥	水分補給が停止し，身体から水分蒸散することから起こる。口唇，眼瞼，頬部，下顎，頸部，手背，指先など露出している部位に起こりやすい。乾燥防止のために，クリームやオイルで皮膜をつくるとよい。
腐敗	死亡前から体内に存在した細菌群の異常繁殖により起こる。腐敗変色，膨潤（ぼうじゅん），体液・腐敗液漏出などがみられる。死亡後すぐに冷却することで防止する。

第2編

コミュニケーション

終末期における日常生活の支援

全人的（包括的）苦痛の緩和

退院支援・地域連携

5 臨死期の看護

在宅における看取り

事例で学ぶ終末期看護

3 | 看護師の態度

看護師は，患者に，生前と同じように声をかけ，露出を最小限にするなど，ていねいに接する。エンゼルケアの前には一礼して，敬虔な気持ちをもってケアを行う。

家族も一緒に行う場合には，患者の思い出話をしたり，闘病経過を共に振り返って，患者と家族をねぎらうなど，厳かななかにも暖かな雰囲気をつくるように配慮する。

3. エンゼルケアの方法

1 | 必要物品

①身体を清潔にするためのもの：清拭用具，洗髪用具，口腔ケア用具。
②身形を整えるためのもの：着替え一式，整髪用具，髭剃り，電動シェーバー，化粧道具。
③（必要時）カテーテルやドレーンなどを抜去し，保護するための物品：注射器，剪刀，ガーゼ，ドレッシング材，縫合セットなど，ストーマケア用品。
④エンゼルケアセット：脱脂綿，青梅綿，ディスポーザブルの摂子または割り箸，顔を覆う白い布。
⑤看護師の感染対策用品：マスク，手袋，ガウン，眼を保護するゴーグルなど。

2 | 手順

❶感染対策

看護師はスタンダードプリコーション（標準予防策）か，亡くなる前に行っていたのと同じ感染対策を行う。

❷カテーテル，ドレーン類を抜去

胃管，胸腔ドレーン，腹腔内ドレーンなどの場合は，注射器を用いて可能な限り体液を吸引してから抜去する。血液や体液漏出の可能性がある場合は，医師が縫合する。

死後は凝固機能が失われるため，静脈ラインはしっかりと圧迫して，止血を確認してから防水性のドレッシング材で保護する。

ペースメーカーを遺体から取り出す必要はないが，火葬前に申し出るように家族に伝える（火葬時には破裂するため，自治体により取り扱いの規定がある）。

❸口腔ケア

歯ブラシやスポンジブラシ，ガーゼなどを用いて，口腔内を清潔にする。粘膜が脆弱となり出血しやすいため，ていねいに行う。義歯は清潔にしてから装着する（上顎→下顎の順で行う）。口唇はワセリンやリップクリームで保湿する。

❹全身清拭，洗髪，陰部洗浄

湯の温度はぬるめにして，やさしく，ていねいに清拭を行う。

耳や鼻腔なども綿棒などを用いて，ていねいに行う。

コミュニ
ケーション

2
終末期における
日常生活の支援

全人的（包括的）
苦痛の緩和

退院支援・
地域連携

5
臨死期の看護

在宅における
看取り

事例で学ぶ
終末期看護

髭剃りは電動シェーバーを使用し，皮膚を引っ張り損傷させないように，そっと押し当てて行う。髭剃り後は乳液やクリームなどで保湿する。

❺体腔への詰め物

近年は，詰め物により体液の漏出を防ぐ効果は認められておらず，必ず行うことはないといわれている。体液や便尿の流出が予測される場合，出血傾向が強かった場合，敗血症で死亡した場合など，必要性を検討して行う。

詰め物をする場合は，綿（脱脂綿→青梅綿の順に使用する）やゼリー状のものなど，使用方法を確認してから，身体を損傷させないように，やさしく，ていねいに行う。

体液の漏出の原因は，腐敗が進んでガスや水分が発生し，体腔内圧が高まることにあるため，腐敗を防止する目的で腹部と胸部を冷却するとよい。

❻着替え

家族が用意したものを着せる。着物の場合は縦結び，左前にすることが一般的であるが，家族の意向を確認する。尿や便，体液の漏出に備えて，紙おむつを予防的に当てることもある。

❼化粧

皮膚の保湿機能が失われるため，乳液やクリームで保湿する。その際，やさしくマッサージするとよい。家族と相談して，ファンデーションで肌の色を整え，本人が使用していた化粧道具で軽くメイクをする。家族に化粧ができる人がいる場合は，してもらうとよい。

❽遺体の姿を整える

眼球が乾燥している場合は，生理食塩水や少量のオリーブ油で湿らせて閉じる。口が開いたままになる場合は，枕を高くして下顎の下にタオルを巻いたものを当てて閉じるようにする。

手の指は，組ませるか軽く合わせるようにする。包帯などで手首を結んだり下顎を上げるのは，うっ血したり紫斑の原因になるので避ける。

V ビリーブメントケア

A ビリーブメントケアとは

1. ビリーブメント

ビリーブメント（bereavement）とは，辞典によると「死別」や「身内の死」を意味し[12]，一般的には家族と死に別れることと理解される。

一方，Stroebe らによると「死に関する客観的状況」とも定義され[13]，死別という亡くなっ

た一時点のみではなく，大切な人を失くすという状況を表しているとされている。

■ 2. ビリーブメント反応

ビリーブメント反応とは，死別前後に遺族が経験する喪失（loss）に関連する反応である。この反応には，感情的，認知的，行動的，生理的，身体的なものがあるといわれている（表5-7）。ビリーブメント反応の多くは，大切な人を失ったことで起こる誰もが経験し得る正常な反応である。

1 | 感情的反応

遺族の多くは，気分が落ち込み深い悲しみを経験する。このほか，「もっとやさしくしてあげればよかった」「もっと介護してあげればよかった」などの後悔や自責の念を抱いたり，「家族が仲良くしている姿を見ると無性に腹が立つ」というような，他者への敵意を抱くこともある。

2 | 認知的反応

遺族のなかには，亡くなったときの様子を思い出したくもないのに思い出して苦痛に感じたり（侵入的反芻），いないはずの故人の声が聞こえたり，人混みのなかで故人の姿が見える，などを経験することがある。

3 | 行動的反応

遺族は，患者療養中からの介護疲れの蓄積や葬儀などで，強い疲労感を経験することがある。また，故人がよく出かけていた場所に行くといった行動をとることもある（探索行動）。

表5-7 ビリーブメント反応

感情的反応	抑うつ，絶望，悲しみ，落胆，苦悩 不安，恐怖，畏怖 罪悪感，罪責感，自責の念 怒り，敵意，いらだち 無快感（楽しみの喪失） 孤独感 思慕，切望，あこがれ ショック，無感覚	行動的反応	動揺，緊張，落ち着かない 疲労 過活動 探索行動 涙を流す，むせび泣く，泣き叫ぶ 社会的引きこもり
認知的反応	故人を思うことへの没頭，侵入的反芻 故人の現存感 抑圧，否認 自尊心の低下 自己非難 無力感，絶望感 非現実感 記憶力や集中力の低下	生理的・身体的反応	食欲不振 睡眠障害 活力の喪失，消耗 身体愁訴 故人の症状に類似した身体愁訴 免疫機能や内分泌機能の変化 病気へのかかりやすさ

出典：坂口幸弘：悲嘆学入門：死別の悲しみを学ぶ，昭和堂，2010，p.25-35.

4 │ 生理的・身体的反応

死別後に，食欲がなくなる，眠れなくなるという遺族の訴えはよく聞かれる。また，「外出する気が起こらない」「何もしたくない」といった活力の喪失・消耗のほか，免疫力が低下することにより，風邪を引きやすくなるといったこともある。

▌ 3. ビリーブメントケア

1 │ WHOによる定義

死別による反応（ビリーブメント反応）に直面している人への支援は，**ビリーブメントケア**とよばれる。世界保健機関（WHO）による緩和ケアの定義では「患者だけでなく，家族や遺族も緩和ケアの対象」であること，そしてビリーブメントケアに関して以下のように示されている[14]。

- 家族が患者の病気や自分自身のビリーブメントに対処するための支援システムを提供する。
- ビリーブメントカウンセリングといった，患者とその家族のニーズに取り組むためにチームアプローチを行う。

このように，ビリーブメントケアも緩和ケアに含まれるものとして位置づけられている。

2 │ ビリーブメントケアをめぐる言葉

日本では，ビリーブメントケアとほぼ同じ意味合いで「グリーフケア」「悲嘆ケア」「遺族ケア」「遺族支援」といった表現が用いられる。一方，欧米では死別前後の支援を「ビリーブメントケア」と表すことが多い。

ここではWHOの定義に準じた意味で「ビリーブメントケア」を用いる。

Ⓑ ビリーブメントニーズのアセスメント

▌ 1. ビリーブメントニーズ（遺族がもつニーズ）

遺族の年齢，性別，家庭環境（例：幼い子どもや介護が必要な人の有無），経済状況など個人背景がまったく異なるため，遺族のもつサポートニーズは個別性が高い。

たとえば感情サポートを求める人もいれば，日常生活（食事や買物など）へのサポートを必要とする人もいる。

▌ 2. ビリーブメントリスクのアセスメント

看護師は，患者に適切なケアを提供するためにアセスメントを行うが，これは，ビリー

ブメントケアにおいても同様である。近年では，ビリーブメントリスクをアセスメントする（遺族に適切な支援を提供するために，死別後に起こり得るリスクを患者の生存時からアセスメントする）という考えかたがあり，アメリカやカナダなどでは緩和ケアプログラムを利用した遺族を対象としたアセスメントツールも作成されている[15]。

遺族のアセスメントの視点としては，家族との関係性，コーピング，ソーシャルサポートの有無などがあげられる。

アセスメントの内容に基づき，適切な関係機関に紹介する，必要な支援を提供することが求められる。

Ⓒ ビリーブメントケアの実際

海外では，どのようなビリーブメントケアが実際に提供されているのだろうか。たとえばアメリカでは自宅や施設など療養の場にかかわらずメディケア＊によるホスピスケアが提供されており，その一環として多くの機関で死別後約1年間は遺族に対し，電話や訪問などのビリーブメントサービスが無償で行われている[16]。

一方，日本ではビリーブメントケアに関して標準化されたガイドラインなどがないため，提供する内容や方法は各施設の裁量に任されている。

緩和ケア病棟や施設型ホスピス，在宅ホスピスといった緩和ケアを専門的に提供する場では，表5-8に示すようなビリーブメントケアが提供されていることが多い。一方，多くの一般病棟，在宅ケア施設などでは，このようなケアはほとんど提供されていないが，たとえば看護師は次のようなケアを提供することが可能である。

1. ビリーブメント反応に関する情報提供

ビリーブメント反応は，死別による正常な反応であり，多くの場合，専門家の介入がなくても，遺族は故人のいない生活や状況に適応していく。このような場合には，ビリーブ

表5-8 ホスピス・緩和ケア病棟でのビリーブメントケア

• 病院スタッフからの手紙やカード	• 死別体験者どうしが体験を分かち合う会
• 悲しみからの回復に役立つ本やパンフレット	• 故人を偲ぶ会（家族会・遺族会・慰霊祭など）
• 病院スタッフと病院で会うこと	• 病院スタッフの家族への訪問
• 病院スタッフからの電話相談	• 病院スタッフによる葬儀や通夜への参列
• カウンセラーや精神科医などの紹介	

出典：坂口幸弘，他：ホスピス・緩和ケア病棟で死亡した患者の遺族における遺族ケアサービスの評価とニーズ，Palliative care research，8（2）：217-222，2013．

＊メディケア：アメリカの公的医療保険プログラムで，疾患にかかわらず無料でホスピスケアを受けられる。メディケアを受けるには医師から終末期の疾患であること，余命6か月以内であることの診断が必要であり，また，ホスピスプログラム開始後には，化学療法などの治癒を望む積極的な治療はできない[17]。

第
2
編

コミュニ
ケーション

終末期における
日常生活の支援

苦痛の緩和

全人的（包括的）

退院支援・
地域連携

5

臨死期の看護

在宅における
看取り

事例で学ぶ
終末期看護

メント反応などの情報が掲載されたパンフレットを渡すことで十分なサポートとなる。

▎2. 遺族への言葉かけ

　遺族が医療費の支払いなどで病院を訪れたとき，看護師は遺族の現在の様子を聞き，つらさや悲しみが表出された場合には，それらを受け止め，「よくがんばられましたね」「背中をさすると，とても気持ちよさそうにされていましたよね」など，遺族の介護を認め，がんばりをねぎらい，共感的な態度で接することが大切である。

　また，遺族とのかかわりにおいて留意したいことがある。ビリーブメントに関して「時間が解決する」「感情を表出したほうが早く悲しみが癒える」「悲しみを乗り越えるには，死を受け止めなければならない」といわれることがある。しかし，これらは「誤った認識」である。死別からの回復や適応のプロセスは，人によって様々である。ビリーブメントケアには，ビリーブメントに対する理解を深めることが必要である。

文献

1) 恒藤暁，他：末期がん患者の現状に関する研究，ターミナルケア，6 (6)：482-490，1996.
2) 池永昌之：死が近づいてから死亡までの病態と症状緩和，死をみとる1週間，柏木哲夫，今中孝信監修，医学書院，2002，p.25.
3) 森田達也，他：がん患者が望む「スピリチュアルケア」；89名のインタビュー調査，精神医学，52 (11)：1057-1072，2010.
4) 山岸暁美，他：遺族からみた水分・栄養摂取が低下した患者に対する望ましいケア，遺族によるホスピス・緩和ケアの質の評価に関する研究 (J-HOPE)，「遺族によるホスピス・緩和ケアの質の評価に関する研究」運営委員会編，日本ホスピス・緩和ケア研究振興財団，2010，p.63-68.
5) 前掲書4).
6) 角甲純，他：終末期がん患者の呼吸困難に対する送風の有効性についてのケースシリーズ研究，Palliative care research，10 (1)：147-152，2015.
7) 日本緩和医療学会ガイドライン統括委員会編：がん患者の治療抵抗性の苦痛と鎮静に関する基本的な考え方の手引き，2018年版，金原出版，2018，p.8-9.
8) 前掲書6)，p.9-11.
9) 前掲書6)，p.18-19.
10) Morita,T., et al.：Family experience with palliative sedation therapy for terminally ill cancer patients，Journal of pain and symptom management，28 (6)：557-565，2004.
11) 山脇道晴，他：遺体へのケアを看護師が家族と一緒に行うことについての家族の体験と評価，がん看護，20 (6)：670-675，2015.
12) 高橋作太郎，他編：リーダーズ英和辞典，第3版，研究社，2012.
13) Stroebe, M., et al.：Handbook of bereavement research and practice；advance in theory and intervention，American Psychological Association，2008，p.3-25.
14) World Health Organization：Palliative Care，2020．https://www.who.int/news-room/fact-sheets/detail/palliative-care（最終アクセス日：2021/5/11）
15) Sealey,M., et al.：A scoping review of bereavement risk assessment measures；implications for palliative care，Palliative Medicine，29 (7)：577-589，2015.
16) National Hospice and Palliative Care Organization：NHPCO Facts and Figures，2020．https://www.nhpco.org/wp-content/uploads/NHPCO-Facts-Figures-2020-edition.pdf（最終アクセス日：2021/5/11）
17) Medicare.gov：Hospice care．https://www.medicare.gov/coverage/hospice-care（最終アクセス日：2021/5/11）

参考文献

・伊藤茂：遺体管理の知識と技術；エンゼルケアからグリーフケアまで，中央法規出版，2013.
・伊藤茂："死後の処置"に活かすご遺体の変化と管理，照林社，2009.
・角田直枝：癒しのエンゼルケア；家族と創る幸せな看取りと死後のケア，中央法規出版，2010.
・小林光恵：説明できるエンゼルケア；40の声かけ・説明例，医学書院，2011.
・宮下光令，林ゑり子編：看取りケア　プラクティス×エビデンス；今日から活かせる72のエッセンス，南江堂，2018.
・森田達也，白土明美：死亡直前と看取りのエビデンス，医学書院，2015.
・山脇道晴，他：遺体へのケアを看護師が家族と一緒に行うことについての家族の体験と評価，がん看護，20 (6)：670-675，2015.

第6章

在宅における看取り

この章では

● 在宅における看取りに必要な多職種とのチームケアを理解する。
● 自宅で最期を迎える患者へのケアを理解する。
● 自宅で看取りをする家族へのケアを理解する。

I 在宅における看取りとは

A 看取り場所の変化

　医療費削減を目的とする医療制度改革では，入院期間を短くし，なるべく在宅で過ごせる体制を整えようとしている。これは，患者が「死」を迎える終末期も同じで，住み慣れた地域での看取りを可能とする**地域包括ケアシステム***を整えつつある。

　病院で「死」を迎えることを当然と思っていた患者・家族の多くは，在宅で「死」を迎えることを困難だと感じる。しかし，病院で「死」を迎えることが一般的となったのは最近のことである。命あるものは，必ず死を迎える。この終焉^{しゅうえん}の過程を在宅で過ごすことは本当に困難なことなのか，もし患者・家族が在宅での看取りを希望するとき，看護師として何ができるのかを考えてみたい。さらに，コロナ禍においては，入院患者の面会が規制される状況が生じたが，この点からも特に終末期を在宅で過ごす意義は大きい。

　現在では，在宅といっても，有料老人ホームやサービス付き高齢者向け住宅など在宅系施設も含まれ，形態は多様である。

　一方で，近年の世帯の変化から独居である患者も多い。このように，一言で在宅といっても患者によって生活状況が異なるため，看護師として多くの知識をもったうえでケアを行う必要がある。

B 在宅ケアを提供する多職種とチームケア

　在宅で療養する患者は，様々なサービスを利用することができる。介護保険サービスを患者・家族に紹介しその意向を踏まえてケアプランを立てる介護支援専門員（ケアマネジャー），身体介護や家事支援を行う介護福祉士・訪問介護員（ホームヘルパー），訪問看護師，理学療法士・作業療法士・言語療法士，訪問診療を行う医師や歯科医師，薬剤師，管理栄養士など多くの専門職がいる。

　まず，これらの専門職が地域のどの組織に属し，在宅で療養する患者のために何をする職種なのか把握する必要がある。また，在宅ケアにおいて，1人の患者とその家族のために，多職種がチームケアを行うには，ケアを取りまとめるリーダーシップの役割が重要である。一般的には，介護支援専門員がその役割を担うことが多い。しかし，患者の看取りという局面では，医療問題が大きくなる。状況によってだれがリーダーシップをとるかは異なる

---

* **地域包括ケアシステム**：団塊の世代が75歳以上となる2025年を目途に，重度な要介護状態となっても住み慣れた地域で自分らしい暮らしを人生の最後まで続けることができるように，住まい・医療・介護・予防・生活支援が一体的に提供されるシステム（本編-第4章-I-A-1-1「地域包括ケアシステム」参照）。

ものの，看護師がその役割を担う必要があることを念頭におかなくてはならない。

C 在宅における患者の旅立ちの過程

在宅ケアは，これ以上の治療が見込めない状況に至り，在宅での看取りを見すえた場合のほか，緩和ケア病棟への入院待ちの期間に利用する場合もある。

患者の状況に応じて，訪問計画を立て，在宅医や看護師らが計画的に訪問をする。

退院した患者が在宅で旅立つまでの過程は，大まかに移行期，安定期，終末期に分けることができる。

1 | 移行期

移行期とは，退院が決まってから退院し在宅療養が軌道にのるまでの約1～2週間の時期を指す。

退院前カンファレンスを行い，多職種で調整を行ったとしても，病院での医療に慣れていた患者・家族の不安が強いことが，この時期の特徴である。

病院での点滴，注射などの医療がそのまま在宅で継続されたとしても，医療者がいないという環境の変化により，身体・精神症状が出現する可能性がある。医療者がそばにいない在宅での生活では，入院中は気にならなかった些細な症状が，患者・家族を不安にさせることも多い。特に独居の患者は，入院中とは生活が一変するため緻密な確認・調整が必要である。

2 | 安定期

安定期とは，在宅医療・介護サービスを利用することで，退院直後にあった特有の不安が軽減され，身体症状もコントロールされ，退院後に取り組みたかった身辺整理，外食，家族旅行など行える時期である。

患者・家族のセルフケア能力を高め，「患者」というよりも「人」として生活できるように配慮することが求められる。

この時期は，在宅ケアを導入するときの病状によって一定ではない。特にがん末期の患者は安定期を経過せず，終末期に至る場合も多い。

3 | 終末期

終末期とは，患者の日常生活動作（ADL）が低下し（本編図2-8参照），1日の大部分をふとんやベッド上で過ごすようになる時期であり，死亡までは約1～2週間である。患者には倦怠感，食欲低下，傾眠，疼痛など様々な身体症状が出現し，患者・家族の不安が強くなる。ADLの低下に伴い，環境や福祉用具の整備，訪問介護導入の検討が必要になる。また，身体症状の悪化に伴い，在宅医との連携がさらに重要になる。

第2編

コミュニケーション

終末期における日常生活の支援

全人的（包括的）苦痛の緩和

退院支援・地域連携

臨死期の看護

6 在宅における看取り

事例で学ぶ終末期看護

D 在宅で看取る家族

在宅ケアにおいて，家族の存在は「ケアの担い手」であると同時に「ケアの対象」であり，第2の患者という側面ももつ。

また，同居している家族はいても超高齢社会を反映して，主介護者が認知症などの疾患を抱えていることもある。一方で高齢単身世帯は増加してきており，家族が遠方のためケアを担うことが困難なことも増えてきている。

1 ケアの担い手としての家族

在宅では，1日のほとんどが家族しかいない状況である。起床後のケア，食事・服薬・排泄ケア，緊急時の対応など，在宅では家族が担えることは多い。家族の介護力をアセスメントし，介護支援専門員らと相談しながら，家族にケアを担ってもらう。

2 ケアの対象としての家族

家族は患者の最も近い存在であり，患者の体調の変化に一喜一憂する。家族の思い出づくりにと，旅行に出かけ，喜んだのもつかの間，症状悪化に伴い「無理して旅行など連れて行かなければ」と，後悔にさいなまれ大きく感情が揺さぶられることもある。

また，医療者がいない在宅で，患者を介護しなければならない家族の心理的負担は計り知れない。一方で，同居している家族だけが家族ではない。遠方に住む家族を含め「家族の総意」として在宅療養を継続できるように調整をすることも必要である。

Ⅱ 在宅での看取りにおける看護の役割

在宅での看取りのケアを考えるとき，看護師はチームケアの要である。在宅での看取りのために，訪問看護師が各過程でどのような役割を担う必要があるのか概観したい。

A 在宅での看取りにおける患者への看護

1 移行期

退院が決定し，在宅療養をする場合，訪問看護師は病院におもむき，退院前カンファレンスに参加する（近年では，オンラインで行うものもある）。

退院前カンファレンスに多職種からなるチームのメンバーが参加する目的は，①予測される病状経過，②患者・家族の疾患の理解度，③患者の希望，④患者や家族らの在宅療養

に関する意見や希望の把握とともに、⑤退院後に患者・家族にケアを提供するメンバーの相互理解を深めるためである。

退院後の訪問看護では、在宅での療養生活が問題なく送れているか、介護保険サービスが十分に機能しているかなど、確認し修正する必要がある。また訪問看護師は、患者の身体症状の把握だけでなく、定期内服の実施ができる、異変時には頓服を使用した対処や、緊急時の連絡ができる、といった患者のセルフケア能力を確認することも重要である。

2 | 安定期

在宅での療養生活が問題なく過ごせ、対処できるようになると余裕が生まれてくる。この時期には、予後が限られた患者が、身体的・精神的にも安定した状態で、残された時間を有効に使えるように、また人生の終焉を迎える患者がその人らしい準備ができるようにかかわる。

家族との外出・旅行、孫との面会など、患者が「してみたいこと」の表出を促す。そして、それが実現できるように、具体的な計画を立て患者・家族と共に進めることも看護の1つである。このような協同作業は、患者の死後、家族にとっても大きな支えになり得る。ただ注意すべきことは、看護師の価値を押しつけないことである。「ゆっくり過ごす」ことを重視する患者・家族がいることも忘れてはならない。

3 | 終末期

この頃になると、訪問診療・訪問看護の頻度を増やし、全身状態の把握とともに様々な医療処置が必要になる。在宅医と密に連携をとり状況の共有を行う。

訪問介護を利用している場合には、介護福祉士・訪問介護員の終末期ケアの経験に合わせた対応が必要となる。具体的なケアの方法を指導し、また訪問介護中に患者が死亡する可能性も視野に入れ、彼らが落ち着いた行動がとれるように、看護師がリーダーシップをとることも求められる。

患者への直接的なケアは、病院やホスピスで行う終末期ケアと大きな差はない。

B 在宅での看取りにおける家族への看護

1 | 移行期

在宅ケア導入にあたって、家族に対するケアで最も重要なのは、その「覚悟」を促すことである。たとえば「"予後数か月"とは"夏頃"」などと、具体的に説明し、生活の延長線上に患者の死があり回避できないと認識してもらい、「看取る」覚悟を促す必要がある。

また、家族は「何がわからないのかが、わからない」と表現することが多い。残された時間がどのように経過するかの理解を促したうえで、どのように患者と過ごしたいと考えて

いるかを明確にしてもらい，「看取る」ための行動を具体化することが必要である。

2 ｜ 安定期

　家族は，覚悟をもって在宅ケアを導入したが，比較的患者の状態は落ち着いていることで一安心する。患者と共に，穏やかで充実した時間が経過していることを喜ぶことは一つのケアである。

　一方で看護師は，遠くない将来，家族にとって大切な患者の「死」を予測し悲しむ「予期悲嘆」の感情の表出を促し，その感情に寄り添うことも必要である。

3 ｜ 終末期

　この時期になると，患者には様々な身体症状が出現し，介護している家族の緊張感が高まる。家族は身体的・精神的な疲労があっても，それを感じない状況に至ることもある。家族が適切な判断・行動ができているかを確認し，ほかの家族に介護協力の依頼を勧め，訪問看護・介護の利用を増やすなど，直接的・間接的に家族の緊張・不安・疲労を緩和する方法を講じることも必要である。

　さらに家族には，患者が旅立つ前の身体的な変化を「死の準備教育」として説明する。意識レベルの低下・呼吸の変化などであるが，このような説明をすると，家族は「ずっとそばにいなければならないのか」と思うことが多い。在宅介護では，家族は介護者ではあるが，生活者でもある。トイレや入浴にも行くし，睡眠も必要で，24時間患者のそばで，息を引き取る瞬間を見守ることは不可能である。そのため，介護したその過程が重要であり，息を引き取る瞬間を見届ける必要はないことを説明する。そして，息を引き取ったことを発見した後の具体的な行動を確認し，実践できるように準備する。

＊

　在宅ケアにおける看取りの看護は，患者への直接的なケアだけではなく，そこにかかわる家族や多職種を含む多くの人々との間を取りもち，調整していくことが大きな役割となっている。さらに「調整」は専門知識をもつだけでは不十分であり，人の思いを聴く力を養うことも非常に重要となる。

Ⅲ　在宅での看取りの実際

　本節では，どのように在宅での看取りを実現させるのかを事例で紹介する。

1. 高齢で肺がんを患う患者

　Aさん，85歳。長く続いた微熱と咳嗽のため精密検査をすると，肺がんと脳転移を指摘される。慢性閉塞性肺疾患（COPD）の既往があること，がんがステージ4であること，

第
2
編

コミュニ
ケーション

終末期における
日常生活の支援

全人的（包括的）
苦痛の緩和

退院支援・
地域連携

臨死期の看護

6
在宅における
看取り

事例で学ぶ
終末期看護

高齢であることから，治療の適応はなかった。

肺がんを患っており，治療の適応はないことが患者に説明された。本人の希望は，なるべく自宅で過ごしたいとのことだった。病院の地域医療連携室より，在宅医による訪問診療と訪問看護の導入の依頼がされた。

同居している妻と遠方に住む一人息子には，予後が 1 〜 2 か月程度であることが説明された。息子は A さんの妻が 80 歳を超えていることから，負担がかかると在宅療養には消極的であった。そこで，在宅療養をしながらホスピスへの入院待ちをすることになった。

▌ 2. 看護の実際

A さんの在宅看取りのプロセスと訪問看護師が行った看護の概要を表 6-1 に示す。

1 ▏ 退院前カンファレンスの参加

A さんは，がんを患う前から「要介護 1」で週 2 回のデイサービスを利用していた。今回，がんの診断後，訪問看護が導入されることになったため，今までかかわっていた介護支援専門員やデイサービス担当者，在宅医と共に退院前カンファレンスを行った。

退院前カンファレンスでは，入院中に ADL は低下したが，可能な限り今までどおりの生活を継続したいとの患者・家族の希望を確認した。したがって，デイサービスは今までどおり利用し，そのデイサービス利用時に起こり得る可能性のある身体症状として，喀血（かっけつ），呼吸苦，発熱などについて確認した。

予後は 1 〜 2 か月と予測しているため，早晩，肺がんの進行による症状や ADL の低下が起こり得ること，その頃にホスピスへの入院ができるといいが，タイミングが合わない場合もあるため，訪問介護などを利用し，自宅で安心して療養できる環境を整える必要があることを，在宅医と看護師から他職種に説明した。

2 ▏ 訪問看護師による身体症状の把握

退院直後，A さんは大きな身体症状の出現がなく，末期肺がんと告知を受けていても実感はないようで，以前と異なり訪問診療や訪問看護が導入された理由が十分に理解できて

表6-1 Aさんの在宅看取りのプロセスと看護の概要

	ケアの目標	患者ケア	家族ケア
移行期	●医療者の定期訪問に適応できる ●療養の場の変化に適応できる ●体調の変化を報告できる	●症状マネジメント ●多職種チームの連絡・調整	●在宅での看取りの覚悟を促す
安定期	●最終療養先の意思決定	●生活状況から現症を把握 ●意思の確認と意思決定支援 ●多職種での情報共有	●病状説明の場の調整 ●患者の意向を尊重するための意思決定支援
終末期	●苦痛なく過ごせる	●症状マネジメント ●多職種チームの連絡・調整 ●多職種チームとの協働	●介護負担感の把握と緩和 ●介護方法の指導 ●死に至る過程の理解を促す

いないようだった。そこで，訪問看護師はAさんの認識に合わせてCOPDへのケアに焦点を当ててかかわり，呼吸状態の確認，内服・吸入の管理，呼吸リハビリテーションを実施し，訪問看護の役割を認識してもらえるようにかかわった。

週2回の訪問看護の利用であったが，2週目にはAさんは訪問看護師に様々なことを相談できるようになった。そして排便時の努責困難や，歩行時に足を前に出しにくいという歩行障害があることなどを，徐々に話し出した。

訪問看護師は，原疾患と現症から患者に生じていることを予測し，また食事・入浴・トイレなど患者の生活状況から患者に生じている症状を把握することにより，疾患の進行を予測する必要がある。

Aさんにかかわった訪問看護師は脳転移の進行や脊椎転移により，努責困難や歩行障害が生じているかもしれないと予測した。そこで，この状況を電話で在宅医に報告した。在宅医は報告を受けて診察し，腰椎の叩打痛*の存在から腰椎転移があると推測した。

3 | 家族への病状説明の場の調整

訪問看護師は，在宅医の次の訪問診療に合わせて，Aさんの妻をとおして息子の同席を調整した。病院で行われる病状説明には参加していた息子ではあるが，退院後は多忙であり，Aさんが自宅にいるという安心感から，在宅医や訪問看護師と顔を合わせる機会がなかったためである。

在宅医は妻と息子に，脳転移の進行から腰椎転移を疑っていること，それに伴い今後歩行困難が進み，寝たきり状態になる可能性があること，そして退院後1か月が経過したため，Aさんに残された時間は約1か月であることを説明した。

遠方に家族がいて，患者宅には週末しか帰れない場合などは，病状説明の機会を逃すと次に在宅医と会うのは1週間後になってしまう場合がある。しかも，病院からの病状説明の呼び出しとは異なり，在宅で療養している場合，家族に切迫感がないことも多い。このような状況から訪問看護師には，機を逸しないように遠方にいる家族を含めて病状説明の場の調整を行うことが求められる。

4 | 意思決定支援

医師からの病状説明を受けた息子は，早急にホスピスへの入院が必要と考えていた。しかし，Aさんに歩行困難があるといっても杖を使って歩けること，訪問看護利用により定期的に排便処置を行っていること，デイサービス利用で週2回は安全に入浴が実施できていることで，Aさんや妻は生活行動に困っているわけではなかった。さらに，親身になって相談に乗ってくれ解決してくれる在宅医・訪問看護師の存在に安心し，快適な在宅療養であると感じていた。

＊ **叩打痛**：病変部を叩打することにより誘発された疼痛。

第2編

コミュニケーション

終末期における日常生活の支援

全人的（包括的）苦痛の緩和

退院支援・地域連携

臨死期の看護

6 在宅における看取り

事例で学ぶ終末期看護

　ある日，妻は訪問看護師に「息子の言うように入院したほうがいいのか」とたずね，「病院は安心できるだろうが，毎日病院に通うのは大変。このままでいい」と話した。そこで訪問看護師は，Aさんに療養場所についての考えを確認した。Aさんは「妻に迷惑をかけることは本意ではないが，命は長くはないと思うので，妻が許してくれるなら，自宅で過ごしたい」と気持ちを率直に話した。

　Aさん夫婦は，在宅療養のメリット・デメリットを理解し，在宅療養の継続を希望したと判断した訪問看護師は，このAさん夫婦の気持ちを息子に話すように提案した。

　Aさん夫婦と息子のみでの話し合いでは，息子の「病院に任せておけば安心」という価値観を変化させることができなかった。そこで，息子に週末を利用してAさん宅に宿泊し，どのようにAさん夫婦が生活しているか，自身の目で確認するように促した。その結果，息子はAさん夫婦が安心して生活していることを実感し，さらに親子で昔話ができ，水入らずでひとときを過ごせた。

　在宅での看取りの場においては，意思決定の局面が多く存在する。患者の意思を最大限に反映させることは重要であることはいうまでもないが，在宅で看取るという大きな出来事を家族全員の同意を得て，一丸となって成し遂げられるようにかかわることで，さらに家族の絆が深まる。

5 在宅多職種チームとの協働

　訪問看護師は，Aさんと妻の最終療養先に関する意思決定内容を，在宅多職種チームに伝えた。デイサービスの担当者は，最近デイサービスに参加しても，ほとんどベッドで横になっていると話し，多職種チームによる情報共有からもAさんの病状進行が確認できた。

　Aさんは「自分がデイサービスに出かけている間は妻がゆっくりできるので，継続したい」と話した。多職種チームで在宅ケア継続において妻への**レスパイトケア***は重要な役割であることを確認した。そしてAさんが「行く」という限り，デイサービスは継続することとし，デイサービスで体調変調があれば，在宅医または訪問看護師に連絡することを約束した。

　多職種による**緊急カンファレンス**は，このような情報共有を目的に設定することが考えられる。しかしがん終末期の場合，急な病状の変化が多く，多職種それぞれの都合を聞いて日程調整している間に病状が進行する。訪問看護師は，電話で情報を共有するべきか，一堂に会するべきかなど，内容と予後を見すえたうえで判断することが求められる。

6 看取りの準備

　退院後1か月半経過し，Aさんは1日の大部分を傾眠し過ごし，夜間せん妄*症状が出現，予後は厳しい状態となった。訪問看護師は，在宅医と情報共有を行い，せん妄対策を検討

＊**レスパイトケア**：家族から被介護者をあずかり，介護からレスパイト（休息）する時間を提供する社会サービス。

し，残された時間は1週間未満であると判断した。

　Aさんはデイサービスの利用継続が困難となったため，訪問看護師より介護支援専門員に現状の報告と，福祉用具や訪問介護導入を依頼した。かろうじてトイレで排尿しているものの，失禁することもあり，1日2回（朝・夕）の訪問介護の利用と，毎日昼に訪問看護を利用することになった。

　在宅医は，妻にAさんの予後について説明し，訪問看護師は妻に看取りの準備教育を行った。それは徐々に動けなくなり，ベッド上に寝つくこと，おむつ交換などは介護福祉士・訪問介護員に任せればいいが，Aさんが一番喜ぶこととして氷塊（ひょうかい）で口を潤（うるお）したり，背中をさすることなどは，Aさんの妻が実施できることとして説明した。

　そして，訪問看護師は死に至るまでの呼吸の変化や，在宅医を呼ぶタイミングについて説明，緊急連絡先を改めて確認し，在宅医の電話番号を書いた用紙を自宅の電話近くの壁に貼るなど準備した。また，在宅医からの予後説明に同席できなかった息子へ連絡をとり，予後と介護体制の強化を報告した。病院死が一般的な現状であるが，在宅医が定期的に診療を行っている限り問題はないこと，Aさんは自宅で最期まで過ごせ，長年連れ添った妻と過ごせることは，人として幸せな旅立ちであることも付け加えた。また，介護福祉士・訪問介護員に，介護ケア中にAさんが死亡する可能性があるが，それがAさんの寿命であり，慌てずに在宅医に連絡するように，行動を具体的に説明した。

　Aさんは，隣で入眠していた妻が早朝5時にトイレへ行こうとしたとき，すでに息をしていなかった。一人で旅立ったAさんに，妻は「人に気をつかわせたくない人だったし，あの人らしかったと思います。こんなに一緒にいたこともなかったし，充実した時間でした」と話した。

　現在，介護支援専門員は，福祉職を背景にもつ場合が大多数であり，医療的知識が十分とはいいにくい状況もある。在宅での看取りの場合，病状に応じて介護サービスを検討するため，主たる調整役は看護師が担う必要がある。そして，在宅での看取りにおいては，旅立った時刻などの瞬間ではなく，そのプロセスが重要であることを忘れてはならない。

　看取りの場では，看護師は家族に対し，①死は免れない事実であることの認識，②患者の安楽の保証，③できなかったことよりも，できたことを十分に評価，④介護福祉士・訪問介護員や看護師などプロに任せるよりも，不器用ながらも愛情深い家族のかかわりに意味を付与することが必要である。

参考文献
・川越厚：在宅ホスピスを始める人のために，医学書院，1996，p.35-53.
・恒藤暁：最新緩和医療学，最新医学社，1999.
・日本在宅ケア学会編：エンド・オブ・ライフと在宅ケア，ワールドプランニング，2015，p.9-26.

＊ せん妄：身体疾患や薬物による軽度〜中程度の意識障害で，幻覚・妄想・興奮などの精神症状を伴うことがある（本編-3章-Ⅳ-E-5-Column「せん妄と不穏，認知症，うつ病の違い」参照）。

第 **7** 章

事例で学ぶ
終末期看護の実践

この章では

● 様々な事例の具体的な場面をとおして，終末期にある患者・家族
への看護を理解する。

I　一般病棟における終末期がん患者への看護

1. 患者プロフィール

患者：Aさん，62歳，男性
病名：大腸がん，肝転移
既往歴：高血圧
職業：自営業（飲食店）
性格：まじめ
家族構成：妻（58歳），長男（32歳）との3人暮らし。長女（30歳）は近所に家族（夫，1歳の子）と暮らしている。
キーパーソン：妻
アレルギー：なし
視聴覚機能：問題なし
日常生活動作：自立
公的サービス利用：なし
身長・体重：170cm，55kg，BMI 19
バイタルサイン：血圧108/70mmHg，脈拍72回/分，体温37.1℃，経皮的動脈血酸素飽和度（SpO₂）96%
意識レベル：清明
日常生活：自立
血液検査値：総たんぱく（TP）6.4g/dL，アルブミン（Alb）3.0g/dL，AST（GOT）56 IU/L，ALT（GPT）72 IU/L，総ビリルビン（T-Bil）1.3mg/dL，直接ビリルビン（D-Bil）0.5mg/dL，C反応性たんぱく（CRP）3.2mg/dL
内服薬：ロキソプロフェンナトリウム水和物60mg×3錠（分3後）

2. 入院までの経過

　3年前に大腸がん，肝転移と診断され，外来で化学療法を行っていた。4次治療の化学療法を実施していたが，徐々に治療効果が得られなくなってきていた。

　数日前から腹部の痛みが増強し外来受診，CT検査で肝転移の増悪が認められた。疼痛の緩和と，今後の治療・療養の場所の決定目的で入院となった。

3. 医師からの病状説明

　医師は，本人と妻，長男に対して，CT画像を見せながら「今まで大腸がんの治療を続けてきましたが，肝臓の転移が増悪しています。そのために痛みが出ています。今まで治療をよくがんばってこられましたが，保険適応となる薬物療法はすべて行ってきたため，これ以上の積極的治療は難しい状況です。これからは症状をとることを中心とした治療を行っていくことになります。これからの時間を，どこで，どのように過ごしたいかも，今回の入院中に考えていきましょう」と説明した。

4. 本人・家族の病状認識

　本人は「あとどれくらい生きられますか。仕事もあるし，孫の成長も見たい」と話された。医師から余命については何とも言えないところがあるが，月単位で考える必要があると伝えられた。Aさんは落胆し，妻は涙ぐまれていた。

　長男は「できる治療はないんでしょうか。今まで，がんといわれてからも抗がん剤治療を受けながら元気でした。もっと長生きしてほしいです」と医師の説明内容に納得がいかないようだった。

A　看護の実践

1.　アセスメント

1 | 痛みの状態

　腹部に鈍い痛みがあり痛みの程度はNRS（Numerical Rating Scale）：7/10，現在内服し

ている鎮痛薬では効果が乏しい。まず苦痛となる身体症状の緩和を行うことが重要である。

　痛みの性質，程度，増強因子，緩和因子など，ていねいにアセスメントし，本人と痛みの程度の目標を共有し，積極的に緩和していく必要がある。

　薬物療法としてロキソプロフェンナトリウム水和物 180mg/日を服用中であるが，世界保健機関（WHO）の鎮痛薬ラダー（本編 図3-7 参照）の第1段階では除痛できておらず，第2段階から第3段階の薬物療法について医師，薬剤師と検討する必要がある。

　医療用麻薬（オピオイド）の開始となる場合，服薬について指導し，安心して服薬できるよう配慮する必要がある。また，有害反応への対策（悪心，眠気，便秘）も重要である。身体的な痛みに加えて，精神的・社会的・スピリチュアルな苦痛を全人的苦痛としてとらえ，ケアしていく必要がある。

2 ｜ 食欲の低下

　食欲が低下しているのは，今まで行ってきた化学療法の影響による倦怠感，味覚障害が関係している可能性があるが，がんの進行に伴う症状の可能性もある。BMI 19 と低めで，総たんぱく，アルブミンともに基準値より低く栄養状態の評価が必要であるが，がんの終末期であることから，栄養状態の改善よりも本人の食の満足を重視した検討が必要である。

3 ｜ 医師の説明

　積極的治療ができないという医師からの説明に，本人・家族ともに衝撃を受けている。それらの気持ちに寄り添い，つらい気持ちを表出できる環境を提供し，本人・家族の気持ちを傾聴し，受容・共感の態度でかかわり，Aさんと家族が今後の過ごしかたについて考えていけるように支援することが大切である。

▎2. 看護上の問題

①肝転移による腹部の痛みがある。
②食欲低下があり栄養状態が低下している。
③積極的な治療ができないことによる不安がある。
④家族に悲嘆がみられる。
⑤今後の療養場所の選択と意向に沿った調整を行う必要がある。

▎3. 看護目標

①身体的苦痛が緩和する。
②食事による満足感が得られる。
③思いを表出でき，残された時間の過ごしかたについて考えることができる。
④家族が思いを表出でき，今後のことについて本人とコミュニケーションをとることができる。

⑤今後の治療・療養の場の選択ができる。

4. 看護の実際

1 痛みのアセスメントと痛みを緩和するための援助

❶痛みのアセスメント

• 本人に痛みのアセスメントを行ったところ，NRS：7/10 の腹部に持続する痛みがあった。

• 夜間の睡眠中に，痛みのため時々目が覚める状況があった。

• A さんは，医師との面談後から痛みが増強したと感じていた。

• 孫の面会時には笑顔があり「痛みのことも忘れられる」と話し，孫と過ごす時間は痛みの緩和因子となっていると考えられた。

• 痛みの緩和の目標について，A さんと話し合ったところ「痛みで起きることなく，ぐっすり眠りたい」と希望され，まずは痛みが緩和し夜間睡眠できることを目標とした。

❷痛みの緩和

• 薬物療法は，オピオイドとしてオキシコドン塩酸塩水和物徐放錠 10mg×2（分 2，12 時間ごと）とレスキュー薬として，オキシコドン塩酸塩水和物散 5mg が開始されることとなった。

• A さんの反応を確認しながら，オピオイドに対する抵抗感や誤解に対して，適切に理解ができるように説明した。

• レスキュー薬の使用についても説明し，痛みをがまんせず遠慮なく看護師に伝えてほしいことをお願いした。

❸有害反応への対応

• オピオイドによる有害反応として便秘，悪心，眠気があることを A さんに説明した。

• 便秘の対策が必要であることを説明し，下剤の投与の検討をした。

• 悪心は 1 〜 2 週間程度で消失することが多いが，苦痛となる場合は悪心止めを使うこともできることを説明した。

• 眠気は，オピオイド開始後 1 〜 3 日に多くみられるが，自然に軽快することが多いことを説明した。

❹実施後の観察

• 孫や家族との時間が痛みの緩和因子となっていたため，面会の時間中に家族とゆっくり過ごせるように，検査や処置の時間の調整を行った。

• A さん自身が自己コントロール感をもって痛みの治療に取り組めるように，痛みの日記の記載方法を説明し，内服した時間や有害反応の状況，レスキュー薬の使用時間を記載してもらうようにした。

• 痛みの程度，オピオイドの有害反応の出現に注意し観察した。

• A さんの痛みは，翌日には NRS：3/10 に軽減，夜間の睡眠がとれたと喜ばれていた。

コミュニケーション

終末期における日常生活の支援

苦痛の緩和 全人的（包括的）

退院支援・地域連携

臨死期の看護

看取り 在宅における

7 事例で学ぶ終末期看護

- 痛みの日記に自身で記載した有害反応について看護師に報告し，下剤の調整や対策が自分自身で行えるようになった。

2 │ 食欲低下に対する援助

- Ａさんは「食べられなくなったらもう終わりじゃないか」と食欲がなく摂取量が減少していることに不安があった。
- 家族も「元気になってほしい，食べないと元気にならない」という思いから，少しでもたくさん食べることを促し，そのことが本人の負担になっていた。
- Ａさんのつらさを傾聴し，共感・受容的態度で接した。
- 「食べたいときに」「食べたいものを」「無理せず控えめに」摂取することが大切であることをＡさんと家族に説明した。
- 栄養サポートチーム（NST）の管理栄養士に相談し，Ａさんの嗜好にあった食事を提供してもらえるように調整した。
- おいしく食事を味わえるように，口腔ケアの必要性をＡさんと家族に説明した。
- 家族の「食べて元気になってほしい」という思いを傾聴し，受容・共感をしたうえで，家族の思いが本人の重荷になる場合もあり，「Ａさんのペースで希望にあった支援を行っていきましょう」と家族に伝えた。

3 │ 積極的治療ができない不安に対する援助

❶患者の思いの表出を図る

- Ａさんのケアについて担当医師，病棟看護師，緩和ケアチームとでカンファレンスを行い，Ａさんのケアの方向性について話し合った。
- 入院直後，Ａさんは痛みが強かったため，まずは痛みを軽減することを目指した。
- 信頼関係を築くようにかかわりながら，徐々にＡさんの思いの表出を促していこうと，チーム内で目標を共有した。
- 痛みに対するケアを行いながら，Ａさんの訴えに耳を傾け，ていねいな対応を心がけた。何かあれば，いつでも何でも話してよいことを繰り返し伝えた。
- 面会者との様子や身の回りに置かれている物から，Ａさんの大切にしているものについて推し量りながら，コミュニケーションをとるようにした。
- Ａさんから徐々に自分の気持ちが語られるようになり，タイミングを逃さないように積極的に傾聴した。

❷患者の思いへの対応

- Ａさんは「がんと診断されたときから肝臓に転移があり，長くは生きられないなと思っていた。抗がん剤治療はつらかったけど，治療の効果があると聞いて，今までがんばってこられた。もう治療ができないと言われて本当につらかった。孫が本当にかわいくて，もう少し成長を見届けたいと思う。仕事は徐々に長男に教えてきたけど，まだまだ半人

前で，もう少し見守ってやりたいと思う。一番心配なのは妻が残されることかな」と看護師に語った。

- 院内のがんサロン（ピアサポートの場）について情報提供を行ったところ，興味をもたれ夫婦で参加された。
- がんサロンの参加後，Ａさんは「参加してよかった。がんになった者じゃないとわからない気持ちを共有することができ，とても癒やされた。家族で今後のことを，いろいろと考えていきたいなと思う」と話された。

4 │ 家族の悲嘆に対する援助

❶家族の気持ちを引き出す

- 妻は毎日面会にきており，看護師は妻にねぎらいの言葉をかけ，面会に来られていることがＡさんのケアにつながっていることを伝えた。
- Ａさんの状態や行っているケアについて，家族に説明し現状の理解を促すように努めた。
- Ａさんの家族に「ご家族の心配なことについて相談させていただきたい」と，いつでも声をかけてもらえるように伝えた。
- 1週間後，妻に声をかけると「いろいろと心配で，どうしたらいいか」と話されたので，別室で妻からの話を聴く場を設けた。

❷家族の気持ちへの対応

- 妻は「もう治療ができないと言われてショックで……」と涙を流し，「少しでも長生きしてほしい。今まで夫婦で店をやってきた。長男が後を継いでくれるようになって，これからは，のんびりしようねって言っていた矢先にがんになって。長男は仕事もずいぶん一人前になってきたが，主人はまだまだ気になるみたいで。娘に孫が生まれて，とてもかわいがっていて，孫の前では痛みも忘れるみたいです。痛みや苦しみはできるだけないように過ごさせてあげたい。長男が治療について，あきらめきれない気持ちをもっていて，インターネットやテレビの情報から，ほかの病院に行けば，まだできる治療があるんじゃないかという気持ちをもっているようです。セカンドオピニオンを考えているようですが，私も主人もお世話になった先生に悪いと思っているんですけど」と話された。
- セカンドオピニオンは，患者・家族が病気への理解を深め，適切な治療を選択するために有効な手段であり，希望があれば遠慮なく申し出ていただくように伝えた。
- 家族で相談された結果，他県の大学病院にセカンドオピニオンを希望されたので調整を行った。
- セカンドオピニオンの結果は，これまで行ってきた主治医の治療を支持するものであり，これ以上の抗がん治療を行うと寿命を縮める可能性があるため，緩和ケア中心の医療を行い，これからの時間を有意義に過ごすほうがよいというものだった。
- セカンドオピニオンを受けたことにより，Ａさん・家族共に現状を理解され「これから

の時間を大切にしていこう」と話し合われた。

5 今後の生活についての意思決定支援

- これまでのかかわりをとおして，Aさんとご家族は，抗がん治療は行わず緩和ケアを中心とした医療を受けながら生活をしていきたいという思いをもたれていることがわかった。
- Aさんは「早く家に帰りたい。長男が困らないように仕事の整理もしたいし，孫とも遊びたいし」と話された。妻は「本人の希望に沿いたいけれど，痛みがまた強くなったときのことを思うと心配で」と話された。
- MSW，退院調整看護師と連携し，退院後に利用できる社会資源およびホスピス・緩和ケア病棟について情報提供を行った。
- 現在は日常生活動作（ADL）も自立しているため外来通院し，介護保険でベッドのレンタルを利用することとなった。
- Aさんは自宅で最期まで過ごしたいと考えているが，家族に迷惑をかけたくないという気持ちもあり，自分でトイレに行けなくなったときには，ホスピス・緩和ケア病棟に入院したいという気持ちをもっていた。
- 今後は外来で経過をみて，そのつど相談しながら地域との連携を進めていくこととなった。

5. 評価

Aさんの看護の評価は，以下の点で行った。
- 痛みが軽減し，痛みにより睡眠が妨げられない。
- NRSが3/10以下になる。
- 痛みの治療のセルフケアが行える。
- 本人が感情を表出することができる。
- 家族が感情を表出することができる。
- 家族が不安な思いや希望を表出する。
- 本人と家族で率直なコミュニケーションがなされる。
- 経口摂取量が減少しても，食事に対する満足感がある。
- 本人と家族が現状を理解し，今後の生活について考えることができる。
- 本人と家族が，今後の療養の場の意思決定ができる。

B 看護のポイント

Aさんの看護のポイントとして，症状マネジメントとアドバンス・ケア・プランニング（ACP），家族のケアが重要である。

1. 患者プロフィール

患者：Bさん，70歳，男性
病名：誤嚥性肺炎，慢性心不全
既往歴：心筋梗塞（冠動脈バイパスグラフト術。60歳時），心房細動（65歳時），脳梗塞（65歳時）
職業：元調理師
性格：すべて自分で決めたいという気持ちが強く，がんこ。
家族構成：妻（66歳）と2人暮らし。子どもは長女（36歳）が1人いる。長女は結婚しており車で2時間かかる隣接県に住んでいる。長女は会社員で4歳になる息子がおり，現在第2子を妊娠中である。
キーパーソン：妻
アレルギー：なし
視聴覚機能：問題なし
認知機能：見当識障害あり
日常生活動作：軽度の左半身麻痺。車椅子への移乗動作には介助が必要。
介護認定：要介護4
介護サービス利用状況：週2回のデイケアを利用していたが，誤嚥性肺炎を繰り返していたため直近2か月は利用していない。自宅では朝晩の身体援助サービス（車椅子移動介助，排泄介助）を受けている。
在宅医療サービス利用状況：週2回の訪問看護と2週に1回の訪問診療を受けている。
身長・体重：165cm，50kg（前月と比べ−2kg），BMI 18.4
バイタルサイン：血圧140/98mmHg，脈拍110回/分，体温38.5℃，呼吸28回/分，両下肺野で水泡音を聴取，酸素投与3L/分下で経皮的動脈血酸素飽和度（SpO$_2$）88%（入院時）
意識レベル：JCS Ⅱ-10
血液検査値：白血球数（WBC）1万5000/μL，C反応性たんぱく（CRP）18.0mg/dL，総たんぱく（TP）5.8g/dL，アルブミン（Alb）2.8g/dL，脳性ナトリウム利尿ペプチド（BNP）100pg/mL
画像診断：入院時の胸部X線検査およびCT検査で心拡大と右肺肺胞浸潤影が認められた。
内服薬：ワルファリンカリウム3mg/日，フロセミド40mg/日

2. 入院までの経過

　Bさんは退職直後の10年前（60歳時）に心筋梗塞のため冠動脈バイパスグラフト術を受け，5年前（65歳時）に心房細動による脳梗塞を発症した。その後，嚥下機能障害が認められたため胃瘻を造設したが，経口摂取能力が回復し，Bさんの強い希望により3年前（67歳時）に胃瘻を抜去した。

　しかし1年前（69歳時）頃から誤嚥性肺炎と心不全を繰り返すようになり，訪問診療の医師はBさんに再度胃瘻造設を提案した。Bさんは「死んでもいいから最後まで口からおいしいものを食べたい」と再び胃瘻の造設はしたくないと述べた。その後，Bさんは経口摂取が難しくなり，服薬行動もとれなくなった。

　訪問看護師が訪問したときには，Bさんは「起きているとからだが楽だ」と言い，ベッドを60度程度に頭側挙上して休息をとっていた。呼吸困難の訴えはなかったが，両下肢と腰背部に浮腫の増強がみられ，殿部には手のひら大の発赤と表皮剥離が認められた。

　その翌日早朝，Bさんが息苦しさを訴えたため，妻が訪問看護師に電話し，緊急訪問を依頼した。低酸素および発熱，意識レベルの低下を認めたため，訪問診療の医師の指示により入院することになった。

3. 医師からの病状説明

　病院医師より，Bさんの妻と長女に「度重なる誤嚥性肺炎と心不全の合併した状態のため呼吸困難が起きています。排泄が困難と思われたので膀胱留置カテーテルを挿入しましたが，先ほどご自分で抜いてしまいました。せん妄のため混乱しているようです。どこまでご本人の協力が得られるかわかりません。治療をしても呼吸状態が改善しない場合は，お亡くなりになってしまう可能性があります。訪問診療の先生からBさんは過剰な医療は希望されていないと聞いています。万一，心肺停止したときは，心臓マッサージや人工呼吸器の装着は控えるということでよろしいでしょうか。ご家族のお考えを教えてください」と説明した。

第
2
編

コミュニ
ケーション

終末期における
日常生活の支援

全人的（包括的）
苦痛の緩和

退院支援・
地域連携

臨死期の看護

在宅における
看取り

7
事例で学ぶ
終末期看護

4. 家族の病状認識

妻は「夫も私も延命治療は望んでいません。以前から夫は病院で管だらけになるのは嫌だと言っていました。今日は「苦しい，からだが動かない，そばにいて」と不安が強く，私の手を離しません。いつもと状況が違いますね。今回は退院できるかどうか，わからないですね」と落ち着いて答えた。

長女は泣きながら「まさか，こんなに具合が悪くなるとは思っていませんでした。孫の誕生を楽しみにしていましたから，私は少しでも長く生きてもらいたいです。胃瘻をつくるとか，苦しいならば人工呼吸器をつけることを検討してもらえないのでしょうか」と父親の急激な病状の変化が受け止められない様子だった。

A 看護の実践

1. アセスメント

1 呼吸困難

入院時の B さんは息苦しさが強く，質問しても応答ができない状態であった。

呼吸 28回/分，酸素投与 3L/分下で SpO_2 88% であり，BNP 100pg/mL，胸部 X 線検査および CT 検査で心拡大と右肺肺胞浸潤影が認められていることから，誤嚥性肺炎と心不全による呼吸困難が生じていると考えられた。

また体温 38.5℃，WBC 1 万 5000/μL，CRP 18.0mg/dL と炎症反応が高く，誤嚥性肺炎が重症化している可能性が高いと考える。

息苦しさによるつらさは，身体の動きを制限し，セルフケア能力を著しく低下させている。これまでも誤嚥性肺炎を体験してきたが，過去のそれとは異なるつらさがせまり，自分がどうなっていくのかわからないことへの不安や，死んでしまうのかもしれないという恐怖もある。B さんの呼吸困難を緩和するためには，身体的側面のみならず，社会的，精神的，スピリチュアルな側面からのケアも必要と考える。

2 意識の混濁

意識の混濁(JCS Ⅱ-10)があり，看護師がケアの説明をしても理解できないことがあった。特に夜間は病衣を脱ごうとしたり，経鼻酸素カニューレや膀胱留置カテーテルを引き抜こうとする行為もみられた。妻がそばにいると B さんは落ち着きをみせて自分の気持ちを表出するが，妻不在の状態では表情がこわばり，治療協力が得られないことがあった。

これらのことから，呼吸障害・循環障害を直接原因とする，せん妄状態にあると考えられ，現状認識ができないことから精神的苦痛を体験していることが推測された。

3 褥瘡

血液検査の結果によると TP 5.8g/dL，Alb 2.8g/dL であり，BMI は 18.4 であった。これ

らのことから低栄養の状態にあると考えられた。

　Bさんの安楽な体位が起座位であること，また自力での体動が困難な状態となっており，すでに殿部の発赤と表皮剝離を生じていることから，褥瘡が急速に悪化していくことが予測された。現時点では褥瘡による疼痛の訴えはないが，褥瘡の悪化を最小限にとどめるケアが必要である。

4 ｜ 不安

　Bさんは10年前，心筋梗塞のために外科的治療を受け，脳梗塞による嚥下障害を生じたが，嚥下リハビリテーションの効果を得て再び経口摂取できるまでに回復した。Bさんは元調理師であり，おいしく食べてよく生きることに価値をおいた人生観をもっていたため，胃瘻を受け入れることはできなかったと推測される。

　ここ1年の間にBさんは誤嚥性肺炎を繰り返し，全身状態の悪化と回復を体験してきた。入院を繰り返すたびに医師と治療や予後について話し合ってきたため，いつか死に至る状態に陥るであろうことは理解してきたと思われる。しかし，今回の入院では，からだを動かすことが困難となり，現実のものとして死に直面していることを察知し，不安が表出されているのではないかと推察した。

5 ｜ 家族の受け止め

　これまでBさんと妻は，他県で子育てをしながら仕事をしている長女に迷惑をかけたくない気持ちがあり，病状変化の詳細を説明してこなかった。そのため，長女はBさんの病状やBさんの意向について十分理解をしていない可能性がある。長女はBさんにとって何が最善の治療であるのかを考えることができず，医師が示した治療方針に納得ができない状態となっている。

▌ 2. 看護上の問題

①呼吸困難に伴う苦痛がある。
②せん妄による意識障害のため現状認識ができず精神的苦痛がある。
③低栄養および全身性浮腫による皮膚の脆弱化に伴い褥瘡発生による苦痛が出現する可能性がある。
④体動困難を自覚し，不安や恐怖を感じている。
⑤長女がBさんの病状の変化を受け入れられず，両親とは治療に対する意見の相違があり，Bさんの意向を反映した治療方針を決定することができない。

▌ 3. 看護目標

①呼吸困難に伴う苦痛が軽減し，日常生活を安楽に過ごすことができる。
②せん妄による意識障害が改善し，精神的苦痛が軽減する。

③褥瘡が悪化しない。

④体動困難に対する恐怖心や不安が軽減し，穏やかな気持ちで過ごすことができる。

⑤家族が，終末期にあるBさんの意向を踏まえてBさんにとって最善な治療について考え，Bさんと家族そして医療者間で合意形成することができる。

4. 看護の実際

1 | 呼吸困難の症状マネジメントと安楽への援助

❶ 呼吸管理

- 呼吸数や経皮的酸素飽和度（SpO₂）の測定に加え，日常生活動作に伴う呼吸困難の変化を観察した。
- 喀痰の排出を促し，換気障害にならないように努めた。
- 指示された薬剤の静脈内投与とその効果を判定した。
- 水分制限されていたが，酸素投与開始後は口渇を強く訴えることがあった。少量の水分摂取でも咳き込むことがあったため，とろみのついた水を冷蔵庫に保管し，看護師の介助で飲水を促した。また，適宜口腔ケアを行い，口腔内の保湿に努めた。
- 体動時の呼吸困難感が強いこと，体液管理が必要であることから，膀胱留置カテーテルを留置したが，すぐに自分で抜いてしまった。ライン類の挿入は，せん妄の促進要因となるため，再挿入はせずベッド上排泄とした。
- Bさんは尿意を感じると，毎回ベッドから降りようとする動作を見せたが，呼吸困難感が強い間はベッド上での排泄のほうが望ましいことを説明した。排尿量は毎回測定した。
- 入院当初は違和感から経鼻酸素カニューレの装着を拒否したが，カニューレと皮膚が接触する部分をガーゼで保護すると違和感が減少し，装着継続が可能となった。
- 定期的に病室の換気を行った。室温や送風の程度は患者の好みに合わせた。空気の流れが感じられると「息をしやすい」ことがわかった。妻の付き添いがあるときは，窓の開閉やうちわでの送風を依頼した。
- 呼吸困難下での体動を少なくするために，手の届くところにナースコールやティッシュペーパーを設置した。誤嚥が生じるため水分摂取は妻や看護師が介助した。

❷ 安楽への援助

- 姿勢や体位の工夫を行った。呼吸状態や患者の表情をみながら，患者が安楽と感じられる体位に調整した。
- エネルギーの消耗を抑えるため，夜間は患者の睡眠確保を優先した。
- マットの下に小枕を挿入し，2時間ごとに枕の位置を変えることで除圧を図った。

❸ 不安への対応

- 呼吸困難が緩和し，患者が話をしてもよいというときには，患者の気がかりや不安，おかれている状況，気持ちのつらさなどについて患者の体験の理解に努めた。

第2編

コミュニケーション

終末期における日常生活の支援

全人的（包括的）苦痛の緩和

退院支援・地域連携

臨死期の看護

在宅における看取り

7 事例で学ぶ終末期看護

- 患者から，呼吸困難が強くなると「死にそうだ」「もうだめだ」「眠るのが怖い」などの発言があった。
- 看護師が患者の背部を手のひらで円をかくようにマッサージすると「安心する」「気持ちがいい」という言葉が聞かれた。

2 ┃ せん妄の症状マネジメントと精神的苦痛の緩和

❶点滴ライン類の管理
- 発熱および呼吸困難感が強いときは，見当識障害や興奮がみられたため，最小限の点滴ラインの挿入とした。
- 拘束感を与えないように，点滴ラインの固定方法や点滴台の設置場所は患者の視界に入らないように工夫した。医師と相談し，夜間の点滴は控えるようにした。

❷環境調整
- 安心できる環境になるように，患者情報を医療チームで共有した。
- 患者と対話しながら，日時や曜日，今いる場所の確認，看護師の名前などを伝え，看護師は落ち着いた態度でかかわるように努めた。
- 不必要な物品は患者の周囲に置かないように環境調整を行った。
- 興奮したときにベッドからの転落を防ぐ目的で，ベッドの高さやベッド柵の調整を行った。

❸せん妄への対応
- 家族にも患者が体験しているせん妄について説明した。直接の原因や症状を促進してしまう要因などについて詳細を伝え，家族ができることは何かについて話し合った。
- Bさんは人の気配に安心し，背部マッサージを行うと安心感が得られるため，妻や長女にマッサージの方法を説明した。

3 ┃ 褥瘡の悪化を防ぐ援助

- 下肢や腰背部に浮腫があり殿部に表皮剝離（はくり）がみられていることから，褥瘡（じょくそう）を悪化させないケアが必要である。褥瘡対策マットの使用，定期的な体位変換，保湿ケアを徹底して行った。
- 起座位で過ごしており，マット下に小枕を挿入し除圧に努めた。
- 皮膚と寝具の摩擦を最小にするために，無理な体位変換をしないように努めた。看護ケアは2人以上で行った。

4 ┃ 不安や恐怖に対する援助

- 医療処置やケアを行う際には，平易な言葉で説明した。
- 患者の受け入れが難しいときは，時間をおいてから再度説明するように心がけた。
- 患者の不安や恐怖が強いときには，ベッドサイドで見守る時間を確保しタッチングを

第2編

コミュニケーション

終末期における日常生活の支援

全人的(包括的)苦痛の緩和

退院支援・地域連携

臨死期の看護

在宅における看取り

7 事例で学ぶ終末期看護

行った。また，可能な範囲で妻に付き添いを依頼した。看護師が行うケアの最中も，妻にそばで見守ってもらうことで，患者の不安が軽減することもあった。

5 Bさんにとっての最善を話し合うための援助

- 患者の病状について，これまで妻と長女が十分話し合ってこなかったことが明らかになった。
- 長女の患者に対する思いを受けとめつつ，長女が理解できるように，病状説明を繰り返し行い，患者・家族のみならず医療者も含めて治療の方向性を決定していくことになった。
- 症状が落ち着いたら自宅退院を目指し，患者の希望する自宅で最期の時を過ごす方向性となった。

5. 評価

Bさんの看護の評価は，以下の点で行った。

- 呼吸困難感が緩和する。
- 安楽な日常生活を送ることができる。
- 誤嚥性肺炎を起こさない。
- 心不全の徴候が出現しない。
- 発熱や喘鳴，経皮的酸素飽和度の低下，意識レベルの低下がみられない。
- せん妄症状が改善する。
- 口腔内の清潔を保ち，舌苔，口腔カンジダなどが発症しない。
- 不安が軽減する。
- 不安への対処について話し合うことができる。
- 夜間，良眠が得られる（不眠にならない）。
- 疼痛や倦怠感による苦痛がない。
- Bさんの意向を理解し，Bさんの妻と長女が，Bさんにとって最善と考える治療や療養の場を選択することができる。
- Bさんと家族の考えを医療者間で共有し，最期の時まで支援することができる。

B 看護のポイント

慢性疾患の終末期は，急性増悪と回復の繰り返しにより，徐々に不可逆的な状態に変化する。そのため，予後を予測することが難しく，治療の可能性と限界を見きわめることが非常に難しいといえる。

本事例は，Bさんの強い希望で人工栄養管理や人工呼吸器の装着は行わなかった。しかし，患者の価値観によっては，最期まで積極的治療を望む場合もあるため，できるだけ早

い段階から，個々の患者が，どのような人生の終末を，どのように生きていきたいと考えているのか，病状の変化のタイミングと併せて把握しておく必要がある。

　終末期には複数の疾病が合併して苦痛症状が現れるため，症状マネジメントも複雑になってくる。たとえばBさんは，夜間，起座位で休息をとることは，安楽な呼吸を促し，呼吸困難を増強させないために有効であるが，体重がかかる殿部の褥瘡は悪化し，新たな苦痛を引き起こすことになることが考えられた。また，せん妄は精神症状を伴う苦痛となるため，せん妄の原因を同定し，治療への取り組みを十分行う必要がある。

　どの治療・ケアを優先したらよいのか判断できない場合は，患者にとっての最善な治療・ケアは何かについて，患者・家族・医療者間で十分話し合うことが重要になる。そして実施したケアは，患者・家族と共に評価を行い，よりよいケアを検討していく。

Ⅲ　慢性閉塞性肺疾患（COPD）患者への看護

1. 患者プロフィール

患者：Cさん，75歳，男性
病名：慢性閉塞性肺疾患（COPD）急性増悪（ぞうあく）
既往歴：非結核性抗酸菌症，前立腺肥大症
喫煙歴：20歳から40本/日×32年，52歳より禁煙
職業：無職（元銀行員）
性格：几帳面，がんこ
家族構成：妻との2人暮らし。娘は家族（夫，1歳の子）と近所に在住
キーパーソン：妻
日常生活動作：バーセルインデックス（Barthel Index；BI）10点（排尿コントロール5点，排便コントロール5点）
介護認定：要介護2
介護サービス利用状況：訪問看護を週2回利用
身長・体重：170cm，42kg，BMI 14.5，%IBW 66.05
バイタルサイン：血圧 132/78mmHg，脈拍 100回/分，体温 36.1℃，呼吸数 28回/分，酸素添加なしの非侵襲的陽圧換気療法（NPPV）施行下での経皮的動脈血酸素飽和度（Spo$_2$）92%
血液検査値：白血球数（WBC）9800/μL，C反応性たんぱく（CRP）0.16mg/dL，総たんぱく（TP）6.2g/dL，アルブミン（Alb）4.0g/dL，ヘモグロビン（Hb）13.8g/dL
動脈血ガス検査：酸素添加なしのNPPV施行下で，pH 7.37mmHg，動脈血酸素分圧（Pao$_2$）55.2mmHg，動脈血二酸化炭素分圧（Paco$_2$）50.9mmHg，重炭酸イオン濃度（HCO$_3^-$）29.3mmHg
呼吸機能検査：1秒量（FEV$_{1.0}$）0.61L，努力性肺活量（FVC）2.62L，1秒率（FEV$_{1.0}$/FVC）23.3%
呼吸困難の評価：mMRC グレード4，修正Borgスケール7～8，COPDの病期分類 Ⅳ期（最重症）
胸部X線検査：肺の過膨張，滴状心
胸部CT検査：両肺に高度の気腫化，低吸収域が多く，肺血管床の破壊が高度
服薬状況：プレドニゾロン錠5mg 1.5錠/日，エソメプラゾールマグネシウム水和物20mg 1カプセル/日，サルメテロールキシナホ酸塩・フルチカゾンプロピオン酸エステル吸入剤1回1吸入2回/日，チオトロピウム臭化物水和物吸入剤1カプセル/日

2. 入院までの経過

　5年前にCOPDと診断され，1年前にNPPVを導入した。COPD急性増悪による入退院を年2回繰り返しながら自宅で療養をしていた。

　今回，息切れや呼吸困難感が強く，咳や痰の増加と，労作時Spo$_2$ 84%まで低下したため，救急車にて搬送され，今年2回目の入院となった。

3. 医師からの病状説明

　医師は，本人と妻に対して「炎症反応は陰性

であり，現在は呼吸不全には至っていない状況です。従来から行われている気管支拡張薬の吸入やNPPVによる治療も継続して行っていますが，呼吸困難の強い状態が続いており，標準的な治療では，呼吸困難が緩和されていない状況です。これからの時間をどこで，どのように過ごしたいかを一緒に考えていきましょう」と説明した。

4. 本人・家族の病状認識

本人は「妻にも迷惑ばかりかけているし，こんなに息苦しくて，つらい思いをするなら死ん

だほうがましです。目が覚めるたびに，まだ生きていたのかと思います。夜も全然眠れていません」と呼吸困難，不眠のつらさを話された。

妻は「できれば，もう少し生きていてほしいとは思いますが，夫を見ていると，つらそうで，かわいそうだと感じます。何とか息苦しさがとれる方法はないでしょうか。家でも苦しいと一日に何度も私を呼び，呼吸介助しています。夫もつらいのはわかっていますが，正直私も疲れています」と呼吸困難のつらさ，介護での疲労蓄積について話された。

A 看護の実践

1. アセスメント

1 身体面

❶ COPDの病態と治療

COPDは「タバコ煙を主とする有害物質を長期に吸入曝露することなどにより生ずる肺疾患であり，呼吸機能検査で気流閉塞を示す。気流閉塞は末梢気道病変と気腫性病変がさまざまな割合で複合的に関与し起こる。臨床的には徐々に進行する労作時の呼吸困難や慢性の咳・痰を示すが，これらの症状に乏しいこともある」と定義されている[1]。

診断後の重症度は「COPD病期，息切れの度合い，増悪歴の有無などから総合的に判断する」とされる[2]。治療は，気管支拡張薬を使用して気流閉塞を軽減する薬物療法や理学療法をはじめとする非薬物療法である。また，一部のCOPD急性増悪症例については，気管支拡張薬の吸入に加え，抗菌薬や副腎皮質ステロイド薬の全身投与が行われる。

Cさんの，COPDの病期分類はIV期，呼吸困難（息切れ）の評価に用いるmMRCは，グレード4であり，COPD最重症である。

入院時の動脈血ガス分析の結果は，低酸素血症を伴う慢性呼吸性アシドーシスであるが，酸素添加なしのNPPVによる換気補助によってSpO_2は維持されているため，酸素添加されたNPPVは行われていない。しかし，労作時に著明なSpO_2低下があることから，換気血流比の不均等分布が強い可能性があり，低酸素血症の症状に注意し，状態に応じて低濃度，低流量から酸素添加されたNPPVを開始する必要がある。

❷ COPDの終末期

COPDは慢性の経過をたどりながらも，増悪をきっかけに致命的な状態に陥ることが多く，余命を推定することが難しいとされている[3]。いつからが終末期であるか判断が難

コミュニケーション

終末期における日常生活の支援

全人的（包括的）苦痛の緩和

退院支援・地域連携

臨死期の看護

在宅における看取り

7 事例で学ぶ終末期看護

しいのが特徴であるが，増悪による入退院が繰り返されるようになると，激しい呼吸困難と共にQOLが低下し，骨格筋の廃用性萎縮と低栄養が進行する。一般的には，増悪を繰り返し，2次的にADLの低下をきたしたころからを，COPDの終末期と判断することが多いとされている[4]。COPDの年単位の予後予測の指標の一つとして，BODEインデックス*がある。

COPDの終末期では，標準的な治療を継続しても緩和されない呼吸困難が起こり得る。呼吸困難の緩和においては，患者が受け入れられる範囲の治療やケアを可能な限り継続し，並行してモルヒネ塩酸塩水和物などを用いることが基本的な考えかたである。

Cさんは，COPD増悪による入退院を繰り返すとともに，著しくADLが低下していること，低栄養が進行していることからも，COPDの終末期であると判断できる。

病状の進行により呼吸困難などの呼吸器症状に加え，疲労感など様々な症状が起こり得るため，症状マネジメントを行い，Cさんらしく人生を生きぬくことができるように支援していくことが必要である。

2 │ 精神面・社会面・スピリチュアル面

COPDの患者は，病状の進行とともに呼吸困難が増強することで，日常生活や社会活動が制限され，家庭あるいは社会における役割や生きがいなどを喪失するといわれている。また，COPDは外見からはうかがい知れない内部障害であるがゆえに，呼吸困難のつらさの理解を得ることが難しいとされ，他者に理解されないことが大きなストレス要因となり，自宅に閉じこもりがちとなることで，不安や孤独感，抑うつと，負の悪循環をきたしやすい。

Cさんは，病状の進行により，清潔や排泄のセルフケアが充足できず，妻への依存を余儀なくされることにより，自己を迷惑ばかりかけている存在ととらえてしまい，自分の存在価値が見いだせず，自尊感情の低下をきたしている。

CO_2ナルコーシスをきたしておらず，自分の思いを医療者や家族に話すことができていることから，意思決定能力は保たれていると判断できる。しかし，「こんなに息苦しくてつらい思いをするなら死んだほうがましです」と悲観的で，死を希うような言動が聞かれていることから，スピリチュアルペインは大きいととらえる。呼吸困難のつらさがスピリチュアルペインを増大させ，意思決定に影響を与える可能性がある。Cさんの感情に関心を向け，呼吸困難をはじめとする苦痛や苦悩に共感をしながら，そばに寄り添い，Cさんの最善を家族も含めた医療チームで共有した支援，そしてCさんが生きる意味を見いだせるような支援が必要である。

---

* **BODEインデックス**：BMI，%1秒量，呼吸困難，6分間歩行距離をスコア化して多元的に評価する。

コミュニケーション

終末期における日常生活の支援

全人的（包括的）苦痛の緩和

退院支援・地域連携

臨死期の看護

在宅における看取り

事例で学ぶ終末期看護

3 | 家族へのケア

　Cさんは「要介護2」の介護認定を受け，訪問看護を週2回利用しているが，妻は介護の疲労蓄積がある。Cさんの長女夫婦は，近所に住んでおり，週末にはCさんの自宅へ遊びに来ており，家族関係は良好であるが，子どもの世話で忙しいため，介護の協力は得られない状況である。妻は「できればもう少し生きていてほしいとは思いますが，夫を見ていると，つらそうで，かわいそうだと感じます。何とか息苦しさがとれる方法はないでしょうか。家でも苦しいと一日に何度も私を呼び，呼吸介助しています」と日々耐え難い呼吸困難と闘いながら生きているCさんに，呼吸介助やセルフケアへの支援を行うが，呼吸困難が緩和されないことで，妻としてできることへの限界を感じていることが推察される。

　在宅そして入院生活において，Cさんを支えている妻の身体的・精神的苦悩を傾聴・共感することで関係性を構築し，在宅支援体制の整備を行う必要がある。

▌2. 看護上の問題

①呼吸困難が緩和されない状況にある。

②自己の存在価値が見いだせず，自尊感情の低下をきたしている。

③呼吸困難のつらさがスピリチュアルペインを増大させ，意思決定に影響を与える可能性がある。

④希望する在宅療養の継続が困難となる可能性がある。

▌3. 看護目標

①呼吸困難が緩和されるケアを受けられる。

②自己の存在価値を見いだし，自尊感情が向上する。

③意思決定能力を保持し，意思表明の内容を，家族を含めた医療チームへ伝えることができる。

④希望する自宅に退院することができる。

▌4. 看護の実際

1 | 呼吸困難の緩和ケア

❶薬剤やNPPVの調整

- 入院後，気管支拡張薬の吸入は定量噴霧式吸入器からネブライザーへ変更し，在宅でも行われていたNPPVは継続して行われた。

- SpO_2のモニタリングを行いながら低酸素血症の症状に注意し，状態に応じて速やかに酸素療法が開始できるよう，ベッドサイドに酸素流量計と必要な物品を準備した。

- NPPV 使用下においても呼吸困難は軽減しなかったため，主治医や臨床工学技士へ NPPV の条件設定の変更についての相談を行った。

❷ケア方法の統一・連携

- 医療チームで統一して呼吸困難を定量的に評価できるよう，修正 Borg スケールを使用した。
- 呼吸困難は，主観的な感覚であり，SpO_2 とは必ずしも相関しない。そのため，「SpO_2 の数値はいいですよ」という声かけではなく，まずは C さんの苦しいという気持ちを受け止める対応をチームで統一した。
- リハビリテーションでは，廃用症候群の予防や進行防止と並行して，症状緩和を主体としたプログラムへの変更を関係職種と相談し，情報共有した。
- BMI 14.5，るいそう著明で同一体位であることで，褥瘡発生のリスクが高いことから，安楽な体位へ介助をした後，クッションでの除圧を行った。
- 呼吸困難を少しでも改善するため，顔面に扇風機の風を当てる，換気をするといった環境調整を行った。
- 呼吸困難が緩和されない現状から，C さんは「苦しさをとってほしい。酸素をしてください。もう薬で寝かせてください」と看護師に頼んでおり，酸素療法，薬物療法について主治医へ相談を行った。

❸生理的欲求の充足

- 食事や清潔のセルフケアの充足に向けたケアでは，そのタイミングを C さんに決めてもらうことで，呼吸困難の増強や低酸素血症による生命の危機を回避するよう努めた。
- 咀嚼（そしゃく）や嚥下（えんげ）といった食事中の行為に伴い呼吸困難が増強し，食欲低下をきたしていたため，管理栄養士と相談し，C さんの嗜好に沿った栄養補助食品の利用を開始した。

❹身体的安楽へのケア

- C さんの希望する呼吸介助の方法を，C さんの安楽な体位で実践した。
- 臥床したまま体重測定ができるスケールベッドを使用して，週 2 回の体重測定を行った。

2 ｜ 自尊感情の回復・維持に向けたケア

❶支持的なかかわり

- C さんの語りに対して，内容を批判したり，価値判断したりせず，まずは傾聴し，C さんが「今までよくがんばってきた」と自己肯定感を高められるよう，C さんの言葉を要約して伝えるようにした。
- C さんの語りから，キーワードとなる言葉を反復することにより，共感的な対応ができるようにした。
- 話を聴く際には，看護師は忙しそうな素振りはせず，椅子（いす）に座り話を聴く姿勢を示しながら，「C さんのことを知りたい」と言葉で伝えるようにした。

コミュニケーション

終末期における日常生活の支援

全人的(包括的)苦痛の緩和

退院支援・地域連携

臨死期の看護

在宅における看取り

7
事例で学ぶ終末期看護

❷ QOLの維持·向上

- 清潔セルフケアの充足に向けたケアでは，時間や内容の決定権をＣさんに委ねることでＣさんが選び，決定できることを支援し，尊厳が守られるようにした。

- 呼吸補助筋や肋間筋のマッサージや，呼吸介助をしながら身体に直接触れて働きかけるタッチングを行い，Ｃさんとかかわる時間の確保，そして「快」が提供できるようにした。

- Ｃさんの苦悩やがんばりを理解できるよう寄り添い，共感，支持する姿勢を心がけることで，心の安寧や孤独感の軽減に努めた。

- Ｃさんが，妻の身体的・精神的な苦悩を知ることで，自尊感情の低下をきたす可能性があるため，看護師が妻と話す機会はＣさんのいる病室内ではなく，デイルームなどの別の場所でもつようにした。

❸ 家族の絆の維持·促進

- 家族の介護疲労に配慮しながら，可能な範囲内で家族の面会をお願いした。

- 妻に家族写真や孫の写真を持ってきてもらい，病室内に飾ってもらうことで，離れていても家族との絆を再確認できるようにした。

❹ 主治医との連携

- 「こんな息苦しくて，つらい思いをするなら死んだほうがましです」と悲観的な言動が聞かれていること，不眠であることを，主治医と情報共有し，精神科受診や抗不安薬などの薬剤検討について相談を行った。

3 | 意思決定支援

❶ Ｃさんと家族の人生観の理解

- 過去の入院時と同様に，今回もＣさんと共に病みの軌跡（第１編-第２章-I-B-3-2「病みの軌跡モデル」参照）を振り返り，Ｃさんがどのように病状をとらえ，どのように余生を過ごしたいかを再確認したところ，Ｃさんは病期が進行し，もう先はあまり長くはないため，家族と会話を楽しみたいと話していた。

- Ｃさんのライフヒストリーや価値観を医療チームで情報共有し，Ｃさんや家族が治療方針の選択ができる場を提供できるようにした。

❷ 共有意思決定支援

- 主治医からは，終末期であることが伝えられ，Ｃさんは「苦しさをとってほしい。もう薬で寝かせてください」とモルヒネや睡眠薬の使用を希望したが，妻の希望は「できればもう少し生きていてほしい」と相違があった。Ｃさんの最善を家族も含めた医療チームで共有し，合意形成に向けた支援を行った。

- Ｃさんは呼吸困難を軽減するためにモルヒネや睡眠薬を使用することで，眠気で家族との会話が難しい場合もあることを知り，家族と話せなくなることはＣさんも家族も避けてほしいという思いから，それらの薬剤の使用は見合わせることとなった。

❶Cさんと家族の意向の確認

- Cさんは自宅への退院を希望し，妻もできる限りは自宅でとの同じ思いであることを確認した。

❷妻の身体面・精神面のサポート

- 面会時には，看護師から妻へ声をかけ，妻の介護や面会をねぎらい，食事や睡眠といった妻の体調面を気遣いながら，その思いを表出できる場を提供することで，心身の安寧に努めた。

- 自宅で何度も呼吸介助をして介護をがんばってきた妻を称賛し，妻と一緒に呼吸介助を行い，タッチングによる効果を伝えることで，妻の自己効力感が高められるよう支援した。

❸多職種連携

- 自宅退院に向け，妻より「何とかトイレは自分でできるようになってほしい」との希望があった。Cさんのゴールについて，医師，薬剤師，管理栄養士，病棟看護師，理学療法士，作業療法士で情報共有した。

- リハビリテーションを実施しているとき，妻に面会に来てもらい，現状のCさんのADLを見てもらうように調整した。

❹地域との連携支援

- 在宅医，ケアマネジャーと，現在の呼吸困難の症状，在宅においても実施可能な呼吸困難の緩和ケア，今後予測されることの対応，妻の介護疲労について情報共有を図り，訪問サービスなどの調整を行った。

- 退院までの間に，最期をどこで迎えるか，看取りの場所について確認をするようにした。

5. 評価

　Cさんの看護の評価は，看護目標①～④に沿って，以下の点で行った。

①Cさんにケアを行うタイミングを決めてもらい，Cさんの表情の観察や修正Borgスケールでの評価を行いながら，安全の確保に努めるとともに，呼吸困難が緩和されるケアを実践した。Cさんのそばに看護師がいるときには，呼吸困難の増強なく過ごすことができていた。

②Cさんの語りには内容の批判はせず，まずは耳を傾け，Cさんのことを知りたいと言葉にして伝えることで，Cさんが思いを表出するようになった。日々耐え難い呼吸困難と闘っているCさんのがんばりへのねぎらい，その苦悩を理解しようとする看護師のかかわり，そしてCさんを尊重するケアによって，Cさんが自らの存在価値や生きる価値に気づき，自尊感情を高めることができた。

③悲観的な言動が聞かれる日や呼吸困難感が強い時間は，意思決定に影響を及ぼすと判断

第2編

コミュニケーション

終末期における日常生活の支援

全人的〔包括的〕苦痛の緩和

退院支援・地域連携

臨死期の看護

在宅における看取り

7 事例で学ぶ終末期看護

し，病状説明の日程を調整した。病状説明の場では，Ｃさんと妻は耐え難い呼吸困難の緩和ケアについて主治医へ相談し，医師は治療方法の提示をすることで，互いに共通理解し，合意形成を図ることができた。

④看護師と一緒に呼吸介助を実施し，妻がタッチングによる効果やＣさんの支えになっていることを実感できたことで，自己効力感は向上し，希望する自宅に退院することとなった。

Ⓑ 看護のポイント

1 症状マネジメント

Ｃさんは，COPD の終末期であり，標準的な治療を行っても呼吸困難が改善されないことから，呼吸困難の治療のゴール，起こり得る薬物有害反応について，Ｃさんと妻，医療ケアチームで十分な検討が行われ，モルヒネでの薬物療法は行わず，標準的な治療が継続された。薬物療法を開始する場合には，起こり得る薬物有害反応について，患者，家族，医療ケアチームで十分な検討を行ったうえで開始する必要がある。

死までも連想させる生命危機的状況に置かれているＣさんの心身の苦痛を少しでも理解しようと，そばに寄り添い，心の安寧を保つようにする。そして，安楽な体位や環境調整，セルフケアの充足の場面では，Ｃさんを尊重したケアにより「快」が提供できるようにすることが大切である。

2 自尊感情を支える看護ケア

Ｃさんに安楽な体位，環境の調整，セルフケアの充足など，自己決定できる場を提供することで，全介助を受けていても生きる意味を感じ，尊厳や自律性を保つことができることは自尊感情を支えるケアとなる。

日々耐え難い呼吸困難と闘うＣさんの苦悩やがんばりに共感し，Ｃさんが存在価値や生きる価値に気づくことができるよう，言葉にしてＣさんに伝え，自尊感情を高める支援を行うことが大切である。

3 望んだ場所での生活を最期まで支える意思決定支援

COPD の患者の意思決定支援においては，急性増悪か，終末期かの判断が難しい。それがゆえに，急性増悪の状態を乗り越えれば，救命そして延命の可能性があるのかという医学的判断が優先される場合がある一方，増悪により CO_2 ナルコーシスをきたすことで可逆性のある意思決定能力の低下が生じる場合がある。

これらを念頭に置き「患者の意思」「家族の意向」「医学的判断」の３つの重要な要素をとらえ，患者や家族，医療ケアチームが話し合うプロセスである ACP，治療方針の選択

を患者自身ができる場面を設けるといった共有意思決定を行い，患者にとっての最善である治療・ケアが，どの場所においても切れ目なく受けられることで，最期の瞬間までその人らしく生きられるよう支援することが重要である。

IV 一般病棟における終末期高齢者への看護

1. 患者プロフィール

患者：Dさん，92歳，女性
病名：誤嚥性肺炎，慢性心不全急性増悪
既往歴：高血圧，アルツハイマー型認知症
職業：主婦
性格：世話好き，きちょうめん
家族構成：夫はすでに亡くなり，長男夫婦との3人暮らし
キーパーソン：長男
アレルギー：なし
視聴覚機能：難聴はあるが，補聴器は利用していない。
認知機能：改訂長谷川式簡易知能評価スケール（HDS-R）*では測定できず，長男夫婦もはっきり認識できていない。発語は少なくなっており，うなずきや首ふりでやりとりしている。
日常生活動作：認知症高齢者の日常生活自立度IV
介護認定：要介護4
介護サービス利用状況：5年前から小規模多機能型居宅介護の施設を利用中（通所介護，訪問介護，ショートステイの利用）
身長・体重：145cm，32kg，BMI 15.2
バイタルサイン：血圧132/78mmHg，脈拍92回/分，体温37.8℃，呼吸数28回/分，経皮的動脈血酸素飽和度（Spo$_2$）87〜90%
血液検査値：白血球数（WBC）1万800/μL，C反応性たんぱく（CRP）3.6mg/dL，総たんぱく（TP）4.5g/dL，アルブミン（Alb）2.8g/dL，ヘモグロビン（Hb）8.1g/dL
内服薬：アムロジピンベシル酸塩5mg/日，ドネペジル塩酸塩5mg/日
生活歴：農家に嫁ぎ，夫と共に家業を担っていた。若い頃から「米や野菜を育てるのが私の生きがい」と言い，15年前に夫を自宅で看取ってからは「私も家から離れたくない，ここで死にたい」とよく話していた。

2. 入院までの経過

薬の飲み忘れが目立つようになり，アルツハイマー型認知症と診断を受けて8年になる。徐々に日常生活に介助を要するようになり，1年前からほぼベッド上での全介助状態である。

食事でむせることが多く，この半年は誤嚥性肺炎での入退院を繰り返し，最近は1か月前に退院したばかりである。退院後は食事量がめっきり減り，寝ていることも多く，発語もほとんどない。

昨日から37℃台の発熱があり痰が増えはじめた。今日になって呼吸時喘鳴と下肢全体に浮腫も伴うようになり，かかりつけ医を受診後，当院を紹介され，長男夫婦に付き添われ受診した。

診察の結果，誤嚥性肺炎と慢性心不全急性増悪と診断され入院となった。

3. 医師からの病状説明と病状認識

医師は，長男夫婦に対して「肺炎を起こしています。おそらく前回と同じく食事や飲み物の誤嚥によって起こる誤嚥性肺炎と考えられます。しかし今回は，もともと弱っていた心臓も打撃を受け，心不全が急速に進んでいます。しばらく絶飲食とし，抗菌薬や心臓の負担を軽くする点滴を行いますが，高齢ということもあって，これまでのように回復するのは望めないかもしれません」と説明した。

＊ 改訂長谷川式簡易知能評価スケール（HDS-R）：認知症のスクリーニングテストで，知的機能を評価する9項目（年齢，日時の見当識，場所の見当識，3つの言葉の記銘，計算問題，数字の逆唱，3つの言葉の遅延再生，5つの物品記銘，言語の流暢性）の質問から構成される。最高得点は30点で，20点以下を「認知症の疑い」と判定する。

第
2
編

コミュニ
ケーション

終末期における
日常生活の支援

全人的（包括的）
苦痛の緩和

退院支援・
地域連携

臨死期の看護

在宅における
看取り

7
事例で学ぶ
終末期看護

4. 家族の病状認識

長男は「苦痛はできる限り取り除いてください。もともと病院嫌いで，入院してもすぐに「家
に帰りたい」と不安げでした。父を看取ってからは「家を離れたくない。おじいさんと同じように，ここで死にたい」とも話していたので，何とか希望をかなえてやりたい」と話した。

A 看護の実践

1. アセスメント

1 身体面

Dさんは92歳と高齢であり，加齢変化によって恒常性維持機能が低下し，各器官の機能も低下している。加えて，今回の入院の契機となった誤嚥性肺炎や慢性心不全によって心肺機能はさらに低下している。入院時のバイタルサインと身体状況は，37.8℃の発熱，呼吸時喘鳴，呼吸数も28回/分と多く，SpO_2も87～90％と低い値で，訴えはないが呼吸困難はあると考えられる。下肢全体に浮腫を認め，今後，心肺機能の低下から全身の諸機能の低下へとつながっていくことも予測される。

また，最近では食事もほとんど摂取できず，血液検査の結果は，TP 4.5g/dL，Alb 2.8g/dL，Hb 8.1g/dL，BMI 15.2と低い値であり，低栄養状態も進んでいる。誤嚥性肺炎の再発，食事量の低下は既往歴のアルツハイマー型認知症の終末像でもある。

Dさんの現在の状態は，アルツハイマー型認知症とそれによる誤嚥性肺炎，そして慢性心不全の急性増悪という，老化と疾患が絡んで病状がより複雑化し，今後，悪化の経過（死の転帰）をたどる可能性も低くない。Dさんは人生の最終段階（終末期）にあると考えられ，その状態にふさわしい医療やケアを検討することが重要となる。

Dさんは，夫を看取ったあと，自身の人生最期の希望として「家を離れたくない，ここで死にたい」と家族に話していた。夫の死をとおして自らの死に対する願いを家族に伝えたものと考えられる。

今後の検討にあたっては，あくまでもDさんの意向を中心に，身体的苦痛の緩和にも目を向けた治療とケアであることが求められる。

2 精神面

病院嫌いであり，入院すると「家に帰りたい」と不安げに訴えていたとの情報があり，Dさんが今回の入院にも同様に感じている可能性は高い。

アルツハイマー型認知症の進行によって，発語はほとんどなくなり，不安や喜び，恐れや満足を明確に示すことは難しいかもしれないが，喜怒哀楽はあり，快・不快を伝えることはできると考え接することが必要となる。

毎日の観察によってDさんの表情や様子に，いつもと違う変化が生じていないか，ささいなサインもしっかりととらえ，できるだけDさんが安心して過ごせるようなかかわりをもつことが重要である。

3 ｜ 社会面

　アルツハイマー型認知症によって全介助状態であり，家族（長男夫婦）への認識が乏しくなっていても，家族にとってDさんは「母」という存在であることに変わりはない。最後の時まで，長男夫婦の母として，これまでの関係が維持できるよう支えていくことが必要である。

　また，5年間にわたり小規模多機能型居宅介護施設でケアを受け，介護スタッフとも関係を構築している。入院を機に，いったん途絶えたようにみえるが，退院後の生活も見すえ，彼らとの関係にも着目しておくことが大切である。

4 ｜ スピリチュアル面

　Dさんはベッド上での全介助状態であり，日常生活全般に他者の支援を必要としている。本来，自分で行えるはずの日常生活の行為をすべて他者にゆだねることは，時に「生きる意味」や「よりどころ」を見失いかねないことである。

　他者からの支援で日々を生きるからこそ「大切にされている」「ここにいてもよい」と思えるようなケアが，Dさんの心に生きる力を与えると考えられる。

　また，これまでDさんが生活で大切にしてきた習慣や生きがいと語っていたこと（米や野菜を育てること）もケアに取り込むことで，Dさんの心を支えることにつながる。治療の場ではあるが，家族の協力も得ながら，Dさんが日頃行っていたことが，できるだけ継続できるように努めたい。

5 ｜ 家族

　Dさんの子どもは長男のみであり，現在，長男夫婦が主たる介護者でもある。Dさんと長く同居し，Dさんをよく知る立場でもある。今後のDさんの治療やケアの決定にあたって，共に検討するには最もふさわしいと考えられる。今後について検討する際には，半年間に繰り返された誤嚥性肺炎や認知症の進行との関係も含め，家族がDさんの病状をどのように理解しているのかを確認しておくことが必要である。

　入院時の長男夫婦の様子から，Dさんの希望をかなえたいと願う長男夫婦の思いには十分配慮する。Dさんの死が遠くないことを予測できるからこそ，家族にも悔いの残らないようにかかわっていくことが求められる。

▍ 2. 看護上の問題

①患者自ら訴えることが難しいために，苦痛が見過ごされる可能性がある。

- 誤嚥性肺炎や心不全の急性増悪による苦痛がある。
- なじみのある環境（自宅や家族）から離れることで不安がある。
- 活動性の低下に伴う苦痛（不動による拘縮や褥瘡のリスクなど）がある。

②意向に沿わない医療やケアが提供される可能性がある。

③なじみのある環境から離れ，Dさんらしい生活が保持できない可能性がある。

④看取りに対する家族の不安がある。

⑤看取りを見すえ，退院後の在宅での支援体制を見直す必要がある。

3. 看護目標

①苦痛が見過ごされず，苦痛を緩和する医療やケアが受けられる。

②医療や日々のケアに意思が尊重される。

③活動性の低下に関連した苦痛や低栄養も含めた予防的ケア，尊厳あるケアが受けられる。

④家族もDさんの希望に沿い，納得できる在宅での支援を受けられる。

4. 看護の実際

1 症状緩和と医療処置に関連した苦痛の除去

- 入院後から絶飲食となり，誤嚥性肺炎に対する抗菌薬の投与と心不全に対する点滴が開始された。
- Dさんへの説明も行い，末梢から点滴治療を開始したが，点滴した薬剤の血管外漏出やDさん自身が点滴ラインを抜いてしまうこともあった。薬剤の血管外漏出は速やかに挿入しなおし，Dさん自身が点滴ラインを抜いてしまっても，できる限り行動制限をすることなく，点滴ラインを目につかないように隠すなどの工夫で対応した。
- 入院当初は頻呼吸で喘鳴もあり，痰も多かった。呼吸困難の緩和のために，体位ドレナージと浅い吸引で気道クリアランスを保ち，Dさんの様子や呼吸状態を観察した。抗菌薬の効果もあって徐々に痰の量は減少し，喘鳴も少なくなってきたが，頻呼吸は続いた。
- 酸素投与下でSpO_2は94〜96％に維持できていた。しかし，酸素マスクを固定するゴムが外耳に強く当たると皮膚の発赤や剥離が生じる可能性があるため，ゴムを緩めに固定にした。
- 心不全の急性増悪であったが膀胱留置カテーテルは抜去した。厳密な尿量測定はせず，医師とも相談して，おむつの重量で尿量のカウントを行った。しかし心不全への治療効果はあまりなく，浮腫は入院時とほとんど変わらない状況であった。

2 患者の意向を中心としたチーム内の合意形成

- Dさんは，夫を看取った後，自身の人生最期の希望として「家を離れたくない，ここで死にたい」と家族に話していた。その時点から数年が経過していたことから，Dさ

んの意向をさらに確かめるため、「家で死にたい」以外に何か話していたことはないか、またDさんは何を喜んだり嫌ったりしたのか、何を大切にしていたかなど、Dさんの価値観や死生観、好き嫌いがうかがわれる情報を長男夫婦に尋ねた。

- 長男夫婦からは「母は、がんこなところがあり、一度決めたことを変えることはありませんでした。父は自然に家で看取りましたが、母もやはり父と同じように"家で死にたい"と言うと思います」との返答であった。

- 今後の方針に関して、Dさんにかかわる医師、看護師、言語聴覚士、小規模多機能型居宅介護施設の職員（介護職）やケアマネジャー、家族も含め、各人が今後について、どのように考えているかを確認し合った。身体的に終末期にあることは共通認識できた。そのうえで、長男夫婦の話したDさんの希望に沿えるように、身体状態の安定をみて自宅へ退院すること、そこで看取る体制を整えることで合意した。

3 | 患者の意思を支える日常ケア（尊厳を保持するケア）

❶口腔ケア
- 誤嚥性肺炎の再発防止のために口腔ケアが重要であることをケアチーム内で共通認識し、絶飲食時は1日4回の実施、食事が始まると食前後の実施を徹底した。
- Dさんの口腔は唾液量が減って乾燥気味だったため、湿潤状態を維持できる口腔ケア用品も活用した。

❷排泄
- 排尿と排便のパターンを把握し、Dさんの排泄物との接触時間が極力少なくなるようにおむつ交換を実施した。
- おむつ交換時は皮膚の観察とともに、適宜微温湯などで流すなどスキンケアを行い、おむつ着用にあたっても圧迫しない着用方法をスタッフ間で統一した。
- 入院後しばらく絶食であったこと、食事が開始されても摂取量は減少していたことから、排便量は少なかったが、腹部膨満などの症状がないか観察を続けた。

❸清潔
- Dさんの状態を確認し、入院当初は清拭による保清を実施した。
- 手浴や足浴も取り入れ、発熱や呼吸状態が改善した頃から、洗髪、シャワー浴を計画して実施した。

❹整容
- いつものDさんの容姿でいられるように心がけた。
- 特に整髪については身ぎれいにまとめていたDさんらしさを保持できるよう心がけた。
- 枕カバーやシーツへの脱毛にも配慮し、眠っている時間が長くなっても眼脂がないふだんの顔でいられるよう、こまめに清拭するようにした。

❺褥瘡予防
- Dさんは自ら体動することが難しく、低栄養のうえに浮腫やいそうもあったため、

褥瘡を形成しやすい状態にあった。

- 褥瘡予防のためエアマットを利用し，2時間ごとに体位変換を行った。
- 骨突出部には，クッションを活用して除圧を図った。
- 適切な除圧方法が統一できるように，ケアチーム内で取り決めを行い，周知徹底した。

❻ 姿勢

- 自らからだを動かすことができないからこそ，安楽な姿勢の保持には留意した。
- 円背もあったため，仰臥位でも苦痛のないようにクッションを用いた。
- できるだけ安楽に呼吸ができるように，胸郭が広がる座位とするためベッドを挙上する時間も設けた。
- 関節などの拘縮をきたさないように，血圧測定の際に上肢を動かすなど，関節を動かす機会を増やした。

❼ コミュニケーション

- Dさんからの発語はほとんどなかったが，ケアや処置の際には無言ではなく，必ず声をかけてかかわった。
- 話しかけるときには「畑にかぼちゃがなったようです」「今年も稲がよくできたそうです」など，家族からの情報を話題にした。
- 言葉でのやりとりはなくても，目を合わせて表情を確認することに努めた。

❽ 更衣

- 清潔な病衣やリネン類を用い，気温の変動に合わせて掛け物を調整した。

❾ 病室内の調整

- 畑でできた作物を楽しめるように，収穫した野菜を家族に持参してもらい，Dさんの見える位置に飾った。
- Dさんが習慣としていた「朝日に手を合わせる」ために，実際はできなくても朝日に顔を向けることができるベッドの配置を行った。
- なじみのあるものを病室に置き，家族の面会時にはゆっくり過ごせるようにした。できるだけDさんがDさんらしく安心して過ごせるような環境を調整した。

❿ ケアの統一

- ケアの方法をチーム内で統一することはもちろん，ケアの前の声かけと，ケア終了後も声をかけてDさんの表情を確認し，ケアで苦痛がなかったかどうかを確認するように努めた。

⓫ Dさんの反応

- 病室で1人のときは目を閉じていることが多かったが，声をかけると目を合わせることができた。
- 体位変換のときなど，眉間にしわを寄せて苦痛を思わせる表情を認めるときはあったが，それが長く続くことはなかった。

4 食事の支援

- 言語聴覚士と共に、絶飲食のときから経口摂取に備え口腔内を清潔に保ち、関節訓練とケアをとおして刺激を加え続けた。
- 経口摂取にあたっては「誤嚥性肺炎を再発させない」「量よりも、おいしく食べる」「目で、香りで食事を楽しむ」を目指した。
- 決して無理はせず、Dさんの覚醒時でタイミングの良い時間をねらって食事介助した。
- 食事介助時のDさんの姿勢や介助方法は、事前に言語聴覚士と検討した内容を、スタッフ間でも共有し行った。
- 一日3食の摂取は難しかったため、昼のみの1食とし、長男夫婦にも協力を依頼し、Dさんの好きなものや旬のものを利用した食事を提供した。
- 食事はあまり食べることはできなかったが、自宅でできた野菜を材料にした料理を家族に持ち込んでもらい、せめて目で楽しむ、香りを楽しむことを心がけた。
- 在宅での食事介助も想定し、家族や小規模多機能型居宅介護施設の職員にDさんが食事をする（食事介助をする）際に同席してもらった。

5 家族への説明と支援

- Dさんの家族は面会に訪れる長男夫婦だけであり、面会時を利用してDさんの現在の病状、治療、ケアについて伝えた。
- Dさんが見せる反応も併せて長男夫婦に伝え、その際、Dさんに対する思いや考えを確認した。
- 長男夫婦は、Dさんの穏やかで苦痛のない様子を確認すると安心された。
- 長男夫婦は面会の際、「私たちにできることはないでしょうか」と話されたことから、面会に合わせてケアを組み込み、共にケアを実施した。
- 手浴を行いながら「母の手をこんなふうに触れるなんて、本当に久しぶりです」と長男がしみじみと語られることもあった。
- 長男に父（Dさんの夫）の看取り時にどのような思いをもったかを確認すると、「父の看取りに後悔はないけれど、母がこのまま自宅に帰ることが本当によいのか……悩むこともあります」と話された。
- 長男夫婦にとってもDさんの今後について葛藤がないわけではなく、長男や長男の妻それぞれの思いを傾聴した。

6 退院支援

❶体制の整備

- 地域連携室の社会福祉士にも介入を依頼し、体制を整えた。
- Dさんのケアマネジャー、そして長男夫婦とも相談し、在宅での体制はDさんと長男

第
2
編

コミュニ
ケーション

終末期における
日常生活の支援

全人的（包括的）
苦痛の緩和

地域連携
退院支援・

臨死期の看護

在宅における
看取り

7
事例で学ぶ
終末期看護

夫婦との信頼関係が構築されている小規模多機能型居宅介護施設の職員を中心に整えることになった。

• かかりつけ医に情報を提供するとともに，訪問看護師の介入も調整した。

❷退院前カンファレンスの実施

• 退院の目途が立った頃，主治医，看護師，言語聴覚士，医療ソーシャルワーカー（MSW），ケアマネジャー，介護職，訪問看護師，かかりつけ医で退院前カンファレンスを実施し，退院後の生活や看取りの際の対応などについて話し合いを行った。

• 退院前カンファレンスは，家族にも立ち会ってもらい，家族の不安にも対応した。

5. 評価

Dさんへの看護の評価は，以下の点で行った。

• 日々の観察によってDさんの表情や様子に苦痛がみられない。

• 多職種での検討をとおして，Dさんの意向に沿った医療が選択できる。

• 入院前と変わらないDさんの姿でいられる。

• Dさんが自宅で最期の時まで過ごすことのできる，家族に過度な負担が生じない体制を整えられる。

Ⓑ 看護のポイント

1 苦痛を看過しない

　Dさんが自ら苦痛を明確に訴えることは難しいからこそ，日々の観察をとおしてDさんの表情や様子から苦痛を察知し，苦痛を緩和する医療やケアを提供することが必要となる。

　Dさんが高齢であるからこそ，治す医療よりも支える医療が望まれ，ケアを充実させていくことが求められる。今，Dさんに提供している医療やケアが，果たしてDさんの苦痛を緩和しているだろうか，苦痛を与えてはいないだろうかという視点で，Dさんの反応も確認しつつ，毎日の医療やケアを提供していくことが必要である。

2 患者の意思が尊重された医療・ケアが受けられる

　認知症であっても終末期であっても，Dさんの意思を尊重することは欠かせない。過去にどのようなことを家族に話していたのか，どのようなことを好み，嫌い，大切にしていたのか。そのような情報を得ながら，Dさんの願いを忖度していくことが必要である。

　また，最期の時まで意思ある存在として認め，Dさんに向き合うことも重要である。意思は，治療の選択ばかりではなく日々のケアにおいても尊重されなければならない。そのためには，表出されるDさんの意思をとらえること，そこにどのような願いがあるの

か察し，くみ取ることも大切となる。

3 予防的ケア，尊厳あるケアが受けられる

日々のていねいなケアは，終末期にあるDさんの苦痛を緩和するばかりでなく，肺炎や褥瘡，拘縮などの予防的ケアにもなる。

全介助状態で，日常生活全般を他者に委ねなければならないからこそ，日々のケアをていねいに行うことが尊厳を保持するケアとなる。

4 患者の希望に沿い，家族も納得できる在宅での支援が受けられる

生きていれば老い，そして死を迎える。近い将来やってくるDさんの死は，老化と疾病が絡んだ結果迎える自然な死といえる。その自然の死に備えて，Dさんの希望に沿うことはもちろん，Dさんの家族，そしてケアを提供する者も納得できる看取りの調整が必要となる。

Dさんには，5年間利用してきた小規模多機能型居宅介護施設とのつながりがある。Dさんをよく知る職員やサービスも巻き込むことで，家族にとっても安心であり，Dさんらしい看取り体制を整えることができる。

V 病院から在宅へ移行する 終末期がん患者への退院支援

1. 患者プロフィール

患者：Eさん，42歳，女性
病名：乳がん。多発骨転移（T10〜12，L3〜5），脳転移，肺転移
職業：主婦
性格：がまん強い，前向き
家族構成：夫（45歳），長男（小学6年生），義母（72歳）の4人暮らし
キーパーソン：夫（自営業。仕事中は家にいることは少ない）
アレルギー：なし
日常生活動作：障害高齢者の日常生活自立度ランクB
身長・体重：163cm，50kg，BMI 18.8
バイタルサイン：血圧136/78mmHg，脈拍88回/分，体温36.8℃，経皮的動脈血酸素飽和度（Spo$_2$）94〜95%
血液検査値：乳酸脱水素酵素（LDH）316IU/L，アルブミン（Alb）3.4g/dL，AST（GOT）35IU/L，ALT（GPT）49 IU/L，アルカリホスファターゼ（ALP）320 IU/L，総たんぱく（TP）6.1g/dL，尿素窒素（BUN）24mg/dL，クレアチニン（CRE）0.47mg/dL，ナトリウム（Na）145mmol/L，カリウム（K）4.3 mmol/L，クロール（Cl）107mmol/L，カルシウム（Ca）9.0mg/dL，白血球数（WBC）5100/μL，ヘモグロビン（Hb）13.3g/dL，血小板球数（PLT）23万3000/μL
内服薬：セレコキシブ400mg/日，トラマドール塩酸塩（徐放錠）100mg/日，トラマドール塩酸塩（口腔内崩壊錠）25mg・頓用，プレガバリン75mg/日

2. 入院までの経過

34歳のときに乳がんの診断を受けて，手術，放射線療法，術後補助薬物療法の後にホルモン療法を受けていた。37歳のときにリンパ節転移がわかり，ホルモン療法を変更し，後に内服

抗がん薬に変更し，治療を続けていた。

40歳のときに骨転移がわかり，ヒト型抗RANKLモノクロナール抗体製剤のデノスマブを4週間に1回皮下注射していた。脳転移には，定位放射線療法（ガンマナイフ）を繰り返し，頭痛とふらつきは改善し，全脳照射も施行し，脳転移はコントロールできていた。その後は外来で抗がん薬治療を継続していた。

42歳のときに肺転移がわかり，点滴の抗がん薬治療を継続していた。

今回，骨転移による腰痛と排尿困難，下肢の脱力のため，車椅子生活となり自宅では過ごせなくなったため入院となった。

3. 医師からの病状説明と病状認識

40歳で脳転移がわかったときは，腫瘍が大きく脳浮腫もあり生命の危機があると説明された。本人と夫に，治療の効果が得られない場合は亡くなる可能性があることも説明された。その後，放射線療法の効果で脳転移がコントロールできていた。また，骨転移はあるが肺や肝臓などの内臓転移はないため，延命を期待して抗がん薬治療を継続することを説明された。

42歳で画像診断により肺転移と胸水が確認され，骨転移から髄内転移の疑いで脊髄圧迫症状が出現しており，放射線療法（3Gy × 10回，計30Gy）を行う予定である。

本人は，いつかは死が訪れることはわかっているが，何度も生命の危機を乗り越えており，子どもに病気について，どこまで詳しく説明するか思案していた。Eさん本人と夫には「予後は3か月くらい」と説明されており，Eさんは延命治療を希望していないが，夫は受け入れられない様子だった。

Ⓐ 看護の実際

1. アセスメント

1 身体面

入院時，骨転移による腰痛と，がん薬物療法に伴う末梢神経障害（chemotherapy-induced peripheral neuropathy：CIPN）があり，しびれの範囲が大腿まで拡大していた。そして，痛みの部位や範囲の拡大，痛みの性状の変化，両足背のしびれの程度が増強していることから，神経障害性疼痛が生じていた。さらに，膀胱直腸障害（排尿障害）や下肢脱力の麻痺症状が出現していることから，脊髄まで腫瘍細胞が浸潤して脊髄圧迫症状が出現していると考えられた。

腰痛と下肢の脱力で車椅子での生活が主体となり，苦痛症状の改善と，できる限り日常生活動作（ADL）の自立を図る必要があると考えられた。

脳転移は以前の放射線療法の効果がみられており，胸水貯留はあるが，肺転移による苦痛症状はなかった。そのほかの症状としては，オピオイド（麻薬性鎮痛薬やその関連の鎮痛薬）による有害反応と，腹圧が十分にかけられないために起こる排便障害が出現していた。

2 精神面・社会面・スピリチュアル面

痛みなどの苦痛症状や，ほかの症状が次々と出現してくることで，不安も強くなり心理的な影響による不眠が生じていると考えられた。また，今まで主婦として家族を支えてきており，家族には迷惑をかけたくないという思いがあった。

第2編

コミュニケーション

終末期における日常生活の支援

全人的（包括的）苦痛の緩和

退院支援・地域連携

臨死期の看護

在宅における看取り

7 事例で学ぶ終末期看護

下肢の脱力に伴い車椅子の生活を余儀なくされている状況は，「家族に迷惑をかけて申しわけない」「動けない自分が情けない」などのスピリチュアルペインが表出され，精神的な支援やスピリチュアルケアも必要であると考えられた。

3 患者の全体像からの支援体制づくり

痛みなどの苦痛症状があり，脊髄圧迫症状によるADLの低下がみられ，放射線療法が適応となった。Eさんは医師から予後3か月程度の可能性もあると説明されており，抗がん剤治療の継続やその有害反応を理解したうえで，今後どうしていくかを意思決定していかなければならなかった。

放射線療法により痛みや下肢の脱力が改善することを期待し，現時点で自宅に戻るときに，どのように過ごしていけるかを確認することが必要であった。今後，肺転移など病状が進行して，呼吸不全による呼吸困難が出現し，さらにADLの自立ができなくなる可能性もあった。そこでは，看取りが近づいてくるときの体制についても，医療・福祉従事者を含めて話し合っておく必要があった。

今後の病気の経過や予後もふまえ，暮らしを含めた全体像をとらえ，Eさんの考えや価値観を知り，Eさんの病状から自宅で生活することが可能か，家族はどのような生活をしており，どのような生活を望んでいるのかなど，家族の受け入れ体制についても把握する必要があった。

Eさん・家族が先行きの変化を認識し，病気を抱えながら，心構えや覚悟をもって，どのように暮らしていくか，医療・福祉従事者は不安の軽減を図り，先行きを見越した支援体制を整備する必要があった。

2. 看護上の問題

①痛みなどの苦痛症状がある。
②苦痛症状や下肢の不全麻痺によるセルフケアの低下がある。
③患者・家族の思いや考えを知る必要がある。
④今後の見通しに合わせた患者の目標を共有する必要がある。
⑤目標に合わせて過ごせるサポート体制が必要である。
⑥患者・家族の心理的・社会的・スピリチュアルな側面を理解し，子どもに病気や予後のことをどのように伝えるか考える必要がある。

3. 看護目標

①苦痛な症状が緩和する。
②今後のことについて，家族や医療従事者と話し合い，一緒に目標を立てる。
③思いや価値観を家族や医療従事者と共有し，自分らしい意思決定をする。
④今後の家族の暮らしについて考え，調整することができる。

⑤精神的なサポートを受けながら，子どもに病気や予後のことをどのように伝えるか考え，取り組むことができる。

⑥多職種・各専門家から，苦痛や麻痺に対するケアやサポートを受けて，自分らしく生きることができる。

4. 看護の実際

1 入院から1週間の対応

❶症状体験を理解した症状マネジメント

（1）痛みのコントロール

- 痛みの症状体験を聞き，Eさんの症状を理解できたことを言葉で返し，Eさんの信頼関係を構築した。

- 骨転移に対して放射線照射を開始したが，痛みが強く，オキシコドン塩酸塩水和物（長時間作用性）30mg/日とセレコキシブ400mg/日に薬剤調整がされた。

- 放射線療法時の同一体勢や治療台の問題など，体動時に痛みが強いことから，積極的に痛みコントロールを図る必要があった。放射線療法時の移動時の痛みを確実に取るために，移動前のレスキュー薬としてオキシコドン塩酸塩水和物（短時間作用性）の使用や移動における工夫，また診療放射線技師と連携をとり，痛みの緩和を図り，治療が受けられるようにした。

- 安静時の痛みはNRS（numeric rating scale）で2/10くらいと軽減したが，体動時の痛みはNRS：7/10と強く，しばらく動けない状況だった。脊椎転移部の負荷による不安定性が，筋，腱，靱帯，関節包などの痛覚神経を刺激して痛みを生じさせていると考えられた。

- 体動時の痛みをできるだけ小さくするために，からだをひねる動作など脊椎転移部の負荷で不安定にならないように，からだの動かしかたに注意するように説明した（放射線療法によって骨が安定するには2～6か月以上かかる。そのため，照射後に痛みが改善されても，体動時の動きによる荷重には注意するように説明した）。

- 体幹の安定を保持できるように，コルセットを装着したほうが望ましいと考えられた。そのため，コルセットの装着の目的を確認し，コルセットを作成してもらい，装着による不快感に対しての調整を義肢装具士に依頼した。

- 放射線療法を3Gy×10回予定で開始したが，3回終了した頃から痛みの増強があり，照射に伴い腫瘍周辺に炎症が起きていると考えられた。痛み・しびれなどの症状の程度に応じて，鎮痛薬の増量・副腎皮質ステロイド薬（ベタメタゾン）開始・増量など，効果的に薬剤を使用できるように痛みの評価を行った。

- 温罨法や気分転換など非薬物的な介入や，痛みの閾値を上げるために睡眠がとれ不安が軽減する介入を行った。

1 コミュニケーション
2 終末期における日常生活の支援
3 全人的（包括的）苦痛の緩和
4 退院支援・地域連携
5 臨死期の看護
6 在宅における看取り
7 事例で学ぶ終末期看護

（2）そのほかの症状のコントロール

- オピオイド増量に伴う悪心<ruby>悪心<rt>おしん</rt></ruby>や眠気は認められず，便秘対策を行った。
- 便秘には酸化マグネシウムを使用し，必要時はセンノシド，坐薬の使用や浣腸を行い，2～3日に1回の排便があるようにコントロールできるようになった。
- 痛みが改善したことで睡眠薬を使用せずに眠れるようになった。

❷ 日常生活をしやすい環境調整

- 症状があることで，できないことや困っていることへの対応をした。
- 自宅での生活状況や活動範囲を確認し，生活の支障度について確認した。
- 脊椎<ruby>脊椎<rt>せきつい</rt></ruby>転移部の負荷がかからないように，必要時はADLの介助をした。
- 放射線療法により痛みが改善でき，オピオイドの有害反応の対策ができれば，外来での抗がん剤治療ができ，自宅への退院が可能と考えられた。自宅に戻ることを想定した場合，現状を把握し，介護保険の活用や在宅ケアチームとの連携を行う必要があった。

❸ 患者の思いを確認した精神的なサポート

- 以前より，Eさんは家族には迷惑をかけたくないという思いがあり，在宅ケアチームを導入してまで自宅で過ごすことには気が進まなかった。治療の効果が得られず，日常生活を自宅で送ることが難しくなったら，緩和ケア病棟に入院すると決めていた。
- 現在は脊髄圧迫症状によりADLが自立できない状況であるが，「治療により少しでも延命が見込めるのであれば，治療を継続して3か月後に長男が中学生になるのを見たい」と思い，また「自宅でできるだけ一緒に過ごす時間をもちたい」とも思っていた。
- Eさんは様々な喪失体験をして，つらい状況にあるが，看護師は日々のケアを行いながらEさんの話を傾聴し，療養に関する思いを確認し，今後できることや精神的な支えになることを認識し，共有した。

❹ 患者・家族の思いを確認した家族ケア

- 今後のことに関して，夫婦間で密なコミュニケーションがとれていなかった。以前からEさんは延命治療を希望しないという考えであったが，その思いを夫に伝えることはしていなかった。
- 入院してからの病状は，義母には夫から伝えられている。また義母は自宅での家事を引き受けてくれていた。
- 長男は，Eさんの足が動きにくくなってから，からだの状況を聞いてくれたり心配してくれるようになった。Eさんは，病気の経過については，自分から長男に伝えるより夫から伝えてもらうほうがよいと思っていた。しかし，まだ予後の話までは難しいと考え，これまでの病気の経過を再度きちんと説明することにした。がんになった親が，病気のことについて子どもへ伝えるときは，「①それはCancer（がん）という病気，②それはCatchy（伝染）しない，③そのCaused（原因）は，あなたや私がこれまでしてきたことも，しなかったことも，まったく関係ない」の3つの"C"を念頭におく必要性が説かれている[5]。

第2編

コミュニケーション

終末期における日常生活の支援

全人的（包括的）苦痛の緩和

退院支援・地域連携

臨死期の看護

在宅における看取り

7 事例で学ぶ終末期看護

- そのほかに，経済的な問題はないか確認し，がん相談支援センターなど，いつでも相談できる体制があることを E さんと夫に紹介した。

❺ 患者・家族への意思決定支援

- 治療の継続に関しては，効果が不明確ではあるが有害反応としては CIPN（がん薬物療法に伴う末梢神経障害）のみで，E さんは治療が苦痛ではないということだった。

- E さんは家庭では家事をすることが役割であったので，できるだけ行いたいと思っていた。また，子どもとコミュニケーションをとり，長男の成長を見届けたいという希望があった。そのため，自宅で過ごして外来薬物療法を継続する，また自宅での介護が増えて過ごせない状況になれば緩和ケア病棟で過ごすということが，本人の望みであることを家族と共有した。

- 病状などについて E さんはすべて知りたいと希望しており，E さんと夫には，予後は 3 か月くらいと説明されていた。

- 延命治療を E さんは希望していないが，夫は受け入れられない状況であった。しかし，代理意思決定者は E さんが夫を指名し，**ACP**（第 2 編-第 1 章-Ⅲ「アドバンス・ケア・プランニング」参照）についても思いを共有した。

- 夫の心理的な側面は，E さんを喪失することを予期した予期悲嘆と考えられ，つらい思いであることを共有した。その感情を一緒に受けとめて，E さんの思いを軸に E さんのためにできる最善の対応について話し合った。

- 急変や看取りの状況になった場合，E さんが自分の意思を代弁してほしいということを E さんの夫と共有した。延命処置をすることが苦痛のみになるということから，E さんの希望するとおり穏やかに看取るということを夫は受け入れるようになった。

2 | 退院支援

❶ 在宅移行時の調整や連携

- 放射線療法により痛みは緩和されたが，治療による機能回復の効果はゆっくり現れるため，下肢の不全麻痺はすぐには改善せず車椅子での生活が必要となった。そのため退院支援の担当看護師に連絡し，居宅介護支援事業所やケアマネジャー，訪問看護師，往診医など，医療・看護・介護が連携できることを目的に，退院前カンファレンスを行うことを予定した。

- 入院中に介護保険による地域サービスを受けるために申請し，訪問調査も終了した。

- 高額療養費制度は抗がん剤治療のときから利用しており，利用できる社会資源はすべて導入できた。

❷ 多職種間・各専門領域間での連携

- 退院前カンファレンスでは，多職種間・各専門領域間での役割分担を明確にした。主治医，受け持ち看護師だけでなく，緩和ケアチーム，リハビリテーションスタッフ，在宅ケアチームの各部門が連携を図り，患者・家族も参加し，E さんが自分らしく過ごせる

ための情報共有をした。

- 住居環境については，入院前は2階で生活をしていたため，1階へのベッド搬入を検討したが，長男と過ごす時間を優先するために，今までどおりリビングや台所のある2階で家族団らんで過ごせることになった。
- 通院のために外出するときは，夫がEさんを背負って2階から1階に降り，車椅子で外出することとなった。
- 台所での調理などは，Eさんが立位をとって行うことができなくなったため，食事の下準備など，Eさんが行えることを義母と協力して行うこととなった。
- 膀胱直腸障害により膀胱留置カテーテルの留置は継続し，排泄動作や入浴動作を確認し，在宅ケアチームによりトイレや浴室の手すりの設置の手配がなされ，自宅で動きやすい車椅子を選定した。
- 痛みが改善したところでリハビリテーションを依頼した。理学療法士による痛みを緩和するような動作指導やポジショニング，トイレへの移乗や入浴時の移乗に関連した注意点が指導され，情報共有した。
- 病院で行ってきた苦痛症状への対応は，自宅では往診医や訪問看護師が連携し継続して対応することとなった。
- ADL低下が日常生活に及ぼしている影響について情報共有し，自宅で本人ができることと，家族が代わって家事内容を引き受けていくことについて整理した。
- 家族が無理なくできる介護方法を決めて，できないことは在宅ケアチームの訪問時に行うなどの計画を立てた。
- Eさんの状態を考慮し，排泄ケア・清潔ケアの目標を設定した。
- 24時間体制で在宅ケアチームが対応することや，必要時は在宅ケアチームが病院に入院したほうがよいと連絡することなど，連携体制について情報共有した。そうすることで，患者・家族も安心し，自宅に戻る決心がついた。
- 最後に，今後起こり得る症状について病態と併せて説明し（たとえば肺転移が進行し酸素化が難しくなったときの対応など），病状が進行したときの入院するタイミングやその判断，看取りや急変時の対応についても，在宅ケアチームと情報共有してカンファレンスを終えた。

3 | 退院前の対応

❶自宅での支援内容の説明

退院に向けて，Eさん，夫，義母に対して，自宅での支援内容について，次のような情報共有を行った。

（1）症状とその対応
- 薬剤の使用のしかた，薬剤以外の介入方法などを情報共有した。

第
2
編

コミュニ
ケーション

終末期における
日常生活の支援

全人的（包括的）
苦痛の緩和

退院支援・
地域連携

臨死期の看護

在宅における
看取り

7

事例で学ぶ
終末期看護

（2）排泄

- リハビリテーションスタッフと共に，車椅子でトイレへの移乗動作をシミュレーションし，自立してできるようになった。
- 在宅ケアチームの介入により手すりの設置や自宅で過ごしやすい車椅子を準備した。
- 移動の妨げにならないように，一般的な蓄尿バッグから下腿や大腿に装着するレッグバッグへの変更ができること，また，排液口の開閉方法を情報共有した。
- オピオイドの使用で便秘しやすくなり，腹部に力も入りにくいため，排便コントロールを訪問看護師と計画した。

（3）清潔

- 浴室内の手すりの設置や福祉用具の準備，訪問看護による入浴介助などを情報共有した。

（4）食事

- 現時点では食欲不振はないが，今後病状が進行してきたら食欲は低下してくることが考えられることを情報共有した。
- 食べたくないときに食べなくてはいけないと思うことは苦痛となるため，食べたいときに食べたいものを食べられることが大切であることを情報共有した。

（5）今後起こり得る症状

- 病態と併せて説明し，病状が進行したときに，入院のタイミングやその判断，看取りや急変時の対応についても在宅ケアチームとも情報共有した。

❷ 長男への病気や予後の説明

- Eさんの思いは「今の状況は，もうなるようにしかならない」「今まで何度も命が危ないと説明されてきたけど，乗り越えてきた」というものである。そのため，いつかは死が訪れることは伝えるが，予後予測については明確に話さず，「長く生きるために医師の治療を受けてがんばっている」ということで対応することにした。
- Eさんと夫には，子どもに親のがんを伝えることに関連した絵本も紹介した。
- Eさんの夫から長男には明確な予後は伝えなかったが，どんな経過でEさんが逝くのか，夫なりの言葉を選び伝えた。
- 長男の反応は，Eさんがもうすぐ自宅に戻ってくる予定であり，ふだんと変わらない様子だったため，落ち着いているということだった。
- 夫自身は予期悲嘆の状況であったが，家族に心理的な準備性をもてるようにかかわり，長男に病状などを伝えることができた。
- 今後，もう少し病状が進行したときに，夫からは看取りについて伝えていくということを話し合った。

▌ 5. 評価

Eさんの看護の評価は，以下の点で行った。

- 痛み，便秘，不眠などの苦痛な症状が改善される。

- 患者・家族の思いや価値観を共有し，意思決定を支援する。
- 先行きを含めた病気の経過を，患者・家族も含めて話し合い，一緒に目標を設定する。
- 患者・家族の暮らしの全体像をとらえて，療養支援と調整を行い，多職種・各専門領域が連携をとり，それぞれの役割を果たし，患者が希望する自宅で過ごせる。
- 患者・家族の精神的なサポートを行い，子どもに病気や予後のことを，どのように伝えるか一緒に取り組み，予期悲嘆のケアも行うことができる。

Ⓑ 看護のポイント

1 ｜ 患者の症状の把握と症状マネジメント

痛みなどの症状は，患者の主観的な体験であるため，痛みの特徴や程度，痛みが患者の生活にどのように影響を及ぼしているのか，患者が体験している苦痛や苦悩を聴くことからケアが始まり，症状マネジメントをする。

車椅子の生活でも，できるだけ自立して生活や療養ができるようにする。

療養生活における患者・家族の思いを含めて，状況を的確に把握できるような支援を行う。

医学的情報を把握し，身体状況を医師と共有し，医学的問題と今後の見通しについて確認する。医学的問題から生活上に起きる問題を，地域も含めた医療・福祉チームが，本人・家族を含めて共有し，今後必要になる医療やケアについて検討し目標を一緒に考える。

2 ｜ 療養環境を調整する

住居などの療養環境や家族自身の生活像を把握したうえで，本人にとっての最善である医療やケアが提供できるように調整する。

本人の思いをふまえて今後の状況に対応できるように，経済的な状況，社会制度やサービスの活用状況を確認し，在宅ケアチームに依頼し，在宅療養支援を協働して実施する。

3 ｜ 意思決定の支援をする

最期のときが近づいてくるなか，患者・家族が療養場所や療養方法や看取りについて，それぞれの思いや不安に感じていることを医療・福祉従事者とも共有できるようにする。

どこでどのように療養するのか，意思決定できるような支援と，万が一のことも想定して話し合っておくなど，看取りを含めた医療・介護体制の調整が必要である。

第
2
編

コミュニケーション

終末期における
日常生活の支援

苦痛の緩和

退院支援・
地域連携

臨死期の看護

在宅における
看取り

7
事例で学ぶ
終末期看護

1. 患者プロフィール

患者：F さん，70 歳代後半，男性
病名：前立腺がん，骨転移（骨盤骨：右腸骨）
既往歴：なし
家族構成：1 人暮らし。車で 5 分のところに長男夫婦が住んでいる。1 日 1 回は必ず直接もしくは電話やメールで声をかけてくれるような間柄である。家族関係は良好であるが，F さん自身は家族に面倒はかけたくないという思いが強い。

介護認定：要介護 1

2. 訪問看護開始までの経過

訪問看護と F さんとのかかわりの契機は，前立腺がんの骨転移痛に対して外来でオピオイドが処方されたものの，処方された薬剤をうまく内服できず，痛みのためにベッドから起きることができなくなったことを心配したケアマネジャーからの依頼であった。

訪問看護導入後，外来主治医よりレスキュー薬の量やオピオイドの有害反応への対処策の包括的な指示を受け，F さんの痛みの体験をよく聞き，F さんにとって最適な量を探した結果，オピオイドの初期導入はうまくいき，日常生活も 1 人で外出可能な程度にまで拡大できた。

3. 訪問看護の経過

訪問看護と F さんとの出会いから約 1 年後，疼痛の再出現があった。骨転移がわかってから 1 年は，レスキュー薬を使用することなく鎮痛薬はベースのオピオイド（フェンタニル貼付薬）と非ステロイド性抗炎症薬（NSAIDs）で対処できていたが，ある日の夜，F さんにとっては突然に「すごい痛い」と思わず声を発してしまうような痛みを経験した。急な痛みの出現でどうしてよいかわからなかったという。

訪問看護師に電話で相談するということも頭に浮かばずに，その日の夜は何とかやり過ごし，翌日の定期の訪問看護の時間まで，がまんしていた状態であった。

訪問時の訴えでは，昨夜より右殿部から右大腿部の付け根にかけて突き刺さるような痛みがあり，姿勢や体動によって強くなるということであった。口調は穏やかだが，明らかに苦痛の表情を呈していた。

レスキュー薬の第一選択薬としてフェンタニルクエン酸塩（口腔粘膜吸収薬）が処方されており，その使用は初めてであったため，説明しながら使用してもらったところ，10 分ほどで効果があった。NRS（numerical rating scale）7～8/10 から 3～4/10 へと改善し，痛みは残存しているものの，表情はよくなった。

その日は，それ以降，レスキュー薬を使用せずに休めたが，翌朝には「ずうん」と痛みはじめるという状況であった。レスキュー薬の効果はあったが，痛みの状態が急激に変化していると判断し，F さんおよび家族に受診の必要性を説明し，定期受診を早めて外来受診をしてもらうように調整した。

外来主治医には地域連携室をとおして，痛みの状況報告とベースのフェンタニル貼付薬増量の相談を，事前に文書で行った。

痛みの原因は既存の骨転移の増大であり，それ以外に転移巣はなかった。その時点で，ホルモン製剤が変更され，痛みに対しては，フェンタニル貼付薬がベースアップ（増量）された。

しかし，その後もレスキュー薬の使用頻度や痛みの出現具合に変化がなかったため，再度，外来受診を促した結果，薬物療法のみでは症状のマネジメントが困難と判断され，放射線療法が計画された。

放射線療法は外来通院で行うことになり，レスキュー薬を使用しながら，無事終了することができた。

1. アセスメント

1 前立腺がんの特徴

　がん治療の場が入院から外来へと移行しているなかで，がん患者と訪問看護との接点は，在宅での看取りのほかに外来がん治療を行いながら在宅療養を継続している人たちにも拡大してきている。

　前立腺がんは骨転移率が高いが，骨転移発症後も予後が年単位と比較的長くなるタイプのがんである [6]。骨転移は，痛み，病的骨折，神経障害といった骨関連事象が発症することで，QOL に深刻な影響を与えることになる。そのため，骨転移を抱えながらも，その人らしく生活できるように支援していくことが大切となる。

2 放射線療法の状況

　放射線療法による疼痛緩和効果は，照射開始後 2 週程度から出現し，治療効果持続期間は約 6 か月程度（中央値）であるため [7]，その間の薬物療法による症状マネジメントは重要である。

　有痛性骨転移に対する放射線療法後の疼痛のフレア現象（一過性の疼痛増悪）も考慮し，このまま外来通院をしながらの症状マネジメントの方針でよいのか，改めて F さんの痛みの緩和について，主治医を含めて方針のすり合わせが必要であった。

3 痛みの状態

　F さんを苦しめているのは前立腺がんの骨転移に伴う痛みであり，部位は右殿部に限局した突き刺さる痛み（F さんの言葉では「剣山に刺されるような」）と，右大腿部後面から下腿にかけての重い痛み（F さんの言葉では「違和感」）であった。取りきれない持続痛，動くことによって痛みが増強する体動時痛，眠っているとき（安静にして横になっているとき）に突然痛み出す予測できない突出痛を体験していた。

　歩く際には，そろりそろりと右殿部に荷重がかからないように歩いたり，「座ると，ずきっと痛い」ため，痛い部分を浮かせながら座ったり，仰臥位になると殿部に負荷がかかるため仰臥位で眠ることも難しく，自宅での生活全体および睡眠にも支障をきたしている状況であった。

　その時点では，神経障害性疼痛の存在を思わせるしびれ感のような症状の訴えは明確にはなかった。

骨転移痛では，痛みの評価は突出痛と持続痛に分けて考えること，段階的な目標設定を立てて治療方針を定めていくことが基本となる。

痛みは主観的体験であり，痛みがどの程度患者の生活に影響を与えているか，患者が体験しているつらさを患者の言葉で聴くことが重要である。そうすることで，Fさん独自の痛みの感じかたや表現を知り，痛みの特徴がつかめてくる。

また，自宅で独居の生活を維持していくためには，Fさんが主体的に痛みに対処できるかかわりが必要である。医療者には，Fさんの症状体験に基づいて，一緒に考え取り組んでいく姿勢が重要になる。

骨転移があるときの体動時痛の特徴として，立ち上がったり，からだを動かしても痛みが生じない状態を完全につくり出すことは難しい場合が多い。そのため，Fさんが痛みを増強させずに，かつ増強した場合でも速やかに緩和できる対処法を身につけることが重要となる。

具体的には，Fさんの生活行動に合わせたレスキュー薬の使用ができること，痛みを誘発する，増強させる動作を回避するための手立てを修得していくことが大切となる。また，不動による体力低下・筋力低下への対策を，痛みの状況をみながら生活のなかに取り入れていく必要がある。

2. 看護上の問題

日常生活が制限されてしまうほどの複合的な痛みを抱えながら，日常生活の維持や自宅での薬剤管理を実質的に1人で行っている。

3. 看護目標

①疼痛が緩和し，段階的に生活上の支障が軽減する。

- 当面の課題として，横になって眠ることができる。座って食事ができる，できるだけ苦痛を最小限にトイレに行きトイレに座ることができる。
- 次の段階として，立ち上がりや歩行時の痛みが緩和される。

②疼痛とうまくつきあいながら，望む形での生活が長期的に維持される。

4. 看護の実際

1 在宅療養を支えるチームの再編成

❶自宅での状況

- 基本的には昼間ベッドで横になる習慣はなかったFさんであったが，放射線療法後も痛みが続くことに加えて倦怠感が強まり，日中もベッド上で過ごす時間が多くなってい

た。

- Ｆさんが外来に通うことは困難であり，また，痛みの状態を暮らしの場できめ細かに評価し，薬剤調整を緻密(ちみつ)に継続的に行う必要性が増していると判断した。
- 訪問診療医の治療参加の可能性について，Ｆさんと家族，ケアマネジャー，治療病院の地域連携室の担当者，外来主治医と相談する機会を設けた。

❷ 支援体制づくり

- 放射線療法と並行し，在宅で痛みのマネジメントを行っていくための支援体制づくりは最優先課題であることを確認し，外来主治医の協力のもと，訪問診療医との併診体制で，在宅での痛みのマネジメントを行う体制を整える方針となった。
- 痛みによって日常生活が制限されているため，訪問介護の調整をケアマネジャーと行った。

2 疼痛緩和の治療方針の擦り合わせ：痛みの再評価と治療目標の共有

- 訪問診療医と共に訪問看護師は持続痛と突出痛の評価を行い，「突然くる痛み」（発作的）にはレスキュー薬としてフェンタニルクエン酸塩（口腔(こうくう)粘膜吸収薬）を使い，薬剤の切れ目の痛みや，あらかじめ予測できる痛みにはオキシコドン塩酸塩水和物の速放性製剤を使用することとなった。
- 持続痛に対するオピオイド（フェンタニル貼付薬）のベースアップ（増量）については，レスキュー薬の使用頻度，薬剤の切れ目の時間帯の痛みかたなどを観察し，検討する方針となった。
- 医療者主導でＦさんの活動制限や生活制限，薬剤使用を進めるのではなく，転移部の安静が疼痛緩和につながること，疼痛治療とともに活動範囲を広げていくような目標設定をＦさんと話し合い，進めていくことを再確認した。

3 痛みと折り合いをつけながらの生活の再構築：セルフケア力を高める

❶ 薬剤の適切な使用

　「薬を飲むように」と患者に話すことは簡単であるが，在宅では，その薬剤管理の主体は当事者となる。それが実行されるかどうかは患者本人の意思なくしては進んでいかない。もともとオピオイドの導入初期から，Ｆさんは服薬状況や身体状況をよく記録してくれていた。オピオイドに対する懸念は強くはなく，自分に必要と考える薬剤については，しっかりと内服する人であった。

（1）鎮痛薬の管理

- 自宅での鎮痛薬の管理は，お薬ボックス（薬剤の管理ケース）に看護師が薬をセットし，レスキュー薬は患者にわかりやすいように，フェンタニルクエン酸塩（口腔粘膜吸収薬）とオキシコドン塩酸塩水和物の速放性製剤を別々の箱に詰めて，必要時に内服できるようにした。

第
2
編

コミュニ
ケーション

終末期における
日常生活の支援

全人的（包括的）
苦痛の緩和

退院支援・
地域連携

臨死期の看護

在宅における
看取り

7
事例で学ぶ
終末期看護

- 薬剤の管理方法，保管場所は家族とも情報共有した。

（2）レスキュー薬の使用

- レスキュー薬の使い分けの判断はＦさんだけでは難しかったため，どういったタイミングで，どのレスキュー薬を使用すればよいのかについて，Ｆさん・家族と，そのつど話し合いながら進めていった。

- レスキュー薬の使用は痛くなってからでは遅いため，できれば早めに，もしくはあらかじめ痛くなる前に予防的に使えるようにすることを目指し，薬剤の使用判断に困る場合には遠慮せずに訪問看護師に電話してもらうようにお願いした。

- 最初，Ｆさんは痛みをがまんしてしまうこともあったが，繰り返し話し合っていくなかで，「痛くなりそうだから薬を使ってよいか」というＦさんからの電話が増えてきた。また，痛くなりそうと考えられる時間帯に，訪問看護師のほうから電話して状況を聞きながらレスキュー薬を勧めることも行った。

（3）睡眠確保のための工夫

- 夜間の痛みの増強を予防するため，眠前に予防的にオキシコドン塩酸塩水和物の速放性製剤を使用していくこと，それでも生じる突出痛に対してフェンタニルクエン酸塩（口腔粘膜吸収薬）を使用することとした。

- 倦怠感のため薬剤の内服時間が不規則になったり，飲み忘れが出始めたり，Ｆさんの記憶が曖昧になることも多かったため，Ｆさんの生活時間に合わせ，眠前に近い時間に電話をし，内服するように声かけを行った。

- フェンタニルクエン酸塩は，寝たままでも使用できるように枕元に置き，暗がりでも対処できるような工夫をした。

- Ｆさんは「夜になると痛みがくるのではないかと不安になる」「電話できて安心だ」と話し，就寝前の訪問看護師との電話は，痛みの具合の確認や薬剤の使用を促すという目的のほかに，不安の緩和にも役立ったようである。

（4）オピオイドの有害反応への対応

- 持続的ではないが悪心・嘔吐が時折みられた。一時は制吐薬を使用したこともあったが，特に前かがみの姿勢をとると気持ちが悪くなるとのことで，Ｆさんは頭を下げないように座ったり，そのような姿勢をとらないように気をつけていた。

- 食欲は低下し，食事は以前の半分も摂取できない状態であったため，高エネルギーの飲料やゼリーを提案した。

- 食事の時間にだれかそばにいて声をかけたり，一緒に食べてくれると，いつもより食べられるという状況もあったため，よく訪ねてくれる知人におやつの時間を共にしてもらったり，夕食時に電話したりと，Ｆさんが食べようと思える環境づくりをしていった。

- オピオイドの有害反応である便秘対策については，下剤を使用し対処した。

❷痛みを誘発させない・増強させない生活上の工夫

　痛みに対して鎮痛薬を効果的に使用していくほかに，痛みを誘発する動作をできるだけ

避ける手立てを，Ｆさんと話し合った。Ｆさんの場合，歩くこと，座ることが痛みを増強させる因子であり，トイレの行き来によって生じる苦痛の軽減と，座位での食事時間の確保が当面の課題であった。

（1）起居動作

- 起居時の痛みを緩和するために，ゆっくりと側臥位になり，電動ベッドを利用して頭部を挙上し，上体が起き上がってからそろりと足をおろし，座位になってもらう練習を行った。
- 立ち上がる際には，患部に体重がかかる姿勢を避けるために，ベッド横のテーブルに手をかけてゆっくりと立ち上がるようにした。
- 朝起きようとしたときの痛みが最もつらいと訴えていたため，朝ベッドで横になったままレスキュー薬を使用し，あわてずにゆっくりと起きるようにした。

（2）座位

- 座ることで患部が圧迫され疼痛が増強するため，Ｆさんは"お尻全体がつかないように右側を浮かして座る"という工夫をしていたが，その姿勢は疲れやすく食事もままならない状況であった。
- 小さい軟らかいクッションを殿部と椅子の間に挟むようにしたところ，からだが安定した。ちょっとした工夫ではあったが，Ｆさんからの評価はよかった。
- クッションの使用により食事の際にレスキュー薬を予防的に使用する必要がなくなった。

（3）そのほかの痛みを誘発する動作と情報共有

- 前かがみになり自分で靴下をはいたり，下肢に湿布を貼ったりする姿勢は避けたほうがよいことをＦさんと確認し，手が届きにくいところは，看護師，訪問介護員（ホームヘルパー），家族や知人が訪問時に一部手伝うことでＦさんの了解を得た。
- 痛みを誘発する動作を避ける工夫については，Ｆさんだけではなく，家族を含めてＦさんにかかわる人たちとも適宜電話や記録で連絡し合い，必要時には訪問時間を調整し，直接会って確認し合う時間を設けた。

4 ｜ 新たな苦痛の出現と対処

❶神経障害性疼痛および浮腫による苦痛の出現

- 放射線療法から１か月経過したところで，骨転移部に限局していた突き刺さるような痛みは落ち着いてきたが，右足裏から指先にかけてのしびれ感が新たに出現してきた。
- 「足の裏や指先がしびれて歩くのが大変」「足をつくと痛い」「火傷をしたみたいに，痛いと叫びたくなるような，ビリビリ，ヒリヒリする感じ」というＦさんの表現があった。
- 訪問診療医との評価の擦り合わせで神経障害性疼痛と判断し，鎮痛補助薬（プレガバリン）が開始となった。
- 薬剤の効果を見きわめていくために，投与後の効果と有害反応をていねいに評価し，有

効および有害反応（眠気，頭重感，ふらつき，倦怠感<rt>けんたいかん</rt>，浮腫<rt>ふしゅ</rt>など）をみながら，慎重に増量していくという方針が立てられた。

- Fさんには自身が体験していることを率直に教えてもらうように依頼した。
- 同時期に両下腿の浮腫が出現しはじめ，Fさんにとって，その浮腫の重だるさは，しびれ感と合わせて，つらい症状となっていた。

❷眠気と浮腫のつらさへの対処：減薬の試み

- プレガバリンを増量していった結果，しびれ感は消失し，つらさを感じずに歩くことも可能となったが，一方で眠気が問題となってきた。
- Fさんは，痛みがあるよりは多少眠くてもよいという思いであったが，食事をしながら眠ってしまったり，内服薬を飲み忘れてしまったりと，日常生活のリズムが乱れるようになり，そのような事態はFさんにとっても不本意なことだった。
- Fさん，訪問診療医，訪問看護師との話し合いで，「眠気がないこと」も「痛みがないこと」も，同じようにFさんには大切であることを確認した。
- 放射線療法後2か月が経過した頃であり，全体的に痛みが緩和されてきていると判断したこと，両下腿の浮腫がプレガバリンの増量過程で増強傾向にあったこともあり，鎮痛薬の量を全体的に減らしていく方針が立てられた。
- 実際には，プレガバリンとベースのフェンタニル貼付<rt>ちょうふ</rt>薬を，それぞれの減量効果の反応を評価しながら慎重に減量していった。その結果，「眠気もなく」「痛みもない」状態を達成できた。

❸痛みの緩和につながるケアの試み

右下肢のしびれ感や両下腿<rt>かたい</rt>の浮腫の重だるさに対して，いくつかのケアが有効に機能した。

（1）入浴

- 温めることが有効であった。足浴，入浴，湯たんぽ貼付，衣服による保温をケアに取り入れた。特に入浴は「つらさがあるのを忘れるくらい」に効果があった。
- 入浴による疼痛出現の不安が強かった時期は，予防的にレスキュー薬を使用して入浴することもあったが，入浴により痛みが緩和されることを実感してからは，レスキュー薬を使用せず入浴できた。
- 看護師，訪問介護員，家族などの見守りのなかで入浴し，リラックスできる時間をつくることができた。

（2）ポジショニング

- 朝の覚醒時の足のしびれを伴うこわばり感と両下腿の浮腫の重みによって「目が覚めて起きようと思っても，足が棒のように重くて起き上がれない」という状況があった。
- Fさんは右下肢をかばうように左側臥位<rt>そくがい</rt>になって寝ているため，体幹にねじれが生じていた。
- Fさん宅にあった柔らかめのふとんを活用し，背部から下肢にかけてからだ全体を支え

るようなポジショニングを実施した。

- ポジショニングの結果，側臥位時に上になった足の重さによって足がずり落ちたり，下になる部分が圧迫されたりすることが避けられ，足のこわばり感が軽減した。

（3）マッサージ，圧迫療法

- 浮腫に対しては，優しいマッサージと弾性包帯による圧迫療法を行うことで，「足が軽くなる」と効果を実感していた。

5 │ 精神面・社会面への配慮と今後の課題

❶電話によるサポート

- 痛みを抱えながら1人で生活するのは心細いものである。訪問看護師が帰る際，「もう帰っちゃうの」と話すFさんがいた。
- 痛みの状態観察もかねて，1日4回の電話が必要なときもあったが，症状が落ち着いてからは，眠前の1日1回の電話の継続となった。
- いつでもつながる電話があるという安心感は，「多少痛くても家で過ごせる」というFさん自身の言葉につながっている。

❷地域の人々のサポート

- 近隣に住んでいる家族およびFさんを取り巻く地域の人々のサポートは，とても貴重なものである。痛みで外に出ることができなくなった時期は，近所の友人が朝・夕と必ず訪問し，Fさんの様子の確認や簡単な家事を担ってくれていた。
- ベッドに横になっているときでも，友人との時間はFさんにとって「とてもくつろげる時間」と話されていた。

❸活動範囲の拡大とリスク

- 放射線療法後，3か月が経過した頃には，Fさんは近所の友人宅を1人で訪問できるほどに回復した。しかし，疾患の特徴として，再度，痛みが出現することは容易に考えられた。
- 痛みが緩和されると，活動範囲が拡大するため，転倒や骨折のリスクが高まってくる。
- 痛みの増強や転倒や骨折を懸念し，できないことを増やすのではなく，できるだけやりたいことができるように，生活の工夫やリスク管理をしていくことが大切である。
- Fさんは室内での生活が主であったため体力・筋力の低下をきたしており，痛みを起こさずに筋力を維持できる運動を取り入れたり，楽しみの散歩が安全にできる工夫を話し合った。

▌ 5. 評価

　看護の評価として，Fさんの尊厳や安楽が脅かされていないか，Fさんの希望する生活が営まれているかという点を重視した。

- 食事，排泄，睡眠などの基本的な生活が維持されているか。

第
2
編

コミュニ
ケーション

終末期における
日常生活の支援

全人的（包括的）
苦痛の緩和

退院支援・
地域連携

臨死期の看護

在宅における
看取り

7
事例で学ぶ
終末期看護

- Fさんにとって安楽な時間はあるか。
- Fさんが希望することや，やりたいと思うことができているか。

　設定された目標がどのように達成されているかについて，Fさんと家族にこまめに確認・評価していく作業を大切にした。

B 看護のポイント

　今回，在宅療養のがん患者への看護として，骨転移の痛みによって，比較的早い段階から運動機能が障害され，ADLが低下した人の看護の過程を紹介した。

　骨転移では，体動時痛を完全に緩和することは難しい場合も少なくない。また，痛みの体験や痛みに関連して生じる問題は多様であり，そこに痛みのマネジメントの難しさがある。

　痛みの緩和は，その人らしい生活を営むことに直結する。訪問看護師は，人々が生きる場でその人と出会う。その人の暮らしの場を中心に，生活という視点で，個々の人に沿ったケアを組み立てていく。事例ではFさんおよび家族とともに，ケアの方向性の決定や薬剤の使用方法，何を大切にして，どう評価していくかなど，話し合いを繰り返してきた。その人にとってのよい状態とは，どのようなことなのかを，常に問う姿勢が大切である。

　その人らしい日常を取り戻していくために，その人に合った症状マネジメントによって，今のつらさだけではなく，今後起こり得ることへの対処を，対象とともに考えていくことが重要である。

VII 在宅で療養中の慢性疾患の高齢者への看護

1. 患者プロフィール

患者：Gさん，89歳，女性
病名：誤嚥性肺炎，多発性脳梗塞，心不全，アルツハイマー型認知症
既往歴：高血圧
職業：主婦
性格・嗜好：社交的。趣味はちぎり絵と歌。若い頃は各地を旅行した。桜が好きで毎年お花見に行っていた。食事が楽しみであり，チョコレートなど甘いものが好き
家族構成：長男と2人暮らし（長女家族が同じマンションの別の部屋に住んでいる，夫は20年前に他界）
キーパーソン：長男

アレルギー：なし
視聴覚機能：難聴あり，右耳より左耳のほうが聞き取りやすい。
認知機能：長谷川式簡易知能評価スケール（HDS-R）訪問看護の開始時は12点，その5年後は4点
日常生活動作：認知症高齢者の日常生活自立度 IV
介護認定：要介護5
介護サービス利用状況：ホームヘルパー訪問2〜3回/日，訪問入浴2回/週，訪問リハビリテーション2回/週（理学療法士，言語聴覚士），訪問マッサージ1回/週，訪問看護1回/週
医療サービス利用状況：訪問診療1回/2週，

訪問歯科 1 回 / 月

バイタルサイン：血圧 122 〜 146/70 〜 80mmHg，脈拍 78 〜 105 回 / 分，体温 36.3 〜 36.9℃，経皮的動脈血酸素飽和度（SpO₂）95 〜 97%

摂食量・飲水量：経腸成分栄養剤（エンシュア・リキッド®）500mL/ 日，チョコレート，和菓子（落雁など）数口，飲水量 1200 〜 1400mL/ 日

2. 訪問看護開始までの経過

誤嚥性肺炎あり A 病院入院（前年にも脳虚血発作で A 病院に入院している）。

その退院後より筋力の低下がみられ，介助で立位は保てるが，臥位でいることが多くなった。また，嚥下機能低下に伴い，吸引が必要になる。認知機能の低下も著しく，日常生活全般に介助が必要となり，退院時には仙骨部にⅢ度の褥瘡がみられた。

家族が介護に不慣れであり，状態観察，家族の介護への助言，吸引の指導，褥瘡処置の目的で訪問看護が開始となる。

3. 訪問看護開始後の経過

A 病院退院直後の 4 月より訪問看護の開始となる。同年の 6 月には褥瘡が治癒した。

翌年の 11 月，誤嚥性肺炎があり，胃瘻造設について往診医より説明があった。その後も，

1 〜 2 年に 1 回ほど誤嚥性肺炎を繰り返している。

訪問看護開始 5 年目の 2 月，脱力があると家族より緊急コールがあり，訪問した。

4. 医師からの病状説明

往診医から「飲み込む力が低下しているため，今回のように，また肺炎を繰り返すことがあります。ご高齢なこともあり，今後食べられなくなったときのために，そのまま自然に任せて何もしないのか，点滴をするのか，おなかに管をつけて，そこから栄養剤を入れるのか，考えておいてください」と説明されている。

5. 家族の病状認識

長女は「母は甘いものが好きだったので，できるだけ口から食べさせてあげたいと思っています。兄ともそう話しています。病院ではこうするといいって，座りかたも教えてもらったので」と言う。

長男は「前回の手の力が入らなくなったのは，新しい血栓がいくつかあり，また脳に飛んで，今回も脳梗塞が起きて力が入らなくなったからと先生に言われました」「先生には何度も今回で最期かもしれないと言われているので，今回も大丈夫じゃないかと思ってしまうんです」と言っている。

Ⓐ 看護の実践

1. アセスメント

1 訪問看護の導入期

❶誤嚥防止

誤嚥性肺炎で入院するまでは，ホームヘルパーを 1 回 / 日，訪問歯科を 1 回 / 月利用し，食事時には毎日車椅子への移乗をしていた。退院後は筋力の低下がみられ，下肢の拘縮もあるため，車椅子への移乗が難しくなった。そのため病院を受診するのが難しくなり，訪問診療に切り替えとなった。

病院では食事時のポジショニングを指導され，ベッド上でクッションを使用し，座位で食事を摂取していた。ベッドのギャッチアップは 30 度以上であり，頸部が前屈している姿勢を保てていた。

食事の形態は，食事はペースト食，飲水はポタージュ状のとろみをつけるように入院時

に説明されている。訪問看護時には市販品の肉じゃが味の介護用食品（ゼリー）が家族により用意されていた。

病院で気管吸引の指導が行われており，訪問看護時に家族の気管吸引の手技を確認したところ問題がなかった。

脳血管障害により，今後，誤嚥性肺炎を繰り返すことが予想されるため，食事の形態やとろみ剤の使用，食事時の姿勢について，家族と確認していくことが必要である。

❷ 家族への支援

在宅での療養を家族も強く希望されているものの，気管吸引の手技や褥瘡処置の手技など，家族が退院後から行わなければならない処置が増えることに不安がある。

❸ 褥瘡対策

仙骨部の褥瘡は全層皮膚欠損の黄色壊死組織が付着している深さ判定不能の褥瘡（日本褥瘡学会の DESIGN®判定で DUe3s3i0G5N3p0）であり，毎日の処置を必要とする。訪問看護時には家族に褥瘡の処置方法を伝え，家族で処置ができるか確認を行う必要がある。

入院前より寝具はウレタンマットを使用している。退院後より ADL の低下もみられ，自力での体動は難しく，有効な除圧が自ら行えておらず褥瘡の発生がある。

褥瘡の危険度を測る OH スケールでは 7 点の高度のリスクがある。そのため，体圧分散寝具のエアマットに変更するように介護支援専門員（ケアマネジャー），福祉用具専門相談員に助言した。

導入時には家族の負担感にも配慮し，安心して在宅療養が行えるように，ケアマネジャーとも相談しながらサービスを整え，環境調整を行っていく。

2 | 増悪期

訪問看護を開始した翌年の 11 月，定期の訪問看護時の体温は 37.8℃だった。家族から 3 日前より体温は 37℃台後半が続いていると話がある。SpO2 93 〜 94 ％へ低下，気管吸引時に黄色の粘稠痰（吸引チューブ 2 本で吸引）がみられ，右肺で断続性副雑音が聴取できる。

食事は 3 日前より 1 日チョコレートを 1 かけのみ，飲水量は 200mL/日程度ということだった。ツルゴール反応*の低下もみられる。

以上から，誤嚥性肺炎の再発，脱水が疑われ，往診の医師に連絡した。誤嚥性肺炎の診断があり，抗菌薬投与と補液がされた。

このまま食事が摂れず経過した場合の予測，胃瘻造設についての説明も医師より家族にあった。家族は胃瘻を造設したほうがよいと考える一方で「からだに穴は開けたくない」と話しており，家族の葛藤がみられた。

G さんは認知症の進行があり，ふだんの発語も「はい」との言葉しかなく，本人の意思を確認することが難しい。認知症を患っている場合などでは本人の意思の確認が難しく，

* **ツルゴール反応**：脱水の指標。前腕の皮膚をつまんだ後，2 秒以上皮膚のしわがもどらない場合に脱水傾向があると判断する。

家族が意思決定をしなければならない。そのため，この選択でよいのかと葛藤がみられることが多い。看護師は家族の話を傾聴しながら，家族の理解を確認し，医師の説明を補足しながら，家族の意思決定支援を行っていく必要がある。

3 ｜ 終末期

　訪問看護を開始して 5 年目の 2 月の朝，家族より「いつもより力が入らない」「元気がないようだ」と連絡があった。

　意識レベル JCS I-3。瞳孔両目 3.0mm，対光反射あり，瞳孔不同なし。

　体温 37.3℃，脈拍 105 回 / 分，血圧 112/58mmHg，SpO2 96％，食事摂取もでき，飲水量は 1200mL/ 日ほど摂取できていることを確認し，医師に報告する。

　医師より脳梗塞（こうそく）の再発が疑われ，心臓や肺に血栓が飛び塞栓（そくせん）になる可能性が説明された。

　翌日，訪問すると両足背に浮腫，不整脈があり，スクラッチテストで心肥大を確認する。体温 37.2℃，脈拍 120 回 / 分，血圧 102/66mmHg，SpO2 96％であった。

　「脳梗塞と共に心不全も疑われる」と医師より話があったが，以前より年に 1 回程度，誤嚥性（ごえんせい）肺炎を発症し，入退院を繰り返してきた経過もあり，医師から厳しい状況との説明を受けても，家族としては今度も回復するという希望をもっていた。

　看取りが近いと判断されたときに行うケアとしては，①これからの療養場所の最終確認，②治療のための医療の中止と予測される疼痛緩和（とうつう）医療の追加の必要性，③疼痛以外の症状

Column｜**緩和ケアにおける非がんの疾患**

　非がんの疾患は，心不全などの心血管疾患，脳血管障害，慢性閉塞性肺疾患（COPD），認知症，神経難病，腎不全，肝不全などがあげられる。

　疾患は身体機能の経過で分けると，主に以下の 3 つのパターンがあるとされている[3]（第 1 編 図 2-2 参照）。

①がん疾患パターン：治療不能のがんの発症。多くは数年の経過だが，身体機能の低下がみられるのは 2 か月未満のことがほとんど。

②臓器不全パターン：多くは心不全と呼吸不全。頻繁な入院となり，セルフケアが困難となる。経過は 2〜5 年程度，しかし多くは突然死にみえる。

③認知症・フレイルパターン：ADL の低下，発語，歩行能力の低下で発症。経過には大きなばらつきがあり，長くても 6〜8 年の経過。

　日本人の 2/3 が非がん疾患で死亡しているが，非がんの経過はがんと違い，どのような経過をたどるのかが不確実であり，予後予測がしにくい。また，がんとは違い，身体機能が低下した状態で長期間の療養になる場合が多い。その長期療養のなかで，利用者本人，利用者を取り巻く家族は，今後の見通しが不透明であることから，今後どうしたらよいかの意思決定について，何度も揺らぐことがある。精神面，社会面，スピリチュアル面において，看護師は利用者の価値観の理解に努め，寄り添い，自己決定の援助を行っていく必要がある。

コミュニケーション

終末期における日常生活の支援

全人的（包括的）苦痛の緩和

退院支援・地域連携

臨死期の看護

在宅における看取り

7 事例で学ぶ終末期看護

緩和医療・ケアの準備，④本人・家族が希望する自宅での過ごしかたと家族が望む看取りの準備である。

　そのため，再度体調が変化したときに，家族がどうしたいかの確認を再度行っていくことが重要である。一方で，認知症高齢者の苦痛は観察しにくいため，ささいな情報，家族が感じる「いつもと違う」という情報も収集し，苦痛の除去に努めることが必要である。

　心不全の末期の際によくみられる自覚症状としては，呼吸困難感，疼痛，倦怠感（けんたいかん），不安，抑うつがあげられ，それらを念頭に置いて情報収集を行っていく。

2. 看護上の問題

1 | 訪問看護の導入期

①多発性脳梗塞による嚥下（えんげ）機能低下に関連した誤嚥のリスクがある。
②嚥下機能低下により摂食量・飲水量の低下があり，栄養状態が低下している。
③仙骨部に褥瘡がある。
④ADL低下に伴う廃用症候群のリスクがある。
⑤在宅での療養生活にて家族の吸引の手技や介護方法への不安がある。

2 | 増悪期

①誤嚥性肺炎に関連した呼吸状態の悪化がある。
②嚥下機能低下により摂食量・飲水量の低下があり，栄養状態が低下している。
③胃瘻造設の意思決定において家族に葛藤，迷いが生じている。
④低栄養状態に関連した褥瘡再発リスクがある。

3 | 終末期

①下肢の浮腫（ふしゅ），喘鳴（ぜんめい）に関連した苦痛がある。
②家族が家で看取ることについてイメージをもてず，不安がある。
③家族の予期悲嘆。

3. 看護目標

①趣味や生きがいといった「Gさんらしさ」を大切にしながら，自宅での療養生活を継続することができる。
②苦痛が取り除かれる。
③誤嚥性肺炎を起こさない。
④誤嚥性肺炎の増悪（ぞうあく）時に家族が気づくことができる。
⑤好きなものを食べられ，脱水や低栄養にならない。
⑥家族の支援体制が整う。

⑦家族が今後のことについて考えることができ，選択できてよかったという言葉が聞かれる。

4. 看護の実際

1 | 訪問看護の導入期

❶サービスの調整，家族支援

(1) 手技の確認

- 初回訪問時，家族に気管吸引，褥瘡処置，おむつ交換を実際に行ってもらい，病院で教えられた手技の確認を行った。

- 手技の確認の際は，できていることをほめ，できていないことは否定するのではなく「こうするとよくなる」という声かけを行った。

- 家族ができないことを問題とするのではなく，家族の“強み”を探すようにした。

- 初回訪問時は，まず訪問看護に慣れてもらい，信頼関係を構築することを主要な目的とした。

(2) 家族の負担軽減

- 同居の長男は昨年退職し毎日家におり，長女も同じマンションの違う階に住んでいるため，いつでもくることができると，家族のサポート状況を確認した。

- 退院後より筋力低下，股関節，膝関節，足関節の拘縮があり，立位保持が難しく，車椅子への移乗が難しくなってしまったため，家族は食事時のセッティングをベッド上で行わないといけなくなった。

- 吸引処置や褥瘡処置など家族のやらなければならない処置が増え，家族の負担が増えたことから，ケアマネジャーと相談し，ホームヘルパーの回数を1回/日から2〜3回/日へ増やした。

- 退院して1か月後，本人・家族とも自宅での生活に慣れ，家族から本人の好きなものをもっと食べさせたいという相談があり，言語聴覚士の導入を勧めた。

❷誤嚥の防止

(1) 嚥下状況の確認

- 家族に食事時のポジショニングを行ってもらい，前傾姿勢で，安定した座位が保てているか，頸部が前屈しているか，理学療法士と共に確認した。

- 実際に水を飲んでもらい，むせがないか確認した。甲状軟骨に指を置き触知し，嚥下時に上がるか，時間の延長はないかを確認した。

- 嚥下時には無呼吸になるため，嚥下を確認する前には吸引を行い，そのことを家族にも説明した。

(2) ポジショニングの工夫

- 誤嚥防止のためのポジショニングには，家にあったクッションと座布団を丸めて使用し

第
2
編

コミュニ
ケーション

終末期における
日常生活の支援

苦痛の緩和
全人的（包括的）

退院支援・
地域連携

臨死期の
看護

在宅における
看取り

7
事例で学ぶ
終末期看護

ていたが，拘縮もあることから，クッションと座布団が小さく，ポジショニングを行っても体勢がすぐに崩れてしまっていた。

- 家族から，大きなクッションを購入したいがどんなクッションがよいかと相談があり，介護保険の給付の適用になることを伝えた。
- 福祉用具専門員に連絡し，体位変換クッションのパンフレットを取り寄せ，家族に渡した。

（3）食品の選択

- 家族は近くのスーパーでゼリー型の栄養食品を購入しているが，どのような食品がよいか家族からの質問があり，家族が用意するものは食塊形成が容易であり，それでよいことを伝えた。
- 言語聴覚士に食形態を確認し，市販されているものには「嚥下食」の表示がされ，嚥下調整食分類2〜3（日本摂食・嚥下リハビリテーション学会嚥下調整食分類）のペースト食があることを伝えた。栄養補助食品が載っているパンフレットやサンプルを提供した。
- 家族に，とろみ剤を使用して水にとろみをつけてもらい，とろみの硬さがポタージュ状で適切か確認した。

（4）口腔ケアの実施

- 家族とスポンジブラシでの口腔ケアの方法を確認した。訪問時には口腔ケアを行い，口腔内を確認した。
- 訪問時に気管吸引も行ったが，透明〜白色水様痰が少量吸引できる状況で，肺音も副雑音がなかった。
- 唾液腺のマッサージを施行し，口腔機能を高めるパタカラ体操（パタカラの順に発声する）を一緒に行った。
- 訪問歯科医に嚥下機能を確認できる嚥下内視鏡検査（video endoscopic examination of swallowing；VE）ができるか確認し，家族の希望を聞き依頼した。
- 言語聴覚士の訪問時に同席し，リハビリテーションの内容について相談した。
- 家庭にはピアノ曲，童謡のCDがたくさん置いてあり，家族に聞くと「歌が好きでよく公民館とかに出かけて歌っていたんですよ」とのこと。訪問したときには，「春が来た」「朧月夜」「われは海の子」などのCDを見せて，指差しで歌を選んでもらい，一緒に歌い，Gさんが楽しめる方法で口腔リハビリテーションを行った。

❸栄養管理

- 患者の味の嗜好を家族から聞いた。甘いものが好きとのことで，食塊形成しやすいゼリーやプリンなどを提案した。
- 経腸成分栄養剤（エンシュア・リキッド®）はできるだけ飲むように伝えた。
- 食事時には家族が食べさせようとし，Gさんは1時間30分ほど座っているとのことだった。人が集中できるのは40分ほどといわれていることから，疲労してしまうので食事は1時間ほどで切り上げて，休むよう家族へ伝えた。

- 月1回，往診時に採血をするため，血液検査値（Alb，TP）を確認した。

❹ 褥瘡処置

- 退院後1か月ほど経過したが，褥瘡部の大きさは変わらない状況だった。家族にどのように褥瘡処置をしているのか，方法の確認を行った。

- 家族からは，褥瘡発生部が仙骨部であり「きれいにしないと」という思いから排泄時に毎回洗浄をしていることを聞き，石けんでの洗浄は1日1回にするように伝えた。

- エアマットを導入するように，ケアマネジャーと福祉用具専門員に助言を行った。

- 毎回，訪問時には褥瘡の評価を行うとともに，褥瘡好発部位に新たな褥瘡の発生がないか確認した。

❺ 廃用症候群の予防

- 退院時より理学療法士が導入されていたため，理学療法士とリハビリテーションの内容について相談した。

- 看護師の訪問時，足浴，爪切りを行うときは端座位とする，全身の皮膚状態を確認し保湿クリームを塗布する際には関節の運動も同時に行うなど，ほかのケアにもリハビリテーションを取り入れた。

- 拘縮があり，車椅子に長時間乗ることが難しく，理学療法士に車椅子の調整（シーティング）を依頼した。

- 退院日に行われたサービス担当者会議で，数年前から導入されているホームヘルパーから，「桜が好きで，自宅マンション前の桜並木を通って一緒に買い物に行くことを，とても楽しみにされていた」ことを情報提供される。

- 理学療法士の訪問時に車椅子への移乗を試し，30分ほど乗車できたことを家族とケア担当者間との連絡ノートで確認する。

- 天気がよいときに家族と一緒の散歩を提案する。Gさんは車椅子に移乗し，自宅マンション前の桜を見に行く。Gさんに「うわあ，きれいねえ」と笑顔がみられる。長女の携帯電話で，桜と一緒にGさんの写真を撮る。家族から「花見には毎年行っていたんですよ。お母さんよかったわね。退院したときには，こんなにいろいろできるようになるなんて思いませんでした」という言葉が聞かれた。Gさんは何度も桜の写真を見ていた。

- 桜を見た翌週に訪問すると，Gさんより「この前はありがとうございました」と言われ，桜を見に行ったことを覚えておられた。散歩のときに撮った写真がプリントされて壁に飾ってあり，長女は「何度もこの写真を見ているんですよ。とてもうれしかったみたいです」と話された。

- 玄関や壁には絵がたくさん飾られており，家族から趣味で和紙をちぎって貼る「ちぎり絵」をされていたと聞く。雨などで散歩ができない日には，桜などの写真を見ながら，ちぎり絵を一緒に完成させる。Gさんには折り紙を見せて色を選んでもらい，看護師がちぎった折り紙をGさんはのりで貼った。Gさんの得意なこと，楽しめることでリハビリテーションを進めていった。

第2編

コミュニケーション

終末期における日常生活の支援

全人的（包括的）苦痛の緩和

退院支援・地域連携

臨死期の看護

在宅における看取り

7 事例で学ぶ終末期看護

2 増悪期

❶ 呼吸管理

- 呼吸状態（SpO_2, 咳嗽（がいそう），喀痰（かくたん）の有無・量・性状，肺音）を確認した。

- 37℃以上の発熱が続く場合や黄色の痰が増加した際などは，すぐに連絡するように，家族に連絡時の目安を伝えた。また，往診医，訪問看護師の緊急連絡先の電話番号を再度確認した。

- 肺理学療法を行い，用手的に排痰援助を行った。その後，吸引し，排痰の量と性状を確認した。

- 理学療法士にGさんの状態を連絡し，リハビリテーション時には呼吸理学療法を中心に行ってもらうよう伝えた。

- 聴診を行い，右肺に副雑音，ラトリング（手掌振動）が聴取できるため，できるだけ左側臥位にするように家族へ伝えた。

- ケアマネジャーにGさんの状態を連絡するとともに，ホームヘルパー訪問時に体位変換し，排痰を促してもらうよう情報を周知してもらった。

❷ 胃瘻造設の意思決定

- 訪問時には家族の思いを傾聴し，家族の理解を確認し，説明で足りないところは補足しながら，家族の葛藤に共感を示した。

- 認知症になる前の本人の性格，価値観，どのような人であったかを家族に聞きながら，家族のなかで考えの整理がつくように，また，心の引っかかりを気づかせるような声かけを行った。

- 家族の思いを訪問の中で何度も傾聴し，意思決定をしなければいけないという葛藤を十分に共感してから，ACPを行った（第2編―第1章-Ⅲ「アドバンス・ケア・プランニング」参照）。

- 家族から「どうしたらいいか聞かれてもわからないです」「胃に穴をあけるのはかわいそうだと思いますが，前みたいに元気になるなら（胃瘻（いろう）を）してもよいとも思います」「母は食べることが好きだったのでなるべく（口から）食べさせてあげたいとは思っています」「このまま食べられないとどうなってしまうのでしょうか」という言葉が聞かれた。家族は胃瘻をしなかった場合のメリット・デメリットの理解，そこでの葛藤を整理できない様子だった。

- 家族は言葉を詰まらせて「どうしたらよいかわからない」と繰り返す場面もあり，予期悲嘆がみられた。話すことで家族のつらさが促進されていた。落ち着いて考えを整理してもらうために，家族の思いを十分に傾聴したうえで，聞き取りではなく自由記載のフォーマットを渡し，「どのような選択肢があるのか」「それぞれの選択肢のメリット・デメリットは何か」「もし，それぞれの選択肢を選ぶなら優先順位はどうするか」という家族が不安に思っていること，迷っていることを自由に書いてもらった。

- 家族は「Gさんが昔から医者嫌いで骨折をしても休んだら治るってなかなか病院に行こうとしなかった。この前の入院も本当はすごく嫌だったみたいで。なので，できるだけ入院はしないでがんばりたいと思っています」と，できるだけ入院はせずに，家で療養生活を送らせたいと話された。
- 夜も長女と長男が交替で付き添っていることから，家族に疲労はないか確認すると，長女は「私は家も近いですし，子どもも，もう大きくて手が離れているので大変じゃないですよ。兄と交替してみているので大丈夫です」，長男も「病院に通っていたときよりは楽ですよ。私も退職して家にいるので，できるだけ家でがんばりたい。先生も看護師さんもすぐ電話に出てくれるので安心です」と話された。訪問のたびに家族の介護疲労感を確認し，介護をねぎらう声かけを行った。
- 胃瘻（いろう）に関しては，家族から「母は食べることが好きだったので，なるべく口から食べさせたいと思います」「やっぱり胃に穴はあけるのは，かわいそうだと話し合いました」と話があり，胃瘻はしないと決断された。
- 医師，ケアマネジャーに胃瘻はしない，できるだけ入院はしないと，意思決定について情報提供を行う。ほかのケア担当者にはケアマネジャーから伝えてもらうこととした。

3 │ 終末期（症状緩和）

❶症状の観察と薬剤調整
- 家族に入院しないで家で療養生活を続けるのか再確認を行った。
- 今後はどのような症状・状態が起きるのかを予測し，訪問時にフィジカルアセスメント，症状の観察を行った。
- オピオイドの使用については，非がん疾患の場合には，がんに比べて使用する頻度は少ない。しかし，心不全の息切れについてはオピオイド使用により改善するというエビデンスがあり，医師にオピオイド使用の提案を行った。

❷副交感神経優位になるケア
- 薬剤調整以外では，足浴やマッサージなど副交感神経優位になるようなケアを行った。
- 下肢の浮腫に対しては足浴を行うとともに，皮膚が脆弱化（ぜいじゃく）しているため，保湿クリームを塗布（と）した。
- 足浴の湯にはハッカ油（副交感神経を優位にする働きがある）を数滴垂らして使用した。
- 足浴前に泡を泡立て，シャボンラッピング（ビニール袋に泡立てた泡を入れ，その泡で足を包むようにしてマッサージをする方法）を行った。
- シャボンラッピングの際，本人より「気持ちいい」という言葉が聞かれ，笑顔も見られた。家族も一緒にケアを行うことを促し「お母さん，エステみたいですね」と，家族もケアに参加できたという満足感が得られたようだった。
- リンパドレナージは，心不全に対しては心負荷が増大され禁忌（きんき）であるため行わないようにした。

第2編

コミュニケーション

終末期における日常生活の支援

全人的（包括的）苦痛の緩和

退院支援・地域連携

臨死期の看護

在宅における看取り

7 事例で学ぶ終末期看護

❸看取りへの援助

- 家族より「これからどうなってしまうのでしょうか」と不安の表出がみられた。

- 看取りのパンフレットである「これからの過ごし方について」（「緩和ケア普及のための地域プロジェクト」作成）などを用いながら，今後起こり得ることについて説明した。

- 家族が「最近は昼間も眠っていることが多いです」「チョコレートや口の中で溶ける落雁（らくがん）を少しだけ食べています。このまま食べられなくなっても点滴はしなくていいのか迷っています」と話されたため，もし点滴をしても心負荷を増大させ，Gさんの苦痛が増す可能性があること，「木が枯（か）れるように」と言われるように，からだは苦しくないように自然に調整するという一般的な身体の変化を，家族に再度説明を行った。そのうえで，Gさんにとって何が最良の選択となるのか「一緒に考えましょう」と伝え，家族の選択に寄り添った。

- 誤嚥性（ごえんせい）肺炎を繰り返して，そのたびに治癒し回復していることから，家族より「またよくなると期待してしまう」との言葉があり，家族の予期悲嘆を傾聴し，共感するかかわりを行った。

- 脱力があった1週間後の訪問時に，ふだんよりも覚醒がみられた。家族は「いつもより調子がいいみたい」と話している。ふだんはケア中には閉眼しているが，その日は朝から開眼しており，「いつもありがとう」といった言葉も聞かれた。死に至る前に訪れ，穏やかになれる「仲良しの時間*」である[8]ことも考えながら，孫も含めて身近な人と話せるようにすることを家族へ伝えた。

- 去年生まれた曾孫（ひまご）も長女の家に遊びにきており，会うとGさんも笑顔になっている。

- 亡くなる前日に家族より「手足が冷たくて不安です。呼吸もいつもと違うみたい。不安なので，また電話をしてもいいですか」と連絡があった。

- 家族には「手足が冷たいのは脳などを守るために大切なところに血液を集めているからです。亡くなる準備をするときに脳が苦しくないように調整をするので大丈夫です」と再度症状の説明をしながら，「いつでも何でも連絡してくださいね」と，不安が軽減されるよう声かけを行った。

- 家族より「呼吸をしていません」と連絡あり，往診医にも連絡するように伝えてから訪問した。死の三徴候（心停止，呼吸停止，瞳孔散大・対光反射停止）を確認した。その後，往診医の訪問があり死亡診断がされた。

- 家族と一緒にエンゼルケアを行った。家族より「はっきりした（化粧の）色が好きな人だった。こうしてみると若返ったみたいですね」「家でこうしてみんながいるところで（最期を迎えられて）よかったです」と死亡診断時は涙されていたものの，エンゼルケア時には落ち着いて話をされる。

- Gさんが亡くなられた1週間後，グリーフケアに自宅へうかがうと，家族は昔のGさんの写真を見せながら「旅行が好きで，いろいろなところに行っていました」と思い出を話され，「家で，いろいろなことをしてあげられたのでよかったです」「看護師さんの

おかげで5年も入院しないで家で過ごせました」と家での看取りについて受けとめられていた。

5. 評価

Gさんの看護の評価は，以下の点で行った。

1 | 訪問看護の導入期

- 呼吸状態が良好で，誤嚥性肺炎の再発がない。
- 栄養状態の低下がみられない。
- 褥瘡が治癒する。
- 家族の疲労感がなく，効果的なサービスの利用ができている。
- 廃用症候群を予防でき，リハビリテーションを進めることができる。

2 | 増悪期

- 呼吸状態が良好である。
- 栄養状態に低下がみられない，脱水にならない。
- 新たな褥瘡の発生がない。
- 本人，家族が意思決定を行うことができる。

3 | 終末期

- 家族が看取りに対しての不安を軽減し，準備を行うことができる。
- 苦痛を取り除くことができる。

B 看護のポイント

1 | 全人的ケア

　在宅では疾患よりも患者の生活に重きがおかれ，特に非がん疾患の患者はかかわりが長くなることから，より利用者個々人を尊重するケアが求められる。患者が何に興味をもち，どのような人で，どのように考えているのか。患者の言葉に耳を傾け，患者の気持ちを傾聴し，その人自身を尊重し，全人的なケアを行うことが重要である。

　Gさんの場合は，桜が好き，歌が好き，ちぎり絵が趣味とのことで，リハビリテーションも，ただ運動するだけではなく，Gさんの楽しみにつながるようなケアを行った。

　食べることが好きで生きがいとされており，家族もなるべく口から食べさせたいという

＊ **仲良しの時間**：臨死期の直前に意識がはっきりして穏やかな状態が訪れること。やり残したこと，言い残したことを成し遂げようとし，死にゆく人が周囲の人々に思いを語る時間のこと。

第2編

コミュニ
ケーション

終末期における
日常生活の支援

全人的（包括的）
苦痛の緩和

退院支援・
地域連携

臨死期
の看護

在宅における
看取り

7
事例で学ぶ
終末期看護

強い希望をもたれていたので，なるべく口から食べられる援助も行った。

2 信頼関係構築と意思決定支援

非がん疾患は経過が長く，年単位となることが多い。ふだんのケアをとおして本人・家族と信頼関係を築き，本人とコミュニケーションがとれるときから，今後の方針について話を聞いておく。本人の価値観や人生観の理解に努め，ケア担当者のなかでの情報共有を行っていく。

一方で，意思決定において最初からこうしたいという人はあまりいない。加えて，非がん疾患は予後予測が難しく，良くなったり，悪くなったりを繰り返しながら，徐々に機能低下が進行していくため，治癒してまた元気になるかもしれないという希望を家族は最期まで抱いていることが多い。長い療養生活のなかで何度も揺らぐことを看護師は理解しながら，そのつど思いを傾聴し，本人・家族にとって最良となる意思決定ができるように支援していく。

意思決定の援助は，看護師の価値観にも影響されることが多い。看護師は自分だったらどうするかを知ったうえで，意思決定の援助を行っていく。

3 家族へのケア

療養が長期になるなかで，家族の負担感も大きくなりやすい。家族の負担感もフォローしながら，レスパイト（本編-第6章-III「在宅での看取りの実際」参照）の提案を行っていく。

家族の，口から食べさせたいという思いを尊重し，できることを家族に伝えていく。

非がん疾患は，がんとは違いよくなったり，悪くなったりを繰り返す。そのため，増悪をさせないこと，増悪の徴候を早期に発見し，対処することが大切である。また家族にも増悪の徴候がわかるように説明を行い，医師や看護師へ早期につなげられるように援助していく。増悪時に前回より悪くならずに対処ができたということは，家族の自信につながり，在宅での療養を継続する家族の力となっていく。

意思決定の援助は，看護師の価値観にも影響されることが多い。看護師は自分だったらどうするかを知ったうえで，意思決定の援助を行っていく。

終末期に，この先どうなっていくのか不安に思うのはだれでも同じである。家族には安心できる声かけを，パンフレットなどを用いながら行う。

「仲良し時間」のタイミングを予想し，会いたい人に会えるように調整することも重要である。

4 苦痛緩和へのケア

認知症の人は苦痛を感じていても，それを伝えにくい。しかし，苦痛は迅速に取り除かなければならない。起こり得る苦痛の予測と有効なフィジカルアセスメントを行い，医師に状況を的確に伝える。

非がん疾患においてオピオイドは使用されにくい。利用者の感じている苦痛を根拠（エビデンス）をもって医師に提案することも重要である。

死亡前1週間における緩和すべき症状は，がんでは疼痛が最も重要な課題としてあげられる。しかし，非がん疾患では疼痛が出現する人は，がんより圧倒的に少なく，呼吸困難を中心に嚥下障害，食欲不振が問題となることが多い[9]。

そのため，非がん疾患の症状緩和では疼痛だけではなく，呼吸困難，嚥下障害，感染症に伴う発熱，咳や喀痰，褥瘡などの廃用症候群に伴う症状に対して，より総合的なケアを行っていくことが重要となる。

また疼痛以外の症状の緩和は薬剤だけでは不十分であることも多く，薬剤での緩和とあわせて，薬剤以外での緩和や副交感神経優位になるようなケアを行っていくことが重要である。

5 チームケア

がん末期の医療保険を使用した訪問看護と違い，非がん疾患での訪問は基本的に介護保険を使用しての訪問看護となる。

介護保険による訪問看護は保険範囲内で使用できる金額の上限が定められているため，看護は，ほかのケア担当者ができないケアを行い，ケアを分担し連携して行っていく必要がある。

また，増悪時には利用者の状態をほかのケア担当者とも情報共有し，毎日訪問するホームヘルパーには今の身体状態や，どのようなときに看護師に連絡をしたらいいのか情報提供をするなど，密に連携を図っていくことが重要である。

Gさんの場合は，ホームヘルパーに訪問時に体位変換と排痰を行ってもらった。また，発熱がある，痰が多い，SpO_2の低下があるときには，すぐに連絡をするように情報提供を行った。

ケアマネジャーやホームヘルパーは訪問看護が開始される前に導入されていることも多く，認知機能低下や身体機能の低下がみられる前の，元気だったときに患者がどのような人であったのか知っていることも多い。看護師がケアマネジャーやホームヘルパーに患者の元気だった頃の習慣や性格，価値観を聞き，ケアの手がかりとしていくことは重要である。

VIII 臨死期のがん患者への看護（緩和ケア病棟での看取り）

1. 患者プロフィール

患者：Hさん，76歳，男性

病名：胃がん，多発肝転移
既往歴：高血圧
職業：元公務員

第2編

コミュニケーション

終末期における日常生活の支援

全人的（包括的）苦痛の緩和

退院支援・地域連携

臨死期の看護

在宅における看取り

7 事例で学ぶ終末期看護

性格：おだやかで社交的

趣味：ゴルフ

家族構成：妻と 2 人暮らし。長男，長女ともに結婚し他市に在住

キーパーソン：妻

アレルギー：なし

視聴覚機能：軽度の難聴があるが，補聴器は使用していない

認知機能：年齢相応

日常生活動作：障害高齢者の日常生活自立度ランク A

介護認定：なし

身長・体重：170cm，58kg，BMI 20.1

バイタルサイン：血圧 120 ／ 68mmHg，脈拍 72 回／分，体温 36.7℃，経皮的動脈血酸素飽和度（Spo₂）97％

意識レベル：清明

血液検査値：ヘモグロビン（Hb）10.7g/dL と軽度貧血のみで，血算は基準内，AST（GOT）58 IU/L，ALT（GPT）19 IU/L，アルカリホスファターゼ（ALP）1132 IU/L，尿素窒素（BUN）9.8mg/dL，クレアチニン（CRE）0.63mg/dL，カリウム（K）4.7mEq/L，マグネシウム（Mg）2.2mg/dL，カルシウム（Ca）8.8（補正Ca9.5）mg/dL

内服薬：フェンタニル貼付薬 4mg/ 日，オキシコドン塩酸塩水和物（速放性の散剤）10mg，セレコキシブ 400mg/ 日，レバミピド 200mg/ 日，アゾセミド 30mg/ 日，ブロチゾラム（口腔内崩壊錠）0.25mg・寝る前，酸化マグネシウム 990mg/ 日

2. 入院までの経過

2 年前の 7 月頃から，右季肋部痛が出現し軽快しないため，以前から高血圧で通院していた医院を受診した。精査の結果，胃がん，肝転移と診断された。手術不能ということから化学療法目的に病院が紹介され，同年 8 月末日より治療を開始。

その後，徐々に病状は進行した。がん疼痛もあり，フェンタニル貼付薬 1 日用 1mg 投与。その後，右季肋部痛が強くなったため日常生活が困難となり，9 月末日より入院した。今後は抗がん医療の継続が困難であり，予後も 1 か月程度と予測され，妻にだけ予後の説明がされた。

右季肋部痛が強く，フェンタニル貼付薬，オキシコドン塩酸塩水和物（速放性の散剤）10mgを約 3 回 / 日，セレコキシブを内服しても疼痛が軽快しないため，別の病院の緩和ケア病棟への入院が勧められた。

同年 10 月初旬，緩和ケア病棟の面談のために家族（妻，長男）が来院した。妻と長男に緩和ケア病棟の説明を行い，痛みのコントロールのため，3 日後に緩和ケア病棟に入院となった。

3. 面談時の医師のからの説明

妻と長男に「痛みのコントロールのため緩和ケア病棟に入院して痛みのお薬の調整をしましょう」と説明された。

4. 緩和ケア病棟への入院時の状態

意識レベル：JCS Ⅰ-1。会話も良好

身体所見：上腹部膨満は軽度，心窩部に皮下腫瘤をわずかに触れた。右季肋部と心窩部に痛みがあり。下肢の浮腫があり，右＞左。食欲はやや改善し，食事摂取も少し可能となっている。

5. 医師からの病状説明と病状認識

生命予後は約 1 か月程度（週単位）と予測。入院時の検査所見では，肝内に多数の転移があり，一部肝被膜に浸潤。多数のリンパ節腫大がある。

このまま亡くなられる場合もあると，医師から家族に説明された。

Ⓐ 看護の実践

1. アセスメント

1 身体面

❶ 疼痛

入院時より，右季肋部から心窩部にかけて疼痛（鈍い痛み）がある。CT 検査により肝内

に多数の転移がみられ，一部被膜に浸潤していた。痛みの性状からも，内臓痛に体性痛を伴った痛みであると考えられた。

NRSは痛いときで8/10，オキシコドン塩酸塩水和物（速放性の散剤）を飲むと3/10となるが，悪心が出現した。

❷疼痛以外の身体症状

ホスピス・緩和ケアの評価尺度であるSTAS-Jを用いると，全身倦怠感0，呼吸困難は労作時に軽度認める程度で1（Hさんは気にならないと話す），悪心・嘔吐1（悪心が出現すると食欲も認めない），便秘0，眠気0，腹部膨満感は軽度に認められ1，浮腫は足背に軽度認め左右差を認め2とアセスメントされた。

❸疼痛コントロールの必要性

Hさんにとって身体面は，がん疼痛が一番の苦痛であり，疼痛コントロールが必要であると考えられた。

2 ┃ 精神面

❶精神症状

Hさんに，がん患者の適応障害・うつ病の自己診断法である「つらさと支障の寒暖計」（本編 図3-13 参照）を用いて話を聞いた。Hさんは「この1週間どうしてよいかわからず，頭が真っ白になることもあった。緩和ケア病棟にきて，何だか落ち着きました。この1週間の気持ちを述べるのですね」と言いながら答えてくれた。

Hさんの，つらさの平均はだいたい5くらいで，そのつらさから日常生活へ支障をきたしているのかをたずねると5くらいと答えた。「つらさの寒暖計」≧4点かつ「支障の寒暖計」≧3点以上のときには抑うつ状態を疑うため，Hさんは抑うつ状態であると考えられた。

❷認知機能

前病院からせん妄の危険性があるといわれていた。認知機能の低下がみられた（病院の名前は言えるが，日にちが言えない，計算が不能）ため，せん妄の評価が行われたが，診断基準を満たさなかった。

せん妄の発症因子評価として，**準備因子**は，高齢：あり，認知症：なし，脳梗塞の既往：なしであった。**促進因子**は，環境変化：あり，身体抑制：なし，不快な身体症状：あり。**薬剤の評価**は，オピオイド：あり，睡眠薬：あり，便秘や発熱：なし，副腎皮質ステロイド薬：なしであった。

しかし今後，病状の進行に伴うせん妄発症のリスクは高いと判断され，注意深く観察することとした。

3 | 社会面

❶患者の病状認識

「痛みがとれて，よくなりたい」「痛みが強すぎて，死ぬかもしれないと思ったことがある」「趣味のゴルフができないことがつらい」

今回の入院は，疼痛コントロール目的と説明されているが，症状の強さに死も認識している。

❷家族の病状認識

「前の病院で余命を言われたときから，覚悟はしています。だけど，病気がわかってから急すぎて気持ちが追いつきません」

家族は予後告知に衝撃を受けている。覚悟はしているという発言から病状認識はできているが，動揺もみられる。

❸家族の思い

「本人の言うとおりにしてあげたいと思います。苦しまずに穏やかに最期を迎えさせてあげたい。急にこんなことになって信じられない」

穏やかな最期を迎えさせてあげたい思いと，病気の進行の早さに衝撃を受けているが，状態の改善も願っている。

❹家族関係

Hさんは「子どもたちにも話さないといけないことは話しています」と言う。

自身の体調から家族との会話で身辺整理の話題をあげていることがうかがえる。

4 | スピリチュアル面

❶スピリチュアルペインのアセスメント

Hさんに，スピリチュアルペインアセスメントシート（SpiPas）を用いて話を聞いた（本編-第3章-VI-B-2「スピリチュアルペインのアセスメント」参照）。

気持ちは穏やかではない，支えになっていることもない，気になることはある。現状については「生きがいにしていたことができなくなって，何もする気力がない。つらい」と話された。これらから，スピリチュアルペインがあると判断した。

入院時より「生きがいのゴルフができなくなってしまったことがつらい」「痛みがとれてよくなればいいけど。こんなに苦しいことはないです」「薬の時間を忘れたり，物忘れが出てきています」「本当は，みんなにお別れの手紙を書きたいんです」などと話されていた。

さらにSpiPasに沿って話を聞くと，現在，自分のことが自分でできなくなってきたつらさや，役割，楽しみの喪失，自分らしさの喪失という苦悩を生じている。

自分の考えがしっかりしているため，身辺整理に関する気がかりが大きく，今それを行うことができていないことで自律性の苦悩としてスピリチュアルペインが生じていると考

1 コミュニケーション
3 終末期における日常生活の支援
3 全人的（包括的）苦痛の緩和
退院支援・地域連携
臨死期の看護
在宅における看取り
7 事例で学ぶ終末期看護

えられた。

❷スピリチュアルペインへのケア

　ケア計画の要点は，①希望のなさに関するケア，②くつろげる環境の提供，③身辺整理に関する気がかりに対するケア，④自分らしさの喪失に対するケア，⑤自分のことができないつらさに対するケア，⑥役割・楽しみの喪失に対するケアと考え，看護介入した。

　関係性の苦悩も潜在していると考えられたが，今は，今までかかわってきた人たちに手紙を書いて自分の気持ちを伝えていくことに専念できる環境を整えることを意識して行うこととした。

　Ｈさんも家族も，臨床心理士などによる精神的介入を希望していない。

2. 看護上の問題

①腫瘍（しゅよう）の増大に関連したがん疼痛（とうつう）（心窩部（しんかぶ）～右季肋部）がある。

②環境の変化，オピオイド使用に伴うせん妄の発症の危険性がある。

③身辺整理に関する気がかりが大きく，できていないことへの自律性の苦悩のスピリチュアルペインがある。

④急激な病状変化に伴う家族の予期悲嘆がある。

3. 看護目標

①がん疼痛が NRS：2/10 以下で過ごすことができる。

②せん妄を発症せず，安心して入院生活を過ごすことができる。

③「気持ちよい」と思える時間をもつことができる。また，つらい気持ちを表出できる。

④家族が予期悲嘆を表出できる。

4. 看護の実際

　患者の生命予後を判断することは極めて困難であり，ターミナルステージの判断は，時間の単位（月，週，日）で考えるのが臨床上簡便であり，有用である[10]。

　エンド・オブ・ライフ・ケアや緩和ケアを提供する看護師に必須とされる能力修得のための系統的プログラムである ELNEC-J[11] では，臨死期を予後 1 か月（週単位）から亡くなるまでの時期として，①死が近づいた時期（週～日単位），②死が差し迫った時期（時間単位），③死亡期と定義している。

1 ｜ 週～日単位

❶痛みの緩和

• がん疼痛に対して，痛みのアセスメント項目に沿い，ていねいにアセスメントを行った。

• Ｈさんは痛みによって目が覚めるため，夜間の睡眠がとれるようにレスキュー薬のオキシコドン塩酸塩水和物（速放性の散剤）の使用をＨさんと相談しながら行った。

- 日ごとに心窩部～右季肋部の痛みが増し，レスキュー薬を使用しても，あまり効果が得られず，オピオイドスイッチングを行うこととなった。フェンタニル貼付薬 4mg/ 日からオキシコドン塩酸塩水和物 40mg/ 日の持続皮下注射に変更となった。

- H さんが自分で疼痛マネジメントが行えるように，痛みのパターン，強さ，経過，レスキュー薬の効果と有害反応を，H さんと共に考えるようにした。自己調節鎮痛法（patient controlled analgesia：PCA）も勧めてみたが，「不安なので，いいです。看護師さんに来てもらったほうが安心する」と言われた。

- その後，経口摂取が可能となり，皮下注射から経口のオキシコドン塩酸塩水和物の徐放製剤に変更した。H さんは「持続皮下注射からの拘束感から解放された」と少し笑顔がみられた。

- レスキュー薬として ROO（即効性オピオイド）製剤と SAO（短時間作用型オピオイド）製剤を使用していた。

- 薬剤師より薬の作用と効果について説明を受けた H さんは，看護師と相談しながら，とても痛いときは ROO 製剤を選択し，入浴や食事前の予測できる痛みの場合は SAO 製剤を使用するといった選択ができるようになった。

- 食事はあまり進んでおらず，「普通食は量が多い」と H さんが言われるため，緩和ケア食メニューを提供し，H さんが食べやすいそばやうどんなどを選択できるようにした。また，妻に依頼し H さんが食べたいものを持参してもらうなどの工夫をした。

- 腹部膨満も認めていたため腹部状態の観察と，オピオイドの有害反応である便秘にも注意した。

- 痛みの緩和につながる薬物療法以外の方法を H さんと相談した。背中をさすったり，褥瘡予防用クッションを用いて安楽な姿勢を保持した。

- 下肢のアロママッサージは「痛みが楽になる」と，とても好まれており，家族でもできるように手技を説明した。妻が「私がこうやって，さすっていても楽みたいです」と背中をさする様子がみられた。

❷ 睡眠の援助

- せん妄に関しては，夜間は睡眠薬の使用でゆっくり休めていた。

- 心窩部の痛みが増強すると夜間に覚醒するが，レスキュー薬を使用し休まれていた。

❸ スピリチュアルペインへの援助

- 日々かかわるなかで，H さんには自分のことが自分でできないつらさが目立ち，2 週間後には「希望が見いだせない」，生きる意欲を喪失し，ケアを受ければ受けるほど気持ちのつらさは増強し，「終わりにしたい」などの発言が多くなった。

- 入院当初は，自律性のスピリチュアルペインが強いと思われ，新たな役割・楽しみや希望が見いだせるケアのかかわりを計画していたが，2 週間後は時間性のスピリチュアルペインが強く表出していると考えられた。

- H さんは「ゴルフ仲間に連絡をとったりしているけど，見舞いに来られるのはとても

コミュニケーション

終末期における日常生活の支援

全人的（包括的）苦痛の緩和

退院支援・地域連携

臨死期の看護

在宅における看取り

7 事例で学ぶ終末期看護

負担。入院して，気楽にあの世に連れていってほしい半面，いやそんなことを思ったらだめだという気持ちが湧いてきて，矛盾していると思う。時折，声をかけられることもつらいときがある。そっとしておいてほしいと思うこともあります」と語られた。

- 気持ちのつらさが強いこと，ケアを受けてもつらさが増強することを，医療者が十分理解していることをHさんに伝え，その気持ちをすべて受けとめる姿勢を続けた。その後は，穏やかと感じとれる発言が聞かれるようになった。

❹ 家族への援助

- 面会は主に妻が来ていた。時々痛がっている様子を見ながら，「痛みがとれて，すっきりしてくれたらよいのにと思います」と話された。また，「主人はこれからどうなっていくのでしょうか。最初は痛みのコントロールのための入院と聞いていたのに，どんどん悪くなっていますね。覚悟はしているものの何もわからず不安です」と涙ぐまれる姿があった。

- 妻が今までHさんの治療を共に支えてきたこと，妻が背中をさすっているとHさんがとても喜んでいることなどを伝え，妻にねぎらいの言葉をかけるようにした。また，今後，どこでどのように過ごしたいか，希望などを聞いてみた。

2 ｜ 日単位

❶ 身体症状へのケア

（1）疼痛

- がん疼痛（とうつう）には，経口オピオイドで痛みのコントロールが良好に図られ，20日間ほど内服が可能であったが，黄疸も著明となり経口摂取が困難となり，再度，持続皮下注射へ変更となった。

（2）悪心

- 悪心（おしん）は，腹部膨満感の有無と，食事摂取量と排便状況に注意をした。

（3）食欲不振

- 食事は，さらに摂取量が減り，Hさんや家族に「食べたいときに食べられるだけの量を食べてください」と説明した。

- アイスクリームなどは食べやすく，アイスクリーム食なども選択した。家族に，Hさんが好きだった食べ物を持参してもらい，食事を楽しむ時間としてほしいことを説明した。

（4）浮腫

- 両足背（そくはい）の浮腫（ふしゅ）が徐々に増強し，1人での歩行も困難となり，転倒の危険性もみられた。

- 浮腫に伴う皮膚損傷の危険性があり，入浴後の保湿に努め，皮膚の保護を徹底的に行った。

第
2
編

コミュニ
ケーション

終末期における
日常生活の支援

全人的（包括的）
苦痛の緩和

退院支援・
地域連携

臨死期の看護

看取り
在宅における

7
事例で学ぶ
終末期看護

❷精神症状へのケア

（1）せん妄

- 全身状態の悪化とともに，夜間に眠れなくなり，夕方からそわそわする日が出現してきた。

- 「今すぐ会社に電話して。仕事しないといけないから」と，つじつまの合わない言動がみられた。翌朝，Hさんも覚えており「もう自分がわけがわからない」と涙することもあった。

- 妻もHさんの状況を見て「夕方から明け方が本当に調子悪そうです」と話した。

- 医師も含めスタッフ全員で，せん妄に対するケアについて話し合った。

- がん患者の終末期には80〜90％の患者にせん妄が出現する。Hさんのせん妄も不可逆的なせん妄と判断された。

- Hさんとも相談し，夜間はしっかり休めるように抗精神病薬の使用を提案し，使用することとした。

- 夜間の照明も調整し，就寝時にはエッセンシャルオイル（精油）を用いて芳香浴を行った。

- 日中は，体調に合わせて車椅子で5〜10分程度の散歩に行くなどの時間をもつようにした。

- 部屋の環境調整も重要である。Hさんはできるだけトイレと洗面は自分で行いたいという希望があった。洗面に行きやすいように，ベッドの位置などを相談しながら，ベッドから洗面台までの距離を短くするように部屋のレイアウトを変更した。

- 床頭台とベッドの位置を調整し，ナースコールにすぐに手が届くようにするなど環境には細心の注意を払った。

- 夜間のせん妄状態時など，ナースコールを自分で押すことが困難な場合に備え，本人と家族に承諾を得て，夜間のみ離床センサーを設置した。

- 転倒した後の骨折の痛みやQOLの低下を，本人や家族に説明した。

- 離床センサーを設置してからは，Hさんの尊厳は守られているのかなど，毎日，医師・看護師で設置が妥当であるか，使用の有無についてカンファレンスを行った。

（2）鎮静の希望

- 夜間のせん妄が激しくなるなか，Hさんの苦痛は増し，「もう眠らせてほしい」と訪室する看護師に訴えるようになった。

- Hさんをそばで見ていた妻も，「本人が希望するなら，眠らせてやってください」と鎮静を希望した。

- 医療者は多職種でカンファレンスを開催し，Hさんの苦痛は治療抵抗性の苦痛であると判断し，浅い調節型鎮静が開始となった。

- 医療者は毎日，鎮静の継続がHさんにとって妥当であるかカンファレンスを開催した。

❸スピリチュアルペインへのケア

- そばに寄り添い傾聴すると，Hさんは「できないことが増えた。長男にこれからのこ

とを話そうと思ったけどできなかった。もう明日にはお迎えがくると思う」などと語られた。

- 死期が近づいてきているのを感じており，自分のからだがどうなっていくのか不安があるのだと考えられた。
- 現在，Hさんは思いを表出できていると考えられ，スピリチュアルペインに関するケアを継続し，その思いに寄り添っていくこととした。

❹家族の悲嘆へのケア

- 妻は「日に日に弱っていきますね。自分のことができなくなってきて，つらいでしょう。長男や長女にも話しています。あの人がいなくなったら，とてもさびしいと思います。ゴルフが好きでね，仕事人間でしたけど，やっとこれからっていうときにね。苦しまないようにしてください」と涙ながら話された。
- 妻を中心に，家族に看取りまでの経過について，身体的徴候と症状，家族ができること，家族の気がかり，看取り時に着用させたい衣服の準備などを，ていねいに説明した。
- 妻の精神的負担が大きくなっていないかなども確認した。

3 ┃ 時間単位

❶患者へのケア

- 苦痛症状の有無について，患者が訴えることが困難なため，Hさんの表情，特に眉間にしわがないかなど，表情を細かく観察した。
- 最期まで人格をもった一人の人として接するように心がけた。

❷家族へのケア

- 緩和ケア病棟には心電図モニターがないことや，臨死期の身体的徴候と症状について，もう一度家族に説明した。
- 家族に最期まで苦痛がないようにすること，聴覚は最期まで残っているため話しかけてもらうように説明した。
- 現状での気がかりを，妻や長男，長女にもこまめに声かけを行った。
- 臨終に会わせたい人がいるのであれば，呼ぶように妻に声をかけた。
- 家族が適宜，休息がとれるように，Hさんの状態などを伝えた。

4 ┃ 死亡時

- 家族がHさんの一番近くで見守ることができるように配慮した。
- 家族は最期の時も共に過ごすことができた。
- 医師から看取りを告げられた後，エンゼルケア（死後のケア）に家族も参加したいか確認し，看護師と共に行った。
- エンゼルケアは，Hさんの今までの経過や，今までの人生史なども話しながら行った。
- お見送りの際に，妻は「もう十分やりきったと思います」と思いを述べられた。

5. 評価

Hさんの看護の評価は，以下の点で行った。

- がん疼痛へのケアは，Hさんと共に決めた目標値に向かってコントロールした。
- Hさんが自分で痛みをコントロールしていくことで，自己効力感を高めるケアへつながった。
- 精神症状では，抑うつ状態が出現しないかどうか，病状の進行に伴うせん妄の発症のリスクなどについて評価した。
- 夜間の睡眠の状態や，せん妄の悪化の有無に注意した。
- スピリチュアルペインについては，傾聴を繰り返し，Hさんに寄り添い続けた。
- Hさんの気持ちが表出され「穏やか」と感じられる時間がもてた。
- 家族の予期悲嘆では，妻の思いを真摯に傾聴し，介護疲れや気持ちに焦点を当てた。

B 看護のポイント

がん疼痛，せん妄，スピリチュアルペイン，鎮静などについてのガイドラインを知ることが必要である。

がん疼痛は，痛みの分類，性状，強さの評価（NRSなど）が重要になる。身体症状では，呼吸困難・消化器症状（嘔吐・下痢など）に注意が必要である。

せん妄は，準備因子，促進因子を理解し，アメリカ精神医学会のDSM-5（Diagnostic and Statistical Manual of Mental Disorders 第5版）の診断基準を知る必要がある。スピリチュアルペインのアセスメントにはSpiPasを用いることもよいと思われる。

いつでも患者の意思決定を支持し，患者に感心を寄せ，患者の大切にしていること，患者の希望などを大切にする。そして，家族も第二の患者として，家族ケアが重要になる。

死が差し迫った時期でも，これまで同様に，①苦痛症状の緩和に対するケアを継続する，②尊厳を保つケアを意識する，③動揺することも多い家族の気持ちにも配慮した看取りの準備をすることが重要である。

IX 臨死期のがん患者への看護（在宅での看取り）

1. 患者プロフィール

患者：Iさん，83歳，女性
病名：膵がん。リンパ節転移，肺転移，腹水
既往歴：高コレステロール血症
職業：主婦

性格：明るい，社交的
家族構成：長女と2人暮らし
キーパーソン：長女
アレルギー：なし
視聴覚機能：老眼あり
認知機能：年齢相応

第2編

コミュニケーション

終末期における日常生活の支援

全人的（包括的）苦痛の緩和

退院支援・地域連携

臨死期の看護

在宅における看取り

7 事例で学ぶ終末期看護

日常生活動作：自立
介護認定：要支援2
身長・体重：154cm，56kg，BMI 23.6
バイタルサイン：血圧 124/74mmHg，脈拍
60 回 / 分，体温 36.8℃，経皮的動脈血酸素飽
和度（Spo₂）98%
内服薬：テガフール・ギメラシル・オテラシル
カリウム配合剤，一硝酸イソソルビド，トラマ
ドール塩酸塩，アトルバスタチンカルシウム水
和物，エソメプラゾールマグネシウム水和物，
酸化マグネシウム，ドンペリドン，プロクロル
ペラジンマレイン酸塩

2. 初回訪問までの経過

　8月17日，入院し点滴による抗がん剤治療
が開始されたが，発疹，骨髄抑制，悪心が出現
したため中止。
　9月15日から経口抗がん剤に変更し，2ク
ール目からは外来通院での治療継続となった。
　在宅療養のサポートのため，治療医から緩和
ケア在宅クリニックへ訪問診療・訪問看護の依
頼があり，訪問看護の介入開始となった。
　病院からは，Ｉさん・長女とも不安が強く，
長女が一人で在宅介護を担うことになるため，

最終的にはホスピス入院となるだろうとの情報
提供があった。

3. 治療医師からの病状説明

　病院の治療医からＩさん・長女に病状説明が
なされた。Ｉさんは膵がんであり，リンパ節転
移もあるため手術の適応はなく，化学療法を行
うこと，外来通院で経口抗がん剤を継続してい
くこと，在宅療養のために訪問診療医・訪問看
護師が介入することが説明された。

4. 患者・家族の病状認識（初回訪問時）

　Ｉさんは「膵臓にがんがあって，抗がん剤治
療をしていたんですけど，薬が合わなかったの
か湿疹が出て。50 日入院していたので足が弱
りました。抗がん剤は続けていけるかしら」と
言う。
　長女は「自分のことより母のことが大事。母
が父を最期まで看てくれたので，私は母のこと
を看てあげたい」「私は1つのことにすごく長
い時間悩んでしまうし，心配なことが多い。予
後を聞くのが怖い。最期のことは決められない」
と言う。

　看護の実践

1. アセスメント

1　疼痛

　両側腹部に間欠的に「くしゃくしゃした痛み」とＩさんが表現するがん疼痛がある。
　定期内服薬で緩和できていたが，病状進行とともに増強する可能性があり，疼痛の評価
と薬剤の調整を継続的に行っていく必要がある。

2　食欲低下

　味覚障害・悪心といった症状のほか，入院生活という環境要因により食欲が低下し，食
事摂取量が低下していた。Ｉさんは「食べられないし，体力も落ちてしまって」「食べら
れずに生きながらえてもね」と，食事を楽しめず，食べられないことは，体力やADLの
低下，ひいては生活の縮小につながり，生きていることに希望がもてないとの思いがあっ
た。
　食欲低下につながる症状が原疾患によるものか，抗がん剤の有害反応によるものかを評

価しながら，症状に対する薬剤調整や食事の工夫などを行い，食事を楽しむこと，そして，食べられなくなっていくなかでも日々の生活に希望をもつことができるようサポートを行う必要がある。

3 治療継続への不安

様々な症状があり，全身状態の衰弱を感じているなか，外来で抗がん剤治療を継続していくという生活に，Ⅰさん・長女とも不安が強い。

抗がん剤治療の継続をサポートするとともに，Ⅰさんが病状と治療をどのようにとらえているのか，どのように生きることを望んでいるのかを理解し，治療中止を含めた治療方針の決定を支援していく必要がある。

4 看取りへの不安

治療が継続できなくなり臨死期が近づく状況になれば悲嘆は強まり，在宅生活に対する不安も，さらに増強することが考えられる。Ⅰさんと長女の悲嘆に寄り添い，Ⅰさんらしく過ごせる療養場所の選択に関する意思決定を支援することが必要である。

長女は，家で最期まで過ごさせてあげたいとの思いをもっているが，1人で介護を担っていることからも不安と役割緊張が強い。死別後，長女が悲嘆から回復し，自らの生活を取り戻していくためにも，長女が孤立を感じることなく在宅療養を継続し「精一杯介護をした」という感情をもてるよう支援していく必要がある。

▌2. 看護上の問題

①がん疼痛および原疾患と抗がん剤治療に関連した悪心・嘔吐がある。

②原疾患による症状と抗がん剤治療の有害反応に関連した，味覚障害，悪心・嘔吐，食欲低下，体力低下，ADL低下があり，QOLが低下している。

③在宅生活のなかで，疾患や治療に関連した症状に対する判断や対処をしなければならないことへの不安がある。

④病状が進行するなかで，治療方針および療養場所についての様々な意思決定が必要となる。

⑤長女の悲嘆と介護者役割緊張が過度に強まることにより，本来望んでいる在宅療養を継続できなくなる可能性がある。

▌3. 看護目標

①症状を緩和するためのセルフケア力を高めることができる。

②病状に合わせて，Ⅰさんが望む生活ができることを優先した症状緩和を行うことができる。

③不安を軽減し，Ⅰさんらしい意思決定を行い望む生活が継続できる。

第2編

1 コミュニケーション

2 終末期における日常生活の支援

2 全人的（包括的）苦痛の緩和

4 退院支援・地域連携

5 臨死期の看護

6 在宅における看取り

7 事例で学ぶ終末期看護

④大切な人と大切な場所で，最期までⅠさんらしく過ごすことができる。

⑤長女が「母親の思いを支えきることができた」と振り返ることができる。

4. 看護の実際

1 治療期

❶ 疼痛，悪心・嘔吐の症状への支援

（1）疼痛

- トラマドール塩酸塩を定期的に内服していたが，間欠的に腹痛の増強があり，Ⅰさんの症状の訴えから便秘が疼痛の増強に関連していると考えられた。
- 毎日の排便状況に応じた下剤の調整と，疼痛増強時のレスキュー薬の選択・使用方法について長女にも説明を行い，訪問日以外は電話で状況を確認し，薬剤の調整をサポートした。
- 長女は，徐々に下剤とレスキュー薬の調整を自身でも判断することができるようになった。

（2）悪心・嘔吐

- 悪心・嘔吐の症状に対しては，抗がん剤内服による影響と病状の進行との関連を評価する必要があった。
- 悪心は持続的な症状であったが，10月25日に悪心・嘔吐が増強した際には，抗がん剤内服2日目であることの関連性が強いことが考えられたため，いったん休薬する判断を訪問診療医と共に行い，治療医からあらかじめ処方されていた副腎皮質ステロイド薬の内服を開始した。
- 3日後，症状が軽減したため，Ⅰさんの治療への思いを確認し，全身状態を評価したうえで，副腎皮質ステロイド薬を併用しながら抗がん剤の内服を再開した。

❷ 生活への支援

（1）味覚障害

- 悪心・嘔吐に対する症状緩和を図りながら，味覚障害に対するケアを行った。
- レモン水やヨーグルト水といった工夫により，唾液分泌を促すことや爽快感を得ることで改善がみられ，長女の献立や調理の工夫もあり，食べることを楽しむことができるようになった。

（2）ADLの低下

- ADLの低下に対しては，以前に通っていた体操教室でのストレッチを自宅でのリハビリテーションに取り入れた。
- 庭の花や木の手入れ，買い物や散歩，外出への意欲を長女が支えることにより，入院という環境要因によって低下していたADLは回復した。

第2編

コミュニケーション

終末期における日常生活の支援

全人的（包括的）苦痛の緩和

退院支援・地域連携

臨死期の看護

在宅における看取り

7 事例で学ぶ終末期看護

❸不安への支援

- Ｉさんは，訪問時にはいつも明るい笑顔を見せていたが，会話のなかでは，病気の進行を感じとり，治療中止や死を遠くないと感じていることをうかがわせていた。
- 長女は，病状の進行だけではなく，症状への自分自身の対処や介護についての不安も強く，１人での介護に心細さをもっていた。
- どんな思いでも話ができ，いつでも家に駆けつけるという存在があることを確信できるように，身体的な症状が安定しているときにも，Ｉさんと長女の精神的な支援を目的として訪問を継続した。

❹意思決定への支援

- Ｉさんは「娘が１人になってしまうから」と，１日でも長く娘と共に生きるために抗がん剤治療を継続したいとの思いをもっていたが，強い有害反応が出現すると，治療の中止を考えざるを得なかった。療養場所についても，家で過ごしたいとの思いがあったが，１人で介護を担っている長女への気遣いから，入院したほうがよいのではないかとも考えていた。
- Ｉさん自身が自己の思いを確認することができるように，その時々に揺れている思いをそのままに語ることができるよう対話の時間を持った。また看護師は，どこでどのように支援していくことが望ましく可能なことなのかを見極めるため，思いの確認と実際の生活状況の把握を行った。
- 医療者間では，症状が増強した際には治療病院と連携し必要な検査を行い，病状を生活という面からだけではなく，データや医師の所見からも治療に対する評価を行った。
- Ｉさん・長女とは，症状が安定し治療を継続している時期から，いずれ治療を中止する時期がくることについて話した。看護師はＩさん・長女との対話をすることで，何を大切にして生活するのか，治療の継続や中止の意味，Ｉさんらしく過ごせる療養場所について考える時間を共にした。

2 ｜ 治療中止期

❶疼痛，悪心・嘔吐の症状への支援

- 11月下旬，抗がん剤治療は継続していたが，腹部のがん疼痛は増強傾向であり，訪問診療医と連携し鎮痛薬の変更や量の調整を行った。
- 血液検査により腫瘍マーカーの上昇が確認されたため，病状の進行とともに疼痛やそのほかの症状が増強していく可能性があることを長女に説明した。
- 12月23日，疼痛と共に悪心・嘔吐が増強し，腹部症状から，これまでとは異なる要因による症状である可能性があると考えられた。
- 訪問診療医へ報告後，訪問診療医から治療医への連携がとられ，病院で精査を行った結果，がん性腹膜炎による腸閉塞であることが確認された。
- Ｉさんが入院治療を希望しなかったため，在宅で症状を評価しながら，鎮痛薬と腸閉塞

に対する点滴治療を行った。

- 12月28日，腸蠕動に随伴しないがん疼痛の増強があり，訪問診療医へ報告し，モルヒネ塩酸塩水和物の坐薬と副腎皮質ステロイド薬の点滴を開始した。

❷ 生活への支援

- 病状進行とともに徐々に食事量は低下し，がん悪液質による体重減少もみられ，ADL低下によるふらつきや転倒も起こるようになった。Iさん・長女・ケアマネジャーと相談し，家屋に合わせた福祉用具を導入し，生活のしやすさを支援した。

- 外出は困難となり，生活範囲は縮小しつつあった。自分で思うように行動することはできなくなっていたが，庭に葉牡丹を植え，お正月の準備をする，といったこれまでの人生で大切にしてきたこと，あるいは生活の中にあるIさんの役割の一つ一つを長女の力を借りながら続けた。日々の生活状況を確認しながら，これまでIさんが担ってきた役割を，長女と協働することで継続し遂行できていることなどを伝え，家で十分に過ごすことができていると感じとりエンパワメントするフィードバックを行った。

❸ 不安への支援

- 症状の増強と全身状態の低下により，抗がん剤治療の中止と死を直視せざるを得ない状況となり，Iさん・長女の不安は強くなった。

- 日々の生活で直面する食事摂取量の低下は，「何とか食べてほしい」と願う長女と，「食べろ食べろと言われても，食べられないのが申しわけない」というIさんとの間にストレスフルな状況をつくっていた。

- 食べたいものを食べられるだけ食べることが大切であることを話し合い，長女からは「徐々にやせていく母の姿を見てるうちに，どうなるんやろうって不安ばっかりがあって，食べなあかんって言ってしまった。こうやって私も話を聞いてもらって気持ちが楽になります」と，自身の不安と葛藤と緊張に向き合う言葉があった。

- Iさん・長女が，不安や葛藤を互いに表出できるように促すとともに，長女が状況を理解することで，今を受けとめることができるように，必要な情報提供と情緒的支援を継続した。

❹ 意思決定への支援

- 症状が増強するなかで，「もう抗がん剤は無理やね」「これだけよくしてもらってるからもう一度がんばらないとね」と，抗がん剤治療に対するIさんの思いは揺れていた。医療者間では抗がん剤は中止時期と判断していたが，Iさんが揺らぐ思いをありのままに話し，治療方針を決定していくことができるように，治療継続への思いも否定せずに聴き，対話を続けた。

- からだが変化していくなかで，Iさんは娘に迷惑をかけたくないとの思いから，入院を考えることが増えていた。長女は「入院するって言ってるけど，本心じゃないです。私はここで最期まで看たいと思ってます」と，母親の気持ちをくみ取りつつ，最期まで在宅での介護を継続するという自身の強い意思を示していた。療養場所については，場の

メリット・デメリットについて話し合うだけではなく，Ｉさんと長女が互いを思い合う気持ちを含めて考えていることを明らかにしながら対話を行った。

• 長女の母親への強い思いが，介護者としての過度な緊張につながらないように，長女ができていることをフィードバックしながら，在宅療養が継続できるようエンパワメントするためのかかわり（その人が本来もっている力を湧き出させるように援助する）を継続した。

3 看取り期

❶疼痛，悪心・嘔吐の症状への支援

• がん疼痛とがん性腹膜炎による症状は増強傾向となり，日々病状を評価し，訪問診療医と連携しながらブチルスコポラミン臭化物・副腎皮質ステロイド薬・オピオイドの量の調整と，経口薬・坐薬・貼付剤・点滴・持続皮下注射といった薬剤使用ルートの調整を行った。

• 年越しは難しいことも予測される病状となりつつあったが，長女は１月１日のＩさんと長女の２人の誕生日を何とか迎えたいという思いをもっていた。その思いをかなえるためにも，からだの負担を軽減することが必要であり，抗がん剤治療の継続ではなく，症状緩和を目的とした薬剤調整を行うことが必要であった。

• がん性腹膜炎による腸閉塞は徐々に進行し，モルヒネ塩酸塩水和物と減圧目的のオクトレオチド酢酸塩の皮下注射が開始となった。

• 時には「死んだほうがまし」と思うくらいの疼痛や悪心・嘔吐の増強があったが，症状が緩和されることにより，「こんなこと考えたらいかんと考えなおしたよ」と，笑顔を取り戻した。

• 亡くなる２日前まで，覚醒時には単語でコミュニケーションをとり，笑顔を失うことなく周囲への感謝の思いに満たされ，１月21日，穏やかな表情で永眠された。

❷生活への支援

• 腸閉塞を起こしてはいたが，食べることを大切にする思いはもち続けていた。自然に食欲は低下していたため，経口摂取の制限は行わず，摂取することは嘔吐につながるということを前提とし，数口の味わいを楽しむことを継続した。Ｉさんは，年越しのときには，そばを３本摂取し，全量を嘔吐したが，「味がわかった」と笑顔で話した。

• 人付き合いの多かったＩさんだが，からだが動かなくなるにつれ友人の訪問も断るようになり，人とのつながりが限られた生活となるなか，看護師の訪問はＩさんにとって自宅に人を迎える唯一の時間となっていた。

• Ｉさんは，たとえベッドから出ることができないときでも，看護師の訪問時間に合わせて化粧をし，身なりを整えるなど，自分らしく他者をもてなすために大切にしてきたことを続けた。長女も「皆さんがくる時間を確認して準備をして楽しみに待っているんです」と看護師に笑顔で話した。

• 看護師は，Ｉさんがベッドで横になっていても，身なりを整え温かく迎えようと待って

いてくださることに感謝を伝え,「Iさんらしく優しく穏やかに生活を続けられていることを感じる」ということを伝えるかかわりを継続した。

❸不安への支援

- 長女は,Iさんがさらに食事摂取が困難となるなかで,「受け入れないといけないとわかっていても少しでも食べてほしい,元気になってほしい」,あるいは「モルヒネで麻薬中毒者にしているようで罪悪感がある」と,不安と迷いのなかにあった。毎日の訪問のなかで,長女が思いを表出できる時間を十分にもち,そのつど,言葉のとおりに聴き,必要なことについては説明を行った。

- 症状によって苦しむことへの不安に対しては,ボタンでレスキュー薬の対応ができるようにオピオイドを持続皮下注射に切り替え,長女へ確実に症状が緩和できることを伝えエンパワメントした。

- 看取り数日前からは,今後の身体の変化について予測的に説明し,別れが近づいていることを段階的に伝えていった。

- 死前喘鳴<ruby>ぜんめい</ruby>は「苦しいのではないか」との不安を強くさせるものであったが,苦しさは感じていないという説明と,口腔ケアや体位調整・マッサージなど,長女ができるケアを行うことによって,より安楽に過ごすことができることを伝えエンパワメントした。

- 1月21日夜,「(長女が)お風呂から出てきたら,ごろごろが止まってて。逝ったみたいです」と長女から連絡があり訪問となった。長女は「(長女が)お風呂に入るときに母の好きな「アメイジング・グレイス」をかけておいたんです。出てきたら,ごろごろが止まってて。でも脈をみたら,まだどくんどくんしていました」と,涙は止まらないが,しっかりと母親の死を受けとめ穏やかに話した。長女と共にエンゼルケアを行いながら,Iさんは家で望む通りに生活し生ききることができたこと,それは,長女が不安と緊張とを乗り越え力を尽くして支えてきたことによるものであることを伝えた。

❹意思決定への支援

- Iさんは,すでに外出することはなくなっていたが,1月5日の治療医の外来受診に行きたいとの思いをもっていた。

- 「がんばって,あの薬飲んできたけど,こんな状態だったら飲めないね……」との言葉はあるものの,治療医を受診したいと話すIさんには,治療への思いが残っているようにも思えた。

- 長女の付き添いで何とか受診を終えて帰宅した後,Iさんからは「あいさつしてきました」と,晴れやかな笑顔での言葉があり,治療医へ感謝の思いを伝え,抗がん剤治療に区切りをつける思いでの受診であったことがわかった。そして「入院したくない。ここで先生と看護師さんに最期まで看てほしい」と話した。

- 「最期まで家で看てあげたい」という長女の思いは揺らぐことはなく,医療者はIさん・長女に,最期まで家で,これまでどおり治療とケアを継続することを保証した。

5. 評価

Ｉさんの看護の評価は，以下の点で行った。

- Ｉさんと長女が行える方法で痛みや悪心・嘔吐の症状を緩和できる。
- 「生活すること」を中心にした症状緩和ができる。
- 抗がん剤治療の有害反応に対処し安全に治療を継続できる。
- 病状が進行し，症状が増強していくなかでも，大切にしてきたことや自分らしさに目を向けて生活し，治療方針を決定することができる。
- 不安と緊張を軽減し，在宅療養を継続し，望む場での看とりができる。

Ｂ 看護のポイント

1 | 在宅療養への不安の緩和

Ｉさん・長女は，外来で抗がん剤治療を継続することになり，家での生活を取り戻したが，がんという病気と治療，そしてやがて訪れる死，それらに関連する様々な不安が生活のなかにはあった。治療医から最期はホスピスへの入院となるだろうとの情報提供があったのも，その不安の強さのためであった。

在宅療養が開始されて，Ｉさんと長女が直面したことは，がんそのものに起因する症状や抗がん剤の有害反応に対する不安であった。症状を緩和する薬剤について説明され，処方されていても，実際に症状を判断し使用することは難しく，そのことは在宅療養の継続や治療の継続を困難にする要因になる。

看護師が訪問したその場でアセスメントを行い，タイムリーに訪問診療医・治療医と情報を共有し，連携・対処したことにより，抗がん剤治療を安全に，可能な時期まで継続することができた。

また，治療の時期から在宅緩和ケアが導入されていたことにより，対話をとおして治療中止について，Ｉさん・長女・看護師が共に考える時間があった。Ｉさんが治療の継続・中止への揺れる思いを，思いのままに語ることができる姿勢で対話を続けたことにより，Ｉさんは自分らしく生活するために，必要で大切なことを自ら考え，無理な治療を続けることなく中止を決定できたのではないかと考える。

2 | 在宅での症状緩和のための治療

症状緩和のための治療は，今では病院でも在宅でも同じことが行える。だからといって，病院の治療をそのまま在宅にもち込む，ということではない。家で生活をするということを中心とし，そのための治療法を選択して柔軟なケアを行うことが必要である。

症状がその人にどのような意味をもたらすのかは，それを体験している人，一人ひとり

コミュニケーション

終末期における日常生活の支援

全人的（包括的）苦痛の緩和

退院支援・地域連携

臨死期の看護

在宅における看取り

7
事例で学ぶ終末期看護

で異なる。Ｉさんは経口摂取が嘔吐という症状につながる状態であり，医療的な視点だけでみると，絶食や輸液管理，減圧処置ということが，苦痛緩和のための選択肢となる。しかし，Ｉさんは病態を理解・認識したうえで，嘔吐を前提に「味わうために食物を口にする」という行動を自ら選択し，長女もそれを支えた。そのことは，生きている時への思いを満たすという結果をもたらし，苦痛症状という以上の意味があっただろう。

Ｉさん・長女の語りを聴き，大切にしていることを理解し，それを支える視点で症状緩和を図っていくことは，Ｉさんの尊厳を保ちアイデンティティ（自己同一性）をもち続けることにつながったと考える。

不安の強かったＩさんだが，死に向かう喪失と別れの悲嘆のなかでも，笑顔と感謝の言葉を絶やすことがなく，旅立つ数日前，「私はもう最後のページが近づいているけど，今が一番幸せ」と，穏やかに話された。このことは，Ｉさんが，動けなくなる在宅療養の中でも，長女との強いつながりのなかで孤独に閉じ込められることなく，精神の自由を保ち，自分らしい生活を続けることができたことによるのではないだろうか。

3 | 家族への支援

長女は，病状が変化していくなかで，症状や身体の変化をどのようにとらえ，どのような介護をして生活すればよいのか，常に不安を抱えていた。それらの一つ一つに対し，看護師が直接対処するだけでは，在宅療養は継続できない。情緒的なサポートとともに，家族の力をアセスメントし，家族のセルフケア力を高めるサポートが必要である。

Ｉさんの病状を生活から評価するだけではなく，治療病院と連携しCT検査や血液検査から必要な情報をタイムリーに得て，病状の変化を予測し，長女が対応できるように，あらかじめ先手を打って対処法やケアの指導を行っていったことは，不安の軽減とエンパワメントにつながり，在宅療養を継続させる力となったと考えられる。

また，看取り後，長女が「一人では孤独やったし，無理やったと思います」と，語ったように，いつでも駆けつける存在があることを確信できる関係性を築き，介護者が孤立しないようにサポートすることは，在宅療養を継続するうえで非常に重要なことである。患者・介護者が孤独に陥らない，人とのつながりの中に存在し続けるための支援は，在宅療養においても欠くことのできない基本的かつ重要な看護の役割である。

死別後，長女は悲嘆を抱えつつも，介護と看取りの体験を役立てられる仕事をしたいと考えるようになった。長女が，「やりきれました」と語った家での時間は，長女が自身の生活を回復していくための大きな支えとなるだろう。

文献
1) 日本呼吸器学会COPDガイドライン第5版作成委員会編：COPD（慢性閉塞性肺疾患）診断と治療のためのガイドライン2018，第5版，メディカルレビュー社，2018，p.1.
2) 前掲書1），p.4.
3) Lynn, J.：Serving patients who may die soon and their families；the role of hospice and other services, Journal of American Medical Association, 285（7）：925-932, 2001.

第2編

コミュニケーション

終末期における日常生活の支援

全人的（包括的）苦痛の緩和

退院支援・地域連携

臨死期の看護

在宅における看取り

7 事例で学ぶ終末期看護

4）桂秀樹：慢性閉塞性肺疾患の終末期医療と緩和ケアの意義，日本臨床，61（12）：2212-2219，2003.

5）Hope tree：がんになった親と子どものために．https://hope-tree.jp/information/（最終アクセス日：2021/03/28）

6）有賀悦子，他監：がんの骨転移ナビ；運動器マネジメントが患者の生活を変える！，医学書院，2016.

7）日本緩和医療学会緩和医療ガイドライン作成委員会編：がん疼痛の薬物療法に関するガイドライン，2014年版，金原出版，2014.

8）鈴木秀子：死にゆく者との対話，文藝春秋，2013.

9）平原佐斗司，他：非がん疾患の在宅ホスピスケアの方法の確立のための研究，2006年度後期在宅医療助成・勇美記念財団助成，2006.

10）恒藤暁：最新緩和医療学，最新医学社，1999，p.24.

11）日本緩和医療学会教育研修委員会 ELNEC-J 作業部会：ELNEC-J コアカリキュラム指導者用ガイド 2016，日本緩和医療学会，2016.

参考文献

・梅田恵，樋口比登美：がん患者のQOLを高めるための骨転移の知識とケア，がん看護実践ガイド，医学書院，2015.

・がん患者への意思決定支援の質を高める；診断時から終末期までを支える組織的取り組み，看護管理，25（2），2015.

・木澤義之：これからのことを話し合う；アドバンス・ケア・プランニング，ペインクリニック，36（別冊秋号）：613-618，2015.

・抗がん剤をギリギリまで続けたい患者のサポート，緩和ケア，26（3），2016.

・在宅緩和ケアの現状と課題，Progress in Medicine，36（10），2016.

・佐藤智編：在宅での看取りと緩和ケア，中央法規出版，2008.

・清水哲郎，島薗進編：ケア従事者のための死生学，ヌーヴェルヒロカワ，2010.

・生活臨床と緩和ケア；日常とともにある医療・ケア，緩和ケア，23（1），2013.

・津田徹，平原佐斗司編：非がん性呼吸器疾患の緩和ケア；全ての人にエンドオブライフケアの光を！，南山堂，2017.

・ドロセア・E・オレム著，小野寺杜紀訳：オレム看護論；看護実践における基本概念，第4版，医学書院，2005.

・中山和弘，岩本貴編：患者中心の意思決定支援；納得して決めるためのケア，中央法規出版，2011.

・日本緩和医療学会緩和医療ガイドライン作成委員会編：がん患者の消化器症状の緩和に関するガイドライン，2011年版，金原出版，2011.

・野川道子：看護実践に活かす中範囲理論，メヂカルフレンド社，2010.

・平原佐斗司：チャレンジ！非がん疾患の緩和ケア；在宅医療の技とこころ，南山堂，2011.

・ミルトン・メイヤロフ著，田村真，向野宣之訳：ケアの本質；生きることの意味，ゆみる出版，1987.

・渡邉眞理，清水奈緒美：がん患者へのシームレスな療養支援，がん看護実践ガイド，医学書院，2015.

・Gold Standards Framework：GSF prognostic indicator guidance, 4th ed., 2011. http://www.goldstandardsframework.org.uk/cd-content/uploads/files/General%20Files/Prognostic%20Indicator%20Guidance%20October%202011.pdf（最終アクセス日：2017/7/8）

・Gulwadi, G.B.：Restorative home environments for family caregivers, Journal of aging studies, 23（3）：197-204, 2009.

・K.K. キューブラ，他著，鳥羽研二監訳：エンドオブライフ・ケア；終末期の臨床指標，医学書院，2004.

・日本サイコオンコロジー学会，日本がんサポーティブケア学会編：がん患者におけるせん妄ガイドライン 2019年版〈がん医療におけるこころのケアガイドラインシリーズ1〉，金原出版，2019.

1 緩和ケアの説明で適切なのはどれか。 (110回 AM16)

1. 入院が原則である。
2. 家族もケアの対象である。
3. 創の治癒を目的としている。
4. 患者の意識が混濁した時点から開始する。

2 Aさん（38歳，女性）は，大腸癌 colon cancer の終末期である。癌性腹膜炎 cancerous peritonitis による症状緩和の目的で入院し，鎮痛薬の静脈内注射と高カロリー輸液が開始された。Aさんは自宅で過ごしたいと希望したため，医師と看護師で検討し，症状緩和をしながら自宅退院の方向で退院支援カンファレンスを開催することになった。

退院支援カンファレンスの参加者で適切なのはどれか。**2つ選べ。** (110回 AM89)

1. 薬剤師
2. 言語聴覚士
3. 臨床検査技師
4. 介護支援専門員
5. ソーシャルワーカー

3 Aさん（56歳，男性）は，進行結腸癌の術後に両側の多発肺転移が進行し，終末期で在宅療養中であったが呼吸困難が増悪したため入院した。経皮的動脈血酸素飽和度（SpO₂）は95％であるが，安静時でも呼吸困難を訴え，浅い頻呼吸となっている。発熱はなく，咳嗽はあるが肺炎の併発はない。

Aさんへの対応で最も適切なのはどれか。 (103回 PM48)

1. 仰臥位を保つ。
2. 酸素投与は行わない。
3. モルヒネ塩酸塩の投与を検討する。
4. 安静を保つため訪室は最低限とする。

4 死の三徴候に基づいて観察するのはどれか。 (107回 PM11)

1. 腹壁反射　　2. 輻輳反射　　3. 対光反射　　4. 深部腱反射

5 臓器の移植に関する法律における脳死の判定基準に含まれるのはどれか。

(105回 AM12)

1. 低体温　　　2. 心停止　　　3. 平坦脳波　　　4. 下顎呼吸

6 臨死期に特徴的にみられるのはどれか。 (103回追 AM60)

1. 流涎の増加　　2. 尿量の増加　　3. 下顎呼吸の出現　　4. 肛門括約筋の収縮

7 死後の処置で適切なのはどれか。 （108回PM34）

1. 枕は氷枕にする。
2. 義歯を装着する。
3. 肛門には青梅綿，脱脂綿の順で詰める。
4. 和装の更衣の場合，襟は右前に合わせる。

8 死後の処置について最も適切なのはどれか。 （104回PM43）

1. 体内に挿入したチューブ類の除去は家族同席で行う。
2. 枕の高さを低くし開口を防ぐ。
3. 死亡後2時間以内に行う。
4. 口腔内は吸引しない。

9 80歳の男性が終末期を迎えた70歳の妻を介護している。
今後，必要となるグリーフケアで適切でないのはどれか。 （98回PM66）

1. 男性の健康状態を把握する。
2. グリーフケアは妻の死亡後に開始する。
3. 身内を亡くした人のサポートグループを紹介する。
4. 男性が希望すれば妻の思い出を語り合う機会を設ける。

10 Aさん（102歳，女性）は，重度の廃用症候群のために5年前から発語が少なく体を動かすことができない。誤嚥性肺炎 aspiration pneumonia で入退院を繰り返し，終末期である。同居している家族は積極的な治療をしないことを希望し，自宅でAさんを看取ることを決めた。
Aさんの家族への退院時の指導で最も適切なのはどれか。 （105回AM52）

1. 「24時間付き添ってあげましょう」
2. 「おむつの重さで尿量を測定しましょう」
3. 「苦しそうになったら救急車を呼びましょう」
4. 「Aさんが食べたければ食べさせてあげましょう。

1 解答 **2**

×1：治療の場所を限定せず，それぞれの療養生活の場が対象となる。

○2：患者だけでなく，その患者を支える家族を含めてケアの対象ととらえる。

×3：全人的苦痛に対する包括的なアセスメントに基づき，日常生活を送るうえで，それを妨げている苦痛を緩和する。

×4：疾患の早い時点から化学療法や放射線療法など，治療と組み合わせて開始する。

2 解答 **1，5**

○1：緩和ケアを支えるチーム医療の重要な一員である。

×2：現在，言語障害，音声障害，嚥下障害は生じていないため，今回の退院支援カンファレンスの参加者としては適切ではない。

×3：自宅で療養生活を送るため，積極的な検査をする予定はない。臨床検査技師は適切ではない。

×4：Aさんの疾患は末期がんであるが，40歳未満であるため介護保険第2号被保険者には該当しない。介護支援専門員は参加者にはならない。

○5：在宅で安定した療養生活を送るために，退院支援カンファレンスへの参加が望ましい。

3 解答 **3**

×1：仰臥位は，呼吸筋の緊張が増加し安楽の確保が難しい。ファーラー位やセミファーラー位など安楽を確保できる体位とする。

×2：SpO_2は95％だが，安静時でも呼吸困難を訴えることから，医師の指示のもと，酸素療法も視野に入れる。

○3：がん患者の呼吸困難に対する薬物療法として，モルヒネの全身投与は推奨されている。

×4：急変の危険性があるため，呼吸状態や意識レベルの確認を頻回に行う必要がある。患者・家族の精神的ケアも重要な時期であり，訪室の制限は行わない。

4 解答 **3**

死の三徴候は，心停止，呼吸停止，瞳孔の散大および対光反射の消失である。

×1：腹壁の皮膚を外側から内側（臍に向う方向）に軽くこすると，腹筋が収縮する反射である。胸髄領域の錐体路障害の判断に用いられる。

×2：鼻の近くに指などをもっていき，両眼の視線を指に集中させると，眼球が内側に寄り，縮瞳が起こる反射である。中脳障害や動眼神経障害の判断に役立つ反射である。

○3：網膜に光が照射されると，瞳孔が小さくなる（縮瞳）反射であり，脳幹の機能消失を判定する反射の一つである。

×4：深部腱反射は，腱を叩打することにより，筋や腱の伸展を感知して引き起こされる筋収縮の反射である。錐体路の障害は筋収縮が過剰となり，求心路（感覚神経），中枢（脊髄・脳幹），遠心路（運動神経），神経筋接合部や筋の障害は腱反射の減弱・消失となる。

5 解答 **3**

×1，2，4

○3：脳死判定基準は次のとおりである。

2人以上の判定医で実施し，①深昏睡，②自発呼吸の消失，③瞳孔固定（両側4mm以上），④脳幹反射（対光反射，角膜反射，毛様体反射，眼球頭反射，前庭反射，咽頭反射および咳反射）の消失，⑤平坦脳波（30分以上平坦）が確認される。1回目および2回目の脳死判定で，すべての項目が満たされた場合に，法的脳死と判定される。

6 解答 **3**

×1，2，4

○3：呼吸は浅く不規則となり，下顎呼吸やチェーン・ストークス呼吸がみられるようになる。

7 解答 **2**

×1：氷枕にする必要はない。

×3：脱脂綿を詰め，そのあと青梅綿を詰める。

×4：襟は左前に合わせることが一般的である。

| 8 | 解答 3 |

×1：チューブ類の除去を行う際は，外観的な側面から，また感染予防の観点からも，家族同席は好ましくない。
×2：下顎関節硬直は死後1〜3時間で発生する。枕を高くし，タオルなどを丸めて顎の下に入れて閉じるようにする。
○3：死後硬直は死後2時間頃から始まるため，死後の処置は死後硬直が始まる前に実施する。
×4：体液の流出などを予防するため，口腔内を吸引する。

| 9 | 解答 2 |

○1，3，4：適切なグリーフケアである。
×2：死亡後に開始するのではなく，死亡前の日々のケアがグリーフケアである。

| 10 | 解答 4 |

×1：家族の介護負担から，適切でない。
×2：積極的な治療をしないことを希望しており，また家族の負担から適切とはいえない。
×3：自宅での看取りを希望しているため，適切でない。
○4：患者主体のケアであるため，適切である。

索引

新体系看護学全書

経過別成人看護学❹

終末期看護：エンド・オブ・ライフ・ケア

2017年12月 6 日　　　第1版第1刷発行	定価（本体3,100円＋税）
2021年12月20日　　　第2版第1刷発行	
2024年 1 月31日　　　第2版第3刷発行	

編　集｜田村　恵子Ⓒ　　　　　　　　　　　　　　　　　　　　　〈検印省略〉

発行者｜亀井　淳

発行所｜**株式会社　メヂカルフレンド社**

https://www.medical-friend.jp

〒102-0073　東京都千代田区九段北3丁目2番4号　麹町郵便局私書箱48号

電話｜（03）3264-6611　振替｜00100-0-114708

Printed in Japan　落丁・乱丁本はお取り替えいたします

ブックデザイン｜松田行正（株式会社マツダオフィス）

印刷｜港北メディアサービス（株）　製本｜（株）村上製本所

ISBN 978-4-8392-3388-4　C3347　　　　　　　　　　　　　　　　000673-048